臨床動作分析

PT・OTの実践に役立つ理論と技術

編集
冨田昌夫　竹中弘行　玉垣　努

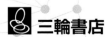
三輪書店

執筆者一覧

編集

冨田　昌夫（藤田保健衛生大学医療科学部リハビリテーション学科，理学療法士）
竹中　弘行（JCHO 湯河原病院リハビリテーション科，理学療法士）
玉垣　努（神奈川県立保健福祉大学保健福祉学部リハビリテーション学科，作業療法士）

執筆（執筆順）

冨田　昌夫（前掲）
木村　晃久（和歌山県立医科大学生理学第一講座，医師）
玉垣　努（前掲）
松田　哲也（JCHO 湯河原病院リハビリテーション科，作業療法士）
竹中　弘行（前掲）
和泉　謙二（共立蒲原総合病院リハビリテーション科，理学療法士）
佐藤　房郎（東北大学病院リハビリテーション部，理学療法士）
関　公輔（いわてリハビリテーションセンター機能回復療法部，理学療法士）
森下　一幸（浜松市リハビリテーション病院リハビリテーション部，理学療法士）
藤原　潤（JA 静岡厚生連リハビリテーション中伊豆温泉病院理学療法科，理学療法士）
大原　隆洋（北村山公立病院リハビリテーション室，理学療法士）
波多野　直（神奈川県総合リハビリテーションセンター，理学療法士）
對間　泰雄（神奈川県総合リハビリテーションセンター，作業療法士）
松本　琢磨（神奈川県総合リハビリテーションセンター，作業療法士）
石原　理江（国立障害者リハビリテーションセンター自立支援局第二自立訓練部肢体機能訓練課，理学療法士）
平田　学（神奈川県総合リハビリテーションセンター，理学療法士）
深澤　史朗（富士市立中央病院リハビリテーション科，理学療法士）
村山　淳（JCHO 湯河原病院リハビリテーション科，理学療法士）
金　誠熙（海老名総合病院医療技術部リハビリテーション科，理学療法士）
寺見　彰洋（JCHO 湯河原病院リハビリテーション科，理学療法士）
小泉　千秋（神奈川県総合リハビリテーションセンター，理学療法士）
浅沼　満（神奈川県総合リハビリテーションセンター，理学療法士）
伊庭　新也（野洲病院リハビリテーション課，理学療法士）
上西　啓裕（和歌山県立医科大学附属病院リハビリテーション部，理学療法士）
池田　吉邦（介護老人保健施設さくらの丘リハビリテーション室，理学療法士）
北坂　佳寛（九頭竜ワークショップ，理学療法士）
安井　常正（新宮市立医療センターリハビリテーション科，理学療法士）
浦　正行（稲田病院リハビリテーション科，理学療法士）
中根　征也（森ノ宮医療大学保健医療学部理学療法学科，理学療法士）
三次　園子（相生山病院リハビリテーション科，理学療法士）
佐々木　貴（神奈川県総合リハビリテーションセンター，作業療法士）
一木　愛子（神奈川県総合リハビリテーションセンター，作業療法士）
中川　翔次（神奈川県総合リハビリテーションセンター，作業療法士）
佐々木孝修（JCHO 湯河原病院リハビリテーション科，理学療法士）

（執筆時）

序　文

　理学療法士として常に感じていることがある．それは，トータルしてもたかだか 40 年という活動期間でしかないのに，アプローチに対する患者の反応が大きく変化しているということである．ある時期はアプローチがうまくいき，自分がやればどんな患者でもよくなると有頂天になったことがいく度もあった．しかし，それがしばらく続くと，いつの間にかなぜか思うような変化が引き出せない患者が多くなってしまう．同じように働きかけているのに手応えがなくなり，治療効果も少なくなってしまうのである．患者の動作能力が変わる手応えを感じ，充実した治療が行える時期，頑張っても，頑張っても変化しない患者をどうしようと悩み，くやしい思いばかりしている（壁にぶち当たる）時期を繰り返し，そのつど，壁をぶち破りながらいまに至っているというのがセラピストとしての実感である．そして，いまも不安や恐怖のため自分の持っている動作能力を十分に発揮することができない患者をどうすればよいのか，大きな，大きな壁にぶち当たってもがいている．

　幸いなことに，筆者はスイスで働き，病院に併設された卒後教育センターで理学療法に関する多くの知識，技術を学ぶことができた．帰国後もすばらしい上司に恵まれ，筆者と同じように臨床に夢中になり，臨床を通して喜びや悩みを感じる多くの仲間に巡り合い，「臨床動作分析研究会：どぶ研」というグループを作ることができた．どぶ研では頭でっかちにならずに，実際に身体を動かすことでセラピストに必要な身体を作り，患者と一緒に動く誘導の技術を工夫し，伝え，学ぶという臨床に密着した活動を続けることができ，いまもまだ続いている．壁にぶち当たっても，グループの勉強会で知恵を出し合い，実際に身体を動かしながら議論を繰り返すことでなんとか乗り越えてこられたと思っている．

　本書にて上西啓裕氏，池田吉邦氏に紹介いただいているとおり，スイスから帰国した後，数年の間は運動学的，運動力学的に動作を分析，クリニカルリーズニング（臨床推論）に基づいたクラインフォーゲルバッハの運動学を応用した，動作能力改善を目的とした治療からスタートした．現在では運動機能だけを評価治療するのではなく，ストレスや痛みの不安，転倒・転落の恐怖といった無自覚に引き起こされる自己防衛，自己保存の反応への対応と自己報酬系への働きかけをメインとした，治療的に運動の学習を促す情動・報酬系へのアプローチへと変遷してきている．変遷したといっても，どれかを否定して変わったのではなく，患者の重症化，高齢化や患者を取り巻く環境が病院完結型のリハビリテーションから地域完結型のリハビリテーションへと移行する過程での，治療対象の幅の広がりや入院期間の短縮に対応するための変遷である．ベースはクラインフォーゲルバッハの運動学におきながら，壁にぶち当たるたびに徐々に進化してきた．

　自分たちの行った治療の効果をどのように評価していくか，これはわれわれにとってきわめて重要な課題であるが，われわれはリハビリテーション工学関連のスタッフから多くの支

援をいただいた．彼らとの活動を通して，動作分析や治療を進める際に運動学的な分析にとどまらず，運動力学的に分析，治療する習慣が身についたと感じている．重力と支持面の関係をきちんと捉えながら，患者の治療を展開するクラインフォーゲルバッハの運動学を実践していくうえで大きな助けとなった．

作業療法士とのかかわりから運動療法室での変化を生活場面に落としこみ，生活場面でのニードを拾い上げ，より広い視野で患者に向き合えるようになったと考えている．作業療法士とのかかわりを通して，「どぶ研」の進む方向がバイオメカニカル一辺倒ではなく，環境への適応を促し，自立した生活を促進するために生態心理学的な概念をとり入れる方向へと大きく舵を切るきっかけとなったのである．

生態心理学的な考え方の導入で，われわれのアプローチは患者を“セラピストが治す”という考えから，患者が能動的に活動して自分の身体を知り，環境を探索して知覚することで環境に適応した動作の仕方を見つけ出すことを誘導・援助する，つまり“動作の学習を支援する”という方向に大きく転換したのである．しかも，生態心理学的な考えの導入により，意識した認知的な動作の学習だけではなく，意識できない無自覚なレベルでの運動や動作の学習の必要性もあるということを明確に捉えることができた．生態心理学の先生方とは「リハビリテーションと生態心理学の融合研究会」を組織し，現在も活動している．

そして，嚥下障害の治療で耳鼻咽喉科とのかかわりを通して発生・発達学的な概念の重要性も強く認識できるようになったのである．身体と重力，支持面の関係を重視するクラインフォーゲルバッハの運動学と生態心理学的な概念はきわめて相性がよく，双方を連携させることで，われわれの治療技術の工夫・改善に大きな力となっている．

すべての動物に共通した生態学的な環境への適応という概念は，すでに述べたように，人にとってもたいへん重要なことである．しかし，人には人特有の社会的な生活がある．クラインフォーゲルバッハの運動学と生態心理学的な発想を土台にしながらも，人間特有の問題を避けてしまっては患者の治療はきわめて偏った，限られたものになってしまう．現在は下條潜在脳機能プロジェクトの発想や脳低温療法開発者，林成之氏の発想，そして，木村晃久氏のループ，マルチモーダルな知覚の連携の知見をとり入れて，大脳辺縁系や大脳基底核，そしてドーパミン神経群の働きや情動系，報酬系の働きを考慮した治療的な運動学習を促すアプローチを工夫，発展させている．

今回は，これまでの経緯を振り返り，われわれが応用している知識や技術を整理するだけでなく，患者へのアプローチに関しても具体的にわかりやすくまとめてみたい．アプローチに対する基本概念は，治すのではなく，運動学習と捉えることである．アプローチを運動学習と捉えれば，回復にみられる変化の過程には進化（系統発生），個体の発生・発達の過程を応用できる．発達はできないことをやるのではない，ちょっと努力すればできることに，興味や意欲を持って，繰り返し挑戦し続けることで新しい機能を生み出していく過程である．どうやればできるかイメージし分析的に行うのではない．そのとき可能な動作で知覚循環

し，感覚調整的に動作を生み出す（自己組織化する）のである．

われわれは学習を発達的な学習だけでなく，大きく2つに分けて考えている．

1）発達的な学習である．生態学的環境で，情動的な価値観に基づいた定位や生きるための文脈が強い動作を体験的に習得する（暗黙知・実践知に基づいた生きるための動作の学習）

2）社会的環境で自分の信条や趣味，宗教，道徳など生態学的環境で生きるというよりは，社会的にいかに生きるか社会的価値観や文脈が優位な動作や行為の学習（認知に基づいた日常動作や行為の学習）

生きるための動作は系統発生的に学習した過程で，個体はそれを形成し直しているだけである（ボトムアップ的に行われるもので，個体の意図や能力で学習の方法が容易に変えられるものではない．一度できるようになると，その後は通常トップダウン的に行う）．社会的な行為の学習は意図的に行う学習で自分の知識や価値，イメージに基づいてトップダウン的に行う通常健常者が行っている運動学習である．

生きるための動作の学習，行為の学習をどのように治療の中で展開していくか考える過程で避けて通れなくなったのが，動作や神経系の階層性（階層構造）という発想である．いままで何気なく使ってきた「動作」という言葉であるが，今回は基本動作と日常動作を明確に分けて考えることにする．また，ほかの動物と違う「人」の治療では，情動系，報酬系（情動・報酬系）に対するアプローチの重要性もいままで以上に強調している．認知系と情動系を協調させるシステムを検討し，治療に取りこむためにはどうしても生きるための恒常性維持機能（ホメオスターシス）や自己保存の反応，自己防衛反応から考え，多くの無自覚な機能（潜在認知）について考慮しなければならなくなった．われわれが当然のこととして教わってきた認知できること，意識できること（顕在認知）がわれわれの行動の基本になっているという考えそのものに疑問を投げかける結果にもなってきた．

このようなとてつもなく大きな壁に向かって，それでも前に進みながら，現在の到達点をみていただき，多くのご意見をいただけることを期待している．本書では壁にぶち当たるというコラムも準備した．誰にでも起こるいき詰まり，これを感じて悩んだとき，われわれの仲間は何をして，どのように乗り越えたのかを知っていただくことは，きっと皆さんを勇気づけてくれるものと確信している．

最後になりましたが，三輪書店編集室の小林美智さんには，遅れる原稿を忍耐強く待っていただき，未完成なものを根気よく整理，修正してなんとか出版までこぎつけていただきました．まだ1冊の本として筋の通らないところを残しながらも完成できましたことに深く，深く感謝申し上げます．

2018年4月吉日

編者を代表して　冨田昌夫

臨床動作分析
—PT・OT の実践に役立つ理論と技術

目 次

序 文 ……………………………………………………………… 冨田昌夫　iii

第Ⅰ章　実践的評価　治療の理論と解釈 ……………………………… 1

1 壁を破る！ ループという発想 ……………………………… 冨田昌夫　2

2 皮質との関係—脳の中のループ回路 ……………………… 木村晃久　11

3 行為との関係 ………………………………… 玉垣　努・松田哲也　38

4 クラインフォーゲルバッハの運動学の治療的応用 ……………… 49

　1. 姿勢・動作の理解と観察の視点 ……………………… 竹中弘行　49

　2. パーキングファンクション（構えと知覚） ………… 和泉謙二　55

　3. ダイナミックスタビライゼーション ………………… 佐藤房郎　67

　4. 運動様式（ブリッジ・テンタクル，運動の拡がり） … 関　公輔　79

　5. バランス活動 ………………………………………… 佐藤房郎　92

5 生態心理学・アフォーダンス ………………… 玉垣　努・松田哲也　106

第Ⅱ章　実践的評価　治療 ……………………………………………… 135

1 基本動作の持つ意味—動作の階層構造に秘められた身体性 ………… 冨田昌夫　136

2 動作分析の目的と動作の捉え方 …………………………………… 188

　1. 探索活動と治療的誘導 ……………………………… 竹中弘行　188

　2. 6つの「みる」—同調への手がかり ………………… 竹中弘行　190

　3. 身体間コミュニケーションの経験と練習方法 ……… 竹中弘行　196

　4. プレーシング ………………………………………… 竹中弘行　202

3 姿勢と移動動作 …………………………………………………… 211

　1. 背臥位 ………………………………………………… 竹中弘行　211

　2. 寝返り動作 …………………………………………… 竹中弘行　218

　3. 起き上がり動作 ……………………………………… 竹中弘行　227

　4. 座位姿勢 ……………………………………………… 竹中弘行　235

　5. 立ち上がり動作 ……………………………………… 竹中弘行　249

　6. 歩行 …………………………………………………… 佐藤房郎　263

4 応用動作分析—活動への介入技術 …………… 玉垣　努・松田哲也　279

第Ⅲ章　実践例　疾患別 事例別アプローチ ⋯⋯⋯⋯⋯⋯⋯⋯ 323

1 典型的な運動機能障害の片麻痺患者への知覚循環に基づいたアプローチ
⋯⋯⋯⋯⋯⋯⋯⋯⋯⋯⋯⋯⋯⋯⋯⋯⋯⋯⋯⋯⋯⋯⋯ 森下一幸　324

2 Pusher syndrome を呈した左片麻痺患者の治療介入
　─知覚循環に基づいた運動機能障害へのアプローチ ⋯⋯ 藤原　潤　331

3 脳卒中片麻痺─知覚循環に着目した立位姿勢への
　アプローチによる歩行改善 ⋯⋯⋯⋯⋯⋯⋯⋯⋯⋯⋯⋯⋯ 大原隆洋　336

4 外傷性脳損傷─主観性を視野に入れた臨床動作分析 ⋯⋯ 波多野直　340

5 高次脳機能障害─脳外傷による発動性低下を伴った四肢麻痺者への
　アプローチ ⋯⋯⋯⋯⋯⋯⋯⋯⋯⋯⋯⋯⋯⋯⋯⋯⋯⋯⋯⋯ 對間泰雄　345

6 頸髄損傷─C4 頸髄損傷者に対するアプローチ再考 ⋯⋯⋯ 松本琢磨　350

7 頸髄損傷─知覚循環に基づいた運動機能障害へのアプローチ ⋯ 石原理江　355

8 在宅 C4 頸髄損傷者の姿勢調整方法の検討 ⋯⋯⋯⋯⋯⋯ 平田　学　361

9 四肢切断─ADL アプローチと二次障害の予防 ⋯⋯⋯⋯ 松本琢磨　366

10 骨折─自分なりの運動を自己組織化するためのアプローチ ⋯ 深澤史朗　372

11 変形性股関節症─人工股関節全置換術後患者に対する
　治療的誘導について ⋯⋯⋯⋯⋯⋯⋯⋯⋯⋯⋯⋯⋯⋯⋯⋯ 村山　淳　376

12 膝前十字靱帯損傷─床上動作を通じた下肢と体幹の協調活動の促通
⋯⋯⋯⋯⋯⋯⋯⋯⋯⋯⋯⋯⋯⋯⋯⋯⋯⋯⋯⋯⋯⋯⋯⋯ 関　公輔　382

13 変形性股関節症─運動の拡がりを捉える ⋯⋯⋯⋯⋯⋯⋯ 金　誠熙　388

14 関節リウマチ─体幹の動的安定性を基盤とする動作の獲得 ⋯ 寺見彰洋　392

15 摂食嚥下障害─気づきを促す環境設定により，長期的に嚥下機能の
　改善がみられた症例 ⋯⋯⋯⋯⋯⋯⋯⋯⋯⋯⋯⋯⋯⋯⋯⋯ 小泉千秋　399

16 めまい─基礎的定位から空間定位を促した両側前庭機能障害例 ⋯ 浅沼　満　404

17 認知症─基本動作からのアプローチ ⋯⋯⋯⋯⋯⋯⋯⋯⋯ 伊庭新也　409

第Ⅳ章　壁にぶち当たったときの体験 ⋯⋯⋯⋯⋯⋯⋯⋯⋯⋯⋯ 413

1．「想い」─いまがあるのは冨田先生との出会いがすべて
⋯⋯⋯⋯⋯⋯⋯⋯⋯⋯⋯⋯⋯⋯⋯⋯ 上西啓裕・池田吉邦　414

2．「している動作」に向けて ⋯⋯⋯⋯⋯⋯⋯⋯⋯⋯⋯⋯⋯ 北坂佳寛　416

3．大切なのは守・破・離と原点回帰 ⋯⋯⋯⋯⋯⋯⋯⋯⋯⋯ 安井常正　416

4．諦めず続ける!! ⋯⋯⋯⋯⋯⋯⋯⋯⋯⋯⋯⋯⋯⋯⋯⋯⋯⋯ 浦　正行　417

5．仲間と継続は力なり ⋯⋯⋯⋯⋯⋯⋯⋯⋯⋯⋯⋯⋯⋯⋯⋯ 中根征也　417

6．もう1つの視点で診てみること ⋯⋯⋯⋯⋯⋯⋯⋯⋯⋯⋯ 三次園子　418

7．病棟との連携─褥瘡予防の観点から ⋯⋯⋯⋯⋯⋯⋯⋯⋯ 佐々木貴　418

8. 「6つのみる」による変化 ·· 一木愛子 419
9. 機器操作スイッチのフィッティング―神経難病の事例から ········· 中川翔次 419
10. 自分が変わり，相手が変わる ·· 佐々木孝修 420

第V章　まとめ ·· 421

本書のまとめ ·· 玉垣　努 422
あとがき ·· 玉垣　努 424

索 引　425

第Ⅰ章

実践的評価

治療の
理論と解釈

第Ⅰ章　実践的評価　治療の理論と解釈

❶壁を破る！ ループという発想

藤田保健衛生大学医療科学部リハビリテーション学科　PT　**冨田　昌夫**

　　エビデンスのある治療が求められる傾向が強まる中，脳の機能障害に対するアプローチに関しても，その流れはきわめて強くなっている．しかし，現在，エビデンスがあるといわれるアプローチはたいへん限られたものである．決めたことに対して，意図的にフィードバックし，意図したとおりに行われたことを確認しながら，あるいは意図したとおりにやれるように，努力しながら繰り返すという図式にあてはまる患者に対してしか適応できない．俗にいう「対象を選ぶ」ということである．このようなアプローチは"患者が意識できるところでは頑張ってよくなろうと努力しているにもかかわらず，不安・恐怖など意識に上らない情動のレベルでは大きなストレスになり，残存している動作能力も十分に発揮できない"状態を生み出す危険性もある．セラピストの多くは一方的なエビデンスを主張して，そこに潜んだ負のエビデンスを無視，あるいは気づかないことが多すぎる．このようなことを考え，われわれは無自覚だとか潜在認知だとかさまざまな言葉を探しながら，情動へのアプローチの手がかりを探していた．

　　木村晃久氏は視床を走る聴覚の神経線維を専門に，1本1本入念に調べ，機能連関を追求されている．そこから得られた知見をもとに，科学者として，きわめて慎重に，飛躍しないように用心しながら意識，注意，動機づけ，運動との関連に言及されている．行動を支えるマルチモーダルな神経経路の研究成果や，そこから展開できる解釈は，臨床で悩み模索していたわれわれにとって，キラキラ輝く光となっている．この知見を少しでも生かしたいという自分の覚悟と，この知見を少しでも知っていただきたいという気持ちが一杯である．

　　講習会で教えていただいた木村氏の多くの知見の中から，筆者にとって欠かせないループ活動とループに欠かせないリズムに関して述べさせていただく．情報のバインディングに関して大脳皮質内の情報を視覚だけでなく，ほかの聴覚，触覚情報に関しても what と where–action という意識できるループ（lemniscal system）と意識できない無自覚な活動となるループ（non–lemniscal system）に分け，ループ結合と時間的同期で全体の意味を捉えることができるという木村氏の知見はきわめて重要だ．さらに，大脳皮質と視床の連携に関しても lemniscal system と non–lemniscal system という意識できるループと意識できない無自覚なループの2つのループで捉え，無自覚なループはポリモーダルに機能する

だけでなく，扁桃体など大脳辺縁系も関与して神経修飾物質（ニューロモジュレータ）の影響がとても大きいことなどが，臨床所見にマッチしてよく理解できる．

ループはさらに全身に拡がる．身体の感覚，運動と大脳皮質の認知活動を結びつけるのもループによるリズムであると理解できる．神経活動だけでなく，身体機能に関しても大きなループの中に小さなループが潜りこみ，全身機能を維持しながら局所の活動を組み上げている．身体を揺することが治療テクニックの大部分になっているわれわれにとって，欠かすことのできない発想である．これから述べることは木村氏の慎重な解釈の範囲を超えて，アントニオ・R・ダマシオ氏（Antonio R. Damasio）や林成之氏の解釈を含めた筆者なりの都合のよい解釈になっているところも多いことを許していただきたい．

1. 意識に上らない行動の学習（情動を取りこむ）

動物は生来持って生まれた能力ではない行動を学習できる．図1に示すような条件反射はすべての行動学習の基本である．ネズミに，音を聞かせた直後に後脚に電気刺激を与えることを繰り返す．すると，ネズミは音を聞かせただけでうずくまるようになる．音とうずくまるという恐怖反応は本来関係ないはずであるが，うずくまるという無条件反射を引き起こす苦痛や恐怖が伴う電気刺激が音を聞いた直後に与えられることで，音が恐怖と結びつく．これを繰り返すことで，音を聞くとうずくまるという条件反射が形成される．

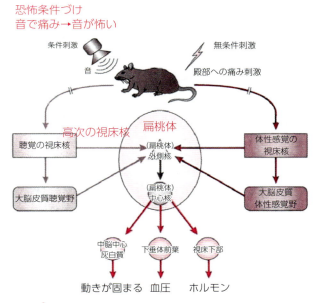

図1　記憶のメカニズム（文献1より引用，一部改変）
ループもしくはコードパターンの形成．

ジョセフルドゥー（Joseph LeDoux）は"音の恐怖条件づけ学習"を成立させる神経回路モデルに扁桃体を取りこんで情動を関連づけている．このモデルに基づくと決して忘れたくない，あるいは二度と体験したくないと感じるほど強い感情的な印象（うれしさや怖さ）を与えるものであれば，ただ1回の経験でも学習できる可能性があると考えられる．また扁桃体は，一度学習してしまうとサブリミナルな刺激で反応できるので，自覚に上らないのに行動を開始できるようになるというようなことも容易に説明できる[1]．

末梢からの情報を受けとり，大脳皮質の感覚野および扁桃体とループを形成する視床（第Ⅰ章-**2**，図3「大脳皮質と視床の基本回路」，14頁参照）の視床核は1次視床核と高次視床核に分けられる（第Ⅰ章-**2**，図10「大脳皮質前頭前野および扁桃体が感覚システムと構成するループ」，22頁参照）．このうち扁桃体とループ結合し，直接情動的な影響を受けるのは高次視床核だけである．1次視床核は扁桃体と結合せず，現実の情報を情動的な修飾を受けずにそのまま客観的に大脳皮質の1次感覚野に伝える．ただ，高次視床核は扁桃体からの情動的な働きかけに応じて，大脳皮質の感覚野全体の感受性を変えることで活動の方向づけを行うことができる．自分の情動に基づく興味や関心のある方向，あるいは危険で回避する方向に感覚野全体の感受性を変える，つまり，入手したい情報を取りやすく，ほしくないものは入手しにくくすることができるので，動機づけの機能を果たすと考えられる．その意味では直接ループ結合していなくても，1次の感覚野も含めて感覚情報を受けとること自体が情動の影響を受けているということになる．そうではあっても，相対的に1次感覚野は客観的な情報の処理をするのに対し，2次感覚野はより情動的な処理になることは明確だと考える（第Ⅰ章-**2**，図8「lemniscal systemとnon-lemniscal system」，19頁参照）．

視床の高次視床核とループを形成し，情報を受けとった大脳皮質2次感覚野の神経細胞は同じ感覚野内の神経細胞だけでなく，1次感覚野の神経細胞，そして，感覚野を超えてほかの感覚野の神経細胞ともさまざまなループを形成する．2次感覚野の神経細胞には複数の感覚情報を同時に受けとり，運動とも関連づけることができるさまざまなポリモーダルな神経細胞がある．現在進行形で末梢からさまざまな情報を受けとっている感覚野の神経細胞，以前の記憶を蓄えている感覚野の神経細胞とも同時にいくつものループを形成できるということは，いま現在，起きているリアルな変化をやりとりしながら，すでに神経細胞が蓄えている記憶も引き出し，活性化させて情報を取りこんだ回路（ループ）を多数存続させているということである．このようなループを形成し，維持することにより，機能的に活用できる形で保持される記憶を"作業記憶"と呼ぶ（**図2**／第Ⅰ章-**2**，図11「視床細胞と視床網様核細胞の活動」，23頁，図12「Binding problem」，25頁参照）．その作業が継続している間はループ活動の一環として記憶も保持されるが，作業が終わればループは解消して同時に消えてしまう記憶である．情動による感覚神経の活動の方向づけ（動機づけ）の内容によってループ形成の仕方は異なってくるものと考えている．そのために，同じ刺激を受けとっても，いつも同じに感じたり知覚したりするとは限らない．

1 壁を破る！ ループという発想

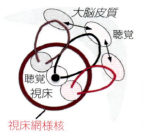

図2 ループ形成（木村晃久：生態心理学的概念に基づいた運動療法〜理学療法士としての身体づくり．日本理学療法士協会第10409回理学療法士講習会，講義スライドより抜粋，一部改変）
視床・大脳皮質間や大脳皮質内部は，神経細胞の発火現象に基づいてループを形成し，情報の拡大と統合をする．必要な間，ループが巡り記憶は残る．必要がなくなればループは消えて，記憶もなくなる．忘れるための記憶である（作業記憶）．

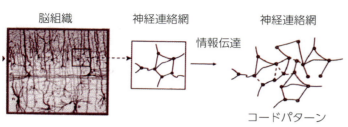

図3 コードパターン（林　成之：思考の解体新書．産経新聞出版，p46, 図15, 2008より，一部抜粋引用）
情動報酬系は樹状突起のシナプス結合によるコードパターンの形成で短期記憶として作業終了後も保持可能な記憶となる（情動記憶）．

　記憶には，ループ形成により作業記憶を保持するメカニズムだけでなく，体験を神経回路網の変化という構造的な変化で記憶するメカニズムがある．新たなシナプス結合による神経回路網そのものの変化や，すでに備わっているシナプスの結合状態を変えることで，細胞活動をしやすくしたり細胞活動を抑制したりする．神経組織の可塑性と呼ばれるコードパターンによる記憶のメカニズムである（図3／第Ⅰ章-2，図15「神経組織の可塑性」，33頁参照）．記憶の中枢と呼ばれる海馬の短期記憶に代表される記憶も，このメカニズムであると理解している．視床と大脳皮質，皮質内部のループ結合による記憶に対して，A10神経群のような深部の神経系はシナプス結合により構造的な変化で記憶する．期待や興味の核心で活動する神経細胞の周りを取り巻く神経系では，取り巻きが遠くなればなるほど核心の細胞とのシナプス結合は少なくなる．したがって，「期待できるかもしれない」という程度の弱い変化は，かなり広い範囲に分布する神経の活動で引き起こされる可能性がある．広範囲に散らばったわずかなシナプス結合しかない細胞が活動してもはじめはノイズにしかならないが，場所や時間が近づくにつれ結合するシナプスが増え，期待を支える活動が膨らみ明らかな活動が可能になる．神経系における確率共振現象とも呼ばれている．

　さらにすごいことも準備されている．期待がかなうような情報が取りやすくなるようにドーパミンのような神経修飾物質が分泌されて，期待をかなえる神経細胞の活動を高まりやすくしてしまうのである．このような反応を如実に示した実験がある．

　音，光の刺激を1, 2秒与え，その1秒後にショ糖水や脳内自己刺激がもらえるように条件づけられている．1次視床核の細胞は音だけに反応し，その後は活動しない．高次視床核の細胞は音にも光にも反応し，反応しただけでなく，5Hzの音を聞かせると，その音を聞いている間にすでに神経細胞の活動が大きくなる．音刺激をやめた後も神経活動が高

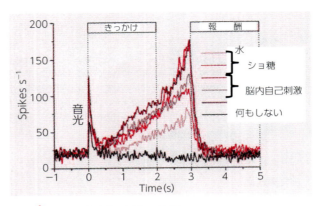

図4 聴覚の高次視床核の神経（文献4より引用，一部改変）
条件反射という情動記憶で活動性が変化．
条件刺激が神経活動を活発にする．報酬が得られると神経活動はなくなる．大脳皮質の2次視覚野である頭頂連合野は where action の情報処理なので活動しても自覚には上らない．

まり続ける（大脳皮質ではコントロールできない．期待という感情や気持ち，気配を感じて活動を開始できるのがコードパターンによる記憶）．ごくわずかなシナプス結合を持つ細胞の活動で，ごくわずかな期待の前兆（これを"気配"と呼べないか．決して非科学的なことではなくサブリミナルな神経活動である）を感じると，中脳の腹側被蓋野（VTA）よりドーパミンが放出され，期待の方向へのつながりがより活性化される．報酬がもらえるまで細胞活動の高まりは続き，報酬をもらって，期待がなくなるとこの活動も終わってしまう（**図4**／第Ⅰ章-**2**，**図8-a**「lemniscal system と non-lemniscal system」，19頁参照）．

　ドーパミンが関係する「報酬系の中枢」は大脳皮質の「前頭前野（理性中枢）・扁桃体（感情中枢）・帯状回・視床下部・側坐核（快感中枢）・海馬」など"A10"神経群と呼ばれて大脳辺縁系の神経系と連携している．通常，日常の状態では前頭前野が機敏に対応，判断し，トップダウン的に全体を統制している．自己報酬系（動機）が認知系と情動系のバランスをとっている．ストレスが強くかかると，視床下部からは副腎皮質刺激ホルモン放出ホルモン（CRH）が放出され，下垂体に働きかけ副腎皮質刺激ホルモン（ACTH）を放出させて交感神経優位な状態になる．交感神経が優位になると，ACTHが副腎皮質にグルココルチコイドを分泌させ，副腎髄質からカテコールアミン（ノルアドレナリン，ドーパミン）の過剰放出が起こる．前頭前野の機能が抑制されて，扁桃体（A10神経群）の機能が優位になり，大脳基底核でコントロールされる自律的な運動が出現しやすい状態になる．「ハマる」と呼ばれ，理性的に考え行動できるときには「やめたい，やめなくては」と考え行動できるが，快を感じた場所に近づく，匂いや音などなんらかの刺激，気配を感じると大脳皮質ではコントロールできなくなり，やってしまう．やめたくてもやめられなく

なる依存症の行動や心理も，このような神経修飾物質の関与のためではないかと考えられる[5]．ドーパミン関連の神経系の情報伝達にはシータ波の関与も予測されている．

2. 時間の調整，日常生活の中での自己の定位とリズム

脊髄のα運動ニューロンは最終共通路とも呼ばれるように，さまざまな部位からさまざまな情報を受けとり，それを1つの情報に統合して筋へ指令を出している．さまざまな情報を1つに絞りこむ機能を同期，神経学的には「引きこみ」と呼んでいる．物の振動や，振り子の揺れの場合，共振して同期した動きになるためには，かなり厳密な振動数や振り子の長さの一致が要求される．生体における神経学的な同期や共振という引きこみ現象は，振動数や振り子の長さがかなり違っていても容易に起こすことができる．つまり，多少の質の違いや振動数の違いという時間のずれがあっても，それを吸収して同調できるということである．そのような意味合いで「大域的な引きこみ」という言葉を使う（図5）[6)7]．

引きこみ現象の説明では，図6のような板にのせたメトロノームの同期がわかりやすい．人の身体でも上下肢の屈伸，左右の交互運動など四肢では脊髄レベルでの引きこみ現象でリズム運動を示す．除脳ネコによるトレッドミルの実験で，ネコは大脳皮質がなくて

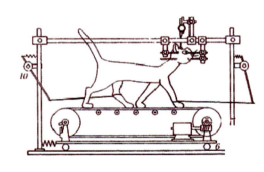

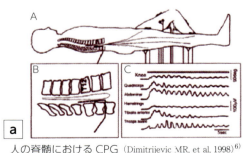

a 人の脊髄におけるCPG（Dimitrijevic MR, et al. 1998）[6]

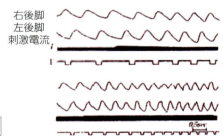

b 歩行のCPG（除脳猫による歩行の実験）
（Shik ML, et al. 1976）[7]

図5 身体的動作の自己組織化（CPG）
大域的引きこみと身体運動の時間的調整（リズム）．
a：Th5の完全損傷，それ以下の髄節の硬膜外刺激で膝のリズミカルな屈伸と筋活動が出現．
b：覚醒を維持した状態で，中脳のある部分を刺激，猫はトレッドミル上で歩き出す．刺激を強めてベルトの回転も速くすると，ウォークからギャロップに変化する．バランスや緊張も自律的に調整，中脳，小脳がリズムを形成．

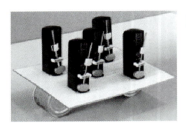

図6 | バラバラに動くメトロノーム引きこみ現象 （写真提供：古山宣洋氏）

メトロノームはコロの上に乗った左右に動きやすい板の上に置いてある．すべて同じ周期に合わせてあるが動きを開始するタイミングはバラバラである．このバラバラな力を板が動くことで合成し，つまり引き込んで，さらに個々のメトロノームに影響することで全体が同期して一つの安定した動きを作り出す．しばらくするとメトロノームは自然と完全に同期してしまう．

も基礎的な定位で全身的なリズムをとり，環境に適応して基本動作ができるし，基本動作を変更することもできる．環境からの情報に基づいて動き，環境と自分の間の安定した秩序を見つけ出す作業を「自己組織化」と呼ぶが，このネコは大脳皮質がないのに基本動作を自己組織化できる．大脳皮質はなくても，基本動作の自己組織化や基本動作の変更が可能であるということである[8]．

　まとめると，四肢の屈伸や交互運動の時間調整をするリズム生成器（CPG）は脊髄にある．四肢の運動に加えて体幹もコントロールして，運動にバランスや筋緊張の調整を組みこみ基本動作に仕上げるリズム生成器は中脳にある．基本動作を利用して，日常動作のような課題達成の動作を行うには，課題をどのように達成するか，時間的にどのような手順で操作するかなど難しい問題をいくつもクリアしなければならない．

　このような動作は重力に適応して転倒・転落しないように身体のリズム運動を整える基礎的定位だけでは実現できず，大脳皮質の認知機能と連携した空間的定位に基づいた操作の手順のような時間的調整も加わる必要がある．日常生活を営んでいる人が行動するときには，このように身体運動と大脳皮質での認知活動がごく自然に機能して，基礎的定位と空間的定位が協調して，自己の定位ができている状態であると考える．頭部，骨盤，手，足に加速度計を取りつけ10時間自由な生活活動をした後に加速度計の記録を周波数分析したところ1，2 Hzでのパワーが大きく，パワーが出ているのは1〜4 Hz，つまりデルタ波である（図7）．1〜2 Hzのような低い周波数は身体を大きなブロックに分けたときの揺れで，身体のバランス活動，つまり前庭との関連で立ち直りの活動を中心とした身体内部での反応と考えられる．3〜4 Hzのような高い周波数の揺れは課題遂行のとき，手足や目を空間に定位して目的を遂行する動作で出現するものと考える．身体による動作遂行とその流れをスムーズに行えるように調整する大脳皮質の認知活動が協調して，日常生活のリズムとして，このような周波数分析の結果が得られたものと考える．

3. 全身活動に組みこまれた局所の能動運動

　図7で1，2 Hzの揺れは基礎的な定位での全身活動，3，4 Hzの揺れは，何かを対象に操作するような空間的な物への定位が加わったときに起こるのではないかと予測した．ここでは「見ながら操作する」という課題への空間的定位を通して，実際に手と脳の揺れの

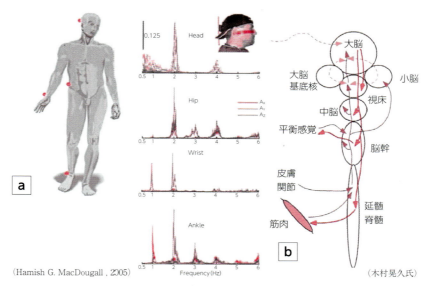

図7 課題遂行の手順と身体運動の時間的調整―動作の自己組織化と課題や行動の継時的流れの統合

a：身体に加速度計を取りつけた状態で10時間自由な生活活動をする．
b：加速度計の記録を周波数分析．
　1, 2Hzの揺れは大きなブロックの揺れで，前庭系（感覚）と姿勢制御系（運動）のループ活動による基礎的定位の活動，3, 4Hzのパワーは課題遂行時の目と手や身体の微妙な操作のための空間的定位が優位な活動であると考える．課題の遂行は時間的同期による全身の統合，つまり，前頭前野で決める手順（プログラム）と手順を実現するための身体活動が同期して準備できる．大脳辺縁系・基底核により，身体の物理的，運動学的リズム（CPG）と大脳皮質の精神的，高次脳的活動の時間的統合が実現されているためであると考える．大脳皮質と身体双方のダイナミクスの間に引きこみ現象により同期運動が成立している．統合するために深部脳のシータ波による活動と覚醒，緊張の維持にデルタ波のリズムで全身的なループ活動が必要なのであると考える．

　関係を確認する．課題は「2次元トルク版を前腕の筋の等尺性収縮で操作して，赤いターゲットに黄色のライトを重ねる」ことである．

　前腕の運動では前腕の筋に対応する1次運動野の脳波，前腕の筋活動や筋電図にそれぞれ3～4Hzの振動が確認できる（図8）．

　手指の巧緻な操作で活動する小さな筋の活動と操作のときに放電する1次運動野，前頭前野，視床，小脳の脳の局所は6～9Hzの揺れで相関する．前腕の筋の揺れ3～4Hzに対して，手指の巧緻な運動では活動するときの振動が高くなり6～9Hzである．これは，前腕の筋が長く大きいのに対して，手の固有筋が小さく短いためであると考える．

　振動は長さに応じてある程度の周波数が決まっているものと考える．前腕の筋を活動させるという目的実現のために，前腕の筋が持つ3～4Hzという振動数で前腕の筋に関連する部位が振動することで，前腕の筋の揺れを作り出し筋の活動を可能にしている．全身と大脳皮質が基礎的な定位という全体としてのまとまりを作り，それを背景にしながら物の操作という空間的な定位に必要な局所的な活動を組みこんでいると考える．手の固有筋は小さいので6～9Hzと速く揺れると述べた．体幹の姿勢維持筋も小さいのに1～2Hzの揺れである．手の固有筋は操作という動きが目的の筋，体幹は姿勢維持という緊張性の持続

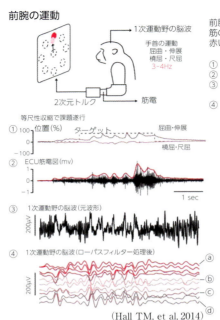
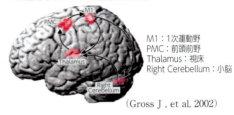

図8 全身活動に組みこまれた前腕と手指（局所）の能動運動（リズムの持つ意味）

的な活動を目的にした安定筋であるという違いがあるためであると考えている．

　神経系のループ形成，ループに生じるリズム，揺れという概念は，治療的にきわめて捉えやすくなじみやすい．第Ⅱ章-**1**「基本動作の持つ意味―動作の階層構造に秘められた身体性」の中でも，再度考えていきたい．

〈文　献〉
 1) Elizabeth A. Phelps, Joseph E. LeDoux：Contributions of the amygdala to emotion processing；from animal models to human behavior. Neuron　**48**：175-187, 2005
 2) 木村晃久：生態心理学的概念に基づいた運動療法〜理学療法士としての身体づくり．公益社団法人日本理学療法士協会第10409回理学療法士講習会資料．
 3) 林　成之：思考の解体新書．産経新聞出版，p46, 2008
 4) Komura Y, et al：Retrospective and prospective coding for predicted reward in the sensory thalamus. Nature　**412**：546-549, 2001
 5) 廣中直行：やめたくてもやめられない脳―依存症の行動と心理．ちくま新書，pp90-187, 2003
 6) Dimitrijevic MR, et al：Evidence for a spinal central pattern generator in humans. Ann N Y Acad Sci　**860**：360-376, 1998
 7) Shik ML, et al：Neurophysiology of locomotor automatism. Physiol　**56**：465-501, 1976
 8) 多賀厳太郎：脳と身体の動的デザイン運動・知覚の非線形力学と発達．金子書房，pp12-90, 2002
 9) Hamish G. MacDougall, et al：Marching to the beat of the same drummer；the spontaneous tempo of human locomotion. J Appl Physiol　**99**：1164-1173, 2005
10) Hall TM, et al：A common structure underlies low-frequency cortical dynamics in 396movement, sleep, and sedation. Neuron　**83**：1185-1199, 2014
11) Gross J, et al：The neural basis of intermittent motor control in humans. PNAS　**99**：2299-2302, 2002

第Ⅰ章　実践的評価　治療の理論と解釈

2 皮質との関係—脳の中のループ回路

和歌山県立医科大学生理学第一講座　Dr　**木村　晃久**

1. はじめに

　　少なくとも 30 年以上前になる．"視覚は運動から生まれる"ことを説明する本に出合い，至極感動した記憶がある．本のタイトルも内容の詳細も忘れたが，著者の名前が頭の片隅に残っていた．その著者は，ジェームズ・J・ギブソン（James J. Gibson）で，奇遇にも，リハビリテーション（以下，リハ）の研究会で再会した．再会後，ギブソンの邦訳本[1]に興味深い記述を発見した．記述は，神経科学の研究を志す原動力になった筆者の問いを端的にあらわしている．リンゴを脳の中の私が見てリンゴと理解するが，リンゴを理解する主体をさらに追求すると，脳の中の私の中の私の存在を考えることになる．リンゴを理解する脳の仕組みは無限に繰り返す私になり，仕組みは解明されない（図 1-a）．ギブソンは，この答えの得られない考え方を"脳の中の小人理論"と名づけ，際限のない小人のシリーズという論理的矛盾を引き起こすと記述している．この矛盾をどのように解消するかが筆者の問いであり，この問いを，脳の構造と機能について考える始まりとする．

　　無限に繰り返す小人の連鎖（直線）を脳内のループ回路に丸めこむことで矛盾が解消する可能性を考える（図 1-b）．ループ回路では，リンゴを見ること（感覚入力）が，視ること（運動出力）になる．ループ回路の始まりは，"見ること"であり，"視ること"でもあると考える．視る意図と動作で見え，見えたことが視る意図と動作を再構成する．再構成された意図と動作が見えることを再構成する．指に触れた（感覚入力）物の滑らかさ，ざらつきは，指でさわり（運動出力）生まれる触覚である．"触れること"と"さわること"はループの中で循環して相互に再構成を繰り返す．この入出力の関係は，1 つの感覚種にとどまらず，異種感覚を超えて成立する．例えば，ポケットの中の物を手で探って視覚化するとき，触覚と視覚を超えた入出力の循環と再構成が繰り返されているはずである．運動，あるいは，運動する意図とともに発生する感覚を能動的感覚（active sensing）と呼び，ある特殊な感覚状態として限定的に定義することも可能であるが，ループ回路の循環と再構成の繰り返しによる能動的生成物が感覚であり，感覚を運動や意図から切り離すことはできないと考える．なお，脳内のループ回路では，末梢から中枢へ向かう求心性経路に比べ，中枢から末梢に向かう遠心性経路が，解剖的に 10 倍のボリュームを示すと

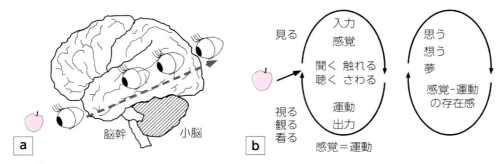

図1　脳の中の小人の連鎖とループ回路の考え方

a：脳の中のヒトがリンゴを見てリンゴであることを理解すると考えると，脳の中のヒトの中のヒトがリンゴを見ることになる．リンゴを理解する脳の仕組みは際限のない小人の連鎖（無限に延びる直線）になり，仕組みは解明されない．

b：無限に延びる直線（aの破線）を脳の中のループ回路に丸めこみ，ループ回路で循環する過去-現在-未来のヒトがリンゴを見（視）て理解する仕組みを考える（左のループ）．感覚，運動の対象がなくてもループ回路は思（想）い，夢，自己の存在感を生成する（右のループ）．

ころ（視床と大脳皮質の連絡）があり，能動性が回路と感覚の重要な特性であることが示唆される．ループの意義を適用する範囲を拡張し，明らかな感覚の入力や運動の出力が伴わずとも，ループ回路における記憶の検索の循環と再構成の繰り返しが，思考，意識（睡眠中の夢を含む），あるいは，自己の存在感を生成する状態があると考える．小人をループ回路で循環する過去−現在−未来の時間の輪に配置すれば，無限に繰り返す小人の直線的連鎖の矛盾が解消するかもしれない．

　ここでは，脳の中のループ回路に注目する．"意図""情動""動機"がループ回路を駆動する力であると考え，3つの駆動力に加え，"ループとリズム""情報の統合と競合""可塑性""自己組織化"をキーワードにして，ループ回路の構造と機能を概説する．感覚，運動，高次神経−精神機能における障害はループ回路の不具合と仮定し，ループ回路のリハの可能性を考える．

2. 脳の中のループ回路

　神経システムの構造の基本はループであり，ループには構造上リズムが発生する（図2）．したがって，神経機能の動作にはリズムがある．大脳皮質，視床，大脳基底核，小脳，脳幹，脊髄，末梢感覚器は相互に連絡して大小のループ回路を構成する．これらのループ回路は，感覚情報処理，感覚と運動の統合，運動の調節，運動の随意および自動制御，高次神経機能（思考，言語など），情動，自律神経機能に関与する．これらの機能にループ回路はリズムを与える．例えば，明らかにリズムを認める歩行，呼吸，咀嚼だけでなく，さまざまな感覚−運動機能とその神経活動にリズムがある．ヒトの発話（赤ちゃん

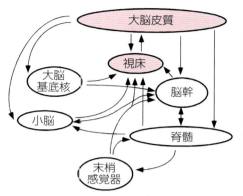

図2 | 脳の中のループ回路
神経システムの主要な構成要素はループ回路網で相互に連絡する．ループにはリズムが発生する．リズムは概ね5つに分類されている（周波数の境界は研究者の定義により若干変わる）．1 Hz未満のリズムも存在する．

のムニャムニャを含む）に関する脳活動と筋活動は2〜4 Hzで同期する[2]．ヒトの頭部，体幹，四肢にセンサーを装着し1日の動きをモニターすると，いずれの部位でも2〜4 Hzで揺らぐ動きが最も強く検出される．平衡感覚（感覚）と姿勢制御（運動）のシステム（ループ回路）が織りなすリズムの存在が示唆される[3]．動物実験では，サルがスクリーンに投影されたターゲットに向けカーソルを手で移動させるとき，手の動きは3〜4 Hzに分節し，筋電図と運動を制御する大脳皮質1次運動野の脳波に3〜4 Hzの活動を認める．興味深いことに，睡眠中で運動と筋電図の活動がない状態でも大脳皮質1次運動野の脳波に3〜4 Hzの活動を認める[4]．これらのリズムは，いわゆる脳波の分類ではデルタ波に属し，ほか，シータ，アルファ，ベータ，ガンマ波に分類されるリズム（図2）が，さまざまな神経活動に関与することが示唆されている．

最初に，大脳皮質と視床が構成するループ回路（図2，図3）に焦点を当て，研究知見を交え，その構造と機能，リズムの機能的意義を説明する．

3. 大脳皮質の情報処理機構

視覚，聴覚，体性感覚システムは，複数の感覚野を大脳皮質に構成する．いずれのシステムにも，1つの1次感覚野と複数の2次感覚野がある．ヒトの大脳皮質を含め，大脳皮質に存在する感覚野の正確な数はいまだ不明であるが，例えば，視覚野がヒトやサルで30以上[5]，聴覚野がネコで13以上，体性感覚野がネズミで2以上存在することが現時点で明らかにされている．

視覚野には網膜地図（retinotopy），聴覚野には周波数地図（tonotopy），体性感覚野には体部地図（somatotopy）が展開し，複数の感覚野が地図（地図様の機能構造には，ほか

第Ⅰ章　実践的評価　治療の理論と解釈

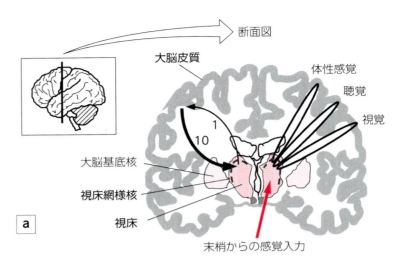

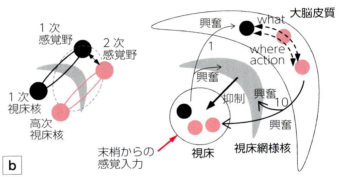

図3 | 大脳皮質と視床の基本回路

a：大脳皮質（野）と視床（核）は，視覚，聴覚，体性感覚情報を処理するループ回路を構成する．視床網様核はループ回路のゲートとして機能し情報伝達を制御する．ループを下行する大脳皮質-視床連絡の神経束は，上行する視床-大脳皮質連絡の神経束に比べ10倍多い．

b：視床網様核は，視床と大脳皮質から興奮性入力（→）を受け，抑制投射（→）を視床に送り，視床の情報処理，ループ回路の情報伝達を制御する（右図）．各感覚システムに，大脳皮質1次あるいは2次感覚野とループ回路を構成する1次視床核と高次視床核がある（左図）．高次視床核は，さらに大脳皮質1次，2次感覚野全体に架かるループを構成する（左図の点線）．大脳皮質感覚野は相互に連絡するが，視床核は直接連絡しない．視床核は視床網様核か大脳皮質を介して連絡する（図13-bを参照）．

に対象物の空間情報や物理特性に対応したさまざまなものがある）に基づいて情報処理を行っている．なぜ感覚野は複数存在し，複数の感覚野はどのように情報処理を行っているのか？　感覚野が複数存在する機能的意義を示唆する興味深い臨床事例がある[6]．一酸化炭素中毒による脳損傷で，人や物を視覚的に認識できなくなった女性がいる．彼女は台所の道具や野山の草木を視覚的に何（what）であるか認識できない．不思議なことに，台所仕事をこなし，山中を闊歩することができる．意識下で（無自覚に），空間情報（where）

2 皮質との関係—脳の中のループ回路

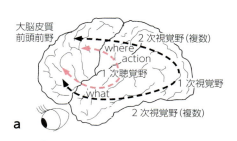
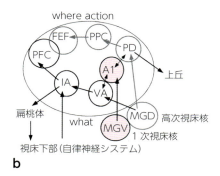

図4 WhatとWhereの情報処理システム

a：視覚野（黒色の破線）と聴覚野（赤色の破線）の連絡が構成するwhatとwhere（action）の情報要素を処理する2つの流れ（ventral streamとdorsal stream）は大脳皮質前頭前野に収束する．

b：聴覚の高次視床核（MGD）から情報を受ける2つの大脳皮質2次聴覚野（VAとPD）から始まり，大脳皮質前頭前野（PFC）に至る聴覚のwhatとwhere（action）の情報要素を処理する流れがラットの大脳皮質に存在する．聴覚の1次視床核（MGV）から情報を受ける大脳皮質1次聴覚野（A1）はVAとPDに連絡する．Whatの流れを構成する大脳島皮質の聴覚野（IA）は扁桃体と連絡し，内臓感覚の処理や自律神経の機能に関与すると考えられる．

PFC：prefrontal cortex　PD：posterodorsal auditory area　VA：ventral auditory area　PPC：posterior parietal cortex　FEF：frontal eye field　MGD：dorsal division of medial geniculate nucleus　MGV：ventral division of medical geniculate nucleus

を視覚的に検出し，動作の中で活用できるらしい．

　一般的に，感覚野は大脳皮質の後半部にある．大脳皮質1次感覚野から始まり，前方に向かう複数の2次感覚野の連絡の流れの中で感覚情報が処理され，処理されたさまざまな情報が大脳皮質前頭前野（prefrontal cortex：PFC）に収束し，思考，決断，意図，企画，行動などの高次神経機能の実現に貢献すると考えられている（図4-a）．視覚情報は，後頭葉の後端にある大脳皮質1次視覚野および側頭葉と頭頂葉に存在する複数の2次視覚野が構成する2つの連絡（流れ）の中で処理され，大脳皮質前頭前野に収束する．側頭葉（大脳皮質腹側領域）の流れ（ventral stream）は形や色に関する情報要素（what）を，頭頂葉（大脳皮質背側領域）の流れ（dorsal stream）は空間に関する情報要素（where）を概ね処理すると考えられている．この女性の視覚障害は，側頭葉の流れを構成する2次視覚野の損傷に由来する．損傷を免れた頭頂葉の流れに基づいた無自覚の視覚は，女性が自らの意志で運動することで発生する．感覚が運動する意図で駆動されたループ回路の循環と再構成の繰り返しによる能動的生成物であることが示唆される（図1）．そして，無自覚の視覚の循環が運動（action）を実現する．頭頂葉の流れは，空間の中（where）のactionを構成する神経機構と考えられる．

　聴覚にも2つの情報処理の流れがある（図4-a）．15年ほど前に，サルでその存在が指摘され[7]，その後，ヒトでは言語機能（言葉の理解−whatと発語−action）とも関連する可

能性が示唆されている[8]．筆者は，ラットにおいて，複数の大脳皮質2次聴覚野が，情動やその記憶を生成する扁桃体と連絡する大脳島皮質（内臓感覚の処理，自律神経機能の制御にも関与する）に展開する聴覚野（insular auditory area；IA）を経由して大脳皮質前頭前野に連絡する流れと，空間の位置情報を処理し注意を向ける方向や移動方向の記憶と制御に関与する大脳皮質後頭頂領域（posterior parietal cortex：PPC）や眼球運動を制御する眼球運動皮質（frontal eye field：FEF）に連絡する流れを構成することを示した（図4-b）．前者と後者は聴覚のwhatとwhereの情報要素を処理すると考えられる[9]．なお，後者の流れを構成する大脳皮質2次聴覚野は，眼球と頭の運動を制御する中脳の上丘に音の空間情報（音源の位置情報など）を送る．この聴覚処理の流れの障害に起因するwhatとwhereが分離した特異な聴覚障害を示唆する臨床事例が存在する[10]．体性感覚でも，2つの情報処理の流れに対応する大脳皮質の活動があり，脳梗塞により触覚を完全に欠く患側の手に与えられた触刺激の場所を，反対側の手で指し示す動作において，無自覚に指摘できる特異な状態が報告されている[11]．このように，複数ある大脳皮質感覚野は情報処理のネットワークを構成し，さまざまな情報要素（whatとwhereは現時点での暫定的分類であり，今後，分類が進化する，あるいは分類の概念が変わる可能性がある）を分担して処理している．

4．視床の構造とループ回路

ネットワークの機能は，大脳皮質内の連絡（流れ）だけで成立するものでなく，大脳皮質と大脳皮質下の神経構造（視床，大脳基底核，小脳，海馬，扁桃体など）が構成するループ回路（図2，図5）に依存する．とりわけ，視床の役割が重要である（図3，図4-b）．視床は末梢器官から受けた感覚情報を処理し大脳皮質へ（視床−大脳皮質間連絡），大脳皮質領域で処理された情報を他の大脳皮質領域へ（大脳皮質a領域−視床−大脳皮質b領域間の連絡）中継する．さらに，視床は大脳皮質と大脳基底核，小脳，海馬，扁桃体が構成するループ回路の中継点になっている（図5）．

視床には複数の神経核（神経細胞集団，視床核）がある．視床核は，感覚情報の処理と中継に関与するもの，大脳基底核，小脳，海馬，扁桃体との中継点になっているものなどに分類される（図5〜図7）．

ここでは，感覚情報の処理と中継に関与する視床核と大脳皮質領域（感覚野）が構成するループ回路の構造と機能に注目する．視覚，聴覚，体性感覚の視床核と大脳皮質感覚野は，それぞれの種類の感覚情報を処理する（特定の種類の感覚情報処理に概ね特化している）ループ回路を構成する．視床核から大脳皮質感覚野に向かう求心性連絡（末梢側から中枢側への連絡）の神経束に比べ，大脳皮質感覚野から視床核に向かう遠心性連絡（中枢側から末梢側への連絡）の神経束が10倍多く[12]，ループ回路では大脳皮質感覚野が視床核における感覚情報の処理に強く影響すると考えられている．大脳皮質と視床の間には，

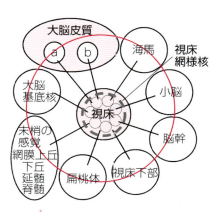

図5 | 視床を介する神経連絡

視床を構成する複数の視床核は，大脳皮質と大脳皮質以外の神経核（構造物）の連絡を仲介する．視覚情報は網膜と上丘，聴覚情報は下丘，平衡感覚情報は延髄（前庭神経核），体性感覚情報は延髄と脊髄から視床を介して大脳皮質に至る．視床は大脳皮質領域間（aとb）の連絡も仲介する．視床網様核は視床核が仲介する連絡を制御する．大脳皮質と大脳皮質以外の神経核は，直接，あるいは視床核以外の神経核を介して連絡する（大きい円）．

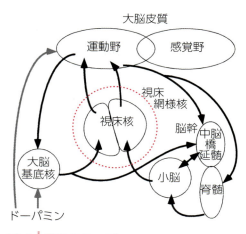

図6 | 運動のループ

大脳皮質運動野は，視床，大脳基底核，小脳，脳幹（中脳を含む），脊髄とループ回路を構成する．視床には，大脳皮質運動野と大脳基底核および小脳の連絡を仲介する神経細胞群（視床核）がある．視床網様核は感覚のみならず運動のループ連絡の制御にも関与し得る．運動を実行する脳幹（中脳，橋，延髄），脊髄は小脳を介して運動中の感覚情報を大脳皮質に提供するループを構成する．感覚情報は，大脳皮質運動野，大脳基底核と連絡する大脳皮質感覚（体性感覚，平衡感覚，視覚，聴覚）野からも提供される．ドーパミンは大脳基底核，大脳皮質に作用して，ループ回路の動作に報酬と連動した動機を付加する．大脳基底核と小脳は直接あるいは視床-大脳皮質を介して運動出力を中脳（眼球運動），橋に発信する．

抑制細胞で構成された視床網様核（thalamic reticular nucleus：TRN）がある（図3）．

　視床網様核は，遠心性連絡とともにループ回路の情報処理と伝達を制御する[13]．視床網様核は視床の最も外側にあり視床核（群）を包みこむので，ループ回路は視床網様核を貫通する（図3）．視床網様核は，貫通するループ回路の求心性連絡と遠心性連絡から興奮性の入力を受け，抑制投射を視床核に送り，視床核における感覚情報の処理と大脳皮質への中継を制御する（図3-b）．なお，大脳皮質感覚野から視床核へ向かう遠心性連絡は興奮性で，視床核における制御は，興奮と抑制のバランスに依存する．遠心性連絡による興奮と視床網様核による抑制の制御は，視床核を介する大脳皮質領域の間（領域a–視床–領域b）や大脳皮質と大脳基底核，小脳，海馬，扁桃体の間のループ回路にも作用している（図5〜図7）．

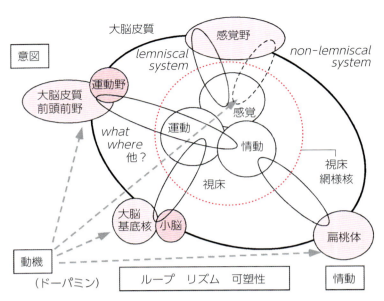

図7　リハビリテーションの可能性

感覚システムは，視床と大脳皮質に2つのループ（lemniscal system と non-lemniscal system）を構成する．ループと大脳皮質領域間連絡は，what と where（action）の感覚情報要素を処理する．大脳皮質前頭前野と運動野が運動，情動機能に関与する視床核とループを構成する．扁桃体は情動機能に関与する視床核とループを構成する．運動システムの要である大脳基底核と小脳がこれらのループと接合するループを構成する．視床網様核はこれらのループの動作を制御する．ループは，視床網様核の制御も含めて，相互に影響し合う複合体（1つのネットワーク）として機能する．神経システムの基本構造であるループにはリズムが発生し，リズムがループに可塑性を与える．感覚と運動機能が構成するループに意図（大脳皮質前頭前野）と情動（扁桃体）のループが交差する．ドーパミンが関係する"動機"が促進するループの可塑的変化と，動機と連動する"意図"（やる気），"情動"（期待と喜び）のループの活性化（末梢まで及ぶ，図14参照）が，環境に適応する神経システムの良い"自己組織化"を誘導（リハ）し得る．

5. 2種類のループ回路と感覚情報処理システム

　視床核には，1次視床核，高次視床核があり，それぞれが，大脳皮質1次感覚野，2次感覚野とループ回路を構成する（図8-a）．視覚，聴覚，体性感覚の各システムに2種類のループ回路が存在し，視床網様核には各感覚の制御に関与する領域があり，さらに2種類のループ回路の制御に関与する細胞集団が集まる亜領域がある．なお，1次視床核と2次感覚野，高次視床核と1次感覚野の間にも連絡がある．1次視床核と皮質1次感覚野は"lemniscal system"を，高次視床核と大脳皮質2次感覚野は"non-lemniscal system"の感覚情報処理機構を構成する．2つの機構の違いを認識することは，神経機能障害を理解するうえできわめて有用な手立てになると思われる．筆者が研究対象としている聴覚システムでは，内側膝状核腹側亜核（ventral division of medial geniculate nucleus；MGV）が1次視床核で，大脳皮質1次聴覚野（primary auditory area；A1）と連絡してループ回路

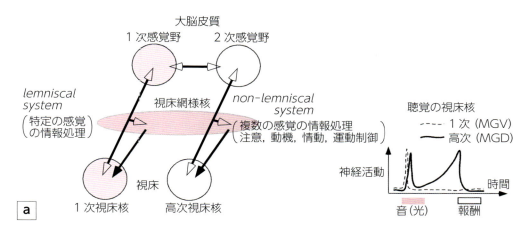

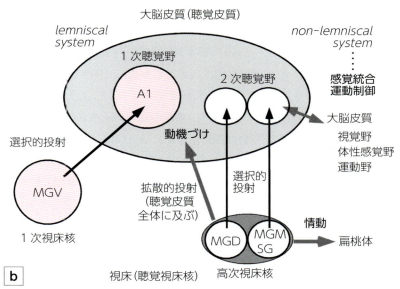

図8 │ lemniscal system と non-lemniscal system

a：1次視床核と大脳皮質1次感覚野が構成するループ回路（lemniscal system）の機能は，特定の感覚の情報処理に概ね特化する．高次視床核と大脳皮質2次感覚野が構成するループ回路（non-lemniscal system）は，主たる特定の感覚とほかの感覚情報を統合し，注意，動機，情動，運動制御の神経機能に深く関与する．視床網様核には2つのループ回路を制御する細胞群が存在する．聴覚の高次視床核（MGD）では，報酬を期待する神経活動を認める（右下のグラフの実線）．1次視床核（MGV）では認めない（グラフの破線）．

b：聴覚の1次視床核（MGV）と高次視床核（MGD, MGM, SG）は，それぞれ，大脳皮質1次聴覚野と2次聴覚野に選択的投射を送る．高次視床核は大脳皮質聴覚野全体に及ぶ拡散的投射を送り，動機の重みを聴覚情報に付与する．高次視床核は扁桃体と，大脳皮質2次聴覚野は大脳皮質のほかの感覚野と連絡して，さまざまな神経機能に関与する．

MGM（内側膝状核内側亜核）　SG（膝状体上核）

（lemniscal system）を構成する[14]．内側膝状核背側亜核（dorsal division of medial geniculate nucleus；MGD），ほか複数の聴覚視床核が高次視床核で，複数の大脳皮質2次聴覚野と連絡してループ回路（non-lemniscal system）を構成する．lemniscal system は，特定種の感覚情報のみを処理（最近の研究で，ほかの種類の感覚情報の影響を受けることが明らかになったことを後述する）し，non-lemniscal system は，主たる特定種の感覚情報にほかの種類の感覚情報を統合したものを処理すると考えられている．聴覚システムでは，MGV と A1 が聴覚情報のみを扱い，MGD などの高次聴覚視床核と大脳皮質2次聴覚野が視覚，体性感覚情報を交えながら聴覚情報を処理する．前者は聴覚情報を詳細に分析（例えば，詳細な音の周波数分析）する一方，後者は聴覚情報を視覚，体性感覚情報と統合して分析し，注意，運動の制御，情動発現，動機づけの神経機能に深く関与する（図8-b）．前者と後者の機能の違いを明確に示した研究がある[15]．ラットに音，光刺激を与え，その後，糖水（報酬）を与える．この過程で MGV と MGD の神経活動を記録すると，MGV（1次視床核，lemniscal system）では聴覚反応のみを認めるが，MGD（高次視床核，non-lemniscal system）では聴覚に加え視覚反応も認め（体性感覚反応も示す），さらに感覚反応の後，糖水が与えられるまで，報酬を期待するかのような神経活動の高まりを認める（図8-a）．解剖学的連絡においても，機能の違いが示唆される（図3-b，図4-b，図8）．MGV は大脳皮質1次聴覚野に投射するが，MGD は，what と where の情報要素を処理する流れの起源となる2つの大脳皮質2次聴覚野に投射し（図4-b），情動発現，運動制御に深く関与する．さらに，MGD とほかの高次聴覚視床核は扁桃体に直接投射し（図8-b），条件づけ反応（記憶）を形成（特定の音に引き続いて痛みを何度か経験すると，特定の音を聞くだけで恐怖感が生じるようになる）する神経回路を構成する[16]．また，聴覚の高次視床核は，大脳皮質2次聴覚野への選択的投射（皮質中間層）に加え，大脳皮質1次聴覚野と複数の2次聴覚野（皮質浅層と深層）全体に至る拡散的投射（大きなループ回路）を大脳皮質に送る（図3-b，図8-b）．

　このように，聴覚の高次視床核（non-lemniscal system）は，大脳皮質1次聴覚野（lemniscal system）を含む大脳皮質聴覚野全体の機能に報酬に対する期待（動機づけ）を付与しながら（拡散的投射），大脳皮質2次聴覚野とともに（選択的投射）情動発現と運動制御に深く関与する神経機構を構成する[14]．このような lemniscal system と non-lemniscal system の機能の違いに由来した特異な神経機能障害，あるいは状態が存在すると考えられている．特異な視覚障害の状態として，"blindsight" がある（図9）．大脳皮質1次視覚野（lemniscal system，視覚では，geniculate system とも呼ばれる）の損傷で，見えているが見ている認識が伴わない無自覚の視覚を blindsight と定義している[17]．網膜から中脳の上丘（視覚情報を主に処理しながら，聴覚，体性感覚情報も受け，眼球運動を制御する，感覚刺激のある方向へ眼を向ける機能に関与する）へ，上丘から視覚の高次視床核の視床枕へ，視床枕から大脳皮質2次視覚野へ至る経路（non-lemniscal system のループ回路，視覚では，extra-geniculate system とも呼ばれる）と，視覚の1次視床核の外側膝状

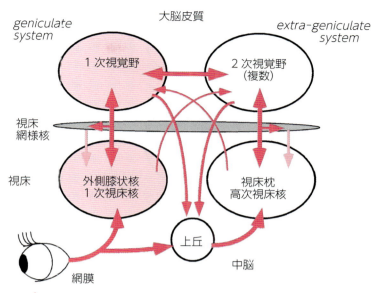

図9 視覚の2つのシステム
視覚の1次視床核(外側膝状核)と大脳皮質1次視覚野がgeniculate systemを構成し,高次視床核(視床枕)と大脳皮質2次視覚野がextra-geniculate systemを構成する.視床枕は上丘から視覚入力を受ける.blindsightでは,大脳皮質1次視覚野が障害され,残りのループ回路が視覚機能を補完すると考えられている.

核から大脳皮質2次視覚野への投射(主要な投射ではない)がblindsightの視覚を可能にすると考えられている(図9).人ごみの中を歩くとき,それぞれの人の様子を明確に認識することなく,すり抜けることができる."non-lemniscal system"は,このような密やかに働く視覚(blindsight),あるいは,いわゆる意識下(無自覚)で機能する感覚一般を日常的に生成しているのかもしれない.

視床と大脳皮質のループ回路をまとめる.

①大脳皮質には,各感覚システムにおいて機能を分担(whatとwhere)する複数の大脳皮質感覚野(1つの1次感覚野と複数の2次感覚野)がある(図4).

②視床には,複数の視床核(1次視床核と高次視床核)があり,視床核と大脳皮質感覚野が2種類のループ回路(lemniscal systemとnon-lemniscal system)を構成する.

③1次視床核は大脳皮質1次感覚野と共に特定種の感覚情報を詳細に分析し,高次視床核は大脳皮質感覚野全体に至る大きなループ回路も構成し(図3-b),動機づけを情報処理機構全体に付与しながら,2次感覚野と共に異種感覚を統合して注意・運動の制御,情動発現に関与する(図8).

このようなループ回路の感覚情報処理と伝達は,抑制細胞で構成された視床網様核の視床核に対する抑制投射と大脳皮質の興奮性遠心性連絡により制御されている(図3).なお,大脳皮質領域(感覚野)は互いに連絡するが,視床核は連絡しない.視床核と大脳皮

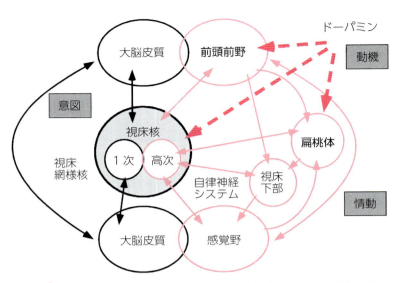

図10 大脳皮質前頭前野および扁桃体が感覚システムと構成するループ

大脳皮質前頭前野と扁桃体は，それぞれ，直接あるいは視床核を介して大脳皮質感覚野と連絡するループを構成する．大脳皮質前頭前野には感覚情報処理の結果などを受け，意図の発現に関与する部分と，扁桃体と連絡して情動の発現に関与する部分がある．意図と情動が感覚システムを循環する．意図は，客観性の高い詳細な情報の時間のかかる分析と処理（lemniscal system の特徴）を駆動し，情動は，自律神経機能と連動しながら，大雑把で反射的に（短い時間で）運動発現に直結する情報の分析と処理（non-lemniscal system の特徴）を駆動すると考えられる[31]．ドーパミン（動機）がループの働きを修飾する．

質感覚野が構成するループ回路は，大脳皮質前頭前野，扁桃体が構成する大きなループ（図10）と交わり（27頁で詳述），視床核が中継点となるほかのループ回路，例えば運動機能に関与するループ回路（29頁で詳述）と並存，交差する（図5～図7）．

6. ループ回路のリズム

視床網様核を含む視床−大脳皮質が構成するループ回路の活動にはリズムがある．麻酔した動物に感覚刺激を与え，視床核あるいは視床網様核の神経細胞の電気活動（活動電位）を記録すると，いずれの細胞でも，感覚刺激の直後（視覚刺激では30～80 ms，聴覚，体性感覚刺激では10～50 ms の比較的短い潜時）の反応に引き続き，1秒間に3～4回繰り返す（3～4 Hz）反応を認める（図11-a）．細胞によっては，1秒間に4～7回反応を繰り返す（4～7 Hz）．脳波の分類では，デルタ波とシータ波に相当する周期的な活動である．神経細胞の膜（イオンチャンネル）特性により自発的に発生する活動と，ループ回路のループで繰り返し発生する入出力が相まって，神経細胞に周期的な細胞活動（感覚反応）が誘導されると考えられる．この周波数のリズムは，麻酔，睡眠中に顕著に認める．覚醒

2 皮質との関係—脳の中のループ回路

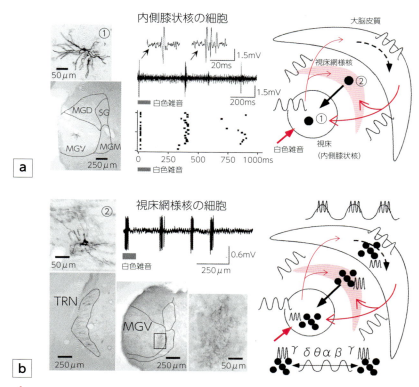

図11 視床細胞と視床網様核細胞の活動

a：音刺激（白色雑音）に対し，ラットの視床細胞（内側膝状核の聴覚細胞）は刺激直後の反応に引き続き2回反応を繰り返す（①の細胞）．最初の反応は1発のスパイク（活動電位）で，その後の反応は強く，複数のスパイクが構成するバーストとして誘発された（矢印上の拡大した神経活動のトレース）．記録は，音刺激後1000 ms（1秒）行い，50回音刺激を繰り返し，反応（スパイク）をプロットした（神経活動のトレース下のグラフ）．細胞（左上の写真）は，聴覚の1次視床核である内側膝状核腹側亜核（MGV）に認めた（左下の写真）[18]．視床網様核の細胞（②の細胞）は，視床網様核（TRN）の腹側に位置する聴覚細胞で，音刺激に対し，3〜4回繰り返して反応する（神経活動のトレース）[19]．視床（①）と視床網様核（②）の細胞は，細胞自身の特性による自発活動と，ループ回路で繰り返し発生する入出力（右図）が相まって周期的な反応を示す．これらの細胞の感覚反応は，麻酔した意識を欠くラットで認める．意識を単に神経細胞の感覚反応で説明することができない．

b：ループ回路を構成する視床，視床網様核，大脳皮質の相互連絡には，ベータ波以下の周波数のリズムが発生し（ガンマ波を含める考え方もある），視床核，視床網様核，大脳皮質領域を構成する局所の細胞群は高い周波数（ガンマ波など）のリズムで共鳴して活動すると考えられる．

状態になると，アルファ波（8〜13 Hz），ベータ波（13〜40 Hz）の比較的高い周波数のリズムが強くなる．これら種々の周波数のリズムが発生する正確なメカニズムはいまだ明らかでないが，ベータ波までの比較的低い周波数のリズムは，大脳皮質領域の間，視床核あるいはほかの大脳皮質下の神経核と大脳皮質領域の間などの相互連絡（ループ回路）に

起因し（ガンマ波を含むこともある），ベータ波以上，特に，ガンマ波（＞30 Hz）と分類される高い周波数のリズムは，局所の細胞集団内の相互連絡に起因する可能性が高いと考えられる（図11-b）．低い周波数と高い周波数のリズムは入れ子の関係にあり[20]，神経領域や核の相互連絡（ループ回路）で発生した低い周波数のリズムが局所（視床核や大脳皮質領域）の細胞集団内に高い周波数のリズムで共鳴する活動を誘導，あるいは活動のタイミングを規定する．

デルタ，シータ，アルファ，ベータ，ガンマ波は，マウスからヒトまで動物種を超えて普遍的に認める神経活動のリズムで，これらのリズムは情報処理システムの基本動作を象徴する．基本動作が，神経科学の大きな問題，"binding problem"（統合問題）を解決する糸口になる可能性がある[21]．

"右方向から赤い車が警笛を鳴らしている"状況を想定する．この状況において，大脳皮質では，視覚システムが what（赤い車）と where（右方向）の視覚情報を処理し，聴覚システムが what（警笛）と where（右方向）の聴覚情報を処理している．情報処理は，視覚野と聴覚野，あるいは what と where の情報処理システムを構成する2つの流れという別々の場所で行われるが，どのようにして，空間（脳）上で分離して処理される視覚と聴覚あるいは what と where の情報要素が統合（binding）し，1つの事象として認識され得るのか？　解決がきわめて難しい問題である（意識や人格の統一性に関しても同じ問題に直面する）．問題の解決にリズムを適用する考え方がある．視床核と大脳皮質領域の間あるいは大脳皮質領域の間の相互連絡（ループ回路）に発生するリズムが，空間的に分離した情報要素の処理のタイミングを合わせ（同期），時間上の事象としては情報要素が統合された情報として扱い得る．リズムがさまざまなループ回路で処理される（循環する）情報に同一性を付与するとする考え方である（図12）．

回転する車輪が，回転数によって，現実の回転方向とは逆方向に見える"wagon-wheel illusion（回転錯視）"という心理現象がある[22]．テレビやビデオの映像はコマ撮りされたもので，回転するプロペラが逆回転したり，静止したりして映ることがある．"wagon-wheel illusion"は，神経システムが視覚情報を時間的に分節して処理（コマ撮り）する可能性を示唆する．ループ回路あるいは神経回路網による感覚および感覚-運動発現は連続したプロセス（情報処理過程）でなく，神経活動のリズムに象徴された分節したプロセスであると考えられる．例えば，言語活動にあらわれる音節（syllable）や韻律（prosody）などの異なる周波数のリズムは聴覚-発話（感覚-運動発現）のプロセスがいくつかの時間幅で分節することを示唆する[23]．ほか，さまざまな高次神経機能，行動発現は，脳波で分類されている各種のリズムに象徴された分節したプロセスが生成したものであると考えられる．

前述の発話，体の揺らぎ，手の動きに伴うデルタ波，ワーキングメモリーに基づいた思考作業で認めるシータからガンマ波[24]，運動時に大脳皮質運動野，大脳基底核に認めるベータ波[25]などが情報処理過程の分節を象徴する．リズムの不具合，情報処理過程の分節

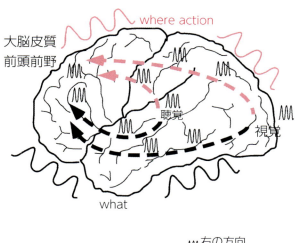

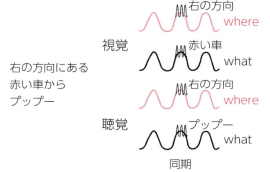

図12 | Binding problem

視界に入った車の警笛を聞いたとき，脳は，視覚と聴覚の what と where の感覚情報要素を処理し，車の色，形（what）と位置（where），警笛の種類（what）と方向（where）を理解する．情報処理は脳のさまざまな場所で行われるが，これらの情報を1つの事象として理解できる神経メカニズムは不明である（binding problem）．各場所で情報処理する細胞群の活動が，視床核と大脳皮質領域の間，大脳皮質領域の間のループのリズムで同期することが，情報を統一する（理解という意識の生成）神経メカニズムとする考え方がある．歩行時，車の警笛を聞く状況であれば，運動，体性感覚，平衡感覚のリズムとの同期も考慮される．

の不具合が，運動疾患，精神疾患を含むさまざまな神経機能障害に潜んでいる可能性がある．

7. ループ回路における感覚情報の統合と競合

日常生活において，特定種の感覚刺激が単独で知覚されることはきわめてまれである．また，特定種の感覚内においても，刺激内容が1つに限定されたものを知覚することはきわめてまれである（例えば，日常生活では環境音に含まれるさまざまな音を知覚している）．テレビを視聴し，映像と音を知覚しているとき，どのような姿勢で視聴しているか，

立位，座位，横向き臥位などの姿勢がもたらす体性感覚，平衡感覚が，意識下で，視聴に影響しているはずである．映像と音が合わさって艶やかな知覚が生まれ（視覚情報と聴覚情報の統合）テレビに釘づけになる一方，長時間の横向き臥位で頭を支えた腕の痛みを感じたとたんに映像と音が消散する（視覚，聴覚と体性感覚の競合，あるいは注意の切り替え）．痛みを感じたが，聞き覚えのある音声が耳に入るとただちに痛みが消散する．知覚および注意の統合と競合はめまぐるしい．

　これまで，このような異種感覚の知覚および注意に関する統合と競合は，各感覚システムで特定種の感覚情報が処理された後発生するもの（階層的情報処理）と仮定し，大脳皮質では，大脳皮質1次感覚野で特定種の感覚情報が処理された後，大脳皮質2次感覚野（前述したように，"non-lemniscal system" を構成する大脳皮質2次感覚野は高次視床核と共に異種感覚情報を統合している），大脳皮質連合野，前頭前野で感覚情報の統合と競合が起こるものと考えられていた．しかしながら，近年，特定種の感覚情報を処理するとされていた大脳皮質1次感覚野（lemniscal system）の神経活動が異種感覚刺激で変化する（例えば，大脳皮質1次聴覚野の音反応が体性感覚刺激で変化する）ことが明らかになり，階層的情報処理の概念を変革する必要が出てきた[26]．大脳皮質感覚野間の連絡（例えば，大脳皮質聴覚野と体性感覚野との連絡）とともに，視床核と大脳皮質領域（感覚野）のループ回路が，大脳皮質1次感覚野に異種感覚刺激による反応の変化を仲介する可能性が示唆されている．視床核に抑制投射して，視床核における感覚情報処理と視床核から大脳皮質感覚野への感覚情報伝達を制御する視床網様核の細胞は，特定種の感覚刺激に限定した反応を示しながら，その反応は異種感覚刺激により変化することが明らかになった（**図13-a**）．

　この変化は，1次あるいは高次視床核に投射し，"lemniscal system" あるいは "non-lemniscal system" のループ回路の情報処理と伝達を制御する2種類の視床網様核細胞群（**図3-b，図8**）の両方に認める[27]．異種感覚情報が視床網様核で相互に干渉し，干渉効果は1次，高次視床核の感覚情報処理に影響し，その効果は大脳皮質1次，2次感覚野の情報処理に影響し得る（**図13-b**）．末梢からループ回路に取りこまれたさまざまな感覚情報（テレビの映像と音，腕の痛み）や中枢（おそらく大脳皮質）からループ回路に取りこまれた記憶（声に導かれた聞き覚え）が，感覚種を超えて視床網様核で干渉し，感覚情報と記憶（履歴）の重みに基づいて，ループ回路の情報処理を（自動）制御（情報の選択と修飾）する可能性が示唆される[13]．さらに，大脳皮質前頭前野と扁桃体から "意図" と "情動" がこの制御に加わると考えられている．感覚種を超えた干渉は，ループ回路のリズムにも影響し得る（**図11-b，図13-b**）．リズムの一致，不一致で異種感覚情報の統合あるいは競合が発生すると考えられる．実際，大脳皮質感覚野では，特定種の感覚反応のリズムの位相が，異種感覚刺激により変化することが示されている[28]．ループ回路における感覚情報処理の統合，競合，リズムの変化は，特定種の感覚内でも発生し得る．例えば，ループ回路で環境音に含まれるさまざまな音情報と音の記憶（履歴）が統合，競合

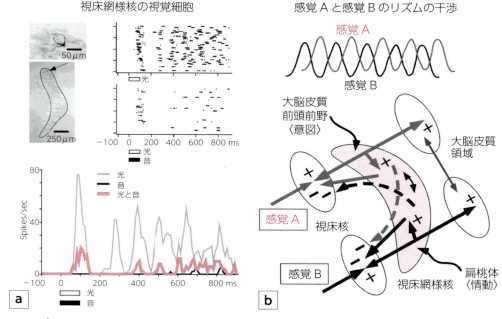

図 13 視床網様核を介する感覚，意図，情動の干渉

a：視床網様核の光刺激に繰り返し反応する視覚細胞（写真）の反応は，音刺激を同時に与えるとほぼ完全に抑制される[27]．視床網様核の視覚細胞は視床核に抑制投射して，視床の視覚細胞の活動を抑制する（図 3-b）．音刺激が光刺激に伴うとき，視床網様核細胞の光に対する反応は抑制され，視床の視覚細胞の活動は視床網様核の抑制から解放される．音と合わさった視覚情報は抑制の抑制により視床から大脳皮質に強く伝達されることになる．視床網様核における視覚と聴覚の情報の干渉が，映像に音が合わさって艶やかな知覚が生まれ（視覚と聴覚の情報の統合），テレビに釘づけになる神経メカニズムを説明する可能性がある．

b：視床網様核では，視覚-聴覚に加え，聴覚-体性感覚，体性感覚-視覚が干渉する．異種感覚が干渉する影響は，視床核から大脳皮質，ループ回路の感覚情報処理機構全体（情報処理のリズム）に及び，注意や知覚（感覚の統合と競合）を制御する．さらに大脳皮質前頭前野と扁桃体から意図，情動が視床網様核に入力し，感覚と干渉する．感覚，意図，情動の干渉は，柔軟でダイナミックな注意と知覚の制御を実現すると思われる．

し，聴覚における知覚と注意が発生すると考える．

なお，DNA の螺旋構造を発見しノーベル賞を受賞したフランシス・クリック（Francis Harry Compton Crick）は，後年，神経科学の研究に関与し，視床網様核が視床から大脳皮質に伝達される感覚情報を選択するとする仮説(searchlight theory)を提唱していた[29]．

8. 大きなループ

夢想，思考中に呼びかけられても気がつかないことがある．この日常の現象に対応する脳活動の変化を fMRI（磁気共鳴機能画像法）で認める[30]．視覚的イメージを想起することで，神経活動の強度をあらわすとされる fMRI の信号が大脳皮質聴覚野で低下する．この現象を説明する神経メカニズムは，いまだ明らかでないが，視床網様核の関与が示唆さ

れる．夢想，思考を主導する大脳皮質前頭前野が，感覚情報の処理と伝達を制御する視床網様核に投射することがサルで示された[31]．

　ヒトを含む霊長類では，夢想，思考，あるいは意図（運動を開始する意図を含む）などの高次神経機能活動が大脳皮質前頭前野，加えて，大脳皮質運動野から視床網様核を介して，感覚の神経機構（ループ回路）に影響し得る（図7，図10，図13-b）．視覚的イメージの想起が，視床網様核を介して，聴覚のループ回路，大脳皮質聴覚野の活動を抑制・制御する可能性がある．随意運動（意図）が感覚を抑制する現象もある．意図的に視覚対象物から別の対象物へ眼を向ける（衝動性眼球運動）とき，視覚は消失する（saccadic suppression）．なお，動く視標を眼で追う追従性眼球運動では視覚が保たれている．鏡に映る自分の眼の動きを見ようとしても決して見ることができず，視覚のみならず意識が霧散したような感を得る．"saccadic suppression"は，眼を動かしたとき視覚を休止し（網膜上を移動する映像のブレを感知しないようにする），眼を動かす前後で変化した網膜上の座標を脳で補正する機能であるが[32]，眼を動かす意図が視覚のループ回路を抑制している（意図を伴わない眼球運動，例えば自分の眼球を指で押す状況では，視覚が抑制されずブレが見える）．運動競技中，四肢の痛みを感知せず，競技終了後，負傷に気づくことがある．大脳皮質運動野（感覚野でない）の電気刺激が難治性の中枢性神経疼痛を抑制する現象があり，臨床的に応用されている[33]．これらは，眼球運動を含む随意運動（意図）が，感覚のループ回路に影響する神経機構（大きなループ）の存在を示す．この神経機構では，感覚情報を受ける大脳皮質前頭前野と大脳皮質運動野が，意図（運動）を実行しながら，運動に伴い自己と空間の関係が変化する（眼を動かせば網膜に映りこむ空間像が変位し，体を動かせば重力方向，感覚対象物との位置関係，例えば音の聞こえる方向などが変わる）ことを感覚情報処理システムに知らしめ（遠心性コピーを送る），変化する空間との関係を踏まえた新たな感覚情報処理を可能にし，運動制御の継続に適切な感覚情報を大脳皮質前頭前野と大脳皮質運動野に循環させる（意図が感覚と構成する大きなループの役割）．この循環は，意図により自己発現した運動とそれに伴う感覚を，他動的な運動とそれに伴う感覚から区別する仕組みにもなり得る．自分で足の裏を刺激してもくすぐったいと感じないのは，体性感覚情報処理システムが運動を知っているからであろう．

　統合失調症の幻聴が遠心性コピーの障害に起因するとする考えがある[34]．思考には内言（発声に至らない頭の中の声）が伴う．統合失調症では，高次神経機能（思考－意図）より自己発現した内言（運動）に伴う内部感覚（図1-bの右のループ）を，他者が発する外の声を受容する聴覚から区別できないと考えられる．意図が感覚と構成する大きなループの障害による運動と感覚の循環制御の不具合にも，精神疾患で想定された自動，他動の区別の欠如の問題が含まれ得ることを考慮すべきである．

　情動の発現と記憶の要となる扁桃体が，視床網様核を介して感覚のループ回路に影響する神経機構（もう1つの大きなループ）を構成する（図7，図10，図13-b）ことが示唆されている[31]．扁桃体は，報酬と危機に伴う喜びと恐怖の2つの情動の生成に関与す

る[35]．扁桃体はサブリミナルな感覚刺激にも反応し，意識に浮上する情動に加え，無自覚な情動を構成し，自律神経機構の中枢である視床下部の働きに強く影響しながら[16]，大脳皮質（前頭前野と辺縁皮質）と視床（視床網様核を含む）の神経活動を修飾する．扁桃体が構成する大きなループ（情動）は，大脳皮質前頭前野が構成する大きなループ（意図）と共同して感覚システムに影響する．例えば，大勢の人が集まる会場で，意中の人（情動の対象）が誰かと会話する姿を見かけ（視覚），さまざまな声から意中（情動）の人の声（聴覚）を聞き分けようと（意図），聴覚，視覚，情動，意図が視床網様核を介してループ回路で循環し（図13-b）聞き分けることができる，いわゆるカクテルパーティー効果では，2つのループが共同して感覚システムに作用していると考えられる．感覚が意図（運動）や情動を生成する，あるいは修飾することを考慮すれば，感覚システムと大脳皮質前頭前野，扁桃体は大きなループで相互に連絡し，感覚，意図，情動が循環すると考えられる（図7，図10）．

　大脳皮質前頭前野と扁桃体が構成する2つのループと感覚システム（lemniscal system と non-lemniscal system）の機能連関についてまとめる．大脳皮質前頭前野には意図の発現に関与する部分と扁桃体と相互に連絡し情動に関与する部分がある（図10）．2つの部分は，直接，あるいは視床を介して（視床網様核の制御を受ける経路）大脳皮質感覚野と相互に連絡する．前者は，"意図"（高次神経機能の産物）が駆動する詳細で時間のかかる自覚が伴う感覚情報処理とそれに基づく行動発現の神経システムを構成し，後者は扁桃体と共に，"情動"が駆動する詳細にこだわらず反射的（速い）で無自覚になりがちな感覚情報処理とそれに基づく行動発現の神経システムを構成すると考えられる[31]．前者と後者は，それぞれ，lemniscal system と non-lemniscal system（扁桃体は高次視床核と連絡する）と高い親和性を持つ．後者は，さらに，視床下部と連絡し自律神経機能と連動する．この2つのシステム（ループ）は，協調して作動する脳機能の両輪であるが，意図と情動（自覚と無自覚）のバランスの不均衡を伴って反発し，脳機能が円滑に前進しない事態が発生し得る．このような事態は，神経回路の損傷において発生するだけでなく，回路の損傷はないが，心的トラウマ，身体状況，環境から受けるストレスで情動が過度に作動している不均衡でも発生すると考えられる．

9. 運動機能に関与するループ回路

　大脳皮質運動野，大脳基底核，小脳は視床を介して相互に連絡（ループ回路）する（図5，図6）．視床網様核はこれらのループ回路も制御し得る．大脳皮質運動野と大脳基底核には視床あるいは大脳皮質感覚野から感覚情報が入力される（感覚と運動に関与するループの交わり）．小脳は末梢からの感覚情報を処理し，脳幹に連絡して運動を制御しながら，視床を介して大脳皮質と大脳基底核に感覚情報あるいは運動制御に関する情報を発信する（近年，小脳が運動の制御のみならず感覚の制御に関与することが示唆されている）[36]．

運動出力が新たな感覚情報を生成し（運動中の感覚），感覚情報が運動出力を生成，補正する入出力の循環がループ回路で生まれる．

　感覚機能に関与するループ回路と同様，このループ回路にもリズムを認める．運動時に大脳皮質運動野，大脳基底核の神経活動にベータ波があらわれ[25]，大脳運動皮質，視床，小脳の神経活動がアルファ波で共鳴する[37]．パーキンソン病では，自転車に乗る，歩きながらボールをつくなどのある種のリズムを伴う運動では障害を認めない現象がある[38]．一部の筋肉の緊張が亢進して斜頸や顔面拘縮の状態になるジストニアでは，特定部の皮膚（体性感覚）刺激や大脳基底核の電気刺激でジストニアが解消する現象を認める[38][39]．これらの現象は，感覚入力−運動出力循環で誘導されたある種のリズムではループ回路が正常に作動すること，ある種の感覚入力や回路の人工的な刺激でループ回路の動作（リズム）が補正されることを示唆する．

　このようにリズムが重要な動作の要素となる運動機能のループ回路に，大脳基底核は，無自覚の定型的な自動運動あるいは行為を実現する神経活動パターンを構成（新しいパターンの学習と状況変化に対応したパターンの修正）し，維持（運動と行為の技術の記憶）する役割を果たすと考えられている．報酬と連動する動機がこの役割を推進する（報酬の価値に応じて運動と行為が発現する）．動機は，黒質緻密部と腹側被蓋野（32頁参照）の細胞から放出されるドーパミンが仲介し，その影響を受けて大脳基底核にはパターンの構成と維持にそれぞれ関与する2つのシステムが存在すると考えられている[40]．大脳皮質は大脳基底核に運動と行為のための神経活動パターンを誘導し，この出力が，直接，あるいは視床と大脳皮質を循環するループを経由して，大脳皮質からの出力と小脳を含むループ回路の作用と共に，中脳（眼球運動を制御する上丘を含む）を含む脳幹，脊髄の運動システムの動作を制御している（図6，図14-a）．

10. もっと大きなループ

　大脳皮質，大脳基底核，小脳が構成するループ回路の出力が，脳幹，脊髄にあって筋肉の収縮を直接制御する運動ニューロンや，呼吸，咀嚼，歩行などのリズム運動を筋肉グループに誘導する神経細胞集団（central pattern generator：CPG）の活動を制御する．大脳皮質運動野には，特定の筋肉の運動を制御する神経細胞群が体性感覚野の体部地図（somatotopy）のように分布する構造を認める．体部地図の局所部位の微小電気刺激は，例えば特定の指の動きを誘導するが，強い刺激では，四肢に一連の動き，運動パターンを誘導する[41]．大脳運動皮質の細胞群が個々の筋肉（あるいは筋肉グループ）の動きを制御する信号を発信している可能性と，運動パターンの信号を発信している可能性が示唆される．これらの可能性を含む大脳皮質の運動制御機構と，中枢の制御から独立しても機能し得るCPGが構成する運動パターンの制御機構がどのように接合するのか，いまだよくわかっていない．少なくとも中枢のループ回路の動作に認めるリズムが筋肉の活動と運動の

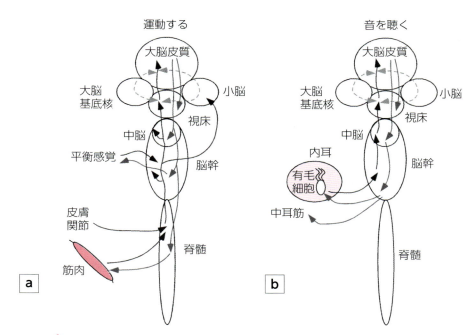

図14 | 大脳皮質から末梢器官に至るループ

運動システム（a）も感覚（聴覚）システム（b）も大脳皮質から末梢器官（筋肉と内耳の有毛細胞）に至るループを構成する．どちらのシステムでも"意図"と"情動"の影響は末梢器官まで及び得る（図7参照）．ループの相同性において運動システムと感覚システムは同じ構造で，さまざまなレベルでループが接合する．図では2つのシステムを表示するが，実際は1つのシステムとして機能する（音で運動が誘導され，運動で聴覚が変化する，聞き耳を立てるとき不動の姿勢をとる）と考えられる．

リズム（例えば，前述のサルの大脳皮質運動野，筋電図，手の動きに認めたデルタ波）に反映されるような制御が，末梢に及んでいると考えられる．

　運動に伴い変化する末梢感覚（筋肉や関節の固有感覚，触覚，平衡感覚だけでなく視覚，聴覚を含む）の情報が中枢の感覚と運動のループ回路に循環し運動制御を繰り返す大きなループがあり（図14-a），その動作（大脳皮質体性感覚野，運動野，筋電図，筋紡錘の求心性線維の活動にあらわれるリズムとしてベータ波を重視する見解もある[42]）が日常の運動に認められる頭部，体幹，四肢の揺らぎのリズム（ヒトの動きを終日モニターして認めるデルタ波，13頁参照）を構成する可能性があると思われる．

　中枢から末梢の筋肉の働きまで包括する運動システムのループと同じように，中枢から末梢の感覚器あるいは感覚神経細胞の働きまでを包括するループが感覚システムにある．例えば，聴覚システムでは，大脳皮質からいくつかの皮質下の神経核を介して内耳の有毛細胞や耳小骨の振動を調整する中耳筋に作用し音の受容を制御する遠心性連絡があり（図14-b），これにより中枢からの"意図"と"情動"の影響を末梢器官でも受ける音情報が中枢へと循環する．運動システムでも感覚システムでも，中枢から末梢器官（筋肉と有毛細胞）まで幾重にも重なるループの入力と出力の循環によって，能動的（"意図""情動""動

機"が駆動する）に環境とのより良い関係性を繰り返し構築することがシステムの基本動作であり，末梢の運動器（筋肉）と感覚器（有毛細胞）は環境への働きかけ（より良く動き，より良く感じる）において，同じ存在意義を持つと考えられる．

11. ループ回路と神経修飾物質（neuromodulator）

中枢の1つの神経細胞は，ほかの細胞群から，数千に及ぶ入力（シナプス）を受ける（図15-a）．この入力には，主にグルタミン酸（glutamate）とガンマアミノ酪酸（γ-aminobutyric acid：GABA）を，それぞれの神経伝達物質とする興奮性入力（大脳皮質に投射する視床細胞や視床に投射する大脳皮質細胞はグルタミン酸を放出して互いを興奮させる）と抑制性入力（視床網様核細胞は視床細胞にGABAを放出し，視床細胞の活動を抑制する）に加え，神経細胞の活動を調節（修飾）する神経修飾物質（ドーパミン，ノルアドレナリン，セロトニン，アセチルコリンなど）を伝達物質とする入力が含まれる（図15-a）．

ループ回路の動作は，基本的に興奮性入力と抑制性入力に依存するが，特定の神経核（細胞群）から中枢神経組織の広範囲に拡散する投射で放出される神経修飾物質の入力により修飾される．ここでは，ドーパミンとループ回路の関係に注目する．ループ回路の動作を修飾するドーパミンの放出に関与する神経核の1つは，腹側被蓋野（ventral tegmental area：VTA）で，VTAの細胞は，視床の高次神経核（MGD）で認めたような報酬に対する反応（図8-a）を示し，動機づけをループ回路の神経活動に付与すると考えられる．現在，高次視床核に報酬を期待するような反応がどのように誘導されるかは不明であるが，VTAの神経細胞は，大脳皮質前頭前野[43]，大脳基底核（特に，側坐核），扁桃体に投射するので[44]，ドーパミンが大きなループの枠組から（図7，図10），感覚機能（高次視床核を含む）あるいは運動機能（前述の大脳基底核におけるドーパミンの作用を含む）に関する情報処理機構（ループ回路）全般の動作を修飾し得る．日常生活では，報酬あるいは動機づけが，感覚および運動機能，さらには学習効率を亢進する（35頁参照）．ドーパミンによる修飾が，このような神経メカニズムに関与していると考えられる．

12. ループ回路の障害

さまざまな神経機能障害を，ループ回路の動作の変容として捉えてみると，脳血管障害などが大脳皮質野や大脳皮質下の神経核（例えば視床核）の一部に限定しても，その影響は自明のことであるが，大脳皮質野や大脳皮質下神経核が末梢まで構成するループ回路網全体に及ぶことがよく理解できる（図7，図14）．ループ回路の循環と再構成の繰り返しでは，感覚情報を処理する神経領域の障害は運動制御の障害（変容）になり，運動を制御する神経領域の障害は，感覚の障害（変容）になる．さまざまな運動の障害（麻痺を含む）

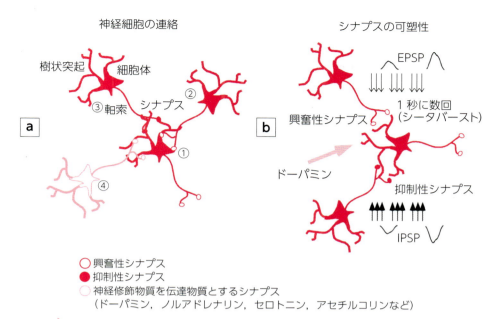

図15 神経組織の可塑性

a：1つの神経細胞（①）は，興奮性（②），抑制性（③），細胞の興奮性と活動パターンを修飾する（④）シナプスを受ける．1つの神経細胞（大脳皮質錐体細胞）は数千のシナプスを受ける．多数のシナプスを介して相互に連絡する数百億の神経細胞が脳を構成する．

b：興奮性シナプスはシナプスを受ける細胞に，細胞活動（活動電位）の発生に至る興奮性後シナプス電位（excitatory postsynaptic potential：EPSP）を，抑制性シナプスは，細胞活動の発生を抑制する抑制性後シナプス電位（inhibitory postsynaptic potential：IPSP）を誘導する．シナプスを頻回に使用することで，EPSP あるいは IPSP が増強する（条件によっては減弱する）．シナプスを介する連絡の効率には可塑性がある．可塑的変化は長時間持続（long-term potentiation：LTP，あるいは long-term depression：LTD）し，記憶や学習のメカニズムになると考えられている．1秒に数回シナプスを使用すること（シータ波のリズム）が，可塑性を誘導する最も有効な方法とされる．神経活動を修飾するドーパミンは，シナプスの可塑性を促進する．脳を構成する神経細胞の複雑なネットワークの動作は，シナプスの可塑性できわめて柔軟でダイナミックに変化し得る．

では，感覚（体性感覚だけでなく，例えば姿勢の制御や維持と相互に関係する平衡感覚，視覚，聴覚も含む）の変容が発生し，変容した感覚が運動を特異な状態に押し込める循環があると思われる．

　精神疾患もループ回路の動作の変容として捉える考え方がある．大脳皮質前頭前野（意図）と扁桃体（情動）が感覚システムと構成するループ回路（図7，図10）の動作を制御する視床網様核の障害（感覚情報の不適切な選択と修飾）[45]や，ループ回路全体の動作に影響し得る神経修飾物質の異常な作用（例えば，統合失調症のドーパミン仮説）[46]が，幻視や幻聴（前述の遠心性コピーの問題もある）を生成する可能性が示唆されている．なお，幻聴の一種である耳鳴（中枢性）についても，大脳皮質前頭前野の視床網様核を介する音情報伝達の制御不全を原因とする仮説がある[47]．感覚と運動の循環（図1-b），ルー

プ回路における感覚情報と運動出力の交差（図6），神経修飾物質の拡散する影響力（図6，図7，図10）を介して，精神疾患でのループ回路の動作の変容は，運動機能にも影響すると考えられる（例えば，統合失調症の眼球運動異常）[48]．

　さまざまな神経機能障害において，ループ回路の変容した動作の繰り返しとループ回路の特性である可塑性（次項参照）により，ループ回路の動作は日常生活の環境に適合していた健常時の特異点から，障害された機能を補完して新たに適合する（例えば，視覚障害に伴う触覚，聴覚の著明な可塑的変化）特異点に，あるいは反対に新たな適合を困難にする（例えば，脳血管障害による片麻痺で，健側半身をコントロールする大脳運動皮質が，患側半身をコントロールする運動皮質の神経活動を強く抑制する機能結合の変化）特異点に転移することになる（良い"自己組織化"と悪い"自己組織化"）．神経機能障害を，ループ回路全体の複合的な動作の変容（感覚−運動−意図−情動の変容）として捉え，機能を補完し生活環境に適合する良い特異点（自己組織化）へ，この変容を誘導する方策をそれぞれの事例で模索する必要があると思われる．

13. ループ回路の可塑性と神経システムの自己組織化

　神経細胞はシナプスを介してほかの神経細胞と連絡する（図15-a）．シナプスを介する連絡の効率は，連絡の使用履歴に依存して変化する（可塑性がある）．連絡効率の変化，それに伴う神経（ループ）回路の動作の変化が，記憶や学習であると考えられている（図15-b）．神経細胞の刺激でシナプス連絡を頻回に使用して，連絡効率を変化させる古典的な動物実験では，可塑性を誘導する有効な刺激としてシータ波の周波数の刺激を使う（現在では，周波数のみならず，刺激と細胞の活動のタイミングなどさまざまな条件が可塑性の誘導に関与することが明らかにされている）．現在，臨床でも，その周波数は経頭蓋磁気刺激（transcranial magnetic stimulation：TMS）の刺激条件に含まれている[49]．有効な刺激の周波数（シータ波）は，ループ回路が示す活動のリズム（図11）そのものが，ループ回路を構成する神経細胞，あるいは神経細胞群の連絡（図7，図11）に可塑性を誘導することを示唆する．日常生活の精神，身体活動は，それらを生成する神経活動のリズムによるループ回路の動作の変化やそれに伴う機能の変化で，常々変化しているのかもしれない．変化は恒久的な記憶や学習成果を作るだけでなく，一時的な記憶の形成と保持（例えば，ワーキングメモリー）や，常々変化する環境への適応を可能にする神経システムの特性であると考えられる．さまざまな神経機能障害でも，この特性がループ回路の動作に，利益（機能の補完），不利益（環境への不適合）となる変化（自己組織化）を誘導していると思われる．

　ドーパミンによる神経活動の修飾が，シナプス連絡の可塑的変化を助長する（図15-b）ことが明らかにされている[50]．特定の周波数の音に繰り返し暴露され，同時にドーパミンの放出に関与するVTAが刺激されたラットでは，特定の周波数の音情報の処理に関与す

る大脳皮質聴覚野の領域が拡大する[51]．モチベーションの高いプロの楽器奏者では，大脳皮質聴覚野のみならず，演奏での運動を制御する大脳皮質運動野，小脳の領域が，一般人やアマチュアの楽器奏者に比べ，広いことが報告されている[52]．また，ドーパミンの影響を受け，動機づけと喜びに関与する神経領域と言語（理解と発話）に関与する大脳皮質領域の機能連絡の低下が自閉症の子どもの言語（コミュニケーション）障害と関連することが示唆されている[53]．これらのことは，ドーパミンが関与する動機づけと情動が，記憶や学習の神経基盤を形成するきわめて重要な要素であること，そして，動機づけ（期待，やる気）と情動（喜び）で神経（ループ回路）活動そのもの（リズム）に備わる可塑性を強化して，良い方向への"自己組織化"を神経システムに誘導できる可能性があることを示唆する（図7）．

　脳血管障害による片麻痺では，患側半身のコントロールに関与する運動皮質の弱くなった神経活動を対側の大脳運動皮質が強く抑制する．これを是正する目的で，シナプス結合の増強と減弱の可塑的変化の誘導が期待できる高頻度と低頻度の経頭蓋磁気刺激（TMS）を患側と健側半身をコントロールする運動皮質に与えている．神経機能を回復する有効な方策の一つであるが，一部の神経障害で神経システムの全体（ループ回路網）の動作が歪むことを考慮すると，複雑な神経システムの中の限定された部分の活動を強制的に外から修飾する試みの効用には限界があると思われる．ループ回路網に備わる"可塑性"に基づく良い"自己組織化"を，"意図""情動""動機"が駆動するループ回路網内部の能動的な活動から誘導するような神経システム全体（人）への介入（リハ）が肝要であると考える．

14. むすび

　体をある種のリズムで揺することは，支持面に対する体位の状態の認識と体位の調整のためにきわめて重要な方法であり，さらに，神経システムの動作を促し可塑的変化を誘導する有効な方法であると思われる．体の動揺とそれに伴う頭部の動揺で，体性感覚のみならず，平衡感覚，視覚，おそらく聴覚も含めたすべての感覚のループおよび感覚と循環する運動のループが活性化される．ループの活性化には，ループの動作を促し，認識，調整，可塑的変化を誘導する最適なリズムが存在するはずであり，体を揺することの効果と最適なリズムは，すでに臨床の現場において経験的に明らかにされていると思われる．基礎科学と臨床のギャップはきわめて大きいが，この2つも相互に循環するループを構成するはずである．神経システムの構造と機能を概観する1つの視点として脳のループ回路に注目した．この基礎科学の視点と臨床現場の知見がループを相互に循環することを期待したい．

〈文　献〉

1) JJギブソン（著），古崎　敬，他（訳）：生態学的視覚論―ヒトの知覚世界を探る．サイエンス社，pp63-66，1985

2) Ruspantini I, et al：Corticomuscular coherence is tuned to the spontaneous rhythmicity of speech at 2-3 Hz. *J Neurosci* **32**：3786-3790, 2012

3) MacDougall HG, et al：Marching to the beat of the same drummer；the spontaneous tempo of human locomotion. *J Appl Physiol* **99**：1164-1173, 2005

4) Hall TM, et al：A common structure underlies low-frequency cortical dynamics in movement, sleep, and sedation. *Neuron* **83**：1185-1199, 2014

5) Katzner S, et al：Visual cortical networks：of mice and men. *Curr Opin Neurobiol* **23**：202-206, 2013

6) メルヴィン　グッデイル・デイヴィッド　ミルナー（著），鈴木光太郎，他（訳)：もうひとつの視覚―〈見えない視覚〉はどのように発見されたか．新曜社，2008

7) Rauschecker JP：Auditory and visual cortex of primates；a comparison of two sensory systems. *Eur J Neurosci* **41**：579-585, 2015

8) Rauschecker JP：Ventral and dorsal streams in the evolution of speech and language. *Front Evol Neurosci* **4**：7, 2012

9) Kimura A, et al：Efferent connections of an auditory area in the caudal insular cortex of the rat；anatomical nodes for cortical streams of auditory processing and cross-modal sensory interactions. *Neuroscience* **166**：1140-1157, 2010

10) Gokhale S, et al：The neglected neglect；auditory neglect. *JAMA Neurol* **70**：1065-1069, 2013

11) Paillard J, et al：Localization without content. A tactile analogue of 'blind sight'. *Arch Neurol* **40**：548-551, 1983

12) Shepherd GM（ed），Thalamus Sherman SM, et al：The synaptic organization of the brain. Oxford University Press, USA, p246, 1990

13) 木村晃久：網様核の機能．*Clinical Neuroscience* **31**：46-48, 2013

14) 木村晃久：内側膝状体ニューロンの特性．*Clinical Neuroscience* **29**：1398-1400, 2011

15) Komura Y, et al：Retrospective and prospective coding for predicted reward in the sensory thalamus. *Nature* **412**：546-549, 2001

16) Phelps EA, et al：Contributions of the amygdala to emotion processing；from animal models to human behavior. *Neuron* **48**：175-187, 2005

17) Cowey A：The blindsight saga. *Exp Brain Res* **200**：3-24, 2010

18) Kimura A, et al：Axonal projections of auditory cells with short and long response latencies in the medial geniculate nucleus；distinct topographies in the connection with the thalamic reticular nucleus. *Eur J Neurosci* **30**：783-799, 2009

19) Kimura A, et al：Axonal projections of single auditory neurons in the thalamic reticular nucleus；implications for tonotopy-related gating function and cross-modal modulation. *Eur J Neurosci* **26**：3524-3535, 2007

20) Schroeder CE, et al：Low-frequency neuronal oscillations as instruments of sensory selection. *Trends Neurosci* **32**：9-18, 2009

21) Feldman J：The neural binding problem（s）. *Cogn Neurodyn* **7**：1-11, 2013

22) Vanrullen R, et al：The psychophysics of brain rhythms. *Front Psychol* **2**：203, 2011

23) Giraud AL, et al：Cortical oscillations and speech processing；emerging computational principles and operations. *Nat Neurosci* **15**：511-517, 2012

24) Roux F, et al：Working memory and neural oscillations；$\alpha-\gamma$ versus $\theta-\gamma$ codes for distinct WM information? *Trends Cogn Sci* **18**：16-25, 2014

25) Khanna P, et al：Neural oscillations；beta band activity across motor networks. *Curr Opin Neurobiol* **32**：60-67, 2015

26) Driver J, et al：Multisensory interplay reveals crossmodal influences on 'sensory-specific' brain regions, neural responses, and judgments. *Neuron* **57**：11-23, 2008

27) Kimura A：Diverse subthreshold cross-modal sensory interactions in the thalamic reticular nucleus；

implications for new pathways of cross-modal attentional gating function. *Eur J Neurosci* **39**：1405–1418, 2014

28）Kayser C：Phase resetting as a mechanism for supramodal attentional control. *Neuron* **64**：300–302, 2009

29）Crick F：Function of the thalamic reticular complex；the searchlight hypothesis. *Proc Natl Acad Sci U S A* **81**：4586–4590, 1984

30）Amedi A, et al：Negative BOLD differentiates visual imaginary and perception. *Neuron* **48**：859–872, 2005

31）John YJ, et al：Anatomy and computational modeling of networks underlying cognitive-emotional interaction. *Front Hum Neurosci* **7**：101, 2013

32）Wurtz RH, et al：Thalamic pathways for active vision. *Trends Cogn Sci* **15**：177–184, 2011

33）Garcia-Larrea L, et al：Motor cortex stimulation for neuropathic pain；from phenomenology to mechanisms. *Neuroimage* **37**：S71–79, 2007

34）Ford JM, et al：Corollary discharge dysfunction in schizophrenia；can it explain auditory hallucinations? *Int J Psychophysiol* **58**：179–189, 2005

35）Janak PH, et al：From circuits to behaviour in the amygdala. *Nature* **517**：284–292, 2015

36）Baumann O, et al：Consensus paper；the role of the cerebellum in perceptual processes. *Cerebellum* **14**：197–220, 2015

37）Gross J, et al：The neural basis of intermittent motor control in humans. *Proc Natl Acad Sci U S A* **99**：2299–2302, 2002

38）Patel N, et al：Sensory aspects of movement disorders. *Lancet Neurol* **13**：100–112, 2014

39）Chiken S, et al：Mechanism of Deep Brain Stimulation；Inhibition, Excitation, or Disruption? *Neuroscientist* **22**：313–322, 2016

40）Kim HF, et al：Parallel basal ganglia circuits for voluntary and automatic behaviour to reach rewards. *Brain* **138**：1776–1800, 2015

41）Granziano MS, et al：The cortical control of movement revisited. *Neuron* **36**：349–362, 2002

42）Baker SN：Oscillatory interactions between sensorimotor cortex and the periphery. *Curr Opin Neurobiol* **17**：649–655, 2007

43）Puig MV, et al：Prefrontal dopamine in associative learning and memory. *Neuroscience* **282**：217–229, 2014

44）Russo SJ, et al：The brain reward circuitry in mood disorders. *Nat Rev Neurosci* **14**：609–625, 2013

45）Ferrarelli F, et al：The thalamic reticular nucleus and schizophrenia. *Schizophr Bull* **37**：306–315, 2011

46）Laviolette SR, et al：Dopamine modulation of emotional processing in cortical and subcortical neural circuits；evidence for a final common pathway in schizophrenia? *Schizophr Bull* **33**：971–981, 2007

47）Leaver AM, et al：Dysregulation of limbic and auditory networks in tinnitus. *Neuron* **69**：33–43, 2011

48）Bittencourt J, et al：Saccadic eye movement applications for psychiatric disorders. *Neuropsychiatr Dis Treat* **9**：1393–1409, 2013

49）Cárdenas-Morales L, et al：Mechanisms and applications of theta-burst rTMS on the human motor cortex. *Brain Topogr* **22**：294–306, 2010

50）Lisman J, et al：A neoHebbian framework for episodic memory；role of dopamine-dependent late LTP. *Trends Neurosci* **34**：536–547, 2011

51）Bao S, et al：Cortical remodelling induced by activity of ventral tegmental dopamine neurons. *Nature* **412**：79–83, 2001

52）Gaser C, et al：Brain structures differ between musicians and non-musicians. *J Neurosci* **23**：9240–9245, 2003

53）Abrams DA, et al：Underconnectivity between voice-selective cortex and reward circuitry in children with autism. *Proc Natl Acad Sci U S A* **110**：12060–12065, 2013

第Ⅰ章　実践的評価　治療の理論と解釈

3 行為との関係

神奈川県立保健福祉大学保健福祉学部リハビリテーション学科　OT　**玉垣　　努**
JCHO 湯河原病院リハビリテーション科　OT　**松田　哲也**

1. はじめに

　動作の巧みさについて，ベルンシュタイン（Nicholai A. Bernstein）[1]が『デクステリティ 巧みさとその発達』の中で多くの知見を述べている．ベルンシュタインはロシアの運動生理学者で，本書は1940年頃書かれたと推測されているが，著者の死後20年経ってようやく遺稿が発見され，英語版が出版されたのは1996年と近年になってからである．

　本書の冒頭にて，巧みさについて「巧みさという複雑な心理物理的能力を，できるかぎり厳密かつ詳細に定義し，分析すること」と述べられ，「動作の協調や，運動スキルや練習などの性質について，現在までわかっている知見を一般読者に向けて簡潔に解説すること」とされており，リハビリテーション（以下，リハ）では手指に集約されがちな「巧みさ」を，全身的な活動と捉え，その心理，発達的側面も踏まえ解説されている．ベルンシュタインは，運動スキルの獲得を4段階に階層化し，先行レベルの重要性を説いている（図1）．ベースとなるのは筋緊張のレベルで，体幹と頸部の動的平衡を保証し，不随意的に姿勢を安定させている．シナジーのレベルでは，四肢と体幹の協調運動を実現する．体

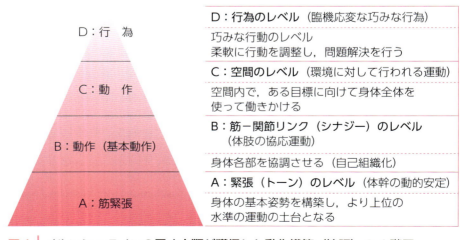

図1　ベルンシュタインの示す人類が獲得した動作構築（協調）の4階層

幹は衝撃緩衝と他肢への力の伝達を担い，四肢の運動は感覚調整により制御される．運動は半随意的，半意識的で，リズムを制御する．空間のレベルでは，環境や課題と交流する合目的活動になり，姿勢定位が重要になってくる．そして，多様性，柔軟性，機動性を有する活動を実現する．行為のレベルでは，文脈的に変化する課題への対応が求められ，概念的，観念的に制御される．巧緻性が高まるほど活動は非対称的になる．

　人間が目的を持って行為を遂行するためには，歩行など移動することが必要となり，それらは関節や筋のレベルでの組織化（パターン化）された運動により保証され，さらに掘り下げれば重力に逐次対応している平衡反応や，それらを継続的に修正し続ける筋緊張変化が必要であることが示されている．「〜がしたい」など，意図を持ち人間が行為をする際に，平衡反応，運動，動作の各レベルが無自覚にコントロールされ行為の背景となることで，人間が人間らしく流れるような連続性のある一連の動きとして振る舞うことが可能となる．

2. 動作構築のレベル

　ベルンシュタインはそうした巧みさをもたらす人間が獲得した動作構築のメカニズムを，進化のプロセスにおける身体および脳の仕組みの変化と対応させながら，動作構築のレベルとして以下の4つに分類している．

2-1 レベル A：緊張（トーン）のレベル

　自分の姿勢を保つレベルである．重力環境下において抗重力伸展活動が可能になっていく状態をいい，出生後の乳幼児の手足のばたつき，首が据わっていくレベルの動作構築である．筋肉の緊張（muscle tone）により，身体の分節を重力下においてバランスをとるために，主動作筋と拮抗筋が調整して一定の状態に保つことが可能になるレベルをいう．動作構築のレベルの中では低次のレベルとなるが，これだけでも十分に複雑な動作だといえる．

2-2 レベル B：筋-関節リンク（シナジー）のレベル

　重力下において筋肉と関節をリンクさせ，身体の移動を可能とする動作構築のレベルである．寝返りや四つ這い，起き上がりや歩行などがこのレベルに含まれるが，ここでは筋と関節のリンク間の共同運動や協調（シナジー）が必要となる．この筋-関節のリンク間のシナジーにより，歩行のようにスムーズな繰り返し動作が可能となる．レベル A も同様であるが，重力と重力方向を知覚するといった動作の基本的な情報を得るためにも，歩行や走行といった高度な移動のためにも，視覚や聴覚，触覚などの多様な感覚器官とのシナジーも重要となってくると考えられる．レベル B はよりいっそう，感覚器官との協調も動作の条件となってくるレベルである．

第Ⅰ章　実践的評価　治療の理論と解釈

このレベルAとレベルBはエドワード S. リード[2]が示す2つの基礎的定位のシステムに似ている．2つの定位とは，「第1の定位はそこにいること，第2の定位は移動できること」と述べており，第1の定位がレベルA，第2の定位がレベルBにあてはまる．生態心理学における基礎的定位システムが知覚するための基本とされていることからも，このレベルAとレベルBは動作の構築レベルの基礎的な部分になるとともに，知覚のうえでも重要な運動生理学的構成要素であることが示唆される．

2-3 レベルC：空間のレベル

このレベルでは動作構築の複雑さはよりいっそう増すこととなる．このレベルCの動作には，狙いを定めて対象物を移動させるような運動が含まれてくる．食事の際のスプーン操作や更衣の際のズボンに足を通す動作，相手に向かってボールを投げるなどの動作が含まれる．一見，以上の動作は同じ動作の繰り返しのようにみえるが，食事のスプーン操作では，すくおうとする食材や皿の上の料理の残量は刻一刻と変化していく．ズボンに関しても，履こうとしているズボンは目的に応じて日々変化しており，着替える環境もその時々で変化する．ボール投げも風向きや相手の構えなど，すべての環境が刻一刻と変化している．レベルBでのスムーズな繰り返し動作が要求されるものではなく，環境に応じた1回きりの行動が求められるのがレベルCの動作レベルなのである．

2-4 レベルD：行為のレベル

人間レベルの動作だとされている．それはここまでの3つのレベルを使い分けながら，連続した動作による1つの行為を可能にするレベルだからである．例としては，調理動作や更衣動作はどれも1つの動作ではなく，複数の動作が連続して初めて1つの行為として成り立つものである．例えば，調理に関しては食材を取り出す，食材を洗う，切る，炒める，煮込む，盛り付けるなどといった一連の動作がすべて滞りなく遂行された場合にのみ，調理という行為が成り立つ．このレベルDの動作は結果を予測し，行為を連続させることによって成り立つものであり，人間らしさをあらわす動作のレベルなのである．

3. 巧みな動作とその条件

巧みな動作の条件としては，一般的に正確さや器用さやすばやさが表現される．それに付随して，「巧みな包丁さばき」などのように道具を使いこなす様や体操選手の演技なども含まれている．その巧みさはどのような条件下で発揮されるのかについて，ベルンシュタインは「巧みさが必要になるかどうかは動作の種類によって決まるのではなく，動作を取り囲む条件によって決まる」と述べている．

包丁動作においては，利き手で包丁を握り，平らなまな板の上で対象物に対して包丁を振り下ろす動作になる．この包丁動作は熟練した料理人や主婦と包丁の扱いに慣れていな

い人では結果に大きな差が出る巧みな操作であるが，ただ単に食材などの対象物を包丁で分断するだけであれば大きな差は出ない．調理という動作を取り囲む条件が，もてなしとして人に提供する料理など，見た目などにも注意し，食材をつぶさないようにきれいに切る，味にムラが出ないように均等に切り分ける，調理の工程に合わせてすばやく切るなどといった条件になると，熟練者と素人では大きな差が発生する．

状況が異なると，"切る"という動作の種類は同じでも，動作を取り囲む条件による予期性に富む心理的な側面で，動作は巧みさを増すことが示されている．運動する状況によって，より複雑な運動課題を解決しなければならなくなり，また，新しい課題に対し運動の質を変えて対応しなくてはならなくなったときに「巧みさ」が必要になる．かつ，その積み重ねが巧みさを発達させていくと考えられている．まな板の上で食材を切る動作から，魚をさばくといった新しい課題に出合ったとき，その課題に立ち向かう中で動作は巧みさを身につけていくと考えられる．

ここまで，巧みさが必要かどうかは，動作の種類によってではなく動作を行う条件によって決まることを述べてきた．どれだけ，包丁をまな板の上ですばやく「トントントントントントン」と動かせる高い運動能力を持っていても，実際に食材を切る際に，その切れた食材が不均等でつながっていたり，つぶれていたりすれば，それは巧みではない．逆にゆっくりであっても，料理の出来栄えにつながるように適切で美しく切るほうが，巧みな動作といえる．

4. 巧みさとその特徴

巧みさとは，発達においてその成熟の過程で出現してくる．巧みさは，高次のレベルだけに観察され，このレベルは豊かな意味を持ち，第1に練習が可能なものであり，第2に取り囲む環境によってその動作を切り替えることが可能である機動性が豊かな状態をいう．言い換えると，柔軟性に富んだ状態ということができる．巧みさの非常に重要で一般的な特徴として，巧みな状態を示すために2つ以上の動作構築のレベルが同時に協調して機能し，一方が他方を制御するように働いている．その先導レベルの違いにより，発現した巧みさを2つの種類に分けることができる．1つがレベルC：空間のレベルで発現する巧みさであり，背景ではしっかりと筋–骨格レベルに支えられているものである．もう1つがレベルD：行為のレベルで発現する巧みさで，手もしくは対象物を操作する際に観察される．レベルDでは，背景には3つの低次のレベルがあり，動作を制御する各レベルの発達具合やレベル間の関係により異なるが，それらが折り重なるように絡み合い支えているとされている．

また，どこでどのように巧みさが現れるのかについては，一般的な「巧みさ」の定義として「巧みさとは，あらゆる状況で問題に対する正しい解決策をすばやく見つけるための運動能力」といえる．巧みさは動作それ自体にあるのではなく，変わりゆく外界との条件

の相互作用によって発現する．走ること自体には巧みさは含まれない．巧みさは，走る人が外的に与えられた問題を解決するために動作を調節する中に含まれる．このとき，動作が単調に外乱なく進み，予期せぬことが何も起こらなければ，巧みさの出る幕はない．より予測できにくい大規模な変化に対する調整は，より高度な巧みさが必要となる．日常生活動作（以下，ADL）はどれも，小規模ではあるがさまざまな予測できない出来事に対する適応的な切り換えが必要な要素が含まれる．結果，巧みさの特性としては「巧みさが常に環境に関係していること」と「巧みさが即座性を持つこと」ということができる．また，巧みさは結果として動作課題を正しく解決できる能力である．ここでいう正しい動作とは，まさに必要とされることを行う適切性と確実性であることを示す．われわれはその時々の自分を取り囲む環境を正確に判断し，空気を読み行為を遂行している．このように正確に行為を行っていくことで，大いに巧みさを向上させる潜在性をわれわれは秘めている．

5. 事例からみた動作構築レベルでの解説

　調理動作を動作構築レベルで解説する事例として，以下を示す．内容はきれいな太巻き作りと姿勢の変化について述べる[3]．

　症例は既往の右片麻痺により，左上肢優位な動作パターンで長期間生活していたが，脳梗塞の再発により左片麻痺を呈し，実用手である左手と，もともと利き手であった右手が共に操作性が低下していた．そのような状況に対しレベルDにあたる太巻きを作る活動を実施し，右上肢の巧緻性に加えてレベルAにあたる姿勢筋緊張，また，レベルBにあたる立ち上がりにも改善を認めた報告である．

❶ 症　例

　70歳代（女性）．既往歴は4度の右片麻痺を呈し，今回，左片麻痺（右橋 脳梗塞）を発症していた．性格はおだやかで几帳面．趣味は料理を作ることであった．友人が多く，自宅に遊びに来るときは料理を振る舞うのを楽しみにしている方であった．

❷ 身体機能の評価

　Br. stage は上肢・手指・下肢すべて右Ⅳ，左Ⅵ．表在感覚は右軽度鈍麻で右手指にしびれがあり，筋緊張は右上肢・手指の屈筋が亢進し，左上肢に比べ右上肢が使いにくい状況であった．また，中枢部が低緊張で抗重力伸展活動が困難な状況であった．本人からも「右手は動きが鈍い」との訴えがあり，右上肢は箸などをなんとか使用するも，ADLでの参加頻度は極端に少なく，左上肢優位に活動を行っている状況であった．スピードテストでは上田式グレードテストにて右15.2秒（挙上不十分），左12.1秒，グーパー試験では右9.5秒，左9.3秒であった．認知機能や高次脳機能については，問題は認められない状況であった．ADLに関しては，車いす使用で院内入浴以外は自立しており，歩行については右下肢に短下肢装具を装着し，杖歩行にて見守りレベルであった．日中は車いすへ乗車し，音楽や漫談などを聴いて過ごしている状況であった．

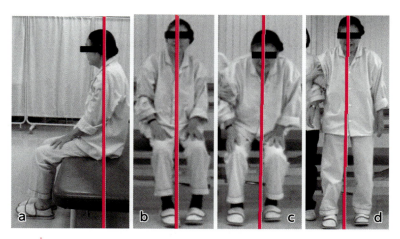

図2 端座位姿勢と立ち上がり（介入前）
a, b：介入前，端座位．c, d：介入前，立ち上がり．

❸ 姿 勢

（1）端座位（図2-a, b）に関しては，右肩甲帯が後方に引け，頸部伸展・胸椎屈曲位で上部体幹は固定的で抗重力伸展活動が乏しい状態であった．中枢部は低緊張であり，骨盤は右後方に偏位させ非対称的な姿勢をとり，重心は右後方に偏位していた．下肢は足底が接地しているが，左右共に前足部は浮き，荷重不十分であった．

（2）立ち上がり（図2-c, d）については，骨盤を右後方へ偏位させた非対称的な姿勢からの立ち上がりであり，体幹の抗重力伸展や骨盤の前傾が乏しい状態で，上部体幹の固定を強めて行っていた．右下肢や右足底への荷重は乏しく，左下肢優位に荷重していくが支持としては不十分で，立ち上がりの途中よりバランス反応として右肩甲帯や骨盤が後方に引け，立位保持が困難な状態となっていた．離殿時には，「お尻が重い」との訴えがあった．

❹ 問題点

問題点としては，1つ目に中枢部低緊張に伴う右後方に偏位した固定的な姿勢からの運動開始と活動全体における抗重力伸展活動の乏しさが挙げられる．もう1つに日常生活での左上肢使用時の過活動とそれに伴う右上肢屈筋群の筋緊張の亢進が挙げられた．

❺ 介入と経過

1）介入1―タオルを棒に巻きつける

手順がわかりやすく，持続的で反復が可能である両手の協調性・巧緻性が要求される活動として，タオル巻き活動を実施した．今回は端座位にて，1cm角の木の棒に両手でタオルを巻きつけていく活動を3回実施した．1本目は，左手の過活動が先行し，右肩甲帯・骨盤は後方へ引け，非対称的な姿勢を強め，右手指の巧緻性も乏しい状態であった．タオルにはしわやズレを多く認めた（図3-a）．活動中は，対称的な姿勢の獲得・中枢部

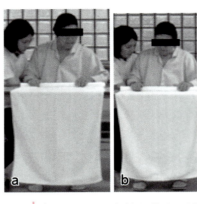
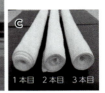

図3 介入—タオルを棒に巻きつける
a：タオル巻き1本目．b：タオル巻き3本目．c：巻いたタオル．
3本目へ進むにつれてきつく巻かれ，はみ出しやしわもない．

の安定のために，セラピストは殿部・下肢への荷重を促しながら介入を実施した．2本目では，症例自身が左右対称に巻きつけようとする中で，左手の過活動が軽減し，右手の巧緻性の改善を認めた結果，次第に右肩甲帯・骨盤の後方への偏位が軽減し，より対称的な姿勢となった．3本目では，巻きつける動作に加え，よりきつくきれいに巻くために，巻いたタオルを手元に引き寄せるような引き動作を加えた．これにより，肩甲骨の下制・内転，体幹の抗重力伸展活動が促され，セラピストは殿部の筋収縮を確認することができた．さらに，しわを伸ばす活動も併せて行い，左右への視線移動やリーチを促した（図3-b）．結果，巻き上がったタオルの出来栄えにも差が認められた（図3-c）．

このタオル巻きを通し，巻く動作や引き動作による両手の協調性・巧緻性の改善，体幹の抗重力伸展活動が得られることが確認できた．続く介入として，巧みさを増していくために，予期的でより長い文脈があり，多様な知覚ある活動として，また，症例の興味が高い活動である調理を題材とした，太巻き作りを実施した．

2）介入2—太巻きを作る

①お釜から桶へしゃもじでご飯を移す：活動開始時，右手は固定的で，左手は過活動がみられたが，左空間での活動を繰り返すことにより次第に協調的な動作が可能となった．お釜をのぞきこむ動作では殿部・下肢へと支持性が促された（図4-a）．症例は「右手をこんなに使うのは初めて」と話していた．この介入の間，セラピストは支持面となる殿部から足底にかけての知覚探索を協働して行った（図4-b）．

②酢飯を混ぜる：酢飯を混ぜる際は，右手は肩甲骨挙上・後退，肩関節外転位と固定的となり，左手は桶を右側へ押し戻すような反応を認めた．骨盤は前傾しづらく，右後方への偏位を強めていった．正中での活動を促す中で，左上肢の押しつけはやや軽減し，支持として使用可能となった（図4-c）．

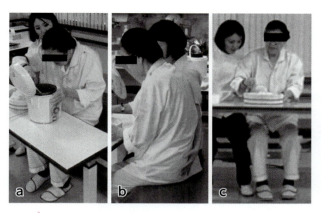

図 4 | 太巻きを作る①②
a：お釜から桶へご飯を移す．b：セラピストの誘導．c：酢飯を混ぜる．

③具材を切る（きゅうり，厚焼き玉子）

活動に対し，能動的に前方へ向かうような反応がみられ，左方向へ進む活動により座面・足底からの支持面の知覚が促された．切っていく際には，「大きさがバラバラで，こんなのではダメね」と，よりきれいに作ろうとする思いがささやかれた（図 5-a）．

④のりに具材をのせ，巻く：左側の具材へのリーチでは体幹の抗重力活動が認められた（図 5-b）．ご飯を伸ばし，具材をのせるなど，手指の巧緻動作を繰り返すことで，前方へ向かう反応がより強くみられた．太巻きを巻く際は，つぶさないよう両手の均一な動きがみられ，巻き進むにつれて能動的な体幹の抗重力活動が認められた（図 5-c）．

⑤包丁で切る：開始時は，押しつけて切るような反応が強く，巻きずしの粘弾性に適応できず，右手の固定性を強めた．「全然切れない」と苦笑いしながら訴え，断面もつぶれた状態となった（図 6-a）．そのため，セラピストが手添えし，一緒に巻きずしの硬さや粘弾性などを刃先から探索しつつ切り進めた．その際は右手の固定性は改善傾向にあった．本人からも「少しよくなったね」と聞かれた（図 6-b）．

❻ 結　果

介入として，タオル巻き活動や太巻き作りの工程において，その開始当初は巧みさに欠ける部分が多く認められたが，介入中，セラピストは支持面となる殿部から足底にかけて，知覚探索を一緒に行う中で，タオル巻き活動においても太巻き作りにおいても，両上肢や手指の巧みな振る舞いが散見されるようになった．これらの活動は周りの人に太巻きを振る舞うという意味で，適切かつ正確に行われた．活動終了後には上肢機能（スピードテスト）は上田式グレードテスト右 11.0 秒（挙上不十分），左 12.0 秒，グーパー試験右 9.0 秒，左 7.2 秒と改善した．

介入後の端座位姿勢（図 7-a）や立ち上がり動作（図 7-b，c）は　右殿部・下肢への荷重はやや不十分ではあるが，対称的な姿勢に近づき，体幹の抗重力伸展活動・骨盤の前

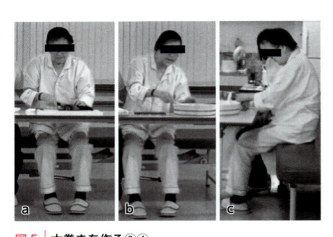

図5 太巻きを作る③④
a：具材を切る．b：左側へのリーチ．c：巻く動作．

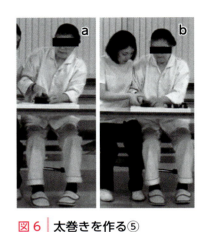

図6 太巻きを作る⑤
a：包丁で切る．b：セラピストと一緒に包丁で切る．

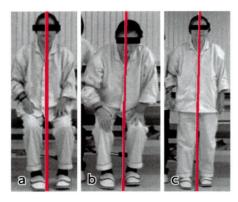

図7 端座位姿勢と立ち上がり（介入後）
a：介入後，端座位．b, c：介入後，立ち上がり．

傾が可能となり，殿部・下肢への荷重が可能となった．立位姿勢も右下肢への荷重は不十分であるものの，右肩甲帯・骨盤が後方に引けるようなバランス反応は軽減し，立位保持が可能となった．

❼ レベルCの治療

タオル巻き活動の特性として，きれいに巻けているかどうかで視覚的に確認しやすい，文脈が短く手順がわかりやすいということが挙げられる．これは動作構築におけるレベルCで発現する巧みさであり，背景ではしっかりと筋-骨格レベルに支えられていると推測され，レベルBも含め改善が期待できると考えられた．また，きれいに作るためには，結果として左右対称的な手指の巧緻動作や両手の協調的な活動が要求され，このような継続的な手指の運動の中で，タオルを手元に引き寄せる動作を繰り返した結果，レベルAにあたる体幹の抗重力伸展活動や対称的な姿勢の獲得に結びついたと考えられる．さらに，活動が進む中でよりきれいに作ろうとする様子がうかがえ，動作を取り囲む条件によって決

まる巧みさの特性が効果的に働いたと予想された．このようにタオル巻き活動は，介入目標に対し良好な結果が確認できたが，活動の流れや知覚的要素が少ないことが考えられた．

❽ レベル D の治療

　太巻き作りは長い文脈や多様な知覚に富み，本症例の興味が高い料理の中から，巻く動作と類似した活動が含まれている．これはレベル D である「行為のレベル」で発現する巧みさに期待したもので，このレベル D の活動は手もしくは対象物を操作する際に観察される．レベル D では背景には 3 つの低次のレベルがあり，それらが折り重なるように絡み合い，支えているとされている．太巻き作りでは，巻く動作による両手の協調的な活動のほかに，酢飯を作る工程から包丁で切る工程まで，すべての工程で右手の能動的な活動・持続的な両手の協調動作が繰り返し必要とされていた．活動の中では，協調的な両手動作に加え，セラピストと共に座面や足底から支持面を知覚したことで，レベル A の活動を下支えし，各工程で前方へ荷重しやすくなるなどの変化がみられた．これは，継続的な末梢からの運動に伴い，中枢部の安定が促され，その中で支持面を探索できた結果だと考える．このような支持基底面の拡大に伴い，上下肢の操作性・支持性の向上，さらなる中枢部の安定，対照的な姿勢の獲得が同時的に促されていった結果，立ち上がりや上肢操作の改善につながったと考えられる．また，本人は几帳面な性格に加え，友人との交流が多く友人に料理を振る舞うことがあるなど，おもてなしの気持ちが強い方であった．今回の活動場面においても，たびたび「きれいに作りたい」との思いが聞かれ，誰かのために「おいしく・きれいに作りたい」との思いが，より能動的な右上肢の参加や両手協調性などに相乗して働き，巧みさを増していったと考えられる．

❾ 知覚システムとの関連

　太巻き作りは，彩りなどの見た目や加工していく中での具材それぞれの変容（視覚），酢や具材のにおい（嗅覚），酢飯や具材にふれた感覚や道具を介した感覚（触覚）などの多様な知覚に富んでいる活動である．「おいしく・きれいに作る」ために，これらの知覚情報からピックアップしていくことで，前方への定位や能動的な活動への参加が促されたと考える．また，最初の工程の酢飯作りでは，ご飯の湯気，酢のにおいなど，強い刺激となる知覚情報が得られ，活動自体に入りこみやすい状態となっていたと予想される．これにより，その後の工程である食材を切る，巻くなどでは，包丁で切った後の完成形をイメージしながら，一連の活動が行われやすくなったと考える．このように完成をイメージしながら活動が行われることで，予期的な姿勢調整につながり，より前方への定位が促されていたと考える．

❿ 活動を行う際の留意点

　この太巻き作りを通した治療では，レベル D にあたる一連の調理動作を行う前に，レベル C にあたるタオル巻き動作を行っている．治療としてレベル D の活動を行う際，前述したとおりレベル A〜C が絡み合いながら，その活動を下支えする．レベル A〜C までの絡み合いの度合いが協調のとれたものであれば，治療として有効であると考えられる．対象

者に活動をただやらせるだけであると，もともとの運動パターンに変化はなく非対称的な筋緊張だけを高めてしまうことが多く観察され，そのようなときには巧みさも生まれない．

　今回の調理では，レベルCにあたるタオル巻き動作を繰り返し行うことでレベルAとレベルBの協調を図り，そのうえでレベルDの活動を行っている．また，太巻きを作る過程の中でももともとの運動パターンが出現し，非対称性を強めそうになるたびに対称的な支持面の知覚探索を通して，または対象物の知覚探索を促すことで巧みさの出現をセラピストが治療的な誘導を通して行っている．活動を治療として活用する際は，課題選択とセラピストの治療的な誘導が絡み合った，この一連の流れが重要であると考える．対象者に活動をただ行わせるだけでは，レベルA〜Cが協調性豊かに整うこともあれば，逆に単一のレベルだけが賦活され非対称性を強めてしまうこともある．レベルDにあたる活動は治療的には諸刃の剣であり，有効で確実に行うためにはセラピストの治療的な誘導が欠かせないと考える．巧みさは周りの環境によって出現するが，セラピストも環境の一部であることを忘れてはならない．

〈文　献〉
1) ニコライ A. ベルンシュタイン（著），佐々木正人（監訳），工藤和俊（訳）：デクステリティ―巧みさとその発達．金子書房，2003
2) エドワード S. リード（著），佐々木正人（監）：アフォーダンスの心理学―生態心理学への道．新躍社，pp173-175，2000
3) 長谷川春香：綺麗に作っておもてなし　太巻き作りを通した，両上肢の協調性と座位姿勢へのアプローチ．第28回活動分析研究大会誌，pp145-147，2016

第Ⅰ章　実践的評価　治療の理論と解釈

4 クラインフォーゲルバッハの運動学の治療的応用
1. 姿勢・動作の理解と観察の視点

JCHO 湯河原病院リハビリテーション科　PT　**竹中　弘行**

1. はじめに

　　脊椎動物である人間は，内骨格構造とそれをつなぐ外側の筋により動く．支持面と接する骨格は球形か円筒形で傾きやすく，関節面も多くは弯曲し摩擦はほとんどない．関節は筋や靭帯などの弾力性のある構造で支えられ，柔軟性があり大きな自由度を持つため骨格だけでは安定性を確保できない．つまり，かなり不安定な構造をしている．横紋筋の発生は強く速い運動を可能としたが，姿勢制御にも働く必要があり神経系による協応が不可欠である．

　　クラインフォーゲルバッハ（Klein-Vogelbach，以下クライン）は，身体体節を頭部（頸椎を含む），上肢，下肢，胸部，骨盤（腰椎を含む）の5つに分類している（第Ⅰ章-**4**-2，**図1**「身体体節（body segment）」，56頁参照）．両側股関節の中心と肩関節の中心を結んだ対角線の交点付近を中枢と呼び，そこから遠く離れた頭部や四肢を末梢と定義している[1]．

　　人間は，重く丸い頭部や長くて重い上下肢が身体の末梢に位置するため，これらの身体体節の抗重力活動における安定性が，中枢を形成する体幹部（胸部・骨盤）に求められることになる．

　　地上で唯一，直立二足歩行を獲得した人類であるが，機能的な進化では運動性を優先し動的に動いて対応することで，構造的には不安定性を選択した．このため，われわれは出生以後，重力の作用する支持面上で自分と環境との関係を探りながら動くことにより，環境に適応した運動を学習する必要がある[2]～[4]．

　　クラインは，この学習された身体運動の様式を支持面との関係において，運動学的・運動力学的に分類して説明している[1]．

　　一般的傾向として，姿勢制御に問題が生じると，臥位姿勢も含めて胸椎・胸郭および上肢を含んだ肩甲帯，頸部が固定的になり，運動に制限が生じる．これらは，抗重力姿勢を保つための反応であり，加えて支持面に接する足部や足趾を変化させる反応も同時に起こる．また，日常生活動作を観察すると，努力的活動で固定的に身体のバランスをとりながら，目的動作を行っていることも多い．例えば，頭部と肩甲骨の位置関係を固定して保ったまま上肢を使うことなどである．ゆえに肩こりが起こってしまう．

2. 観察の視点

2-1 動作の構えを観察すること―姿勢の持つ意味

クラインは目的運動の開始を「元の運動」と定義し，反応的に起こる運動（支援活動）と分けている[1]．元の運動とは，目的行為に向かう身体体節の運動もしくは身体体節自体の移動を目的とした運動であり，通常の動作を遂行する主動作筋による主動作とほぼ同義にとらえられる．動作に伴う元の運動は，行う動作の目的によって自ずと決まる．起き上がりであれば，主に頭部や足部から始まり，物を手で取る（リーチ動作）場合は，通常は手先の末梢から運動は開始される（第Ⅰ章―**4**―5，**図2**「側方リーチにおける運動の拡がりと支援活動」，96頁参照）．

これは，それ以外の身体体節は活動していないということではない．実際には動作が企図され，元の運動が始まる以前に，元の運動に関わる全身的な協調運動がある程度整い，元の運動が安定して行い得る筋活動が全身的に準備される．これが動作の構えであり，姿勢の観察ではアライメントと姿勢筋緊張を捉えることで構えの評価につながる．つまり，姿勢は動作の一部として捉えるべきである．

2-2 意図的な運動

無自覚に背景として協調していた運動機能に問題が生じると，動作は意図的な身体運動の実行に置き換えられてしまうことが多い．そのとき，自分のできる運動や感じられる動き方で対応しようとするため，動作として成立しなくなってしまう[5]．

この観念的に行っている運動が身体をどのように動かそうとしているのかを観察し，感じることが動作分析の起点となる．

2-3 活動状態の変化

行為の目的および行為を行う環境や状況に合わせて，支持面への適応や身体体節間の筋活動の性質を変化し得るかどうかも大切な視点となる．つまり，いつでも・どこでも同じ戦略で適応しようとするのか，それとも求められる変化に応じて動作の戦略を変化し得るのかが重要である．

3. クラインフォーゲルバッハの運動学[1]

人間の日常生活動作は，その文化や歴史的背景をもとにした環境設定がなされ，活動のパターンには一定の法則と傾向性がある．その傾向性と協調運動としての運動パターンの特徴を言い表し，記録しやすいように表現できることが，臨床の観察を中心とした動作分析では有用である．

また，常に1つの活動パターンで種々の目的活動へ適応することは難しく，その時々の目的に応じて環境への適応の仕方を変化できることが，生活場面で実際の状況に応じて行為を行ううえでは必要となる．この変化の可能性を表現するうえでも，動作の特徴を定義し表現する方法が有用である．

以下に，われわれが臨床動作分析に応用しているクラインの運動学を紹介する[1)6)].

3-1 活動様式

人が安心して動作ができるには，環境に定位し安定した姿勢を保てる必要がある．しかし，いまどのような姿勢になっているか，またその姿勢をどのように変化させて動作しているかを問われても，自分ではよくわからない．セラピストは基礎的定位の状態評価として姿勢を観察し動作を分析する．このとき，視覚的に運動パターンとして捉えることと筋活動を同期させることは，動作の特徴を捉えやすくする．クラインは全身の活動状態として，活動様式の特徴と筋活動の状況を提示し分類している．

また，人間は重力の作用する環境では支持面がなければ自分の身体を支え，姿勢を維持することはできない．環境の一部である支持面と身体体節との関係を確認することは，単に身体体節の位置関係を見ることではなく，無自覚に起こっている支持面への適応状態がわかるのである．活動の状況に応じて，①休息している状況，②身体重量を支え姿勢を保つ状況，③強く支持面を押し移動する状況などにより，その支持面との関係の作り方は無自覚に変化している．

クラインはこの無自覚な変化を確認するうえで，活動状態としてパーキングファンクションとダイナミックスタビライゼーションを定義している．身体体節間の筋活動の関係とリンクして考察することで，目的動作との整合性や活動の意味がみえてくる．

❶ パーキングファンクション（parking function）

クラインは，各身体体節が独立した支持面に接し独立した重心を持つとき，隣り合う身体体節間の関係を必要最小限の筋活動で保ち，すぐに動ける状況にある状態をパーキングファンクションと定義している（第Ⅰ章-**4**-2，**図2**「身体体節（body segment）」，56頁参照）．

❷ ダイナミックスタビライゼーション（dynamic stabilization）

抗重力的姿勢では，共通重心を持つ身体体節の活動は運動を凍結して各身体体節を固定するのではなく，各関節の運動の自由度を制限しながら全身の協調的な活動をすることで目的運動を達成する．つまり，常に動きながら安定すること（大きく崩れず，目的が達成されること）が求められる[7)].

また，元の運動として運動が拡がり，末梢が自由空間で意図する方向に動かし得るためには，末梢を支え安定性を確保している身体体節部は，重力に抗して末梢を支えると同時に身体内部で運動が拡がり得る運動の自由度を保つ必要がある．しかも，目的動作は運動方向やスピードも変化するため，安定性を保つ筋活動は多様な変化に応じた協調運動が求

第Ⅰ章　実践的評価　治療の理論と解釈

められる.

　クラインは，身体体節が筋活動で結合され，目的に応じた運動性を有しながら，姿勢制御（安定）が保たれている状態をダイナミックスタビライゼーションと定義した（第Ⅰ章-**4**-3，**図1**「ダイナミックスタビライゼーション」，68頁参照）．つまり，どこの自由度を確保するために，どのような協調的活動で全身のバランスを維持するのかが大切な機能であり，セラピストの評価の視点となる.

❸ 元の運動と運動の拡がり（primary movement, continuing movement）—動作の異常性の発見

　動作を観察するとき，「何か変だ？」「重そうだ」など動作の異常性や困難さを感じることがある．このような場合，身体体節のどこからどのように動き始めたかということが，観察・分析の大きな手がかりとなる．クラインは目的運動の開始を元の運動と定義しているが，その元の運動そのものが変化するのである（第Ⅱ章-**4**「リーチ動作の一連の流れ」「脳梗塞右片麻痺患者のリーチ動作」，**図2～図4**，282～284頁参照）．抗重力活動が困難な場合，通常手足の末梢から動き始める活動が，多くは肩（肩甲骨）・股関節（骨盤）や体幹という中枢部から動き始めることに移行する.

❹ ブリッジ活動・テンタクル活動（bridging activity, tentacle activity）

　そして，動きの特徴を理解するためにはもう1つの情報が必要である．自分自身に常に作用している重力とどのような関係を作り出すかということである．自分の身体の重さを利用するか？　または自分の身体の重さを支え持ち上げるのか？　いずれにしても，動作を行ううえで抗重力活動は必要であり，クラインは支持面上での身体体節の移動の基本戦略としてブリッジ活動（第Ⅰ章-**4**-4，**図5**「ブリッジ活動の概念図」，**図6**「ブリッジ活動例」，83頁参照）とテンタクル活動（第Ⅰ章-**4**-4，**図10**「テンタクル活動の概念図」，86頁参照）を定義している.

　ブリッジ活動とテンタクル活動は，多くの場合，組み合わせて行われる．動作の目的との整合性と戦術の移行が大切な視点である.

3-2 運動の拡がりの支援活動（buttressing continuing movement）—バランス活動の捉え方

　行為を安定させるためのバランス活動は，構えを作り，姿勢を安定させ，末梢の巧緻的な活動を保証する．また，身体が活動するとき，何をするために（見るために頭を上げる，手を使う，移動するなど）どのような運動を優先し，どの身体体節の自由度を確保し，その活動を実現しているのか？　がポイントとなる．つまり，身体内部で起こる目的と支援の関係が大切である．目的とする運動の拡がりを可能にする支援活動（バランスのとり方）をクラインは，カウンターウエイト（counter weight，以下CW）の活性化，カウンターアクティビティ（counter activity，以下CA），カウンタームーブメント（counter movement，以下CM）の3つのパターンとして示している（第Ⅰ章-**4**-5，**図1**「運動の

拡がりを制御する CA と CM の作用」，94 頁，**図2**「側方リーチにおける運動の拡がりと支援活動」，96 頁参照）．

・CW の活性化では，2 分割線の後方で CW として働く身体体節の重量を加減することで，多くの場合は支持面が転がるように移動し，支点の位置を変化させることが起こる．しかし，支持面への能動的な押しつけはない．

・CA では，元の運動の拡がりを支援し転倒を制動する筋活動により，目的動作を行っている身体体節の重量も含めて，支持面に接する身体体節が支持面を圧迫するような活動が起こる．このことで，支持面からの反力を利用したバランスのとり方が可能となる．目的動作の運動方向の変化に対して能動的に床反力を変化させることで対応できる．

・CM による支援活動では，2 分割線の位置および支持面の変化を大きく起こさないで，身体内部の運動の拡がりを逆方向の運動で打ち消すようにバランスをとり，支持面上の身体内部の安定性を作り出すような性質のバランス活動となる．

MEMO

動作観察において2分割線を引くことの意味

　動作を観察するうえで，仮想の重心線を設定し2分割することで支持面の位置が明確になる．支持面の移動を確認することで，元の運動の移動方向と支持面の変化がわかる．2分割線の前方（運動が向かう方向）の身体体節は，主に目的動作を達成するための運動，後方は目的動作を達成するための支援活動として，同時に起こる全身運動を各身体体節の役割と意味を確認しやすくなる．そのうえで，以下のことを確認する．

❶目的を達成するための身体体節における運動の拡がりの質を確認する

　　つまり，運動の向かう方向に対して矛盾するような方向への身体活動が起こっていないかどうかを観察する．

❷支持面の変化では，支持面と接する身体体節が果たす役割が重要な意味を持つ

　　2分割線の前後の身体体節の役割を確認するとき，同時に支援活動および運動の支点としての性質を確認することができる．

---

4. 動作分析の実施に向けて

　他者の動作の異常性は「あの人の歩き方は変わっているね」と，子どもでも発見できる性質である．また，日常生活動作は観察しているセラピスト自身も同様な活動を日常的に行っているが，これらの動作は無自覚に学習し，学習の後は行為の目的以外はほとんど無

自覚に実施しているので，動作自体を実感を持って感じることができていない．

　観察から得られる情報を身体体節間の筋活動を含めて実感を伴うものとし，セラピスト自身の観察における探索的な活動において，人間の持つ知覚システムを統合的に活用できるようにするためには，観察した動作の体験が必要である．この動作の共感や経験は観察の視点を誘導してくれる[8)9)]．

　身体体節間の運動および身体体節と支持面を含めた環境との関係を探索するうえで，クラインの分類した活動状態の性質を応用した動作分析は，その観察のポイントを効果的に集約できる視点を作ってくれる．「構え」と「運動」の理由を考え，表現するときに運動学的・運動力学的な考察を容易にしてくれる視点としても有用である．もちろん，暗黙知的な思いこみによる解釈を導く場合もあることへの留意は常に必要である．これを防ぐためには，観察から得られる解釈の矛盾点を自己発見できる力を養う必要がある[10)]．

　動作分析では，観察した運動パターンを引き起こす原因を身体の構造・機能に求めるいわゆるクリニカルリーズニング（臨床推論）の過程から，観察により得られた情報と行為の目的や行為の環境など行為の条件を統合しその活動の意味を考える過程，そして，運動パターンや運動の質を変化させ問題を改善していくための探索の過程が必要である．それらの過程を自ら押し進めるうえで，有用なクラインのコンセプトについて次項より詳述する．

〈文　献〉

1) Klein-Vogelbach S：Functional kinetics；observing, analyzing, and teaching human movement. Springer-Verlag, Berlin, 1989
2) ジェニファ A. クラック（著），松井孝典（監），池田比佐子（訳）：手足を持った魚たち 脊椎動物の上陸戦略．講談社現代新書，2000
3) 西原克成：生物は重力が進化させた―実験で検証された新しい進化の法則．講談社ブルーバックス，2003
4) 三木成夫：胎児の世界―人類の生命記憶．中公新書，2004
5) 長崎　浩：動作の意味論―歩きながら考える．雲母書房，2004
6) 冨田昌夫：クラインフォーゲルバッハの運動学．理学療法学　**21**：571-575，1994
7) ニコライ A. ベルンシュタイン（著），佐々木正人（監訳）：デクステリティ―巧みさとその発達．金子書房，2003
8) JJ ギブソン（著），古崎　敬，他（訳）：生態学的視覚論―ヒトの知覚世界を探る．サイエンス社，1985
9) JJ ギブソン（著），佐々木正人，他（監訳）：生態学的知覚システム―感性をとらえなおす．東京大学出版会，2011
10) 竹中弘行：評価から治療手技の選択．丸山仁司，他（編）：中枢神経疾患編．文光堂，pp156-168，2006

第Ⅰ章　実践的評価　治療の理論と解釈

4 クラインフォーゲルバッハの運動学の治療的応用
2. パーキングファンクション（構えと知覚）

共立蒲原総合病院リハビリテーション科　PT　**和泉　謙二**

1. はじめに

　　正常として，ひとくくりにされやすい健常成人を評価すると，頸部・胸郭・肩甲帯・腰椎骨盤帯・下肢など身体のあらゆる部分に，筋緊張の不均衡や傾向性を有している．しかし，その可動性の低下や身体の左右非対称性は，筋の張力変化をすばやく引き起こす，あるいは十分な筋出力を利用して大きく支持面を変化させたり，新たな支持面を設定したりすることにより，日常生活における姿勢保持や動作に支障を及ぼすことは少ない．だがある日突然，なんらかの疾病を有し，健常なときに簡単に行えていた筋緊張変化や筋出力による代償が損なわれると，発症前（あるいは受傷前）にあった身体の傾向性自体が，発症後の新たな身体における「姿勢を保つ・保持する・変換する，移動する」ことを妨げたり，さらなる左右非対称性を増長したり，さらには身体を固める反応を出現させることにより可動性を低下させ，患者自身の潜在能力すら打ち消すような限定化された動作パターンへと陥りやすくなる[1]．

　　本稿においては，人間が抗重力活動するうえで重要と考えられる筋緊張の捉え方と，重力に抗する中で生じる構え，外部環境と相互関係を構築するために重要な知覚システムに言及したうえで，基礎的定位システムの基準点になると考えられるクラインフォーゲルバッハの提唱したパーキングファンクションを中心に説明し，臨床での評価方法ならびに具体的な治療的アプローチを紹介する．

2. 筋緊張と姿勢・構え

　　筋緊張は，筋の緊張の程度や質をあらわす臨床的な用語であるが，筋トーヌスの状態が恒常的に分布するのではなく，肢位の変更，運動企画によって大幅に変動するため，視診，触診，他動運動など，多角的に検査することが重要であると岸本は述べている[2]．

　　Schaltenbrand は，筋緊張の役割として動作や姿勢の背景に関与すると述べたうえで，筋の持つ2つの機能（短縮と固定）に，3つの役割（運動，姿勢平衡，運動停止）を持つと説明している[2]．Bernstein[3]もまた，同様に筋緊張の役割が動的平衡としての姿勢にお

いて働く体肢の筋の緊張である「背景収縮」と定義し，筋緊張と姿勢との密接な関連を指摘している．

姿勢制御は，外乱刺激に対する姿勢維持のための姿勢反射と，四肢の随意運動の背後で調整される姿勢調整に分けられる．随意運動に先行するフィードフォワード的な姿勢調整（準備状態）として，筋緊張は重要な役割を果たしており，「姿勢」あるいは「構え」という神経学的な姿勢・運動調整機構の準備状態としての機能を持っている[2]．

したがってここでは，受動的な外力に抗する筋の抵抗感＝筋緊張というより，姿勢調整におけるさまざまな中枢神経系の制御を反映することも含めた筋緊張として捉えていただきたい．

3. 身体体節（body segment）と可動性・安定性

クラインフォーゲルバッハ[4]は，個々の関節運動の変化と抗重力活動での筋の活動様式を説明するため，身体を頭部（頸椎を含む），胸部　骨盤（腰椎含む），上肢および下肢という5つの身体体節に分け（図1），空間における位置変化を統合させて動作分析を実施している．

胸部に脊柱内の微調整も含めた安定性が保障されることにより，ほかの身体体節においても可動性を発揮することが可能となる．連続的な動作の中では，胸部以外の身体体節が安定性を求められることは一時的であり，継続的に胸部の安定性が欠如した場合は，胸部以外の身体体節による過剰な固定が出現すると説明している[4]．

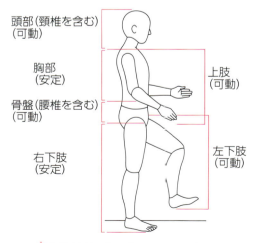

図1 身体体節（body segment）

4. パーキングファンクション（parking function）

　過剰な連結がなく，必要最低限の筋連結で各身体体節が結びついている状態をパーキングファンクションという（図2）[4]．各身体体節が個々に支持面と接し，おのおの重心を持った状態を示す．完全に筋の無緊張な状態とも異なり，次にいかようにも動けるための準備状態が整えられた，潜在的な可動性（potential mobility）が最も高い状態といえる．

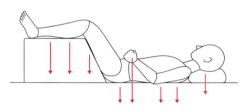

図2　パーキングファンクション
5つの各身体体節が支持面と接し，独立した重心を持った状態．

5. 姿勢評価の基本

　評価は，視ること（視診），触れること（触診），動かすこと（可動性）が基本となり，それぞれの結果が合致していることが必要である．

5-1 背臥位姿勢の視診・触診

　背臥位姿勢におけるパーキングファンクションの評価方法について提示する．ベッドは身体が沈み込むような柔らかさのあるものではなく，プラットホームマットなど一定の固さのあるものが望ましい．

　矢状面（図3-a）では，「頸椎の彎曲と下顎の位置」「胸郭の浮き上がりや形状」「肩甲帯の回旋および位置」と「上肢の状態」，「腰椎の彎曲と骨盤帯の前後方向への傾斜」および「連結する下肢の状態」について，支持面との関係性から観察する．左右差が認められるような浮き上がりのある部分には，下面から押し上げるブリッジ活動となる筋収縮もしくは低緊張状態を補う固定的な反応が存在している．前述したとおり，個々の身体体節が最低限の筋収縮で結ばれているとは言いにくく，固定的な過剰な筋緊張が存在すると判断する．

　前額面（図3-b）では，「頸部の軸の傾き」「体幹部の軸の傾き」「骨盤帯の左右方向への傾斜」「上肢および下肢の開き具合と回旋，内外転」を観察する．頸部や体幹部の軸の傾きは，ベッドあるいは周りの取り囲む環境と身体内部の体性感覚が一致していないことが予測される[5]のみならず，明らかに両側の頸部筋緊張に差異も生じている．骨盤帯の側

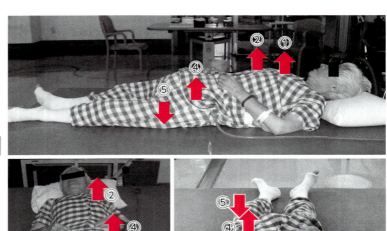
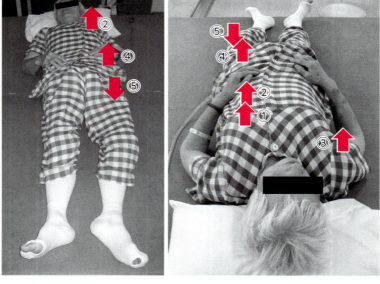

図3 背臥位姿勢の視診による評価

a：矢状面．b：前額面．
脳梗塞左片麻痺発症後3週の症例における傾向性を示す．①左肩甲帯下角レベルでの上部胸郭の挙上，②左中部〜下部胸郭の挙上，③右肩峰レベルでの挙上，④左上前腸骨棘レベルでの挙上，⑤左股関節レベルの沈みこみが認められる．

方傾斜は，胸部との過剰な連結を意味しており，下肢との連結も含めて身体中心に近づけ固定するといった反応を示している．上肢や下肢の位置について，体側から開いた場所に位置する場合，肩甲帯の位置や骨盤帯の傾斜に由来することもあるが，胸部あるいは腰椎骨盤帯の支持面に対する身体接触面が少ないことから生じる，不安定に対応する代償的な反応であることが少なくない．

水平面では，「頸部の回旋」「胸部の回旋」「骨盤帯の回旋」「上肢および下肢の回旋」と左右差について観察する．頭部の回旋は，挙上する際，最初に支持面と接する身体接触面の方向に向け回旋（および側屈）していることが多く，次に動き出そうという構えとしても評価することができる．胸部の回旋は運動の拡がり（運動連鎖）により頭部から拡がる筋活動により影響されることもある．また，骨の形状を利用し，支持面との身体接触部分

を外側に偏位させ安定性を得ようとする反応も臨床上では散見される．骨盤帯の回旋は，身体骨格を包み込む軟部組織の張り具合の差異により，低緊張側が沈み込むことで生じることもある．上肢および下肢の回旋は，前額面のところで述べた代償的な反応を強化する傾向を認める場合や，頸部からの運動の拡がりに影響されている場合があると考えられる．

視る評価の重要な部分として，身体の形状が矢状面・前額面・水平面に分断して考えられるものではなく，常に三次元的に観察・考察していくことが有用である．身体表面の形状も捉えつつ，支持面と身体接触面の関係から物理的に安定性が保障されているか否か，また筋緊張の異常が生じている場合，どの身体体節まで影響されているのか，身体体節間の連結から過剰に浮き上がったり，逆に沈みこんだりしている部分がないかなど考察していく必要がある．

また，視る評価から推察された部分について，常に筋に触れ，その筋緊張の状態を確認することが必要である．

5-2 体幹部の可動性を確認する

支持面に対して，身体接触面（軟部組織）の上を骨が滑る範囲・抵抗感などを評価する．したがって，外力は床面に対して平行に，回旋を伴わない動きで行う必要がある．動かそうとする部位に対し，上方より一定圧を加えたままで側方（身体軸に対して直角方向）に動かす．左右差のみならず，最終域での抵抗感も感じとる必要がある[6]．

可動性を確認する部位について以下に示す．胸部では，胸郭上部（肩甲骨内側縁レベル，肩峰レベル，肩甲骨下角レベル），胸郭中部，胸郭下部（図 4-a〜c），腰椎骨盤帯では，腸骨稜（第 4 腰椎レベル），上前腸骨棘（仙腸関節），大転子 2 横指上（股関節レベル）でのそれぞれの動きを確認する（図 5-a〜c）．

注意しなければならないこととして，可動性がないこと＝筋が硬いという一つの回答のみではないことが挙げられる．知覚システムとも連動するが，例えば筋萎縮がある場合など，支持面に対して身体接触面が少なければ，新たにその部分を圧中心として支持面変化は起こしにくくなる．つまり，知覚しづらい部分から支持面情報が得られないことにより，周囲の筋群も巻きこんだ過剰な制動（固定作用）が出現し，可動性低下の一因となる．

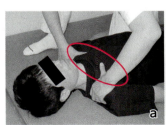 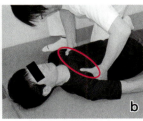 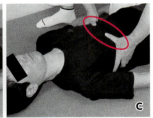

a 上部胸郭（肩甲骨内側縁を含む）の高さでの可動性を確認．
b 上部胸郭（肩甲骨下角を含む）の高さでの可動性を確認．
c 下部胸郭の高さでの可動性を確認．

図 4 胸部の可動性を確認する

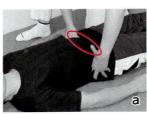
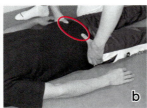
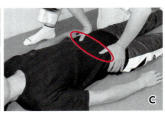

腸骨稜（第4腰椎レベル）の高さでの可動性を確認.　　上前腸骨棘（仙腸関節レベル）の高さでの可動性を確認.　　大転子2横指上（股関節レベル）の高さでの可動性を確認.

図5 腰椎骨盤帯の可動性を確認する

5-3 末梢をわずかに持ち上げ筋の初動の反応を確認する

後述するテンタクル活動，あるいは運動の拡がりにつながる事項を説明する．セラピストが患者に「接触」した時点で患者の身体反応に変化が起こる．頭頸部・上肢・下肢を接触する面に注意しながら挙上する．セラピストが患者に触れる時点で，その接触面が重力方向からみて上方に多ければ，患者は引き上げようとする反応を強く出しやすく，逆に接触面が下方に多ければ，引き上げようとする反応を強めない．接触した瞬間から，患者とセラピストの操作が「対」となった反応を示していることに注目することも，また非常に重要であると考える．

❶ 頭頸部の挙上操作（図6-a〜c）

頭頸部は，健常者も含め頸椎上部の伸筋群を過剰に固定していることが多い．顎をわずかに引く程度の上位頸椎屈曲は，頭部下方に置いたセラピストの手に重く頭部をのせるようなブリッジ活動優位な反応を示すことが多い．頭部が挙上した瞬間に，できるだけ近い部位に支持面と接触する身体体節が存在し支点を作れることで，テコの原理から容易に動き出しやすくなる．支持面との身体接触面が頭頸部から遠く，また脊柱の分節的な屈曲が

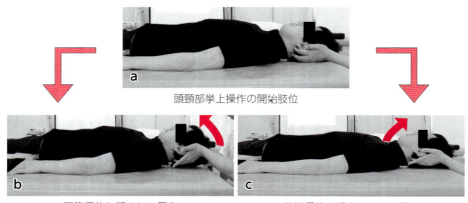

頭頸部挙上操作の開始肢位

屈筋優位な望ましい反応　　伸筋優位な好ましくない反応

図6 頭頸部の挙上操作

困難な場合，健常者であれば，頭頸部から胸郭を同時収縮で一塊とし，動きの方向に提供する重みと速く強い筋収縮で結びつけることが可能だが，低緊張となりやすい患者では，新たな代償（胸郭・骨盤でのブリッジ活動，下肢のカウンターウエイトの活性化）を表出することで動作を完結しようとすることも多い．

❷ 上肢の挙上操作

上肢の挙上では，手指背側を上方から保持しわずかに引き上げる．ミリ単位での挙上を段階的に，挙上–保持–挙上–保持…と繰り返し，テンタクル活動の要素である近位筋の筋収縮による誘導への追随する反応が認められることを確認する．上肢がパーキングファンクションとなっておらず，ほかの身体体節を含めて，その姿勢を保持するためにブリッジ活動を生じている場合，上肢近位筋による追随は出現しにくく，セラピストは動き出し初期に，上肢本来の重み以上の重量感を感じる．逆に，身体反対側へと重心を移行させ，臥床位ですでに上肢近位の上面筋の筋緊張が高まっている場合，同様な課題を与えると，動き出し初期から追随性を認め，また，動きの課題より大きく反応する先行性を認めることもある．

❸ 下肢の挙上操作（図7）

下肢の挙上について，概念的には上肢と同様であるが，まずは足背部先端を上方から保持し，ミリ単位での挙上を段階的に引き上げる．下肢で特徴的な，膝関節の過伸展がある場合は，膝過伸展域での最大可動域まで動いた後でなければ大腿近位前面の筋反応は起こりにくく，また変形性膝関節症など，臥位ですでに伸展筋・屈曲筋いずれも過緊張状態を示す場合などには，動かす範囲，動かす速度など反応をみながらセラピスト側の誘導を変化させていくことが重要である．

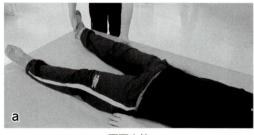 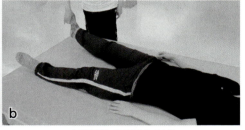

a 下面支持　　　　　　　　　　　b 上面接触での引き上げ

図7 ｜ 下肢の挙上操作
bのように足背部先端を上方から保持すると下肢の反応が引き出しやすい．

6. パーキングファンクションへ誘導する治療的アプローチ

6-1 腰椎骨盤帯および胸郭から律動的に揺する（図8）

　胸郭（あるいは骨盤）を両上肢で把持し，支持面と身体接触部分をダイナミックタッチ（後述）で知覚しながら，動かそうとする体節が，よりゆるみやすいリズム（周波数）を探索し律動的に揺することで，支持面と接触する皮膚・筋を含む軟部組織の可動性が拡大し，パーキングファンクションに近づけることが可能となる（図9）．

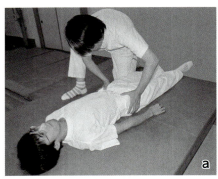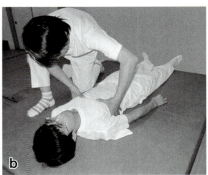

図8｜パーキングファンクションへ誘導するアプローチ
a：骨盤帯から律動的に揺する．b：胸部から律動的に揺する．

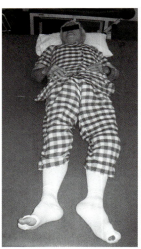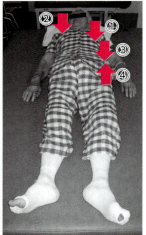

アプローチ前　　　　　アプローチ後

図9｜律動的な揺すりおよび探索的な支持面接触を促すことで得られる変化

脳梗塞左片麻痺発症後3週の症例．①左肩甲帯下角レベルでの上部胸郭および左中部～下部胸郭の下制，②右肩峰レベルの下制，③左上前腸骨棘レベルの下制，④左股関節レベルの挙上が変化として認められる．

接触面が浮き上がっている場合は押し上げない程度に，そのアーチに合わせてタオルを挿入し（図10），接触面（知覚できる範囲）を拡げる．

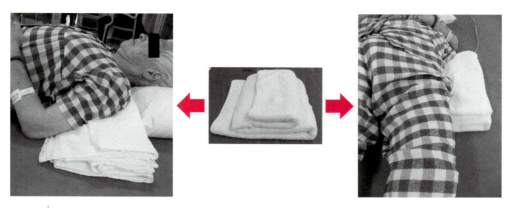

図10 身体体節の浮き上がりに対してタオルを挿入し接触面を拡げる例
タオルは浮き上がりのアーチ部分や身体形状に合わせて空隙のないよう折りたたみ，使用することが望ましい．

6-2 支持面と接する身体体節を探索的に動かす（図11）

胸郭あるいは骨盤から，支持面の接触を確認しながら小さく動かすことで可動性を変化させることができる．知覚できていない部分へ圧中心を移動させようとすると表在筋の過活動により制動が生じやすい．表在筋の過活動を生じさせないように，支持面に対し一定

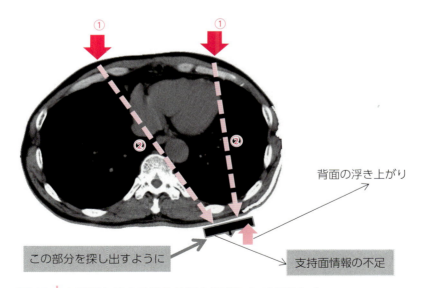

図11 支持面と接する身体体節を探索しながら動かす
セラピストは，①背面情報が得られるよう支持面に対し一定圧を加えつつ，②探索すべきポイントへ合力をあわせ，小さく動かすことへの身体の反応を知覚する．

圧をかけ，床面と平行に水平面上で小さく動くことにより，姿勢調整筋優位な反応として可動性の拡大を図ることができる．

6-3 頸部から揺する（図12）[6]

両手掌と腹部を使い相手の頭頸部を保持する．その際，頸部筋が過活動より解放される位置を選択する．頸部の触知から軸の歪みを判定する．前頸部の筋の緊張が左右同等となる部分まで回旋屈曲させ，小さく律動的に揺すりながら徐々に正中軸へと戻す．

頭側から尾側に向け，頸椎では小刻みに，椎体の横突起を保持し，椎体関節一つひとつを丁寧に揺すり，頸部筋の過活動を抑制し正中軸を整える．

次に，揺すりをそれぞれの動きが制動されない固有の振動数を見極めながら，胸郭上部（肩甲帯含む），胸郭下部，腰椎骨盤帯へと拡げていき，体幹正中軸の確立および頸部との一軸化を図る[7]．

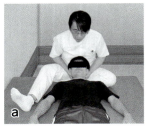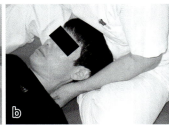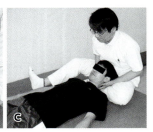

図12 頸部からの揺すり
a：セラピストは患者の身体軸の延長線上に，自身の正中軸を合わせるよう位置する．
b：両手掌および前腕部，腹部で下方から包みこむよう保持する．
c：椎体関節一つひとつを小刻みに，律動的に揺する．波の伝わりを利用しつつ，動かすべき目的の箇所の固有振動数を探りつつ，動きの周波数を決める．

7. 腹臥位姿勢とパーキングファンクションへの誘導

7-1 腹臥位をとること

治療場面においては背臥位姿勢を基準とし，寝返る，起き上がるなどの動作へと進めることが多く，患者において肩の痛みや未経験であることへの不安感から腹臥位を経験することが少ない．

背臥位のメリットとして上下肢の操作が容易であり，また上下肢での物の操作からくる体性感覚と視覚情報のマッチングが図りやすい，肋骨挙上方向への可動性が高く吸気は容易であるなどが挙げられる．しかし，腹部は両側が協調して働かなければ安定筋が機能せず，背部伸筋群でのブリッジングを強めた姿勢で安定してしまうことや肋骨が挙上され下制しづらいことから，残気量が増大し非効率な呼吸パターンを呈しやすい．知覚の側面に

おいては，頭部のみが動くことで大量の視覚情報が入るものの，視線は中空に向き，支持面を捉えていないため，視覚と体性感覚情報が乖離しやすく視覚情報優位に動いてしまう．

乳幼児の発達過程において，生後 3〜5 カ月では腹臥位は機能的な姿勢となるように，腹臥位での治療介入の意義として，四肢の操作性や自由度は中枢部の安定機構により保証されている．その安定機構の構造学的発達は，腹臥位姿勢とそこからの変換動作を通じて起こっている．また腹臥位は支持面に接した状態で上肢の操作性・安定性を高めやすく，支持面情報をもとに自己身体を動かすことが可能となるため，身体図式の構築にも有用と考えられる[8]．

7-2 腹臥位姿勢でのアプローチ

まず安楽にその姿勢が保持されているかを観察する．頭頸部は向きやすい方向に回旋させ，頸部の過緊張や肩甲帯の位置および左右差を確認する．脊柱の彎曲が後彎を強めていれば，胸部前面にタオルを挿入し浮き上がりを軽減する（図 13）．肩関節前面や骨盤帯前面の浮き上がり，足関節底屈制限などによる下肢の内外旋にも注意する．

効率的な腹式呼吸を行うため，患者の胸郭下部にセラピストの手を置き，胸郭前面の支持面との接触を知覚させながら，痛みを生じない程度に肋骨を押し下げ，呼気を誘導することで横隔膜の遠心性収縮に加え，腸腰筋収縮，骨盤底筋群収縮，多裂筋収縮，腹横筋収

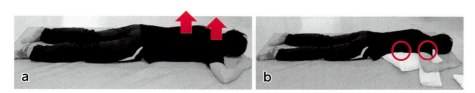

図 13 腹臥位姿勢とタオル挿入によりパーキングファンクションを促す
a：安楽な腹臥位姿勢においても身体体節の浮き上がり（図では肩甲帯および胸郭下部）が認められる．
b：浮き上がっている身体体節に枕や折りたたんだタオルを差しこみ支持面知覚を促す．

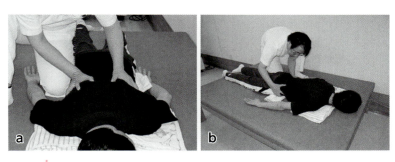

図 14 腹臥位姿勢と腹式呼吸介助
a：背部からダイナミックタッチで支持面を探索する．
b：腰椎屈曲と吸気，腰椎伸展と呼気を同期させ，腹部深層筋活動を促す．

縮を促す．次に腰椎前面筋である横隔膜の求心性収縮を行うことで，腸腰筋弛緩，骨盤底筋群弛緩，多裂筋弛緩を促し，腰椎後彎・股関節屈曲と同期した吸気を行う（図14）．

8. まとめ

　普段は意識せずに無自覚で呼応できている重力への反応も，胎生期からの発達として培ったシステムになんらかの障害が生じると，遮剰に固定したり，より安易なバランス戦略が選択されやすくなったりする．セラピストが患者の姿勢・動作を評価する中で重力と反応は欠くことができないものであり，基礎的定位システムの基準点であるパーキングファンクションに近づける，あるいはそこから動作を開始するような配慮が必要だといえる．

〈文　献〉
1) 冨田昌夫：生態学的アプローチの発展と課題．PTジャーナル　**40**：1150-1151，医学書院，2006
2) 岸本　眞，他：筋緊張障害に対する理学療法評価と治療の再考．大阪河崎リハビリテーション大学紀要　**5**：21-30，2011
3) ニコライ A. ベルンシュタイン（著），佐々木正人（監訳）：デクステリティ―巧みさとその発達．金子書房，2003
4) Klein-Vogelbach S：Functional Kinetics：observing, analyzing, and teaching human movement. Springer-Verlag, 1989
5) 和泉謙二，他：脳血管障害者における体軸の傾きとズレに関する研究―生態心理学的概念に基づいて．理学療法学　**34**（学会特別号2）：651，2007
6) 冨田昌夫："体幹機能"．奈良　勲，他（編）：理学療法検査・測定ガイド第1版．文光堂，pp366-370，2006
7) 和泉謙二：運動器疾患に対する生態心理学的アプローチ―クラインフォーゲルバッハの運動学を踏まえて．樋口貴広，他（編）：知覚に根ざしたリハビリテーション．シービーアール，pp106-129，2017
8) 冨田昌夫："基本動作の持つ意味"．吉尾雅春（総監修）：極める！ 脳卒中リハビリテーションの必須スキル．gene，pp114-122，2016

第Ⅰ章 実践的評価 治療の理論と解釈

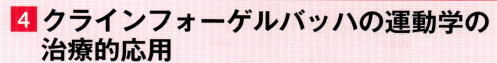

4 クラインフォーゲルバッハの運動学の治療的応用
3. ダイナミックスタビライゼーション

東北大学病院リハビリテーション部　PT　佐藤　房郎

1. スタビリティーの捉え方

　物理的な安定性の条件は，支持基底面が拡く，重心の位置が低く，支持基底面の中心にあることであるが，これは動きにくさを意味するため活動時の安定性に適応できない．活動を前提にした安定性とは，動くことで支持基底面にとどまったり空間定位したりすることでバランスと同義になる．これは，環境に働きかけた応力や不意な外乱に応答しながら効率よく目的遂行することをかなえる．一方，姿勢保持や上下肢の支持機能における安定性は同時収縮で得られるとされるが，衝撃を緩衝するための運動性については説明できていない．抗重力姿勢に求められるのは，運動の凍結ではなく，運動の自由度がある程度制限されながらも運動性が保証された状態にあることである．クラインフォーゲルバッハ（以下，クライン）は，この潜在的な運動性を有する状態をダイナミックスタビライゼーション（dynamic stabilization）と定義した[1]．パーキングファンクションとの大きな違いは，抗重力肢位にあるか否かである．パーキングファンクションは，支持基底面に置かれた身体体節（body segments）を止めておくだけの活動状態でほかの身体体節との関係性は問わない（必要に応じいつでも連結できる状態にある）が，ダイナミックスタビライゼーションは，複数の身体体節が連結しながら運動性が保証された活動状態である．この概念は，姿勢保持の理想的な状態をあらわしている．

　以下に，身体体節間の関係性と支持機能におけるダイナミックスタビライゼーション，座位姿勢の分析の視点，そして具体的なトレーニングとセラピストのスキル向上に必要なことについて述べることにする．

2. 身体体節の機能を保証する胸部の役割

　クラインは，機能的に身体体節を5つの部位に分け，安定性と運動性の観点からそれぞれに求められる優位性を説いている[1]．その中で，身体体節胸部には，多くの身体体節が連結していることから安定性が求められ，これによってほかの身体体節の運動性が保証されると述べている．身体体節胸部は胸椎と肋骨により構成され，機能的には呼吸運動に関

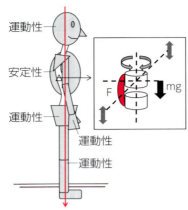

図1 ダイナミックスタビライゼーション

重心線は，頸椎→胸椎前方→腰椎→下肢の各関節の近位部を通過する．胸椎は重力による屈曲応力を受け，アライメントを保持する脊柱起立筋が活動する．運動は屈伸方向で制限されるが，側屈と回旋は解放されている．運動の支点になる関節と重心線が近いほど，筋活動は運動に結びつきやすい．胸椎の伸展活動によりほかの身体体節の運動性が保証されるとするクラインの概念をあらわす．

F：力（筋力）　m：質量　g：動力速度

与し，効率よい呼吸運動を保証する脊柱伸展位の確保が強調されている．また，理想的な立位姿勢では重心線が頸椎と腰椎，そして下肢の各関節を通過するが，胸椎に対しては椎体の前方にある．したがって，身体体節胸部では屈曲応力に拮抗する脊柱起立筋の活動が求められる（図1）．胸部以外の身体体節は重心線からの応力に縛られず，運動性が保たれることからも身体体節胸部の安定性確保の必要性が理解できる．これは，各身体体節の関係性から捉えたダイナミックスタビライゼーションである．

ところで身体体節胸部における運動の自由度はどうなっているだろうか．前述した重力の作用から捉えれば，脊柱起立筋の活動は側方傾斜と回旋運動を制限していないことになる．すなわち，身体体節胸部に求められるダイナミックスタビライゼーションは，同時収縮で固定的にするものではなく，脊柱伸展位を保持しながらほかの運動要素を解放していなければならない．同じように，単関節内においても，課題に応じ制限しなければならない運動成分は変化する．例えば立位で股関節伸展位を崩さずに外乱応答する場合，内外転と回旋運動で衝撃を吸収し転倒を回避することである．同時収縮により固定的に安定させるか，運動を解放して対応するかは，課題に応じて変化できなければならない．運動の速度やタイミングが影響してくる．この概念はバランスボールトレーニングにとり入れられ，跳躍運動を介した体幹や下肢の支持機能強化，または身体体節胸部の空間定位を促しながら，骨盤傾斜を制御する腰椎の分節的な運動などに利用されている．

3. 支持機能における安定性

上下肢の支持機能では中間関節の役割にフォーカスが当てられやすいが，支持機能における安定性は荷重連鎖として捉えなければならない．下肢では股関節と膝関節と足関節が伸展活動に関与する．とりわけ支持基底面に接する足部の役割は，荷重部位を知覚しながら床反力を制御するが，中枢側の関節が適切なアライメントに保持できなければ重力と筋

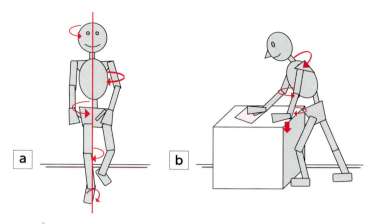

図2　支持機能を安定させる回旋運動の制御
a：立脚中期に足部は外反（回内）し，膝関節は内側へ倒れようとする応力が発生するが，股関節外旋筋群の活動で制御される．股関節では外旋運動の拡がりを骨盤の前方回旋が制動する．骨盤の回旋は胸部が，そして胸部の回旋は頭部がそれぞれ打ち消している．これらは各身体体節を適切なアライメントに保つための作用で，決して能動的に逆回旋を起こしているものではない．
b：ワイピング活動時の支持側上肢においても同様の制御が作用している．手部内荷重点の尺側偏位に対し，前腕回内，肩関節外旋，肩甲骨前方回旋によりアライメントが保持される．

力と床反力を協調的に作用させることはできない．そればかりではなく，関節を破壊する方向（反張膝や外反膝など）に作用しかねない．支持基底面に作用する力は伸展力と重力との合力であるが，身体には同じだけ床反力としてかえってくる．したがって，そのベクトルを適切な方向に作用させ，各関節の運動を妨げないようにしなければならない．

　手部と足部の構造的特徴はアーチ構造を有することであるが，荷重されてアーチが崩れると連鎖的に中枢側の関節や身体部位の肢位に影響する．アライメントを適切に保つためには，3次元での作用を考慮しなければならない．中でも水平面の回旋成分は関節の運動軸を整える重要な役割を担っている．安定筋の多くが回旋筋であることからもうかがえよう．例えば，立脚中期に足部は回内するため，脛骨が内旋して膝関節を外反させようとする．この受動的な作用は股関節外旋筋活動で制御され，膝関節のアライメントを進行方向に調整する．また，股関節外旋運動は骨盤を後退させるが，骨盤の前方回旋で制御される．骨盤回旋は胸部が，胸部は頭部がそれぞれ逆回旋による作用で進行方向に対する定位と安定性が確保される（**図2-a**）．同様に上肢の支持機能についても各関節周りの逆回旋の制御（**図2-b**）により安定性が確保される[1]．

　ところで支持機能が適切に発揮されるためには，支持面の知覚が不可欠である．重度の感覚障害では，圧の変化や床面の状況を把握できないため，観念的で過剰な伸展活動に陥り，ダイナミックスタビライゼーションを獲得しにくくしている．また，手部や足部に浮

腫や拘縮があると知覚探索を困難にする．支持機能の改善には，構造による制限を可能なかぎり排除し，知覚探索を通して麻痺肢の運動連鎖の活性化と定位を促すことが求められる．単純な筋力トレーニングでは支持機能の改善は得られないのである．

4. 分析の視点

　ダイナミックスタビライゼーションは，抗重力的肢位を崩さずに運動性が確保できているかどうかで確認できる．運動を要求したときに，①アライメントを崩さずに行えるか，②特定の身体体節を定位しながら運動できるか，③姿勢や運動が対称的かを観察する．例えば，端座位の理想的な構えでは体幹のダイナミックスタビライゼーションと四肢のパーキングファンクションが要求される．土台になる骨盤は，体幹のアライメントに直接影響する．骨盤の非対称的な傾斜は，これに関与する股関節と体幹の機能不全を示唆する．四肢のパーキングファンクションについては，アライメントが崩れていないか観察すること，プレイシングに対する応答（テンタクル活動）などで確認する．各身体体節のつながりは頭部や体幹の自動運動で捉える．例えば，後方を振り向いてもらい，頭部から腰部への運動の拡がりと重心移動に伴う支援活動を分析する（図3）．

　ところで，ダイナミックスタビライゼーションでは関節のアライメントを整える安定筋群の役割が大きく，推進筋群が優位になると分節的活動を妨げる．体幹については下部体幹の低緊張が問題になりやすく，横隔膜と腹横筋の活動性確保が命題になっている．そのほか，骨盤傾斜の制御に関与する仙棘筋，腸腰筋，腰方形筋内側部，股関節回旋筋群，大殿筋などがキーマッスルになる．すなわち，コアマッスルスタビリティー[2]の獲得がダイナミックスタビライゼーションには不可欠となっている．

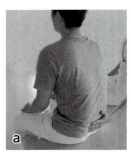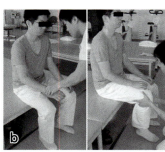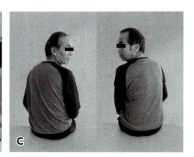

図3 | 端座位でのダイナミックスタビライゼーションの評価
a：骨盤傾斜は，仙骨に手を添えると捉えやすい（モデルは健常者）．
b：四肢のアライメントとプレイシングに対する応答を確認する．アライメントが崩れていると，重さを感じ誘導に追従できない（モデルは健常者）．
c：後方を振り向いてもらい運動性と重心移動を確認する．モデルは右片麻痺患者．いずれの方向でも左荷重で，右側へは体幹が屈曲回旋，左側へは伸展して可動性が小さくなっている．

5. トレーニングの実際

バランスボール座位での胸部と下肢のダイナミックスタビライゼーション[3]，ブリッジ・テンタクル活動による下肢の支持機能改善と四つ這いバランスについて，以下に解説する．

5-1 胸部のダイナミックスタビライゼーション

ここでは，身体体節胸部を空間定位しながら腰椎の分節的な運動を展開するトレーニングについて紹介する．
バランスボール座位での利点・欠点，適応条件について以下に示す．

〈利点〉

・能動的活動で体軸を知覚しやすい

・跳躍運動を利用した体幹と下肢の同時収縮を引き出しやすい

・ボールの回転を利用した体幹の反応を引き出しやすい

〈欠点〉

・転倒・転落のリスクがある

・優位な姿勢制御が強化されやすい

〈適応条件〉

・下肢の支持機能と足部の可動性が確保されていること

・足部での知覚が可能であること

（バランスボールでの不安定な座面では，足部が支持点として重要となる[3]）

〈トレーニングの流れ〉

1）定型的な姿勢制御に陥らないようにするためには，体軸とボールの中心軸を一致させて姿勢保持できなければならない．はじめにボールの中心を探るように軽く弾みながら体軸を整える（図4-a）．姿勢アライメントが崩れやすいケースに対しては，Th6～8を軽く押さえ，胸部の空間定位を促しながら上下運動を誘導し，体幹筋の同時収縮を促す．脊柱には圧縮と牽引応力が作用して安定筋群が活性化される．

2）体軸が知覚できてきたら，ボールの回転に合わせ骨盤傾斜するよう展開する．運動は抗重力性の少ない側方傾斜（図4-b）から開始し，これが可能になったら前後傾斜（図4-c, d）へと展開する．単独で行えるようになったら運動のリズムに変化を与えて制御できる範囲を拡大する．獲得目標は歩行に必要な腰椎の分節的な運動とリズムになる．

3）胸部の定位は，自分でリファレンスポイントに触れたり（図4-e），バランスボールを抱えたり（図4-f）することで知覚しやすくなる[3]．

5-2 体幹と下肢のダイナミックスタビライゼーション

体幹の空間定位が改善できたら，さらに下肢の支持機能を高めるためにバランスボール

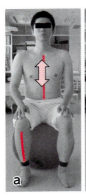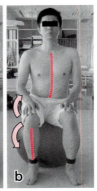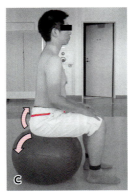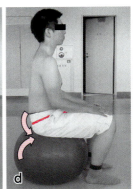
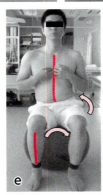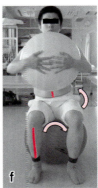

図4│身体体節胸部のダイナミックスタビライゼーションを獲得するトレーニング

a：ボールの中心を探るように軽く弾みながら体軸を整える．
b：ボールの回転に合わせ骨盤を側方へ傾斜させる．
c：前後傾斜（骨盤前傾）．
d：前後傾斜（骨盤後傾）．
e：自分でリファレンスポイントに触れた胸部の定位．
f：バランスボールを抱えた定位．

から立ち上がるように跳躍を大きくしていく．

1）離殿のタイミングに合わせ体前傾位を保持した中腰姿勢で制動してもらうと，体幹と下肢のカウンターアクティビティ（counter activity，以下CA）（第Ⅰ章-**4**-5「カウンターアクティビティ（CA）」，93頁参照）による同時収縮が得られる（図5-a）[3]．

2）両脚支持が安定してきたら足踏み運動で片脚立位の安定化を図る．片脚で保持するためには，足部と股関節の運動連鎖が求められる．あらかじめ，足部離床を誘導もしくは介助してみて安定性を確認しておく（図5-b）．

3）股関節の屈曲に伴い骨盤後傾が起きやすくなるため，体幹の空間定位を意識してもらいながら屈曲運動の範囲を調節する．バランスボールを抱えられれば，胸部の空間定位と股関節の運動範囲（ボールに膝が触れるように指示）を設定しやすい（図5-c）．

4）足踏み運動が安定してできるようになったら，ボールの弾性を利用しながら蹴り上げ

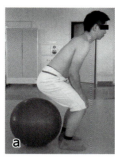 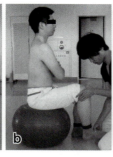 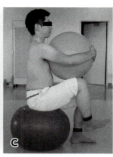 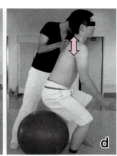

図5 バランスボールを利用した支持機能の強化

るように離殿を促す（図5-d）．足部（床面）の知覚と運動のタイミングに合わせた体幹と下肢のCAが活性化される．

5-3 ブリッジ・テンタクル活動

　ブリッジ活動とテンタクル活動の複合運動は，支持基底面の狭小化と空間移動させる身体質量の影響により，全身的な運動連鎖を活性化しやすい．ここでは片麻痺や運動失調症に導入しやすい運動プログラムを紹介する．

　背臥位で両膝を立て骨盤を離床させるブリッジ運動は，最も一般的な殿筋強化トレーニングとして認識されている．この活動では，股関節伸展筋群として大殿筋とハムストリングスが，体幹伸展筋群として脊柱起立筋が，主動作筋と想定される．この抗重力肢位で股関節のダイナミックスタビライゼーションが獲得されていれば，内外旋運動が可能になる（図6-a）．

　両側性の対称的な運動はカウンターウエイト（counter weight，以下CW）（第Ⅰ章-4-5「カウンターウエイト（CW）の活性化」，93頁参照）を活性化する反応でもあり比較的容易に行えるが，一側の独立した運動は支持側股関節のCAが要求されるため難易度が高まる．この非対称的な運動では，支持側股関節の大殿筋に加え内旋筋群と外腹斜筋と腹横筋による骨盤回旋の制御が要求される（図6-b）．足部が側方へ遠ざかるほど内旋筋活動は強まるが，CAの作用が不十分なケースでは支持側股関節の外旋が起きてくる．支持側股関節のアライメントを保持するように非対称的な運動を実現できれば，骨盤の空間定位と股関節のダイナミックスタビライゼーションを獲得することになる．

　ブリッジ運動での足踏みは観念的で方略的になりやすく，足部の空間移動は負荷が大きいため，床面を滑らすように移動させる足部のワイピングが推奨される．ワイピングでの難易度は運動方向により変化する．頭尾方向では交差性伸展反射，左右方向ではレイミステ反応が影響するが，側方の安定性に影響する回旋制御が要求される運動方向で難易度が高まる．運動軌跡も単純な往復運動ではなく，円を描くような運動では安定筋群が要求され難易度が高まる（図6-c）．

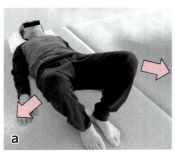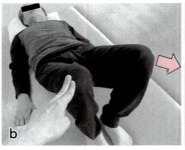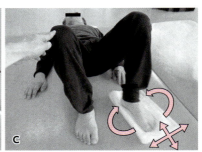

図6 股関節のダイナミックスタビライゼーションを獲得するトレーニング
a：ブリッジで骨盤を定位しながら開排運動を行う．
b：同様に骨盤を定位して片脚の開排運動を行う．
c：足部のワイピングは頭尾，左右，円を描くなど難易度を高めながら展開する．

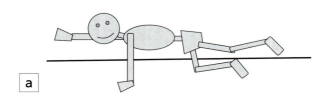

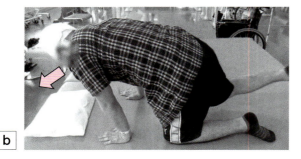

図7 四つ這いでのブリッジ・テンタクル活動
a：胸部定位が要求されるこの課題では，支持側上肢の三角筋後部線維が活性化される．同様に支持側下肢の外旋筋群が活性化される．
b：運動失調ではアライメントが崩れ，支持側への重心移動が大きくなりやすい．CWを活性化する反応である．

5-4 四つ這いバランス

　四つ這いバランスもブリッジ・テンタクル活動の1つで，上下肢と体幹との運動連鎖を促し，上下肢の支持機能強化トレーニングとして利用価値が高い．

　前述した回旋制御は，支持側の肩甲帯と股関節に求められる．支持側肩関節では離床側へ崩れようとする応力を受け三角筋後部線維が活性化する．同様に支持側股関節では外旋筋群が活性化する（図7-a）．肩甲帯の安定性は肩甲骨が胸郭に定位してはじめて得られる．また上肢の支持機能は3関節の伸展活動と逆回旋による制御が必要になる．翼状肩甲や反肘は不安定性の徴候になる．体幹のアライメントについては，屈曲や過伸展することなく中間位にあることが理想である．ところで，手部や足部を離床させるときは，他肢への重心移動が先行する．運動失調ではこの反応が強くあらわれやすい（図7-b）．CWを活性化させる反応でアライメントを崩す要因になっている．

四つ這いバランスでは，手部と膝が支持点になるが，構造的に不安定性を呈しやすい上肢の支持機能への配慮が不可欠である．そして，ブリッジを形成しテンタクル活動の影響を受ける支持側肩甲帯と股関節のダイナミックスタビライゼーションが，体幹の空間定位と上下肢のテンタクル活動を可能にしている．

6. セラピストのスキル向上のために

ダイナミックスタビライゼーションは，アライメントを意識して外形的に整えることでは得られない．また，身体体節のつながりは意識して変わるものではない．パーキングファンクションにおいても，支持基底面を与えれば得られるものではないのである．必要なことは，身体と環境との相互作用を運動知覚循環で気づき，活動に向けた適切な構えを再構築することである[3][4]．身体体節間の関係性についても同様で，運動を通してはじめて姿勢筋緊張が整うのである．それは，われわれの生活習慣で構築されたマッスルインバランスと優位なシナジーによる姿勢制御が背景にあるからである．運動麻痺や情動反応は，さらにこれを強調するため，知覚される情報も歪められる．

まず，はじめに自分の姿勢でダイナミックスタビライゼーションを確認してみたい（図8）．座位や立位で後方を振り向いてみてほしい（図8-f, g）．左右差を自覚し違和感を覚える方向があるはずである．そのとき，支持基底面との相互作用はどうなっているだろうか．床面をどう知覚しているだろうか．アライメントが崩れようとしている身体部位はないだろうか．さらに上下肢を挙上してみてほしい（図8-b～e）．重く感じ動かしにくい部位があるはずだ．次に姿勢を意識的に修正していま感じたことが変わるだろうか．

それでは，ダイナミックスタビライゼーションを整えるために，次のポイントを押さえトレーニングを進めてみよう．土台を構成する身体体節の安定化を促すために何をすべきか？　姿勢定位に必要な手がかりは何か？　過活動に陥っている身体体節をどうしたら抑制できるか？　ほかに姿勢保持を改善するポイントは見つかっただろうか．以下に，筆者の気づきをまとめてみたい．

6-1 支持点を安定させる運動課題

ベースを構成する身体体節の機能不全は，アライメントを崩す要因の1つである．ベースを他動的に整えてこれにつながる身体体節の機能が即時的に変化することは少なく，身体体節間の関係性を再構築するように展開しなければならない．これには能動的な知覚探索が必要になる．運動性が低下している身体部位には運動覚は入らないため，構造的な制限の有無を確認し運動できる状態に整える．例えば，座位で坐骨に荷重してもらいながら殿筋の筋収縮を確認する（図9-a）と，低緊張側では筋収縮が起こりにくいだけでなく荷重感覚を知覚できなくなっている．まったく反応しない場合もあり，筋収縮が起こる荷重ポイントを探る（図9-b）．即時的に反応しなくても時間をかけると収縮してくることも

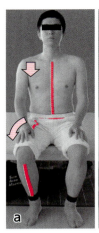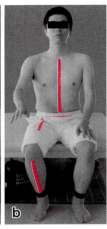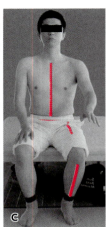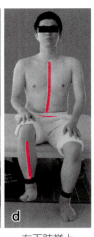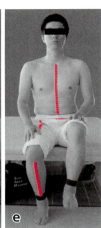

　　開始時の構え　　右上肢挙上　　左上肢挙上　　右下肢挙上　　左下肢挙上

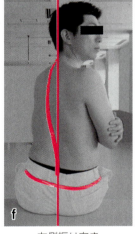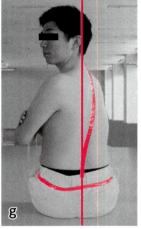

　　右側振り向き　　左側振り向き

図8｜ダイナミックスタビライゼーションを体感する

開始時の構えでは，右肩の下制と右股関節の外旋がみられる（a）．上下肢を挙上してみてもらうと，右上下肢が重く感じられた（b, d）．後方を振り向いて左右差を確認する．垂線は下部腰椎を起点に引いている．右側振り向きでは骨盤が右に傾斜して頸部伸展が起きている．右荷重で姿勢が崩れているようにみえる（f）．

ある．収縮を確認できたら促通して反応の閾値を低下させていく．おもしろいことに，筋収縮が得られると荷重感覚を知覚できるようになりベースが安定する．さらに支持点を移動させて知覚を促していく．このとき身体体節間の関係性を再構築するため，身体体節間の能動的探索へと展開する．そこでは定位するための情報が重要になってくる．

6-2 姿勢定位を促す手がかり

　姿勢定位を促すには，リファレンスポイントを設定して支持点から立ち上がる重心線や身体の分節的な運動を能動的活動で知覚できるように誘導する．誘導ではどの部位をどこまで移動したらよいかを伝え，徐々にセラピストの提示する手がかりに頼らずに再現できるように展開したい（図9-c）．空間定位を促す場面では，セラピストが与えるポイントが固定的になると反応も受動的になりやすい．リファレンスポイントを対象者自身が探索するように，ほかの身体体節を動かしながら知覚できれば理想的である．また，定位する

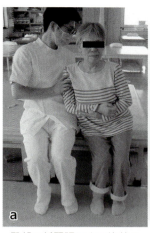
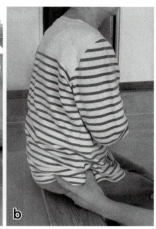

殿部の低緊張による姿勢の崩れ

触診しながら坐骨探索を促す

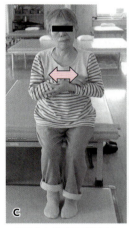
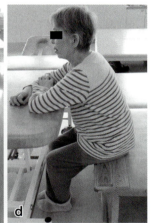

能動的な胸部の探索（小刻みに揺すっている）

上肢の質量を解放し骨盤傾斜を制御しやすくする

図9　坐骨の知覚探索と胸部定位の促通

殿部の低緊張により荷重応答が拙劣になっている（a）. 坐骨探索しやすいように板の上に座り，殿筋の収縮が起こる荷重ポイントを探る（b）. セラピストの誘導に頼らないよう能動的な探索を促す. 両坐骨支持が獲得できたら，空間定位を促したい身体体節を探索してもらう（c）. テーブルで上肢を支持して質量を解放し体幹の探索を促す（d）.

身体体節を変えて運動性と安定性をチェンジしてみる. 例えば，片脚立位で身体体節胸部の定位と身体体節骨盤の運動を入れ替えてみることである. これにより身体体節間の関係性がわかりやすくなる.

6-3　過剰な反応を抑制する

過剰な反応は，本来の身体体節に求められる機能的な関係性（安定性と運動性）が崩れ

た場合に起こりやすい．机上の理論を臨床に導入するには慎重に進めなければならない．セラピストが気づかなければならないことは，課題が適切であったか，対象者の潜在性を超越していないか，情動反応や疼痛回避などの問題が隠れていないか，などである．運動制御や姿勢調節に問題を有する対象者に対しては，複数の情報処理を要求することが困難になっているため，できるかぎりシンプルで限られた身体体節の運動課題から導入すべきである．

　また重度の片麻痺のように運動連鎖障害が顕著な場合は，身体体節の質量自体が負荷になり，適切な運動刺激が入りにくくなっている[4]．身体質量の影響については，運動や知覚を妨げる身体体節を徒手や台座で支えたり，安定性を提供する身体体節に重錘バンドを装着しCWを大きくしたり，体位を変えて運動負荷を軽減したりすることで改善できることがある．例えば，端座位で前方に設置したテーブルで上肢を支えると，胸郭の運動や骨盤傾斜を伝えやすくなる（図9-d）．

7．まとめ

　以上，ダイナミックスタビライゼーションの獲得に向けた留意点を述べてきたが，自分自身の身体を介し効果を確認できていれば幸いである．できなかった方も，どう工夫すれば目的がかなえられるか，模索してみてほしい．

〈文　献〉
1) Klein-Vogelbach S：Functional kinetics；observing, analyzing, and teaching human movement. Springer-Verlag, pp74-143, 1990
2) 佐藤房郎：中枢神経疾患の理学療法とコアスタビリティトレーニング．理学療法　**26**：1219-1227, 2009
3) 佐藤房郎：体幹に対するボールセラピー．理学療法　**23**：1515-1523, 2006
4) 佐藤房郎：脳卒中片麻痺患者の上肢機能改善のための下肢・体幹機能連関の視点からのアプローチ．理学療法　**29**：1367-1377, 2012

第Ⅰ章　実践的評価　治療の理論と解釈

4 クラインフォーゲルバッハの運動学の治療的応用
4. 運動様式（ブリッジ・テンタクル，運動の拡がり）

いわてリハビリテーションセンター機能回復療法部　PT　**関　公輔**

1. 序　論

　一般的に動作を分析する際，機能障害や能力低下を特定するため，日常生活上必要な基本動作や歩行といった各パフォーマンスを観察し，「動作のどの時期に通常と異なった動作が観察されるか」あるいは周期的な運動として捉えた場合，「どの相で問題となる場面があるか」というように分析し，各機能評価や病理的所見を含めて，問題点を抽出していく作業を行う場合が多い．これらは各動作の特性から，逸脱した運動を異常と捉えて行う動作分析である．

　本稿では，動作を分析する際の背景となる姿勢と運動の関係を運動力学的視点から捉えたクラインフォーゲルバッハコンセプトの活動様式[1]を概説しながら，動作分析の際の力学的原則を中心とした考え方を掘り下げ，各動作や姿勢のあらわす特徴を捉えるうえで，姿勢や動作の構えを観察し，運動の開始部位や運動の拡がりを活動の様式と平衡反応の特徴として捉えることを中心に考えてみたい．また，臨床での気づきも交えながら，観察の視点と治療的誘導や介入方法を提示したい．

2. 主動作と運動の拡がり

2-1 主動作（primary movement：PM）（図1）

- 目的動作を実現するための主要な運動で，この運動刺激によって運動が拡がり始める．
- 狭義の意味で体節の運動方向と捉えることができる．
- 運動の拡がりを安定させるために，制動する活動は運動の方向と逆方向に作用する．
- 運動の拡がりを合目的にする支援活動にカウンターウエイト（counter weight，以下CW）の活性化，カウンターアクティビティ（counter activity，以下CA），カウンタームーブメント（counter movement，以下CM）がある（第1章-4-5「バランス活動」，92頁参照）．

第Ⅰ章　実践的評価　治療の理論と解釈

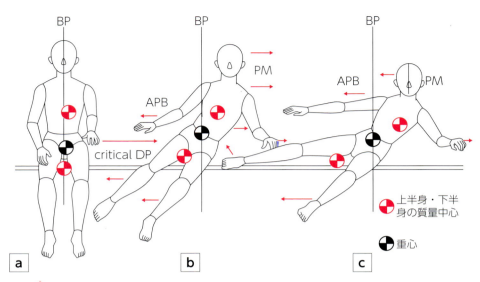

図1　主動作（primary movement：PM）のイメージ図

座位における左側への身体移動を示している．
a：座位姿勢で左上肢の挙上運動から運動が開始される．2分割面重心の支持面への投影点上の鉛直線と一致するので目的動作に対し，その姿勢を崩さず平衡を保ちながら移動する場合，目的方向へ移動した身体質量と2分割面を垂線とした反対側の身体重量によってつり合う半截した面を示す．
b：上記側方移動（リーチ動作）の場合，PMによって各身体体節が左側方へ拡がっていく際，左側への質量配分に見合った量を反対側にAPBとして無自覚に提供する様子を提示している．
c：同様の結果として，2分割面の支持面上の位置は大きく変化しないが，2分割面は身体体節内部で右に移り，2分割面の左側に移動した身体体節の質量が多くなっていることがわかる．

身体体節の運動方向は，初動すなわち「どこが最初に動くか」がその運動や動作を捉えるうえで重要な反応であり，その後の運動の方向性を示している．よって平衡反応を解釈するために有用な観察視点となる．また，それは，どのような身体活動を先導するのかに常に留意する必要がある．
BP：bisecting plane；2分割面　APB：activated passive buttressing；身体質量を利用した支援活動　critical DP：critical distance point；目的活動で最初に動き始める身体部位（最大移動部位）

MEMO

臨床で分析するときのPoint！　2分割線（仮想重心線）を観察する方法

　第7〜9胸椎高位[2]または第10胸椎[3]に推定される上半身質量中心または左右大腿長の1/2〜上1/3の間に推定される下半身質量中心の2点を結んだ中央に仮想した身体重心を観察する方法[2]が臨床上，力学的な平衡を理解していくうえで分析精度を高めると考える．またこの観察法に加え，支持基底面の支点（圧中心）が「どの位置にあるか」ということをプラスすることで，より精度の高い重心線（2分割

線）を仮想できる．注意点として，仮想された2つの質量中心は，上半身，下半身それぞれの身体体節の質量の総和と，上半身でも各身体体節の質量の総和によって仮想されているため，空間上，常にそこにあり続けるという見方ではなく，上肢が外転したり，下肢を挙上したり，頸部が立ち直ったりした場合，それぞれの質量中心は空間座標上，身体体節が移動した方向に依存して偏位することを十分に理解し，分析に用いる必要がある．

2分割線を仮想する際2分割線を移動させる動作か，それとも二分割線を一定にとどめる動作かは動作の性質を見極めるうえで重要なポイントとなる．

2-2 運動の拡がり（continuing movement）（図2，図3）

・運動の拡がりとは特定の運動刺激が全身に伝搬することをあらわす用語で，運動連鎖の概念に含まれる．
・身体の特定部位で運動が始まり，その移動を一定方向に続ける場合，身体内部の関節を

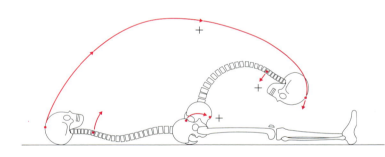

図2 背臥位からの頭部体幹の屈曲運動を例とした運動の拡がり

起き上がりを示す．末梢である頭部の運動の軌跡は滑らかな円弧を描き，頸部・体幹・骨盤に運動の制約が生じない限り，運動は股関節まで拡がる．日常の起居動作や立ち上がり動作では，運動の方向が変更される局面において床反力が利用されることが多い．

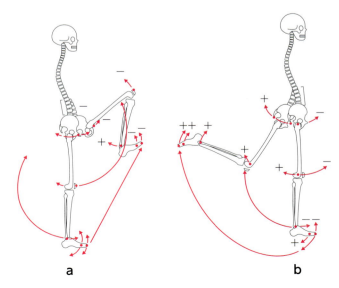

図3 運動の拡がりにおける軌跡の相違

運動の開始部位と軌跡は目的や課題に応じて選択される．運動の開始部位が同じであっても，隣接する関節に同じ方向の回転運動（図3-b）が拡がる場合は，CDPの軌跡は円弧を描き，逆回転の回旋運動が生じる場合は直線的な軌跡となる（図3-a）．このCDPの円弧や直線の軌跡に乱れが生じる場合は，そのポイントで運動の拡がりに問題が生じる原因の有無を疑い，確認する必要がある．

超えて運動が拡がっていく状態を指す．また身体内部から始まった運動は，両側に拡がる．
- 運動の開始部位と軌跡を観察することが重要である．
- 運動の軌跡は直線または滑らかな円弧を描き，外力が加わったとき（床反力を利用）や運動の拡がりを阻害する原因があるときに運動方向が切り替わる．
- 日常生活活動では移動量が大きい末梢から運動が始まることが多い．

2-3 運動の拡がりを症例を通じて捉える

上肢挙上課題における運動の拡がりの違いを脊髄損傷患者（Th12，殿部の感覚：中等度鈍麻，股関節周囲筋 MMT 0〜1）にて提示する．

座位での肘を伸ばしたバンザイ動作は，手指伸展運動から始まり，運動の拡がりは肩関節の屈曲運動，体幹の伸展運動に波及し，CDPの手指が円弧を描くように頭部を超えていく．身体構造的な問題や物理的制約が生じない限り，拡がり続ける．

対麻痺症例では，図4のように異なる条件が運動の拡がりに及ぼす違いを示している．末梢（上肢）の運動機能に問題はないが，胸髄12髄節以下の運動麻痺により，体幹の伸展運動に伴った身体重心の位置制御が困難となり，末梢から中枢への運動の拡がりが制限され，それ以上，上肢が挙上できない（図4-a；端座位）．一方で車椅子によるバックサポートと機能的な支持基底面（座面）の調整により，上肢の挙上運動を可能にしている（図4-b, c）．このことは，健常者における端座位での上肢挙上は，末梢の運動の自由度を体幹や股関節の無自覚な筋活動によって自律的に調整し，その運動を補償していることがわかる．

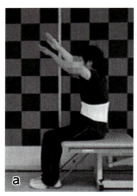 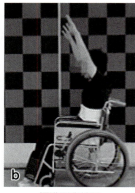 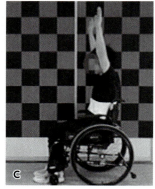

a　端座位　　b　標準型車椅子　　c　背張り調整機能つき
　　　　　　　　クッションなし　　　クッションあり

図4｜上肢挙上課題における運動の拡がりの違い

a：重心の前方移動（骨盤の前傾）と体幹の正中位保持が困難なため，運動の拡がりとして上肢の挙上が困難．
b：背もたれに寄りかかることで体幹の伸展運動が補償され上肢挙上角が上がるが腰椎－骨盤のアライメントが不十分．
c：背張りの調整により腰椎の前彎が補償され，より末梢から体幹までの運動が拡がる結果，上肢挙上角が上がる．

3. ブリッジ活動とテンタクル活動

3-1 身体の活動様式

ブリッジ活動とテンタクル活動

クラインフォーゲルバッハ女史は，全身的な抗重力活動を2つの用語を用いて大別し説明している．

1）ブリッジ活動（bridging activity）（図5，図6）

- 複数の点で身体と支持基底面が接し，支持基底面と接した身体体節間を抗重力的に挙上する活動をブリッジ活動という．この場合，挙上した身体体節は身体下面の筋活動によって連結されたアーチで支える活動となる．

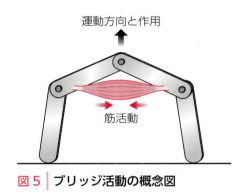

図5 ブリッジ活動の概念図

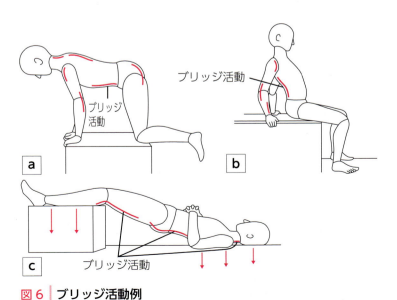

図6 ブリッジ活動例
a：四つ這い位．b：座位でのブリッジ活動．c：背臥位でのブリッジ活動．

- 運動の拡がりは，中枢部から末梢部へ拡がる．
- このアーチを保持するときの活動は小さくて済むが，持ち上げたり落下を防ぐときの活動は大きくなる．
- 支持基底面に対し，アーチをかけるようにして身体体節間を浮かす活動として捉えることができることから，安静時の筋緊張や動作時の身体体節の位置関係をみることで，姿勢の状態やその後の運動方略を推察することができる．
- 2点以上の支点で支えられ中央が持ち上げられることから，大きな身体体節の位置移動が生じない活動である．

2）運動の変換を伴ったブリッジ活動

運動の変化に合わせ，活動様式の視点で捉えることで動作の特徴を分析できる．図7-aに具体的な観察と分析を示す．対象者は，右手で支持しながら左手を右前下方へ伸ばしている（運動方向は矢印）．このとき右殿部と右手が支点となり，右上肢と右体幹前側面筋が働きブリッジ活動を形成（薄赤色の線）している．左手をより右前下方へリーチしていくと，図7-bのように右腹部前面筋が下側を向くことでブリッジ活動を形成する身体面が変更されていく．これらは，右手と体幹部はブリッジ活動であるが，左手と体幹全体の前下方への移動を可能とする背面でのテンタクル活動との協調運動でもある．

左手を右前下方リーチから左後方の空間へ移動すると頭部−体幹は運動する方向に回旋する．それに伴い，体幹のブリッジする面は体幹前側面筋から後側面筋へ変化していく（図7-c）．

3）ブリッジ活動と類似した筋活動（図8，図9）

通常のブリッジ活動のほかにも図8の①，②の筋活動（運動補助筋）によって，類似した運動方向と作用を作り出すことができるため，観察する際は運動の開始や運動の順序性に着目し，主に働いている筋がどこであるか確認していく手続きが必要となる．さらに支点の位置が変わることによってもブリッジ活動の主動作筋が変化するため，評価や治療の

MEMO

運動連鎖とは

Kinematic chain は機械工学システムにおける連結機構を説明するものに用いられる用語で，2つ以上の接続された剛体のペアがリンク構造としてモデル化された概念[4)5)]であり，数理システムで用いられているものを身体の運動機能に応用したものである．Open kinetic chain（OKC）および closed kinetic chain（CKC）は，この系として開放系か閉鎖系かを示しており，運動形態が空間上行われるものか（開放系），床や物体によって身体体節が接した状態で行われるものか（閉鎖系），その運動様式として表現している．

際は触診しながら確認する必要がある．また床に接する支点（床反力作用点）に対し，その上にある関節の位置をみることで筋活動を推定できる．

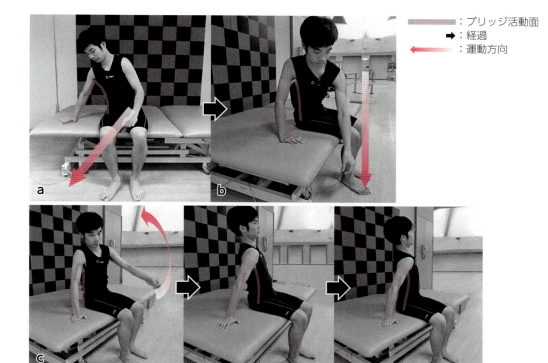

図7 | 運動の変化に伴うブリッジ活動の変化

a，b：右上肢と右側腹部前面筋でブリッジ活動（a）が形成され，左上肢による右下方へのリーチによってブリッジ活動面が変更される（b）．
c：右上肢の支持は変えず，左上肢を左後方に移動する際，頭部-体幹の左回旋運動に伴い，ブリッジ活動は腰-背部の右後側面筋に変化していく．

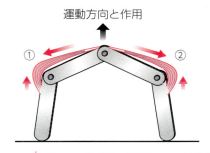

図8 | ブリッジ活動と類似した筋活動
①～②は各個別の筋活動を示す．

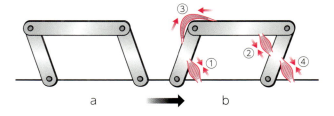

図9 | aの形をbの形に変化させることができる筋活動
この場合，両側の支持面との接続部が軸を持ったリンクとなっていることが大きな条件である．

> **MEMO**
>
> **臨床で分析するときのPoint！**
>
> 　一連の動作では主動作筋が即座に切り替わるわけではなく，動作の流れの中で滑らかに切り替わっていくところに着目したい．したがって，ブリッジ活動を単にトレーニングのパターンとして捉えるのではなく，動的な運動変化を実現するための活動様式として理解し，活動の方略を解釈するうえでの一助とすることが望ましい（図7ではブリッジ面が隠れている部分に関しては，赤色線を薄く表現）．

4）閉鎖運動連鎖機構（closed kinetic chain mechanism）（図8，図9）

　ブリッジ活動を考えるうえで考慮しなければいけないメカニズムであり，臨床上，麻痺や疼痛，運動制限があり，構造上の問題や主動作筋による筋活動が制約されている場合，このメカニズムが代償機能として働くことで，合理的に動作遂行が可能となる．

3-2 テンタクル活動（tentacle activity）（図10）

- テンタクルとは昆虫などの触手をあらわし，テンタクル活動とは身体体節の一方を支点として触手のように空間を自由に動くような活動である．

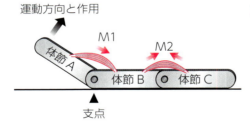

図10　テンタクル活動の概念図

体節Aを空間上にて重力に抗しながら運動していく場合，天井側にあるM1の筋が主動作筋となるが体節Aの空間移動が補償されている背景には，体節Bまたは体節Cが体節A以上の重さを提供しなければ体節Bと体節Cは空間に浮いてしまう．よってM2による筋活動の意味は，体節Bと体節Cが連結し，体節A以上の重さを提供することで体節Aの空間移動が実現する．

- テンタクルは主に体幹と連結している頭部および四肢を示し，末梢の運動を捉える活動である．
- 身体体節が空間を動くとき，身体体節を吊り上げ，天井に面する上側の筋活動が主動作筋となる．
- 身体体節の移動を安定させるためには，運動の支点の反対側に空間を移動する身体体節以上の質量を必要とする．
- 末梢の空間での移動を安定して行うためには，抗重力的に吊り上げる主動作筋に加え，運動方向を動的に制御する筋活動が求められる．
- テンタクル活動による日常動作の多くは，移動する身体体節の末梢部から中枢部へ運動

> **MEMO**
>
> **臨床で分析するときのPoint！**
>
> 　臨床上，動いている体節AもしくはM1主動作筋の動きが観察できるため，結果の運動として目を奪われやすいが，挙上を可能としている運動の自由度を補償する体節Bと体節CならびにM2の筋活動は大きな運動を伴わないため，反応として見落としやすい．頭部や四肢の空間上における運動の自由度は，体幹やそれらを連結している無自覚な筋活動によって補償されていることを理解しやすくするための支援活動として解釈できる．

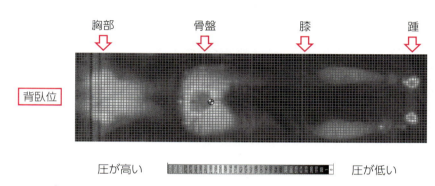

図11 背臥位姿勢における体圧測定装置を用いた支持基底面の体圧分布（健常者）

が拡がる．

　背臥位では健常者でも力が抜けず，腰背部・大腿部は支持基底面として床に接していないことがわかる（図11）．このことは，安静時においても姿勢筋緊張としてブリッジ活動が存在する可能性があり，この状態から起居動作を行った場合，支点となる面が作られにくい可能性があり，腰部や大腿部を接触しない運動方略を用いて行う仮説が考えられる．

1）起居動作における運動の拡がりと筋活動による身体体節の連結の関係

　図12-aに運動の拡がりの例として，臥位から頭部を挙上しての起居動作を示す．独立していた各身体体節は頭部の挙上に伴い，頭部と胸郭が筋により連結される．この相では，胸椎や肋骨が支点（支持基底面）となる必要があり，頭部の屈曲運動が拡がるにつれて，支点が尾側へ移動する必要がある．一方で頭部より胸部のほうが質量が小さいとき，図12-bのように，頭部の質量に見合う胸郭・骨盤の質量の提供が筋活動によってなされない場合，胸郭は頭部の屈筋群に引き寄せられ，下部胸郭は挙上してしまう．また支点は頭側へ偏位し，頭部-胸郭の運動はつり合いをとる形で安定するため運動は拡がらない．

第Ⅰ章　実践的評価　治療の理論と解釈

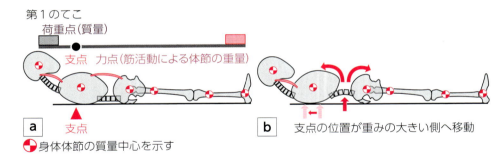

| a | 支点 | b | 支点の位置が重みの大きい側へ移動 |

● 身体体節の質量中心を示す

図12 ｜ テンタクル活動と身体体節の関係（イメージ図）

頭部を挙上することは，頭部が持ち上げられるだけの重みが「てこの原理」として存在し，補償されていなければできない．
a：頭部の挙上を可能にするための力学的イメージ．
b：頭部挙上が困難なケースの徴候と運動学的イメージ．
　　頭部と胸郭の連結のみ筋活動が起こった場合，胸郭は頭部の重みに負けて下部胸郭と腰椎は挙上してしまう．また，支点（支持面）の位置は質量の大きい側へ移動してしまう．

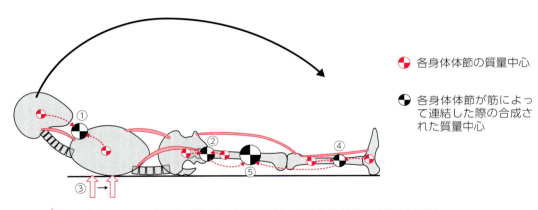

● 各身体体節の質量中心

● 各身体体節が筋によって連結した際の合成された質量中心

図13 ｜ 起居動作における運動の拡がりと筋活動による身体体節の連結の関係

①頭部－胸郭の連結による合成された質量中心
②骨盤－大腿の連結による合成された質量中心
③支点
④下腿－足部の連結による合成された質量中心
⑤骨盤，大腿，下腿，足部よって連結された下肢の合成質量中心

2）テンタクル活動を実現するための筋活動と各身体体節の連結モデル（図13）

①運動の拡がりにおいて，身体運動は頭部（CDP）の屈曲から円弧を描くように尾側へ向かう（黒矢印）．
②頭部と胸郭の独立した質量は，筋活動によって合成された質量中心を持つようになる（図13-①）．
③運動の拡がりとともに支点(支持基底面)の位置が運動方向へ移動する(図13-③)．
④頭部と胸郭の合成された質量中心が，運動方向に移動することを達成するためには，胸郭・骨盤・下肢各身体体節同士を筋の連結によって結びつけ（図13-②，④），同

時に重みとしての質量を提供する（図13-⑤）必要があり，このことで運動の拡がりが可能となる．この筋活動のパターンは腹部筋・股関節屈筋などの筋力や脊柱・胸郭の可動性などにより，筋活動の起こるタイミングには個体差があるが，必要な重さの提供度合いから頭-尾方向へ波及する．また，この身体前面筋の活動をテンタクル活動と表現する．

3-3 ブリッジ・テンタクル活動

生体力学的視点で支持を捉えると，支持している各関節中央に床反力作用点（center of pressure，以下COP）がある場合，その点から立ち上がる床反力ベクトルは関節中心を通過する場合，筋活動は必要としないが，図14-a の左上肢ではCOPより鉛直に垂線を上方に引いた場合，垂線に対し肩関節は前方に位置し，手関節・肘関節は後方に位置するため，三角筋の前部線維，上腕三頭筋，手関節掌屈筋の筋活動が支持機能として働いている前提が存在する．また，腹部は下制しないようブリッジ活動をなし，頭部は空間保持するため，頸部の伸筋と背面筋にテンタクル活動が生じる．図14-b の右上肢と左下肢で支持された下側面はブリッジ活動を形成し，挙上された左上肢と右下肢の天井面はテンタクル活動によって保持される．一方，図15のように頭-尾方向から観察すると上下肢の支持点に対し挙上している上下肢を回転させるトルクが発生している．これを空間保持するためのテンタクル活動を水平面上からも分析する必要がある．

3-4 活動様式を通じて評価する

❶ テンタクル活動の評価

頭部を挙上して頭部・胸郭のテンタクル活動を評価する1例を紹介する．検者は頭側から頭部・胸郭の回旋や肩の挙上具合など支持面と各体節の接地している面を把握し，体節の偏

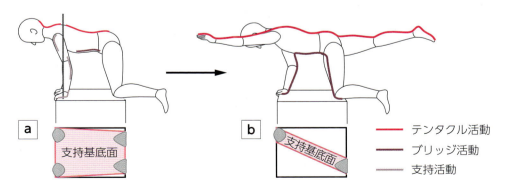

図14 ｜ 矢状面から観察した四つ這い位（all-fours）から右上肢と左下肢を空間に保持した場合の支持基底面の変化とブリッジ・テンタクル活動

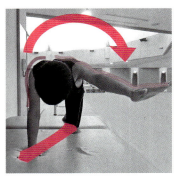 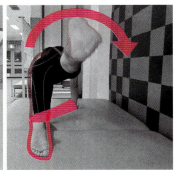

頭側からみた四つ這い位のブリッジ・テンタクル活動　　尾側から四つ這い位のブリッジ・テンタクル活動

支持点に対し質量が回転しようとする方向を示す

図15 四つ這い位における頭・尾方向から観察した場合のブリッジ・テンタクル活動

右上肢を左下肢の挙上により，支持基底面は消失し，挙上した上下肢の質量により発生する支持点に対する回転トルク（赤矢印）が変化し，テンタクル活動や支持機能を維持するための筋活動も変化する．

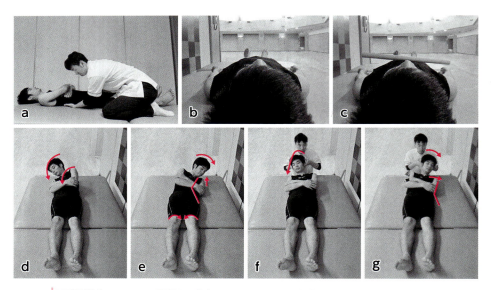

図16 頭部挙上における頭部・胸郭のテンタクル活動の評価

位（傾きや回旋）がないか観察する（図16-a，b）．図16-bは一見，偏位がないようにみえるが，上部胸郭の棒を指標として置いてみると右に傾斜していることがわかる（図16-c）．

このことから，より左の上位胸郭の背面筋の筋緊張が高く，支持面として支持しにくく，またテンタクル活動時に前面筋が活動しにくい状態ではないかという仮説を立てた．

図16-d，eで実際に左右上部胸郭を支持面とした頭部・胸郭の挙上と回旋を行ってもらうと，右への運動では頭部の挙上と左肩が屈曲-回旋してきているのに対し，左側へは

頭部の屈曲が不十分であり，胸郭での支持点が作れず，左の肩甲帯が挙上し，胸郭が側屈する．また左右股関節の内旋が強まる兆候を示している．これらのことから，右上部胸郭側を支持面として利用することで，尾側へのテンタクル活動が行いやすい可能性があると評価できる．また検者がプレーシングとして頭側より介入し，頭部を左右へ挙上・回旋を誘導した際にも右上部胸郭へは抵抗がなく屈曲していくが，左上部胸郭へは屈曲しにくく，頸部と体幹の側屈運動に置き換わってしまう（図16-f, g）．左腹斜筋や右前鋸筋などの屈曲・回旋筋の働きにくさと頭部の重さを強く感じる．

4. まとめ

クラインフォーゲル・バッハの運動学を用いて，運動の拡がりとそれを達成するための，身体活動様式としてテンタクル活動とブリッジ活動の概説を行った．これらの考え方は動作分析に有用であり，日常生活の行為の中で無意識に選択している動作の特徴を個別性を持って捉えることができる．

〈引用文献〉

1) Klein-Vogelbach S：Fundamental observation criteria；functional kinetics 4th. Berlin, Heidelberg, Springer-Verlag, pp74-143, 1990
2) 久保祐子，他：姿勢・動作分析における身体重心点の視覚的評価の検討．理学療法学　**33**：112-117, 2006
3) Dempster WT：Space requirements of the seated operator. WADC Technical Report：Dayton, Ohio, Wright-patterson Airforce Base, pp55-159, 1955
4) 神奈川リハビリテーション病院脊髄損傷マニュアル編集委員会：脊髄損傷の運動学．脊髄損傷マニュアル—リハビリテーション・マネージメント　第2版．医学書院，pp114-116, 1996
5) Todd Ellenbecker，他（著），山本利春，他（訳）：CKCエクササイズ．ナップ，2006

〈参考文献〉

1) Klein-Vogelbach S：Therapeutic exercises in functional kinetics 2nd. Berlin, Heidelberg, Springer-Verlag, 1986
2) 佐藤房郎：クラインフォーゲルバッハの運動学．理学療法の歩み　**8**：14-20, 1997
3) 冨田昌夫，他：片麻痺の起き上がり．理学療法学　**20**：472-481, 1993
4) 佐藤房郎：システム理論に基づく臨床動作分析．PTジャーナル　**9**：15-22, 2006
5) 佐藤房郎：体幹に対するボールセラピー．理学療法　**23**：1515-1523, 2006
6) 山本澄子，他：基礎バイオメカニクス．医歯薬出版，2010
7) 石井慎一郎：動作分析 臨床活用講座 バイオメカニクスに基づく臨床推論の実践．メジカルビュー社，2013
8) 岩倉博光（監），田口順子（編著），冨田昌夫，他（著）：理学療法士のための運動療法．金原出版，1991
9) Shunway-Cook A，他（著），田中　繁，他（訳）：モーターコントロール—運動制御の理論から臨床実践へ（原著第3版）．医歯薬出版，2009
10) 中村隆一，他：生体力学の基礎．中村隆一，他（著）：基礎運動学 第6版 補訂．医歯薬出版，pp19-46, 2003
11) Kendal FP：Muscles testing and function；with posture and pain 4th. Baltimore, Williams & Wilkins, 1993

第Ⅰ章　実践的評価　治療の理論と解釈

4 クラインフォーゲルバッハの運動学の治療的応用
5. バランス活動

東北大学病院リハビリテーション部　PT　佐藤　房郎

1. バランス活動の捉え方

　日常生活活動において，注意は課題や環境に向けられ，自分自身の姿勢や運動パターンが意識されることはない．また，バランスは不随意的な反応で，構造学的要素と脳神経系との調節に委ねられている．運動発達の過程を顧みると，抗重力姿勢と移動動作の獲得は神経系の成熟によるもので，自発運動（general movements：GMs）と探索活動がこれを先導していると考えられる．また，運動の凍結と解放にみられるU字型のプロセスを経て展開する．これは，稚拙で原始的な運動パターン（原始歩行期）が姿勢制御発達期に消失し，再現するときは協調性の高い活動（独立歩行開始期）に変化することである[1]．すなわち，安定性を確保しながら運動の巧緻性が獲得されるのである．そして，カオスから秩序が生まれる過程は自己組織的に導かれる．

　ベルンシュタイン[2]は，運動スキルの獲得を4段階に階層化し，先行レベルの重要性を説いている．ベースとなるのは筋緊張のレベルで，体幹と頸部の動的平衡を保証し，不随意的に姿勢を安定させている．シナジーのレベルでは，四肢と体幹の協調運動を実現する．体幹は衝撃緩衝と他肢への力の伝達を担い，四肢の運動は感覚調整により制御される．運動は半随意的，半意識的で，リズムを制御する．空間のレベルでは，環境や課題と交流する合目的活動になり，姿勢定位が重要になってくる．そして，多様性，柔軟性，機動性を有する活動を実現する．行為のレベルでは，文脈的に変化する課題への対応が求められ，概念的，観念的に制御される．巧緻性が高まるほど活動は非対称的になる．

　このようにわれわれの行為を鑑みると，バランスは巧緻性獲得や経済的活動を保証する背景にあり，現実的な活動場面で評価すべきであることが理解できる．クラインフォーゲルバッハ[3]は行為を安定させるためのバランス活動を「支援活動」と呼称し，運動学的に分類している．ここでは各支援活動を理解し，これらが障害された患者のバランス活動の特徴を整理し，最後に患者の行為を改善するために必要なセラピストのスキル向上のための視点について述べることにする．

2. 支援活動とその作用

運動の拡がりを合目的にするための支援活動には，身体体節の質量を利用するカウンターウエイト（counter weight，以下 CW），拮抗筋活動で運動を制動するカウンターアクティビティ（counter activity，以下 CA），運動の拡がりを利用して制動するカウンタームーブメント（counter movement，以下 CM）がある．各支援活動は目的活動に応じ作用するタイミングや優位性が変化するが，これらの障害は安定性を低下させ活動を非経済的にする．

2-1 カウンターウエイト（CW）の活性化

CW の活性化はテンタクル活動を安定させる自律的な作用で，運動発達では最初に獲得される平衡機能である．空間移動する身体体節は，支持基底面より水平面上を遠ざかるほど力学的負荷が増す．この身体体節の移動を安定させるには，対側にそれ以上の質量を提供する必要がある．CW は身体質量を利用した支援活動であるが，隣接する身体部位の質量が限られているため，必要に応じ，その遠位にある身体部位の質量を利用（複数の身体部位を結合して合成重心を作用させる）したり，てこの作用を大きくするように肢位を変化させたりして（上下肢の外転反応など）平衡を保持する．質量を利用するための筋活動であるがゆえ，CW の活性化と表現されている．

例えば，背臥位で頭部を挙上すると腹直筋が活動するが，これは胸部と骨盤帯を結合することで頭部に対する質量比を大きくして安定させる作用になる．頸髄損傷ではこの作用が起こらないため，頭部挙上が困難になる．徒手的に胸部を圧迫して固定すると容易に挙上できるようになるが，これは重錘をのせて固定した作用と同じで，CW を大きくしたことになる．

ところで，テンタクル活動では支持基底面内で圧力中心点が偏倚するため，圧の変化を知覚し支持点を安定させる作用が求められる．支持基底面に接する身体部位で運動の支点になる関節や圧の集中する骨突出部位を，ここでは支持点と定義する．支持点になる身体部位に体性感覚が入りにくいケースでは，テンタクル活動の自由度が乏しい努力性の活動に陥りやすい．したがって，CW の活性化は支持点との関係を考慮し捉えなければならない．また，この支援活動は支持基底面にとどまるためになくてはならないもので，安定性を保証するベースとなっている．そして，質量を利用することで筋活動を抑え効率的な全身活動を実現する．

2-2 カウンターアクティビティ（CA）

関節運動は相反神経支配により効率的に制御されているが，運動の拡がりは意図的に拮抗筋活動で制動できる．これを CA という．CA はあらゆる肢位やタイミングで作用させられ，自律的な運動を調節することができる．特定の運動パターンでは動筋と CA との同時

収縮となるため，安定性強化トレーニングに応用されている．全身的な活動では，アライメントを変化させないように意識した場合に作用する．例えば，自律的な片脚立位保持では支持側へ体幹が傾斜する．体幹傾斜が起こらないように意識して行うと，足部をはじめ股関節周囲筋群が活性化される．すなわち，身体質量の有効利用（CWの活性化）から筋活動（CA）優位の姿勢制御に変化したことになる．足部に限らず，支持基底面と接する身体部位には，運動の拡がりに応じて支持点を安定させる機能が求められる．

CAは支持機能に不可欠な要素で，床反力を能動的に制御する役割を演じる．運動発達では，CWを利用した移動から床反力を制御する移動へと進展し，運動パターンは質的に向上する．CAは支持機能をベースに発達するといっても過言ではない．したがって，治療では支持基底面に接する身体部位の構造を理解し，支持点として機能できるようにアライメントを整えなければならない．適切なCAの作用は，決して筋活動そのものに意識が及ぶことはない．アライメントや圧の変化などが知覚される．

2-3 カウンタームーブメント（CM）

特定の運動の拡がりに対し，対側からの運動の拡がりを利用して制御する活動をCMという．例えば，一側上肢の外転運動で体幹は側屈してくる．この外転に伴う側屈が起こらないように意識すると，伸張側の側腹筋群が活性化される（CA）．側屈させないように胸部を定位することが目的であれば，対側上肢を同じタイミングで外転させて制御するほうが容易になる（図1）．

CMは，速度やパワーが要求されるスポーツ競技で容易に観察できる．空中での運動では，非対称的になれば体幹を回転させる運動刺激になる．トランポリンや器械体操では対

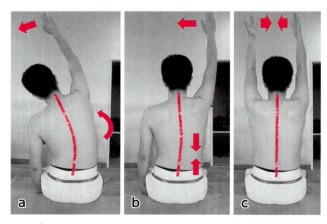

図1 運動の拡がりを制御するCAとCMの作用
a：一側上肢の外転運動による運動の拡がりで体幹は側屈してくる．
b：この運動の拡がりは側腹筋の作用（CA）で制動できる．
c：同時に反対側の上肢外転にて体幹側屈が制御される（CM）．

称的な運動で姿勢定位し，非対称的な運動で複雑な回転・回旋運動を制御している．ほかには，サッカーのシュート，バレーボールのスパイク，走り幅跳びなどもCMを効果的に用いた活動として挙げられる．これらのCMは，不安定になりやすい状況を回避するため，必要なタイミングに合わせてフィードフォアード的に作用させている．日常生活活動では歩行時にみられる肩甲帯と骨盤帯の逆回旋運動が該当する．治療場面では周期的な運動課題で徐々に速度を上げていくとあらわれる．例えば，端座位で骨盤の対称的な側方傾斜を行ってもらうと，骨盤傾斜と肩甲帯下制が同時に起こる．CMは運動リズムや振幅を制御し力まずに連続的な運動を可能にする．

3. 観察のポイント

　支援活動が運動の拡がりに合わせ，どう作用しているか把握するためには，運動力学的な視点が不可欠である．まず，目的活動（課題）における重心の移動方向，支持基底面の変化，課題遂行に必要な筋の活動様式を押さえるとよい．次に，前額面と矢状面に2分割面を投影してみると，移動を加速または減速する質量（CW），床反力を利用した推進力や制動力の方向（CA），姿勢定位のために随意的もしくは半随意的に加えられた運動（CA，CM）を分析しやすくなる．また，加速度が発生しない場合，移動側の身体体節と対側の身体体節は概ね均等に配分されているはずである．

　ところで，観察で捉えられるのは，開始姿勢，運動の開始部位とその軌跡（運動パターン），最終姿勢であるが，これらを決定しているのは，環境制約，課題の認知，獲得されてきた先行性随伴性姿勢調節，運動パターン修正に関与する知覚など多岐に及ぶ．主たる問題は何かを，運動学的な観点だけでは決められないことを強調しておく．

4. 側方リーチにおける支援活動

　それでは，健常者の側方リーチ活動の運動の拡がりと支援活動についてみてみよう（図2）．この運動課題は，重心の水平移動に伴う支持基底面の狭小化により不安定性が高まる活動で，筋の活動様式は上下肢のテンタクル活動と移動側股関節の支持機能に分類できる．運動はターゲットの注視に始まり，手部の移動はすぐさま肘から肩関節に拡がり，手部の空間移動が大きくなるに伴い胸部が運動に加わる．体幹が側屈し始めると重心は移動側股関節へ偏倚し坐骨が支持点となる．体幹側屈が重力の作用で加速されないように対側の側腹筋の活動で制御（CA）され，さらに移動距離が大きくなると骨盤が傾斜し始める．

　このタイミングに先行もしくは同時期に両下肢は反対側へ移動して，その質量で制動（CW）する．支持側股関節は外旋し，離床側は内旋してくる．骨盤傾斜が大きくなると転倒しないように，骨盤傾斜を制動する支持側股関節の伸展外転活動が活性化（CA）される．同時に体幹は立ち直るように側屈して胸郭の移動を制動（CA）する．このとき対側上

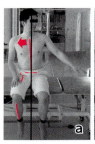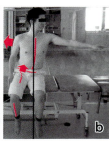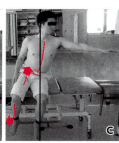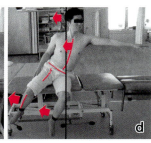

図2 | 側方リーチにおける運動の拡がりと支援活動
a：上肢挙上による運動の拡がりで体幹は傾斜している（体幹のCW）．
b：重心移動に伴い骨盤が挙上し始める（股関節と側腹筋のCA）．
c：坐骨離床により両下肢が対側に移動し始める（下肢のCW）．
d：両坐骨が離床し大転子に支持点が移動．体幹の側屈と下肢の挙上により骨盤傾斜を制動している（CAとCWの相互作用）．

肢も外転位をとるようになり，その質量で制動（CW）する．側方リーチにおけるCMの関与は少ない．側方リーチにおける支持点は，両坐骨（股関節），一側坐骨，大転子へと移動する．支持側股関節と骨盤傾斜との関係をみると，骨盤の側方傾斜は受動的に股関節を内旋させるため，骨盤傾斜は外旋で促され内旋で制動される．また，股関節の支持機能（CA）と体幹のテンタクル活動（CA）にはシナジーがあり，股関節機能（能動的に床反力を制御する）が体幹のテンタクル活動のパターンを決定する．

一連のシークエンスを振り返ると，支援活動は質量の移動（重心移動）に伴い，転倒しようとする作用を制御しながら課題を遂行していたことが理解できる．必要なタイミングで，それぞれの支援活動が作用することで経済的活動が実現できるのである．

5．支援活動の障害と病態運動学

支援活動が制限されたときのバランス活動はどう変化するだろうか．ここでは，CWの活性化の障害を切断，股関節のCAの障害を変形性股関節症，そしてこれらの複合障害を呈する片麻痺を例に，バランス活動の特徴を解説する．課題は端座位と立位での重心移動とした．

5-1 CWの活性化の障害

切断は物理的にCWが欠損しているため，健側への移動が困難になる．身体各部の質量比は表1[4)]のとおりであるが，CWの活性化では支持点より遠ざけるように調節するため，質量欠損の影響は大きくなる．図3の右下腿切断者では，左側移動で右上下肢の外転と左股関節外旋が大きく，体幹側屈（CA）が強まっている．これは，右下肢のCWの欠損に対し，残存肢によるCWの活性化と体幹のCAの作用を大きくして代償した結果と捉えられ

表1 | 身体各部の質量比 (文献4より，一部抜粋引用)

身体部位	質量比	体重 60 kg	四肢片側
頭	0.044	2.64	
頸	0.033	1.98	
頭部	0.078	4.68	
胴	0.479	28.74	
上肢（*両側）	0.1	6	3
上腕*	0.053	3.18	1.59
前腕*	0.03	1.8	0.9
手*	0.018	1.08	0.54
下肢*	0.344	20.64	10.34
大腿*	0.2	12	6
下腿*	0.107	6.42	3.21
足*	0.038	2.28	1.14

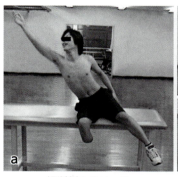
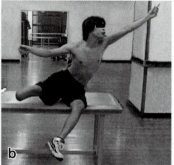

a　切断側へのリーチ　　　b　健側へのリーチ

図3 | 下腿切断患者のバランス活動（CW の欠如）
健側へのリーチでは CW の不足を上肢で補い，体幹側屈（CA）も大きくなっている．

る．大腿切断ではこの傾向が強まる．

　立位においては，CW の欠損の影響は大きく，上腕切断でも片脚立位保持が困難になる．下肢切断では外乱に対し保護伸展で対応できないだけでなく，CW を活性化させて支持基底面にとどまることが難しいため，ステッピング優位の戦略に陥る．下腿切断では断端に重錘を装着し質量を補うと安定性が向上する．大腿切断では，体幹の移動に対し骨盤をCW として用いることしかできなくなる．したがって，足部に対し頭部と骨盤は常に対側に振り分けられ体幹傾斜が大きくなる．また，後方への重心移動では，下肢を屈曲させて

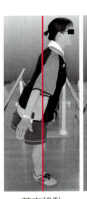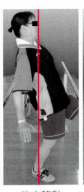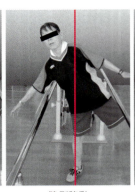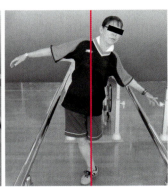

前方移動　　　後方移動　　　健側移動　　　　患側移動

図4 | 大腿切断患者のバランス活動
各方向への重心移動を要求した課題では，足部に対し頭部と骨盤を振り分けるようにCWを活性化させている．体幹傾斜が大きくなり跛行の要因になっている．

CWの作用を補っている（図4）[5]．これらの代償的な支援活動は跛行の要因になっている．

5-2 カウンターアクティビティ（CA）の障害

　端座位では支持基底面に接する股関節が支持点を安定させる役割を担い，体幹とのシナジーにより骨盤傾斜を制御する．とりわけ，股関節の伸展・外転活動は，床反力を能動的に制御し，骨盤の前傾と側方傾斜を制御する．この機能により，体幹のテンタクル活動の自由度が保証される．

　変形性股関節症では，可動域制限や筋力低下などにより骨盤傾斜の制御が困難になっている．図5の患者は右寛骨臼蓋回転骨切り術後（1年前に左側についても同手術施行）で，両股関節周囲筋群の筋力低下を呈している．端座位での側方移動では骨盤が後傾して両膝の伸展が強まり，両上肢のハイガードがみられる．体幹は支持側へ傾斜するように崩れ，頸部の立ち直りが起きている．まるでバランスボールに座っているような姿勢制御になっている．股関節のCAが作用していないため，四肢のCWを活性化させて安定性を補っていると考えられる．重心は後側方への移動になり，全身的な屈曲優位の反応に陥っている．

　立位では足部と股関節の運動連鎖が重要で，歩行時に骨盤傾斜と推進力を調節する．骨盤傾斜を直接的に制御する股関節が機能不全に陥ると，左右への重心移動が妨げられる．トレンデレンブルグ徴候に代表される骨盤の安定性低下は身体体節の本来の機能が損なわれ，腰部の運動性低下，胸部の運動性向上，上肢帯の固定的な活動などがあらわれる．このケースでは，歩行時に股関節は屈曲位を呈し連続性が途切れ，両上肢が軽度外転位（CW）で固定的になっている．

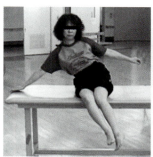 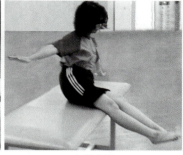 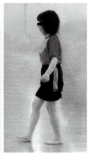

右側荷重　　　　　　　　左側荷重　　　　　　　歩行

図5　変形性股関節症患者（両側寛骨臼蓋回転骨切り術後）のバランス活動と歩行

端座位で側方への重心移動してもらうと，骨盤が後傾し両上肢の外転と両膝の伸展が強まる．股関節のCAが作用しないため，四肢のCWの活性化で代償している．歩行は股関節の支持機能低下により骨盤定位が困難でトレンデレンブルグ徴候がみられ，ストライドが狭く，両上肢にローガード（バランスをとるための外転位の構え）が出現している．

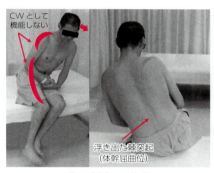 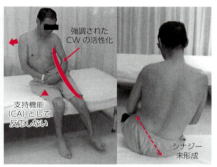

非麻痺側への移動　　　　　　　　麻痺側への移動

図6　右片麻痺患者のバランス活動
麻痺側のCAとCWが作用しない．

5-3 カウンターウエイト（CW）の活性化とカウンターアクティビティ（CA）の複合障害

　片麻痺では，非麻痺側への移動で麻痺側のCWの活性化と体幹のCAが，麻痺側への移動では股関節と足部のCAが作用しにくくなっている．したがって，どちらへも重心移動が制限される．図6は共同運動レベルの右片麻痺患者である．端座位での麻痺側への移動では，体幹を麻痺側へ回旋しながら後傾させている．非麻痺側上下肢は左前方でCWを活性化させている．一方，非麻痺側へは体幹を前屈させて移動している．非麻痺側股関節は外旋しているが，麻痺側上下肢にCWを活性化する反応はみられない．いずれの方向でも骨盤は前傾していないことから，大殿筋と側腹筋とのシナジーが機能していないことが示

99

第Ⅰ章　実践的評価　治療の理論と解釈

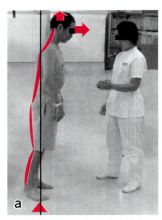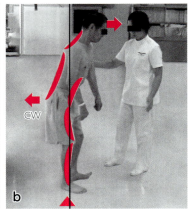

　　　前足部荷重（つま先立ち）　　　　　踵荷重

図7 立位バランスの評価（前後での安定性限界）
体前傾を伴う前足部への荷重は困難で，腰椎の過伸展が強まる（a）．
体幹を後傾することは困難で，骨盤の後退と体前傾にて踵荷重を試みている．制動できずバランスを崩しやすい（b）．

唆される．また，側方への重心移動は，麻痺側後方から非麻痺側前方への移動に置き換わっている．非麻痺側のCWの活性化と支持機能による運動パターンで代償した結果と考えられる[6]．

　立位での前方への重心移動では，つま先立ち（下腿三頭筋の求心性収縮）は比較的容易だが，足部を背屈させて制動（遠心性収縮）することは難しい．図7の片麻痺患者は，体幹を過伸展させながら踵部を離床させている．後方への重心移動では，骨盤を後退させ体幹の前傾を強めている．いずれの方向に対しても，体幹は伸筋優位のテンタクル活動になっている．また，頸部は屈曲位で胸鎖乳突筋の過活動が確認されることから，同時収縮により運動性が低下していると考えられる．

　次に非麻痺側での片脚立位（図8）では，骨盤を後方に引き上げ非麻痺側上肢をわずかに外転させて保持できた．麻痺側足部を前に振り上げてもらうと，非麻痺側下肢を屈曲しながら骨盤を後傾させて遂行した．大腿切断のように体幹を大きく傾けられないのは，CWの活性化の障害が上下肢に及ぶこと，足部と連鎖した体幹のCAが作用しにくいためである．座位以上に側方に不安定なため，体幹の移動を抑えながら骨盤を後退させ，下肢の屈曲は切断と同じように前後での安定性を確保したものと考えられる．麻痺側での片脚立位は，骨盤が大きく後退（トレンデレンブルグ徴候）して保持できなかった．股関節の筋力低下（低緊張）の問題が大きいが，足部との機能連関が損なわれているためCAを作用させて定位できなくなっている[7]．

　以上より，片麻痺の姿勢制御の特徴をまとめると，運動軸は非麻痺側へ偏倚し，側方への運動を前後成分に回旋要素を加えた代償パターンに置き換え，CW優位のバランス活動をとっている[8〜10]．

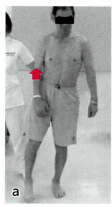 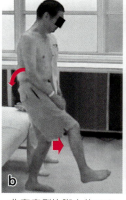 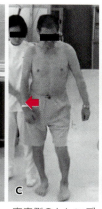 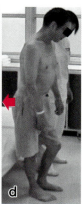

a 非麻痺側片脚立位　　b 非麻痺側片脚立位での麻痺側足部挙上　　c 麻痺側のトレンデレンブルグ徴候　　d 麻痺側の骨盤後退

図8　片脚立位バランスの評価

非麻痺側での片脚立位は骨盤挙上と後退にて保持（a），そこから下肢を振り上げてもらうと，非麻痺側下肢を屈曲しながら骨盤を後傾させて対応した（b）．麻痺側での片脚立位はトレンデレンブルグ徴候（c）と骨盤後退（d）にて保持不能．

6. 意味のある徴候にどう気づくか

　姿勢や運動パターンの分析では，大局的に観察し意味のある徴候を見つけることが重要で，細かな徴候や全身的な運動連鎖への影響はクリニカルリーズニング（臨床推論）しながら判断すべきである．運動開始時の姿勢からは，次に展開する運動パターンや支援活動を想定することができる．バランス活動の問題を有するケースでは，姿勢保持の段階ですでに優位な戦略が立ち上がっており，さらに課題遂行の過程で切り替えられなくなっている．

　例えば，端座位で骨盤後傾位にあれば股関節のCAが作用しにくい徴候として解釈できる．足部が床に接地していなければ膝関節は軽度伸展（CWの活性化）している．これも重要な徴候で，端座位での活動における支援活動の優位性を示唆するのだ．支援活動の変化をみるためには，課題に変化を与え，重心移動を大きくしたり方向を変えたりして想定される支援活動を確認する．ファンクショナルリーチのようにどこまで届くか評価するのではなく，支持点を安定させる股関節や足部でのCAとCWの活性化があらわれる身体体節と優位性が観察ポイントになる．また，運動の拡がりは滑らかであることが重要で，その範囲が実際に日常生活で使えるものになる．支持基底面に接する身体部位のアライメントが崩れると，CW優位で運動の自由度の乏しい活動になる．

7. 評価の実際

　バランスの定性的な評価に外乱応答で立ち直りや保護伸展活動の有無を観察する手技がある．この評価では転倒回避が課題となるため，重心移動を抑えようと緊張を高めた固

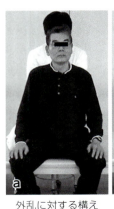
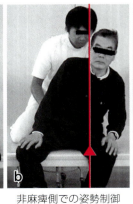
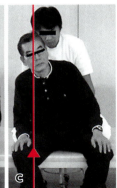
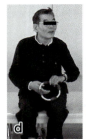

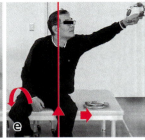
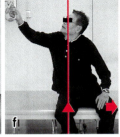

外乱に対する構え　　非麻痺側での姿勢制御　　麻痺側での姿勢制御

課題遂行時の　　　非麻痺側へのリーチ　　麻痺側へのリーチ
構え

図9 外乱応答と課題遂行時のバランス活動の相違

外乱に対してワイドベースで構え，表情はこわばっている（a）．移動側股関節に垂線を引いてみた．非麻痺側（b）へも麻痺側（c）へも重心移動は小さく，体幹の立ち直りは起きていない．課題遂行時の構えでは準備状態が読みとれる（d）．非麻痺側へのリーチでは，股関節を外転させてベースを広げて対応している．麻痺側股関節はアライメントが崩れているようにみえる（e）．麻痺側へは体幹を傾斜できず，頭部は股関節より側方へ移動できていない．また非麻痺側下肢は外転している（f）．すべての姿勢で，体幹は屈曲位になっている．

　定的な構えをとり，自然なバランス活動を捉えにくくする．リーチ活動などの課題指向的な評価では，能動的な重心移動と支援活動を捉えられる[11]．図9の患者（右片麻痺，Br. stage V-V-Ⅲ）は外乱に対しワイドベースで体幹伸展位に構え，表情はこわばっている．一方，リーチ活動ではターゲットを注視しなごやかに構えている．

　非麻痺側へのリーチでは，左股関節を外転させてベースを広げ頸部を伸展させて制動している．体幹は軽度屈曲位，右股関節は外転・外旋位になっている．麻痺側へのリーチでは，右股関節より側方へ体幹は移動できていない．頸部は過伸展し体幹が側屈している．また，左手は大腿部に接地させながら下肢は軽度外転している．評価者は，骨盤傾斜と股関節のアライメントから支持点となる股関節と体幹とのシナジー（CA）や対側下肢の活動状態（CWの活性化）を予測して触診しながら確認する．また，プレイシングでは身体体節の連結状態を把握できる．CWが活性化されていれば軽く感じ，支持機能としてCAが

作用していれば重くなる．さらに，リーチの方向を変化させたり体幹を誘導したりして，テンタクル活動の主動作筋の反応を確認する．

このケースでの確認ポイントは，麻痺側股関節はCWを活性化するために，または支持機能を補うために外転・外旋していたか，もしくは低緊張によりアライメントが崩れていたかである．また，頸部伸展は骨盤傾斜との関係，体幹の側屈は股関節のCAとの関係で分析する．麻痺側へのリーチでは麻痺側の随意性と限界を考慮する．

以上の確認ポイントを前述した共同運動レベルの片麻痺患者の反応と照らし合わせてみると，傾向は変わらないことに気づくであろう．そこで改めて開始時の構えについてみれば，体幹は屈曲位で右股関節のアライメントがわずかに崩れていることが読みとれる．一連の活動で崩れたアライメントを修正できず，さらに非対称性を強める結果になっている．開始時の姿勢の修正については，別項（第Ⅰ章−**4**−3「ダイナミックスタビライゼーション」，67頁参照）を参照されたい．

8. セラピストのスキル向上のために

バランス活動の評価と治療は，対象者が陥っている優位な運動パターンを修正できるか確認しながら進めなければならない．運動の誘導は，われわれにとって有効な情報を得ることができる手技の一つである．本来，誘導は目的活動を支援する意味で用いられるが，運動機能障害を呈する対象者に対しては抑制された運動パターンを引き出し，運動学習の可能性を把握する目的で行われる．セラピストが陥りやすい問題は，自分の価値観で運動パターンを決定し対象者に強要することである．情動への配慮がなされているか，誘導された運動を知覚しているか，必要性を認識できているかが問われる．一度立ち上がった不安は代償的な反応を強め修正を困難にするため，安心して活動できる範囲や運動刺激を選択しなければならない．そのためにも，セラピスト自身が支援活動の意味を理解し，これらの障害で起こる代償的反応を体験しておく必要がある．

CWの欠損は，上下肢の外転反応を意図的に起こさないようにして確認できる．逆に手首や足首に重錘バンドを装着するとCWの活性化を理解しやすい．CAの作用は，床反力が作用しにくい床面と硬い床面との比較で相違を体験できる．それでは次に，スキル向上のためのポイントを提示する．

スキル向上のためのポイント

1）誘導による治療効果を高めるためには，他動的にならないことである．外形的に作られた運動パターンは内発的な活動ではないことやセラピストの支えに委ねたものになり，体重移動（圧の変化）やアライメントの変化を知覚しにくくしている．例えば，立位で麻痺側下肢へ荷重するように誘導しているつもりでも，セラピストが離れたとたん，バランスを崩してしまう患者は少なくない．能動的な反応であれば，セラ

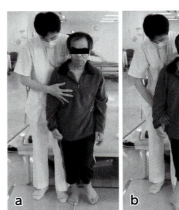
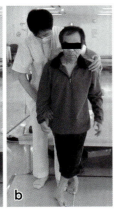
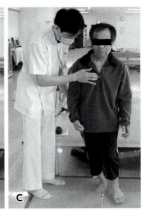

図10 ウエイトシフト誘導時の反応
a：セラピストの支えに頼った半受動的介入．
b：離れたとたんにバランスを崩す．
c：リファレンスポイントを変更しながら患者との距離を拡げ，能動的な反応を引き出す．

ピストがいなくなっても姿勢が崩れないはずである（図10）．

2）バランス活動の改善

①まず支持基底面に接する身体部位の知覚（圧の変化）を促すことから始める．支持点を提供する関節のアライメントを整え，知覚しやすいように柔軟性を確保しておく．低緊張により筋収縮が反応していない場合は，活動できる臨界を確認しながら活性化する必要がある．また，支持点を徒手的に固定してみて，対象者が楽に運動できるか確認することも重要な手がかりになる．

②支持点を安定させる運動課題は，圧の変化を感じとりやすく過度に努力しないで遂行できるものを選択する．知覚探索（感覚の変化）により支持点が定まれば，そこに連結する身体体節のつながり（アライメント）に変化を与え，運動連鎖を活性化する（図11）．支持点が不安定な場合，CWの活性化による支援活動が優位になっていることが多い．先行的な構えを修正し，反応を抑制することでCAが活性化される場合もある．片脚立ちで両上肢のローガードを抑制することで，足部の反応が優位になり動的安定性が向上するのが，よい例である．

3）最終的にテンタクル活動の自由度を高めるために何が必要かを治療的誘導により分析する．原則は，テンタクル活動の主動作筋と支持点とのシナジーを形成することである．アライメントを修正する際はリファレンスポイント（主要な身体体節のラウンドマーク）を提示し，その部位をどう動かしたらよいか伝える．空間定位が要求される身体体節については，リファレンスポイントを与え，固定的にならないようにその部位を感じとる探索的な運動を要求する．セラピスト自身が，自分の身体に設定し，そこを感じとるための運動を行ってみてほしい．はじめは，観念的に大きくなりやす

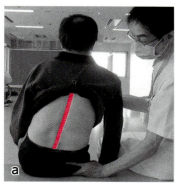 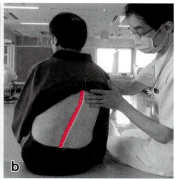

図 11　バランスの改善を促す介入の実際
a：殿部の筋活動を確認しながら荷重点を知覚するように能動的探索を誘導する．
b：支持点が安定してきたら肢位を変えてみて運動連鎖を確認する．

いが，動き方がわかると対称的に滑らかにできるようになるはずだ．そこから振幅を小さくすると，より繊細になる．推進筋から安定筋の活動に切り替わり，体性感覚が入りやすくなる．

9．まとめ

われわれが運動を通して感じとれるものは，身体体節間のつながりや環境と身体との関係性で，これらはバランス活動そのものを改善する．「支持点から立ち上がる重心線を感じとる運動」という表現が適切かもしれない．セラピストに求められるのは自分の身体の内観であり，身体内部のダイナミックタッチなのだ．

〈文　献〉
1) 多賀厳太郎：脳と身体の動的デザイン―運動・知覚の非線形力学と発達．金子書房，pp91-182，2002
2) Bernstein NA（著），佐々木正人（監訳）：デクスリティ―巧みさとその発達．金子書房，pp132-203，2003
3) Klein-Vogelbach S：Functional kinetics；observing, analyzing, and teaching human movement. Springer-Verlag, pp74-143, 1990
4) 松井秀治：各種姿勢の重心位置に関する研究．体育学研究　2：65-76，1956
5) 佐藤房郎，他：移動のためのリハビリの支援．宮地良樹，他（編）：最新版ナースのための糖尿病フットケア技術．メディカルレビュー社，pp248-258，2014
6) 佐藤房郎：中枢神経障害領域患者の動作の見方．理学療法の歩み　27：8-16，2016
7) 佐藤房郎：脳卒中片麻痺患者の体幹・下肢機能障害と機能予後．理学療法　34：292-300，2017
8) 冨田昌夫，他：片麻痺の体幹機能．PTジャーナル　25：88-94，1991
9) 佐藤房郎，他：片麻痺の体幹運動の分析．理学療法学　20：230-237，1993
10) 佐藤房郎，他：片麻痺の体幹運動と筋活動．理学療法学　21：464-469，1994
11) 佐藤房郎：脳卒中理学療法のクリニカルリーズニング―その特徴と共通性．PTジャーナル　46：477-485，2012

第Ⅰ章　実践的評価　治療の理論と解釈

5 生態心理学・アフォーダンス

神奈川県立保健福祉大学保健福祉学部リハビリテーション学科　OT　**玉垣　　努**
JCHO 湯河原病院リハビリテーション科　OT　**松田　哲也**

1. 理論の成立過程と変遷

　21 世紀は脳科学の時代といわれており，再生医療も含めて大脳生理学が注目を浴びている．医学モデルでは，運動や動作は脳機能との関係性で説明がなされてきた．行為の研究にしてもまた然り，伝統的なゲシュタルト知覚の「中枢–推論説」などの知覚理論は脳を中心に取り組まれてきた．これまでの心理学は，動物の周囲にある環境を理論の中に十分に取りこめなかった．

　James J. Gibson[1]（以下，ギブソン）の生態心理学は，動物の周囲にあることについて独自な観点を示し，動物との関係で定義される環境の性質・情報が，動物の知覚–行為によって直接知覚され，行為の動機となっているとしている．つまり，行為は脳だけで決定されるものではなく，環境との関係で成立しているとしている．アフォーダンス理論によれば，われわれは「眼でみているのではない」し「耳で聞いているのでもない」．極端な言い方をすると「みさせられている」「聞かされている」のである．大地は歩くことを支え，いすは座ることを支持する，といったアフォーダンスを備えているといわれる．アフォーダンスは事物の「物理的」性質だけではない，「動物的」な価値である．「すり抜けられる隙間」「登れる坂」「つかめる距離」は，アフォーダンスである．これは個々人によってすべて異なり，無限に存在するのである．個々人によって無限に存在するというのは，もともとあったアフォーダンスを，知覚者が経験によってピックアップするかしないかの違いなのである．このピックアップするための身体の動き，経験，機能を「知覚システム」という．

　ギブソンは感覚器官から知覚を説明する知覚理論のパラドクスを指摘し，「基礎的定位づけシステム」「視るシステム」「聴くシステム」「味わい・嗅ぐシステム」「接触のシステム」を持つ「知覚システム」として表現し，動物の行為が身体内部のみで決定されるものでなく，環境が行為や運動制御に大きく関与していることを提示した．生態心理学は，現実の世界で営まれる主体と環境の相互作用を通した「生態学的妥当性」のある知覚研究である．また，知覚者を刺激に対する単なる受動的存在ではなく，自ら積極的に環境の中の情報を能動的に探索できる主体であると考える．先に挙げた環境が動物に提供する環境の性質・情報による行為の可能性を「アフォーダンス（affordance）」という言葉を用いて表

現し，加えて，動物が取り囲む環境に適応し行為を行うためには，意識・無意識かは問わず，アクティブタッチ（＝能動的探索行為）の重要性を示唆している．

アフォーダンスは，ギブソンによる「afford＝与える・提供する」をもとにした造語である．それは精神と物質と生命をつなぐ新しい科学に基礎を提供する考え方の1つだといわれている．

アフォーダンスとは，環境が動物に提供するものであり，それは生命体を取り囲んでいるところに潜んでいる意味である．意味といっても，人間が考え出したものではない，それは環境に実在（リアル）している，しかし，ある個体がいつか環境においてそれを発見しなければあらわにならない，だからアフォーダンスは潜在する意味なのである．アフォーダンスとは，環境内の事物・事象それ自体に備わる性質ではなく，エフェクティビティ（行為者の能力）と結合することで知覚可能となる環境の傾向性（情報）である．環境の複雑さが先にあり，それが徐々にそこに生きる動物の身体にも複雑なことを生んだ．アフォーダンスは，われわれがあまりにも当たり前のことを見逃していたことに目を開かせてくれる．

アフォーダンスの特徴として，佐々木[2]は以下の3つを挙げている．

①**アフォーダンスの遍在性**：物体，物質，場所，事象，ほかの動物，人工物など環境にあるすべてのものはなんらかのアフォーダンスを持っている．

②**アフォーダンスの実在性**：アフォーダンスは主観的に構成されるものではなく，環境の中に実在する情報である．知覚・行為者は環境の中を能動的に探索することにより，環境のアフォーダンスの存在に気づきそれを利用することができる．

③**アフォーダンスの相対性**：アフォーダンスは，知覚・行為者にとって価値のある情報であり，知覚・行為者の属性やスキルによって相対的に決まる．

例えば，食事用の自助具[3]にしても，持ち方1つでパフォーマンスが大きく変化するのはアフォーダンスの影響である（図1）．食塊をすくったら，こぼれないように常に水平にしておかねばならないのがスプーンのアフォーダンスであり，スプーンの持ち方により行為が決定してしまう．

われわれが「身体」と口にするとき，時間からも周囲の環境からも独立した物体のようなものとして，身体を考えていないだろうか．身体は生命の営みの場であり，それは時間の流れと環境の中に存在すること抜きには考えられないはずなのだ．生き物のすることにはそれを可能にしているところがある．そしてそれを可能にしている変化の仕方がある．「周りがあって生き物の振る舞いがある」「生き物の行為とその周囲とはどうやら2つで1つのことなのである」「生き物の行為と環境の2つを別々のこととして分けてしまって，その2つをすりあわせて考えるという方法では，この世界にある重要なことを見逃してしまう」と佐々木[2]は述べている．

ギブソンによれば，身体とは環境にある情報を知覚するために組織された「知覚システム」だという．それは従来の知覚に関する考え方を180度転換するものである．ギブソン

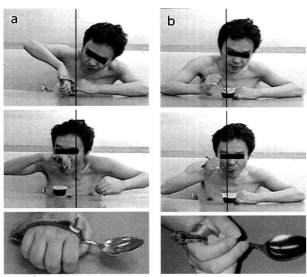

図1 自助具の違いによる頸髄損傷者の食事動作（C6b2完全麻痺）

a：橈側握りの自助具（ユニバーサルカフ）；すくい動作では，右上肢は肩関節外転・内旋し，手首の掌屈がみられた．体幹は左側に傾き，左上肢は体重の支持として用いられた．取りこみ動作では，右上肢はすくった状態のまま，肩関節の内旋と挙上，外転にて口まで運ぶ．そのときバランスを保つため左上肢は外転反応を呈する．

b：3指つまみの自助具（ニューカフ）；すくい動作では，手首の掌背屈や前腕の回内外の運動性が拡大し肩関節の外転はみられない．取りこみ動作では，前腕の回外と掌屈にて口にスプーンが向かっていく傾向に変化した．

の発見は，外界からの刺激を身体の各パーツが受動的に受けとっているのではなく，身体全体が1つのシステムとして，環境にある情報を探索・発見することにより獲得しているということにある．

2．適応（対象とする疾患や障害）と限界

　1998（平成10）年から約5年間，さまざまな障害を持つ人の行為や治療介入などに対して，生態心理学的な解釈や意味づけをするための症例検討をアフォーダンス勉強会と称して実施していた（図2）．筆者も含めて佐々木正人氏，冨田昌夫氏を中心に，多様な疾患について現実的な行為の中で起こったことについて論議した．例えば，学習については時間を費やした．ギブソンは「学習」はなく，直接知覚に基づいて行為を行うとしている．しかし，リハビリテーション（以下，リハ）の立場では，リハは学習と考えているため，とても容認できることではなかった．検討を進めるうちに，ギブソンの妻であるElenoar J Gibson[4]（以下，E. ギブソン）が発達心理学者の観点からアフォーダンス知覚の発達についての研究を行っており，知覚学習に関してはギブソンが容認しているという認識で決着を得た．またあるときは感覚と知覚の違いについて，あるときは視覚について，

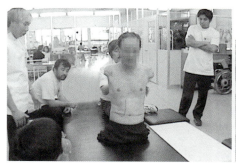 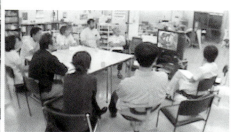

図2 アフォーダンス勉強会の様子

なぜ行為が発生したり変更されたりするのかなど，テーマは多岐にわたった．これらのことをまとめた本[5]も出版されている．

基本的には，アフォーダンス理論は生命体に共通する理論であり，適応範囲は生命体といってよいであろう．ただし，現時点で，脳科学を中心とした医学モデルでの考え方に合致しないところもあり，現象面からトップダウンで検討していくフィールドワークを重要視しているため，量的な科学的根拠を問われると理論的に脆弱な部分がみられる．

3. 知覚循環

3-1 行為とは～課題-環境-身体の制約

われわれの日常生活は「つねひごろ」というわりに日々変化に富んでいる．毎日の通勤という日常の行為を例にとって考えてみたい．

通勤する目的は会社で働くことである．会社で働く理由は？ と聞かれるとそれは，経済的な目的，社会的役割や自身の存在理由を問うものなど，多くの理由が内在されている．行為には主となる課題とそれに付随する課題があり，その関係はその主たる課題と付随する部分が入れ子になっていることが多く認められる．

通勤とは自宅から主となる勤務地に移動する課題であるが，そこにはさまざまな制約が存在する．まずは時間である．ほとんどの会社では業務を開始する時間が規定されている．その時間から逆算し，その距離や移動方法に合わせ家を出発する時間を算出する．家を出る時間が決まると，起床から（時に前日から）家を出る時間までに身支度を進めるが，身支度は天候やその日の業務内容，業務後の予定により変化する．具体的には衣類や昼食，持ち物などを選択しなくてはならない．この天候やその日の業務内容，業務後の予定は日々変化し，それに合わせ，予期的に身支度を考えなくてはならない．この環境の変化の部分だけで，その組み合わせは膨大なものとなる．もしも，予期性に欠け選択を間違い雨の日に傘を忘れる，暑い日に厚着をする，大事な会議があるのにカジュアルな服装で

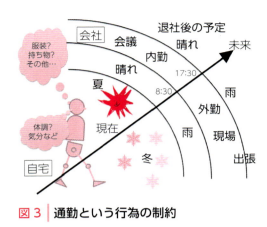

図3 通勤という行為の制約

出社するなどしてしまうと，結果，傘を取りに戻らなくてはいけなくなり，または着替えを余儀なくされ，通勤という行為は非効率なものとなってしまう．

　われわれは，出勤時間に合わせた自宅から会社への移動という基本的な不変項に対して，環境面だけでもその行為を効率的に進めるために多くの制約を無自覚に意識し，非効率的な面を回避させつつ行為を行っている（図3）．

　行為を行うための制約としては，前述のように1つに課題が挙げられる．

　会社が休みの場合は，当たり前であるが課題自体が失われ，通勤という行為は達成の必要がない．会社を辞めてしまった場合も同様である．そのほか，身内が急病の場合などでは看護や救命が通勤以上の課題となり，この場合も通勤という課題は達成されない．

　行為を行うための制約として2つ目に挙げられるのが，環境である．環境面には，前述したような，自宅や，自宅から会社までの道路や交通機関などが挙げられる．そのため，災害時や公共交通機関のトラブルなどの場合は，迂回を余儀なくされ効率性が失われ，場合によっては通勤することが達成されない．そのほか，通勤という課題の入れ子となっている業務内容などのその日の予定も，環境面の制約として課題とオーバーラップする形で存在している．現代社会においては基本的な時間軸は1日であるが，昔の徒歩などによる旅行の場合は，数カ月〜数年の時間軸で多くの制約があったと考えられる．

　ここまで通勤という行為に対する課題と環境面の制約を示したが，制約を加えるものとしてもう1つ，自己の身体が挙げられる．

　通勤に関してその身支度の部分で排泄動作，整容動作，更衣動作，食事動作を行い，歩行にて移動を行わなければならない．日々変化する環境に適応していかなくてはならない状況であるが，適応させる自己の身体は体重ですら刻一刻と変化している．その変化量は数グラム〜数百グラムと微細なものであるが，2足歩行ロボットなどのバランスを要するような機械であれば，その重さの変化は2足歩行という基本的な性能を欠損してしまうような大きな変化である．しかし，われわれはその程度の変化は自覚することもなく，加えて日々違う重さの衣類を着衣し，各種行為を行い，日々重さの違う荷物を手に持ち，通勤

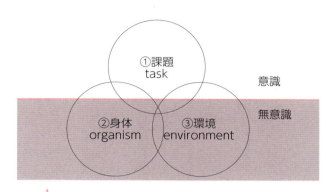

図4 | 行為とは （文献6より引用，一部改変）
課題−環境−身体のそれぞれが制約しつつ行為が成り立つ．

という行為を遂行することが可能である．自己身体の変化としては体重のほかにも自律神経系を基本とした内臓活動や，気分などの情動の変化も挙げられる．人は生まれてこのかた発達し老化をし続け，その制約を無自覚に意識し，非効率的な面を回避させつつ行為を行っている．

　通勤という課題は課題−環境−身体が制約しつつ，その中で折り合いをつけて達成される．逆にその制約が1つでも強くなりすぎると行為は達成されない．このように，課題−環境−身体は互いに制約をしつつ複雑に絡み合い行為を遂行している．また，そのプロセスは無自覚であることが多く，課題のみが意識される．

　課題−環境−身体は制約しつつ行為は成り立つ．行為の遂行における3つのタスクの制約について，Newell[6]は以下を挙げている（図4）．

①タスクのゴール＝課題
②タスク・ダイナミクスを特定，あるいは制約する規則（おそらく個体発生的な制限）＝身体
③タスク・ダイナミクスを特定，あるいは制約する道具だてや装置＝環境

　タスクについて，E. ギブソン[4]は『行動は，認知的かつ外部から観察可能な行為であるが，時間の経過に沿って持続するものであり，事象的な機能的分節に組織化される．この事象的な機能的分節を「タスク」という』と述べている．タスクとは生を受けて死ぬまで繰り返し持続するものであり，機能的文節とはリハの場合，基本動作の文節で区切る場合もあれば，日常生活動作と移乗・移動動作で区切る場合，そのほか，知覚過程の文節で区切る場合などいくつか挙げられ，区切られたその一つひとつがタスクとなる．そのタスクが組織化され行為の文脈となる．Newellの行為の図にリハをあてはめると，②の個体発生的な制限＝身体という部分が理学療法，③の道具だてにあたる部分＝環境が作業療法が担う部分ではないかと考える．そして，①のゴール＝課題にあたる部分は，両療法ともに訓練の中で明確にしていかなくてはいけない部分ではないかと考えられる．

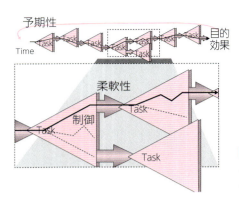

図5 行為の特性—予期性と柔軟性
タスクの達成にも柔軟性があり，新たなタスクの選択にも柔軟性が働く．

3-2 行為とは—課題特定性

　ここまで，行為の制約について，その関係性について述べてきた．あわせて，日常生活の日常というわりにはその制約にあたる部分は目まぐるしく変化し，多様な状況で人はその多様さに日々適応し生活を行っていることを示した．しかし，われわれは行為の一つひとつをプログラムし意識しながら動いているわけではない．基本動作を機能的文節とした寝返りや起き上がり，歩行などのタスクもそれ自体が目的ではなく，例えば，朝であれば着替えるため，トイレに行くため，歯を磨くため，これらも一つひとつは，すべて会社に行き仕事をすることが目的であり課題である．三嶋[7]は「人間が行為の中で達成しているのは，手続きではなく課題そのものの意味のほうである」と述べている．このように基本動作やその要素となる部分は，課題や目的に向かって流れゆく人間の行動の中に埋めこまれ，意識されることはほとんどない．タスクは目的や効果に向かう行為の中でタスク間の協調構造を成して存在する．加えて，E. ギブソンは「タスク間には，タスクの制約に加えて柔軟性がある」[4]とも述べている．人間の行為は一様ではなく，時と場合によって変化する環境や身体状況により左右される．立ち上がり1つをとっても，満員電車のように前のスペースがほとんどない中での立ち上がりと，ゲレンデのような足下が不安定な場所での立ち上がりは，個々の来歴による傾向の違いはあるにしろ，日常過ごす環境での立ち上がりと違いが出る．また，憂うつや元気などの気分の違いでも，立ち上がりの質は変化する．このように人間の行為は目的や課題に向かい流れる中でそのつど，環境や身体状況に合わせ柔軟に適応している（図5）．

3-3 行為の発達

　前述のように行為は「課題特定的」であり，課題–環境–身体に合わせ柔軟に動きを選択している．このような行為はどのように発達し，学習されていくのであろうか．
　アフォルタ（Affolter FD）[8]は幼児期に体験する安定した支持面と側面がある壁がん（図6）について，「壁がんのように周りを囲まれた状態は安全そのものである．その状態を経

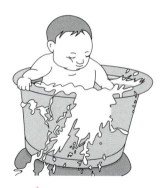

図6 壁がん

バケツや壁のコーナー，机の下などが壁がんにあたり，抱っこしてくれるお母さんもまた安定した壁がんである．

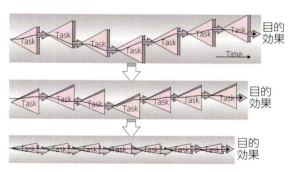

図7 行為の特性―機能性-効率化

タスクはその行為を繰り返す中で，課題特定的な動きを効率的にスムーズに選択するようになり熟練していく．

験することが，自分の周囲について知識を習得するための基礎となり，そのための出発点となる．また，現実性についての知識を，認知と情動の両面から獲得してゆく」と述べ，また，「自分自身の身体についても知識を増やすことになる」とも述べている．身体機能的に未熟な幼児期に囲まれた環境の中で能動的に身体図式を育み，より広い外部環境を探索するための基礎を作り，また，現実性を認知と情動の両面から獲得することで，課題の持つ意味を予期的に理解することが可能になっていく．自身の身体について知識を増やすことは，その後の行為の中で「生態学的測定法（エコ・メトリクス）」として無意識に使用される．これはWarren[9]の，足だけで登れる高さを視覚的に判断させた際，被験者の股下の長さの 0.88 倍などとする研究が示すような，生き物が自己身体を基準にして環境を知覚したものである．

　このように行為の発達においては，より広い外部環境の探索以前に，身体の周囲にある支持面を探索することで自身の身体を知ることがまず重要である．そして，日々，変化していく身体に合わせ知識を更新していくことも必要となる．認知した自己身体を基準に，タスクは知覚循環を通した学習の中で，より特定的（巧み，熟練）になる．特定的になる過程には，柔軟性と柔軟に振る舞った行為の結果が大きく関与している．柔軟に振る舞った行為は同等の知覚を身体に残し，それに伴う結果は，次回，行為のときに見通しを立てる基準となる（予期性）．その際，生物はより効率的な方法や手順を模索する．このことから行為のミステイクという結果も，その後の情動次第では次へつながる大切な行為といえる．また，タスク間の協調の部分も同様に学習される．健常者の行為と行為のつなぎの部分でマイクロスリップと呼ばれる行為のよどみがあることが報告されている[10]．マイクロスリップとして，手における躊躇，軌道修正，手の形の変化，接触が報告されている．個人差はあるものの，1回/1分間程度の頻度であり，動作が熟練してくると減少して

いく傾向にあるとされている．このマイクロスリップも，行為当初はなく，上達に合わせ出現し，そして消えていくことから，1つの探索的な行為とされている．

このように行為は能動的な中でタスクを特定的にし，タスク間のよりスムーズな協調関係を作ることで向上していくと考える（図7）．

4. 知覚循環における知覚システムの関係性

日々刻々と変化する環境を身体はどのように探っているのか．環境を探るセンサーとして五感が挙げられるが，五感それぞれにあたる感覚器では，その単一的な感覚にも多彩な意味があり，自己身体と環境の関係性を決定づける情報とはならない．また，感覚器には順応という特性がある．順応はある刺激が一定の強さで続いていた場合，受容器の感度低下により，その感覚が減弱ないし消失することをいう．特に触覚，嗅覚，味覚は順応しやすい感覚といわれている．ある感覚器だけでは，この順応という特性により，継続的に自己身体を探ることは困難となる．

自己身体の外部環境を探索・知覚するためには，壁がんの部分で述べたように，人は身体の周囲にある支持面を探索することで自身の身体を知ることが，まず重要である．支持面を探索し安定性を得ること，それと単一的ないくつもの感覚刺激との間にはどのような関係性があり，自己身体を基準とするエコ・メトリクスを更新していくことにつながるのだろうか．

このような問題に対し，ギブソンは環境への注意のモードとして5つの知覚システム（「基礎的定位づけシステム」「視るシステム」「聴くシステム」「味わい・嗅ぐシステム」「接触のシステム」）を提唱している．

玉垣[11]は，このシステムの特徴は五感にあたる4つのシステムが基礎的定位づけシステムとの相互の関連性の中で成立するとしている（図8）．その中で重力への反応は，地球上で生活するうえでは休むことなく常に継続しているものだが，その重心移動や身体傾斜，またそれに伴う修正一つひとつを意識に上らせることはない．

ギブソン[12]は基礎的定位づけシステムを，全身の姿勢を環境に対して動的に定位させるためのシステムと位置づけ，重力および環境表面からの反作用力の場への定位を行うため，内耳からの加速度に関する情報や，全身の触覚情報が含まれるとしている．すべての知覚システムが身体に埋め込まれているため，基礎的定位づけシステムはすべての知覚システムの定位の基盤となっている．これは知覚−行為循環により，個々のシステムによる知覚自体が動き探索することで初めて成り立つことを示す．何かをみるためには移動し，頸部や眼球運動を伴う．物を感じるためには手を伸ばし触れたりつかんだり握ったりする．匂いを嗅ぐためには横隔膜や胸郭の動きにより呼吸を行う．動き，知覚するためには，安定していると知覚できる支持面が必要であり，また，動くことでより強固に支持面を知覚する．これが安定を保つ基礎的定位づけシステムである．この知覚された支持面

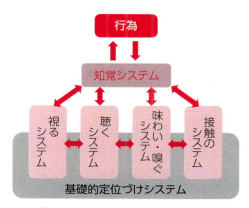

図8 知覚循環における知覚システム

は，物理的な安定だけではなく精神的な安定にもつながると考え，逆に精神的な安定や落ち着きは支持面の知覚を促すとも考える．

このように，人間は能動的に動くことでその都度，外部環境を知覚し相互関係を築いている．他動的では知覚が伴わない．このような知覚循環は各タスクの下位ユニットに入れ子として存在し，そのときの身体状況と環境との関係を探り，自分の動きのレパートリーの中から目的や課題に適した方法を柔軟に選択している．環境と身体は個別に存在するのではなく，綿密に関係し合い，相互に作用し合っている．

4-1 基礎的定位づけシステムとは

リード（Edward S. Reed）[13]は，基礎的定位づけシステムについて，2つの定位があると述べている．第1の定位はそこにいること，第2の定位は移動できることである．この2つの定位の状態を運動学に置き換えると，第1の定位が安定性限界の中でバランスをとり続けること，第2の定位が意図的にバランスを崩し安定性限界を逸脱し，逸脱した先で立ち直ることといえる．このバランスを維持することと立ち直り反応は，重力がかかる地球上では身体の抗重力伸展活動により初めて可能となる．基礎的定位づけシステムが良好な状態とは，身体機能的には，効率的な抗重力伸展活動が可能な状態と言い換えることができるのではないかと考える．

発達の中では，生後間もない状況から体験する安定した支持面と側面がある壁がんの中で，抗重力伸展活動を学習していき，その程度により歩行などの移動能力は飛躍的に向上していき，基礎的定位づけシステムの安定性を増し，より広い範囲の外部環境の探索が可能となっていく．生後間もない首もすわっていない時期は，自己身体を支える母の手や身体，そしてベッド面を支持面のみを知覚し，このときの基礎的定位づけシステムは手足の届く範囲の接触とその面からの抵抗や，目の前の母乳の匂いや味，母親の鼓動を知覚するのみの安定性しか与えない．その後，発達の中で首がすわり寝返り，四つ這い，お座り，立ち上がり，立位を壁がんの中で経験し抗重力伸展の方向へ運動を拡げていき，徐々に自

第Ⅰ章　実践的評価　治療の理論と解釈

己身体と支持面の関係性を学んでいく．結果，基礎的定位づけシステムは安定したものへと変化していき，ベッド面と母親以外を徐々に探索・知覚し，最終的には壁がんから離れ歩き出していくのである．また，基礎的定位づけシステムは，身体機能面ばかりではなく，集団での社会的な立場や自身の精神状態へも影響を及ぼす．逆に，どうしようもない問題を抱え，強く悩みに苛まれているときは，まさしく地に足がつかない状態となり，基礎的定位づけシステムは崩れ，ほかの知覚システムも働かなくなり，周りがみえない（空気が読めない）状態に陥ってしまう．基礎的定位づけシステムの安定には，支持面と自己との関係性の中で抗重力伸展活動を基盤とした能動性の中で外部環境を知覚し，安定した精神活動が求められ，ほかのシステムとの相互作用で成り立っている．

　ここでいう支持面は環境面での特性であり，ストッフレーゲン(Thomas A. Stoffregen)[14]は支持面の定義として以下の4つを挙げている．

　①面は適度に拡がっていること
　②変形に対し抵抗があること（硬さ）
　③適度に摩擦があること
　④慣性重力ベクトルに対する面の空間的関係が，ベクトルの一部分またはすべてが面に
　　向けられるような関係になっていること

　④に関しては，壁がんでいう側面を指し，その側面に触れていなかったとしても，行為の中で安定性限界を逸脱し転倒しそうになっても，支えてくれる面としての知覚を促してくれる．支持面は重力がある地球において，床反力を生み抗重力伸展活動を可能とするものである．

4-2　視るシステム

　視るシステムにより知覚する環境の情報は肌理である（図9，図10）．日中，人の周辺は太陽による光に包まれている（図11）．われわれを包む光は包囲光と呼ばれ，われわれに肌理の知覚を可能としてくれる．暗闇の中では光が見えないのではなく，光が包み込む肌理が見えなくなるのである．しかし，視覚による瞬間的な画像情報では，その配列が知覚されるだけで，その拡がりや変化率までは知覚できない．実際に移動するために，谷や山がなく安全に移動が可能かどうか知覚するためには，視覚で瞬間的に空間の配列を知覚するだけでは困難となり，肌理の変化を探索する必要がある．具体的には頭を上げたり，背筋を伸ばしたり，立ち上がるといった抗重力伸展と抗重力伸展を維持したままでの左右への移動，それと従重力に伸展活動を減弱させることにより安定した頭部の上下左右への能動的な移動が挙げられる．視覚と頭部の移動の組み合わせにより初めて肌理の変化を知覚することが可能となる．また，その中に，移動によって変化しない不変項を見出すことが可能となるのである．視覚システムがシステムといわれるゆえんは，視覚と頭部の安定や頭部の抗重力的な伸展を含めた，能動的な移動を組み合わせて初めて肌理の変化の探索が可能となるからである[12]．また，このことは，視覚システムと安定（第1の定位）と移

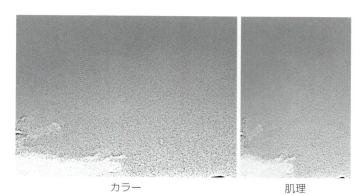

図9 肌理の情報が少ない景色
空には肌理が少ない．

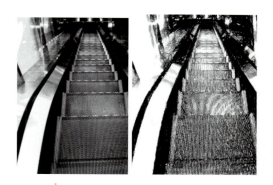

図10 肌理の情報が多い景色
地面には肌理が多く，段差や奥行きの情報となる．

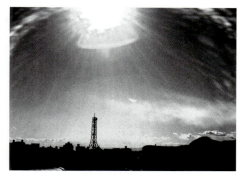

図11 包囲光

動（第2の定位）を基本とした基礎的定位づけシステムとの協調関係も示している．

以上，環境の拡がりを例に示したが，細かな物をみるときも同様である．移動に必要な空間の探索以上に，頭部を安定させ，ゆっくりと小刻みに眼球や頭部を能動的に移動させることで細かな物を探索している．

視るシステムを通して環境を注意深く探索することは，加えて，その探索する空間を拡げること，またはより狭い範囲でフォーカスを当てることである．その視る対象によって，人は抗重力伸展活動の方法と頭頸部の動きを器用に変化させている．

オプティカルフロー（光学的流動）

オプティカルフロー（光学的流動）は，移動する際の視るシステムにおける情報である[12]．これらの情報はヒトの第2の定位である移動によって起きる．第1の定位の状態でそこにいる場合は，見ている景色の中心部にもその周辺にも環境側の動きだけが知覚される．第2の定位により動き出すと，動き出した方向の真正面に当たる中心部の動きは少なく，周辺は進行方向とは逆の方向に景色が流れ出す．周辺の景色が流れるスピードは，中

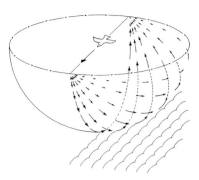

図12 地球環境での移動の際に生じるオプティカルフロー〔JJギブソン（著），佐々木正人，他（監訳）：生態学的知覚システム 感性をとらえなおす．東京大学出版会．p187，図9.3，2015〕
進行方向の肌理の変化が少なく，側方の肌理の変化は大きい．

心に近い周辺はゆるやかに流れ，中心から離れるほど速く流れる傾向がある．結果，前進する際は景色が後方へ流れていき，景色が膨張しているように見え，後退する際は収縮する見えとなる（図12）．オプティカルフローは両眼視差による奥行き知覚では対応困難な広範囲な空間での情報のピックアップに有効である．また，超高速移動にも対応が可能であり，自動車の運転や航空機の操縦の際にも利用されている．

しかし，これらの情報を有効に利用するためには，安定した状態で不変項である中心部を知覚することが重要であり，自身の進行方向とは逆に眼球がある頭頸部が前後に振れてしまっている場合は，流れゆく景色の中心部を知覚することが困難となり，移動のために必要な情報を持続的に知覚することが難しくなる．これは，対象物との距離や衝突までの時間を予期することを困難にし，実際に対象物と衝突し，移動スピードを上げることが困難となり，非効率的な状態に陥ることとなる．

4-3 聴くシステム

聴くシステムによって知覚する環境の情報は空気の振動である．空気中の振動場は反射を無視すれば音源から同心球状に拡がる[12]．音源となる空気の振動は環境の動きがもととなり，それらの摩擦，転がり，衝突，破壊などにより発生する．環境にはそれらの振動が無数に存在している（図13）．また，それらの振動には，始まりと終わりがあり，同一のスピードで空気中を拡がり，また音源から遠くなるにつれて振動は弱くなっていく性質がある．

知覚するための感覚器は鼓膜を中心とする耳である．ヒトの場合，耳は頭部の両側に対に配置されている．片耳では，音の質は判別することができるが，聴くシステムとして音源の位置を判別し，その情報をもとに自身の定位を促すためには両側の2つの耳が必要と

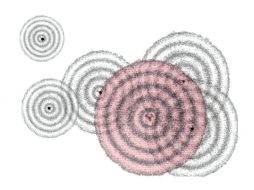

図13 空気中の無数の振動を瞬間的に固定した場〔JJ ギブソン（著），佐々木正人，他（監訳）：生態学的知覚システム 感性をとらえなおす．東京大学出版会．p93，図5.4，2015より引用，改変〕

無数にいる蚊の羽音から発散する空気振動の波を図示してある．その中でも自身を取り巻く一番近い振動に注意が向く．

なる．元来，敵の足音や天災時の異常な音を察知し自身の身を守るために進化し，また，同属のコミュニケーションの手段として，最終的に口腔器官の進化と併せて言語獲得においても重要なシステムである．

聴くシステムの場合も，両耳の鼓膜で得た情報をシステムとして効率的に活用していくためには，ほかのシステムと同じように基礎的定位づけシステムが重要となる．第1の定位づけシステムにより，空間的にぶれることなくそこにいることで，その音源が注意を払うべき音かどうか聴き耳を立てることができる．また，聴き耳を立てた際に両耳の鼓膜で得た空気振動の両耳間の距離による到達スピードや振動の強さの誤差により，音源の位置を特定する．その後，その音が判断をしかねる場合や音源の位置を同定しかねる場合に，第2の基礎的定位づけシステムにより頭頸部や身体全体を移動し，音源の方向に耳を向け，空気の振動が大きくハッキリと聞こえる方向を探索し始める．聴くシステムのためにも，基礎的定位づけシステムと抗重力伸展活動が重要となる．抗重力伸展活動が不十分な場合は，異常な音の察知が遅れ，また位置を同定することが困難となり自身を危険にさらすこととなる．病気としての難聴でなくとも聞きとりにくく，話しかけても違う方向に振り向くなど，音に対する反応が拙劣となることが考えられる．

4-4 味わい・嗅ぐシステム

味わい・嗅ぐシステムによって知覚する環境は，空気中に含まれる匂いのもととなる化学物資や咀嚼時に食物から染み出す液体や唾液に溶け出す固体の味である．このシステムは元来，危険や弱肉強食の食物連鎖の環境下で，敵から逃げ，縄張りを誇示し，効果的に食物を得るために進化してきた知覚システムの中核を担うシステムである．

味わうシステムは，咀嚼時に食物から染み出す液体や唾液に溶け出す固体の味を舌の受容器によって，その甘さや苦さ，辛味や酸味を検出するシステムである．食物に異変がある場合は消化器に送り込まず吐き出すことで，自身の身体を守っている．味覚もまた，記憶と直結し強く情動に働きかけ，空腹を起点とした捕食の際に取捨選択の情報となる．

味わうシステムは，咀嚼に始まり嚥下へとつながる一連の流れの中で，第1の基礎的定位づけシステムが重要となる．ヒトはより味わって食事を行う場合，椅子に座り安定した

第Ⅰ章　実践的評価　治療の理論と解釈

状況を選択する．味わう際は，咀嚼した食物を舌に分布するそれぞれの味覚の受容器に満遍なくいきわたらせるために食塊を口腔顔面筋の巧みな動きで形成し，舌の上で転がす．そして，飲みこむ際には抗重力伸展活動と合わせて，絶妙なタイミングで呼吸を中止し食物の肺への流入を停止する．

　嗅ぐシステムは，能動的な呼吸によって，鼻腔を通過する空気に含まれる物質をモニタリングするシステムである．自律的な呼吸により24時間止まることのないシステムであり，火災のときの煙など，一度異常を感じると睡眠中であっても覚醒を上げ，ほかのシステムを稼働させ，一時的に空気の取りこみをやめ，暗闇であっても煙の流れやその濃度を察知し，火元を同定し，退避行動につなげていくことができる．また，甘い匂いの場合は，その匂いの濃度が濃い方向へ惹きつけられる．匂いのもとを同定するためには，ほかのシステムと同様に基礎的定位づけシステムとの協調関係が重要となる．抗重力伸展活動により自由度を増した頭頸部を動かすことで頭頸部を協調させ，空気中の匂いのもととなる化学物質の方向を同定することが可能となり，移動することでその情報はより確かなものとなる．また，ヒトの場合，匂い自体が記憶と直結し，匂いのもとが安全なものか危険なものかを判断し，その後の行為を環境要因に合わせ決定づけるのも匂いの特徴である．われわれの日常生活においても，食材の鮮度や衣類の汚れ具合など，目に見えなくとも，その漂う空気をもとに判断している．

　以上のことは，立位や歩きながらでも可能であるが，味わう精度やその効率は損なわれやすくなり，走っている場合は，マラソン選手のように慣れていなければ，味わうどころか誤飲の可能性すら出てくる．味わい・嗅ぐシステムにも，抗重力伸展活動が重要であることが以上で示される．

4-5 接触システム

　接触システムは，発生学的に触れるものを捕食していた原生生物にとって生命維持のための知覚であり，脳が発達し遠位知覚が優位になってきた現代人にとっても，非常に原初的で恒常性の強い知覚である．接触システムといってすぐ思い浮かべるのは，触覚，圧覚，痛覚などの固有受容器系の感覚情報による体性感覚であろう．すなわち，皮膚，粘膜，筋，腱，骨膜，関節囊，靱帯にある受容器の興奮による感覚の総称である．医学モデルでは，体性感覚は固有受容器であるマイスナー小体，メルケル盤，パチーニ小体，ルフィニ終末，自由神経終末などに特定される．しかし，知覚システムという考え方は，それぞれの1対1の固有受容器-求心性神経路-感覚領野ではなく，体性感覚や関節覚，運動覚などのさまざまな情報からさまざまな知覚が生じる多対多の関係性であるとしている．接触システムのサブシステムはアクティブタッチ（能動的触知覚）と呼ばれ，広く知られている．能動的な探索活動が知覚するために重要であり，知覚循環の大きな役割を担っている．

❶ アクティブタッチとは

ギブソン[15]は，受動的な条件で与えられる刺激の不自然さを指摘し，能動的に触れるこ

とで抽象化された対象を皮膚の外側に感じ，知覚が刺激されている身体ではなく，対象に向かう点で受動的な刺激によるものとはまったく違う感覚であることを強調した．そして，知覚者が手を思いのままに動かして対象に触れることを，アクティブタッチ（能動的触知覚）と呼んだ．「知覚するためには動かなければ，動くためには知覚しなければ」の，この循環の具体的方略として，アクティブタッチがある．また，岩村[16]は手で自由に触ることによって生じる知覚のことであるとしている．

　視覚や聴覚からの手がかりなしに，対象物の特性を触覚的に知るためにはどうすればよいか．まず，手先や掌の感覚に注意しながら，対象物の表面をくまなくなぞったり，なでたり，押したり，回したり，転がしてみたりして，対象を把握しようとする探索方法を思いつくだろう．小銭の入ったポケットの中から50円玉を選り分け取り出したり，暗闇の中でブレーカーのスイッチの場所を探したりするときに用いられる触覚である．接触システムは体性感覚だけではなく，全身で知覚するという意味でアクティブタッチが重要であり，具体的方略としてのダイナミックタッチ（運動性触知覚）やリモートタッチ（遠隔地触知覚）が重要となる（図14）．

　一連の研究では，ダイナミックタッチの知覚は，環境と物理的に衝突することなく空間で対象物を振ったり動かしたりするときの知覚であり，非常に強い知覚であり，直接知覚（ダイレクトパーセプション）で，学習はないとされている．緊張して手足や体が硬直してしまったときに，手足を振ったり，首や体を動かしたりしているときは，ダイナミックタッチを利用して，身体知覚（ボディイメージ）の再構築を行い，筋緊張を適正にするという役目をしているのではないだろうか．逆説的に，感覚・運動障害とは別に，不動・無動が身体知覚を崩している重要な要因ではないかと考えている．リモートタッチは，リモートハプティックともいわれ，環境と物理的に衝突することで発生する知覚である．盲

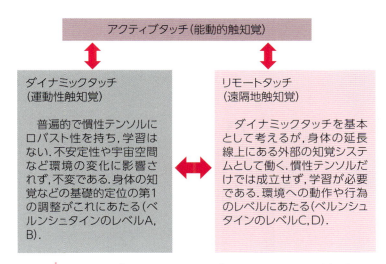

図14　アクティブタッチにおけるダイナミックタッチとリモートタッチの関係性

人の杖などで有名であるが，実生活で行われる道具の操作のように，何か対象物を用いて環境を探索し知覚する方略である．靴や服さえも道具として考えるならば，靴を通して支持面を知覚することなども含まれる．リモートタッチの知覚は，ダイナミックタッチの知覚を基本としているが，環境に対するさまざまな運動や学習が必要であるとされている．

❷ ダイナミックタッチ

　タッチという場合，イメージされるのは皮膚感覚であろう．それに対して，ダイナミックタッチ（dynamic touch）とは，筋感覚を含む運動性触覚のことを指している．われわれの接触システムには，もう1つ別の探索方法が存在する．こちらの触現象についてはあまり理解されておらず，日常生活の中でもほとんど意識されることがない．例えば，目をつむり対象物をしっかりと握って，その対象物を振ったり，持ち上げたり，運んだりしてみてほしい（図15）．それらの動作を繰り返しているうちに，身体と対象が接する局所的な面の印象とは別に，長さや幅，どんな形をしているかといった，対象の全体に延長する空間的印象が得られるのにすぐに気づくだろう．

　このような触知覚は，ダイナミックタッチの知覚と呼ばれている[12)17)]．ギブソン[15)]はダイナミックタッチの知覚を「筋と腱への変化する刺激流動の中の不変項」に基づくものであると考えた．これは知覚システムを取り囲む時々刻々と変動する機械力学的エネルギー流動場のうちに，時空間的不変性を有するある高次変数（不変項）が存在し，知覚はその不変項に対して特定的であること，不変項は知覚される対象の特性に特定的であること，つまり知覚システムは不変項としての情報をピックアップすることで対象を特定することを意味している．この不変項仮説に基づき，ダイナミックタッチの知覚に特定的な不変項が検討されてきた．中でも初期の研究から，対象物の慣性テンソル（回転慣性値）が不変項の候補として想定されてきた[18)19)]．なぜなら，手-棒の回転力学系を考えた場合，対象の回転とともにトルク，角速度は時々刻々と変動するのに対して，手首を回転中心とした対象の慣性テンソルは不変のままだからである．実際，把持した対象の長さや幅，形状といった特性の知覚では，それらの特性それ自体が知覚されるのではなく，慣性テンソルのスケールに基づいてそれらの特性を知覚していることが報告されている[20)21)]．

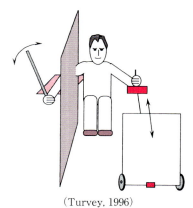

図15 ダイナミックタッチ
見えない棒を振って対象の長さを知覚判断させると，実際の棒の長さと知覚された棒の長さはある程度の正確性を示した．

（Turvey, 1996）

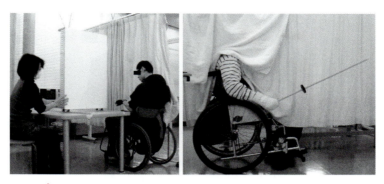

図16 頸髄損傷者のダイナミックタッチ実験の様子

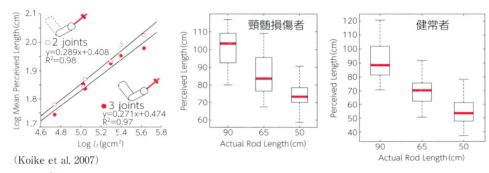

(Koike et al, 2007)

図17 頸髄損傷者のダイナミックタッチ実験の結果
頸髄損傷者と健常者は要因効果の観点から質的に等価な知覚パターンを示した.

　この不変項仮説を意味・趣旨を押し広げて説明すれば，以下の仮説を提出できる．ダイナミックタッチの知覚が，あくまで機械力学的不変項に特定的であるとするならば，個体内の神経系の状態変数はその知覚に影響しない．ある部分的な神経系の障害による状態変数の変動は，ダイナミックタッチの知覚に影響しないと仮定することができる．
　この神経系の変動に対する知覚の等価性を支持する研究が，近年提出されてきている．例えば，単関節運動と多関節運動による探索活動[22]，受容器の分布密度が異なる効果器間（手と足）[23]など，異なる神経系の活動と状態が想定される状況においても知覚のパフォーマンスは等価性を示すことが知られている．
　また，実際の臨床事例からの検討として，小池ら[24]は頸髄損傷により感覚・運動麻痺を呈した上肢を対象にダイナミックタッチの能力を調べたところ，彼らによる対象物の長さの知覚が把持した対象物の慣性モーメントと線形関係にあることを見出している（図16，図17）．また同様の臨床報告として，脊髄空洞症により表在覚が完全脱失した上肢[25]，脳卒中による運動麻痺を呈した上肢[26]など，感覚・運動の両面において障害のある四肢による対象物の長さの知覚が，同様に対象物の慣性モーメントに特定的であることを確認している（図18）．驚くべきことにこれらの臨床報告は，健常者を対象とした一連のダイナミックタッチ研究の結果と合致している．

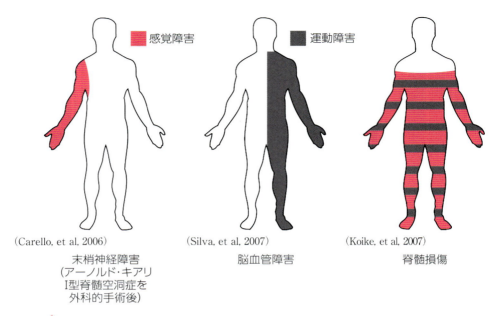

図18 神経障害とダイナミックタッチ
運動・感覚障害があってもダイナミックタッチの知覚は可能である．

　以上の観点より，筋をベースとした触知覚システムは身体-対象の力学系に特定的であることから，仮に神経系の一部に損失もしくは損傷が生じたとしても，ダイナミックタッチの知覚という触知覚システムは頑健であることが示唆される．そこで今度は，運動の自由度の違いや姿勢の影響はどうかという疑問が発生する．われわれは，ランダムにグループ化した162名を対象に，運動方向や関節を制限した条件[27]や不安定性を呈するバランスディスクやロデオ・マシーン[28]に乗ってもらい実験を行った（図19）．驚くべきことに，この3グループ間に有意な差はみられなかった．結果として，ダイナミックタッチの知覚は，運動の自由度や姿勢の影響は受けないのではないかと考えられた．
　ここで，能動的探索活動とはどういう意味があるかを検証してみる必要が生じる．「能動的」が自らが動かすことならば，他人に動かされているときはダイナミックタッチの知覚を伴わないこととなる．それは非常に困ったことになる．われわれはリハを実施するうえで，障害を持つ人に対して支援しながら一緒に動くことを重要視しているからである．具体的には，自ら動かすことのできない手をセラピストが持ち，課題に対し一緒に動いて遂行するようなことを治療手技として掲げているからである．そこで，1人で行うダイナミックタッチと他者に動かされるダイナミックタッチ，加えて，対象者の手を持ち行うダイナミックタッチの知覚を比較検証してみた（図20，図21）[29,30]．結果として，知覚しやすさの主観評価では，それぞれ有意な差があったが，実際の棒の長さの知覚においては，個人も患者役もセラピスト役も同様に各棒の長さを知覚することがわかった．患者役

5 生態心理学・アフォーダンス

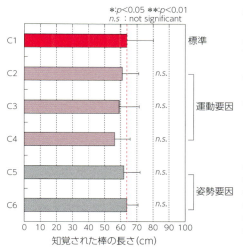

図19 ダイナミックタッチへの運動の自由度や姿勢の影響

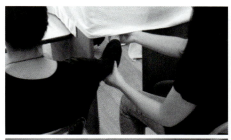

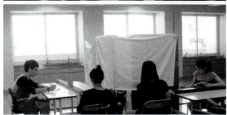

図20 介助誘導におけるダイナミックタッチの実験風景

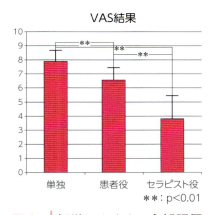

図21 知覚しやすさの主観評価（Visual Analogue Scaleの応用）

も個人のときと同様に棒の長さを知覚できたことより，上肢を操作されることは棒の情報を受動的ではなく能動的に知覚していると考えられる．3つの役割において知覚は差がなかったにもかかわらず，主観として差がみられたことより，知覚を意識することはほかの要因があることが示唆された．また，能動的な探索活動とは自ら運動することではなく，意識・注意を対象物に向けていることであると考えられた．これらのことから，治療場面において患者が対象物を操作する際，対象物の情報を知覚するためにセラピストが介助・誘導することによって，知覚循環が促されると考えられる．このとき，課題遂行に対し

て，患者の手や身体を誘導することは，能動的な知覚探索を促すことになると考える．つまり，患者の注意を課題に向けながら，セラピストが患者の動作を介助・誘導することが，患者が環境の情報を探索するための手助けとなっているのである．

❸ リモートタッチ（リモートハプティック）

例えば白杖を用いて地面までの距離や地面の凹凸を触知するように，身体と隣接する対象の面ばかりでなく，その対象の面とさらに隣接する面のレイアウトにまで延長された触知覚が存在する．この触知覚はリモートタッチと呼ばれている[31)32)]．Carelloら[33)]は，バークリー（Barac-Cikoja D）らの"外在性"の問題に関する実験（図22）[34)]において，棒の長さは3種類，壁までの距離も3種類として，計9種類の組み合わせで，棒の長さの知覚と壁までの距離の関係を計測し，棒の長さや壁までの距離をそれぞれ独立して知覚することが可能なことを検証した．道具が接触する面を触知覚する場合，把持した道具の回転慣性値だけでは説明することはできない．なぜなら，図23に示すように，一定の道具の長さを触知覚系が特定できたとしても，接触面までの距離は無数に存在し一意に決定できないからである．したがって，接触面と道具の衝突を伴う触知覚では，回転慣性値に加えて，角度や衝撃中心などほかのパラメータが必要となる．

リモートタッチにおいて興味深い点は，身体と隣接する対象が，知覚される対象であるとともにさらに隣接する面を探索可能にするような媒質にもなり得ることである．この媒質としての機能を，神経学的に不全もしくは完全に断絶した麻痺部位でも想定可能である．サイの角や鳥の羽，われわれの爪や髪など，身体と非神経的に接合した付着物を探すことは容易であろう．これら付着物と同様に，麻痺部位は自己特定的に知覚される対象であると同時に，それは外界を知覚するための媒質としての潜在性を秘めており，道具による離れた場所の知覚を示唆している．

われわれは，四肢麻痺を呈する完全麻痺の頸髄損傷者（以下，頸損者）と健常者との比

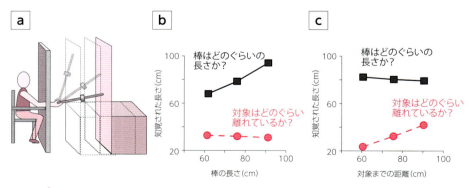

図22 リモートタッチ実験〔Claudia Carello（著），廣瀬直哉（訳）：筋感覚の物理学と心理学．生態心理学研究　2：57-67，2005〕

a：実験の状況．棒の長さは3種類．対象までの距離は3種類．
b：棒の長さの変化と知覚された棒と対象までの距離の関係．
c：対象までの距離と知覚された棒と対象までの距離の関係．

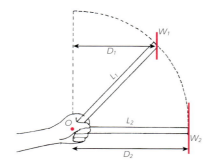

図23 | 長さと距離の知覚の関係
把持した対象の長さが一定（$L_1=L_2$）でも，接触面（ここでは例としてW_1，W_2を想定）までの距離は一意ではない（$D_1 \neq D_2$）．

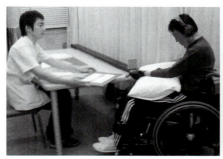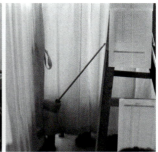

図24 | 頸髄損傷者のリモートタッチ実験状況

較において，Baracらの"外在性"の実験を追試し，神経障害の有無が触知覚系に及ぼす影響について検証[35]した（図24）．目的としては，感覚・運動麻痺を有する患者でもリモートタッチの知覚が達成できるか，棒の長さと接触面までの距離を選択的に注意しておのおのを独立に知覚できるか，である．結果[36]としては，道具と接触面の選択的注意に関しては，健常者では先行研究と同様に道具と接触面をそれぞれ独立に知覚できた．しかし，頸損者では道具の知覚時には接触面の性質の影響を抑制して道具を知覚することができるが，接触面の知覚時には道具の性質の影響も被ってしまうことがわかった（図25，図26）．つまり，運動の障害によって知覚が変化する可能性が高いのである．Arzamarski[37]やHarrison[38]は，おのおのの性質に対応した探索運動パターンの発現があることに加えて，特定の性質を明確に知覚するためには特定の探索運動が必要であるという，運動が知覚を促進することを示唆する知見を報告している．

　ダイナミックタッチ（DT）は，基礎定位（身体感覚の獲得）のための方略であり，学習，時間，感覚も関係なく動かすことによって知覚できるためのシステムである．よって，急性期や回復期などの時間軸や麻痺などによる障害に左右されず不変と考えられるが，リモートタッチ（RT）は，DTを基礎として持ったうえで環境にある情報（アフォーダンス）を触覚的側面から抽出する方略である．そのため，次の式で表記される．

　　DT＝I（慣性テンソル）　RT＝I＋α

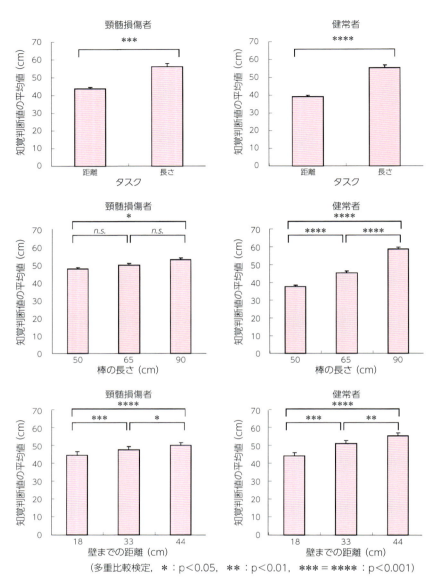

図25 実験結果

　なお，αは対象からの反力や接触から発生する音などである．ここで，αは学習が必要であり，時間軸と刺激量に相関して変化すると思われる．つまり，このαの知覚の精度を上げるには，学習や練習が必要であり，経験の積み重ねが重要であるといえる．

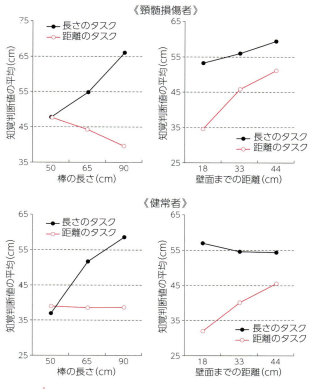

図26 各タスク下における知覚判断値と実際の棒の長さ・実際の壁までの距離の関係

5. 疾患の理解

5-1 脳卒中をはじめとする急性発症疾患

　ヒトは能動的な生活動作の中で知覚循環を通して，日々，環境を探索しつつ自身の身体を知覚し，その変化を更新し続けている．ある日突然発症する脳硬塞や脳出血は，その主たる症状である運動麻痺や感覚麻痺，付随する高次脳機能障害も相まって，座るためのバランスがとれないばかりか寝返りや起き上がりの起居動作，臥位での姿勢制御すら困難な状況となる．また，そのような状態で救命や治療のために一定の期間，寝たきりを余儀なくされる．

　患者となったヒトは，それまで，日々環境を探索しつつ自身の身体を知覚し更新していた自身に対する知覚と，発症後の身体の状態が大きく乖離している．その重症度によっては，臥位での姿勢制御や抗重力伸展活動も困難で基礎的定位づけシステムが崩れ，結果，機能的な残存部位も，そのほかの知覚システムが働きにくい状態になっている．その後の寝たきりの状況では，知覚循環は滞り，病に陥った自身の身体を知覚し再構築することが

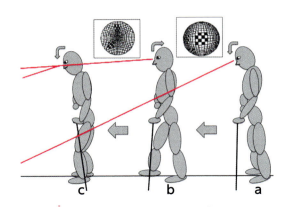

図27 脳卒中患者の歩行時のオプティカルフロー
a→bへの歩行では頭部は後方へ移動し，b→cでは頭部は前方へ移動し，一定のオプティカルフローではなくなっている．

困難であり，発症以前の健常な状態の自身の知覚がほぼ保持されたままとなる．また，離床しゆるやかに活動を再開した後も，自身の状態を再構築するほどの知覚循環を得ることは困難なことが多く，基礎的定位づけシステムの崩れが大きい場合は環境を通して，自己身体の正確な知覚すら困難で齟齬が大きい．このような状態での行為は，健常な時期の身体知覚と歪んだ知覚が付随したことに基づく身体知覚による行為であり，日常生活などの課題は達成されず，非効率な代償動作を強めていく結果となる．

また，正確な知覚を阻むものとして，感覚麻痺も大きく影響する．加えて，移動が可能となった場合もその歩行は，頭頸部を安定させ持続的な一定方向のオプティカルフローを知覚できる健常者の歩行とは違い，頭頸部を前後させ不安定となり，膨張と収縮を繰り返すオプティカルフロー（図27）を知覚しスピードは低下し，対象物の方向や対象物までの距離を正確に知覚することが困難となる．歪んだ知覚が増幅されていくのである．

5-2 関節リウマチなどの進行性疾患

関節リウマチは，指などの末梢の関節のこわばりから始まり，関節の破壊が全身へ拡がる進行性疾患である．近年，生物学的製剤の出現により，関節破壊や進行の度合いは抑制されつつあるものの，元来，数年から数十年の時間軸で進行し，関節破壊は末梢から中枢の肩関節や股関節，最終的には頸椎の関節破壊まで進み，頸髄損傷と同様の神経症状を呈し寝たきりの状態となってしまう．寝たきりになる前の身体の状態は，関節の重度な変形に伴う可動域の低下や筋力低下を認め重篤な状態となっている．反面，その重篤な状態とは裏腹に立位保持が可能であり，日常生活動作の介助量もそれほど多くない患者が認められる．

日々，環境を探索しつつ自身の身体を知覚し更新していたヒトが，関節リウマチを発症した場合，そのこわばりや痛みにより日常生活動作の効率は低下するものの，その行為は

継続し遂行される．発症に伴う自己身体の瞬間的な変化は脳卒中などの中枢神経疾患と比べ軽微であり，姿勢制御が困難となり基礎的定位づけシステムが崩れるほどの状況に陥ることはない．関節リウマチの場合，発症と同時に知覚循環のわずかな滞りはあるものの，その後の生活では維持され，基礎的定位づけシステムが維持されているため，病態の進行に伴う関節拘縮や筋力低下も含めた新たな身体を，日常生活を通した能動的な環境の探索により知覚し，再構築することが可能であると考えられる．結果，重篤な身体になっても自身の身体を知覚することができ，基本動作や日常生活動作が維持されていると考えられる．

5-3 課題が達成されなくなる理由

脳卒中と関節リウマチでは，日常生活動作の維持のされ方に違いがあることを説明した．日常生活動作を含む生きるために必要な課題は，身体や環境に制約されつつその時々の効率的な方法で達成される．

前述の2つの疾患の病態の違いとして，1つは発症の機序が急性か慢性かの時間軸にある．これは環境を探索するために必要な自己身体の知覚と発症してからの身体の状態が，急性疾患の場合は著しく変化してしまい，再構築には多大な時間を必要とする一方で，慢性疾患の場合は，自己身体の知覚と発症してからの身体の状態に著しい変化はない．もう1つの違いとして，基礎的定位づけシステムが維持されているか否かが，急性疾患と慢性疾患とでは違いがあると考えられる．これは能動的に環境の探索ができ，自己身体の再構築が可能な状態か否かの違いといえる．

5-4 麻痺した身体は知覚できるのか

スキーシーズンの初滑りの際のあるチェアスキーヤーとの会話である．彼は，完全麻痺の頸損者として，世界で初めてモノスキー（一本足のチェアスキー）を乗りこなし，競技会においても脊損者と競っても勝るとも劣らない活躍をしている．「今日は初滑りだから足の裏がよくわからない」と言いながら，両手のアウトリガー（手で持つストックのようなもの）で支持面を支え，チェアスキー本体を左右に振ってスキー板を左右に持ち上げ，雪面を確かめるように動いているのである．翻訳すると，従来雪面を捉えている知覚は，健常者の場合スキー靴と板を履いた足の裏であり，ここではチェアスキー本体に覆われた麻痺した下半身や殿部であり，これらの動作で雪面の情報を得て，身体との協調を図っているのである．

彼は，胸から下の運動と感覚を失っているにもかかわらず，チェアスキー[39]で見事なパフォーマンスを繰り広げる（図28）．行為と知覚が切り離して考えられないとしたら，今までの知覚モデルでは，胸から下の重度な感覚・運動障害を持つ彼らのパフォーマンスを説明できなくなる．医学モデルにおいては，感覚や運動の麻痺がある身体部位は知覚できないとされ，麻痺側へのアプローチがおざなりになってきた背景がある．ここで，麻痺が

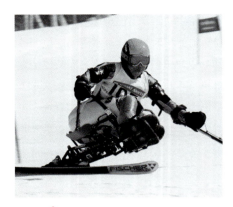

図 28 | 完全麻痺の頸髄損傷者（C_6D_2）のチェアスキー

改善しなくても知覚できるというモデルを提案する．

　前述したように，ダイナミックタッチを利用した知覚の実験では，上肢に感覚・運動障害を持つ頸損者でも，棒の長さが特定可能であった．加えて，そもそも健常者においても〈直接足の裏ではなく〉，スキー靴やスキー板などを履いて雪面の情報を知覚しているのである．リモートタッチの実験においても，棒の長さは知覚されていた．しかし，運動障害については学習が必要とされていた．熟練スキーヤーである彼が，十数年前，初めてチェアスキーに乗ったとき，雪面が知覚できずに，どれだけ転倒を繰り返してきたかは十分に知っている．しかし，これは健常者でも同様であると考えると，リモートタッチには運動学習が必要なのである．これらの実験結果をもとに，麻痺していても，麻痺域を動かすことで知覚が可能であることは証明されている．セラピストのアプローチは，動きのないところにいかに「能動的な探索活動」ができるようになるか誘導することであり，ケースの知覚が変化し行為が変化する，よい知覚循環の環境となることであると考えている．

6. 今後の展望

　生態心理学は，これまで人そのものだけを対象としてきたリハの分野において，患者の症状や行為が環境と深く関係していること，人–環境相互の関係に目を向ける必要があることを示してくれた．一方，脳を身体の一部として相対化して理解しようとする生態心理学の分野においては，脳損傷者が示す症状に関する直接的な説明は数少ない．リハが直面する対象者の多くは脳になんらかの問題を抱え，それ以降，突然これまでできていたことや知覚に問題を生じるので，この点についての議論が必要となると考えられる．生態心理学やアフォーダンスという概念は，○○療法とか××アプローチというような治療法に展開するものではなく，それぞれのアプローチの根拠としての解釈や説明の際に利用できる理論であると考えている．そういう意味では，動作や行為を活用して治療する概念に対し

ては，有用な理論と考えられる．セラピストが行為を考えていくとき，脳科学的な検証のみでなく，環境因子の重要性の検証も担うべき方向性であると考えている．

〈文　献〉

1) Gibson JJ：The ecological approach to visual perception. Hillsdale, NJ, Lawlence Erlbaum Associates, 1986

2) 佐々木正人：アフォーダンス―新しい認知の理論．岩波書店，1994

3) 玉垣　努：頸髄損傷者の食事用自助具の比較検討．作業療法　**14**：224，1995

4) Gibson EJ（著），堀口裕美（訳）：知覚の発達のための生態心理学者のプロレゴメナ―機能的アプローチ．現代思想　**28**：128-141，2000

5) エレノア J. ギブソン（著），佐々木正人，他（訳）：アフォーダンスの発見．岩波書店，pp211-224，2006

6) Newell KM：Constraints on the development of coordination. In Wade MG, et al（eds）：Motor development in children；aspects of coordination and control. Martinus Nijhoff, Dordrecht, pp341-360, 1986

7) 三嶋博之：エコロジカル・マインド―知性と環境をつなぐ心理学．日本放送出版協会，pp70-77，2000

8) Affolter FD（著），冨田昌夫（監訳），額谷一夫（訳）：パーセプション―発達の根源から言語の発見まで．シュプリンガーフェアラーク東京，1993

9) Warren WH Jr：Perceiving affordances；visual guidance of stair climbing. *J Exp Psychol Hum Percept Perform*　**10**：683-703, 1984

10) 柏木正好：マイクロスリップ．OT ジャーナル　**34**：317，2000

11) 玉垣　努：行為と基礎的定位；気づきを促す触り方．日本生態心理学会第 1 回大会発表論文　Journal of ecological psychology　**1**：99-103，2004

12) JJ ギブソン（著），佐々木正人，他（監訳）：生態学的知覚システム 感性をとらえなおす．東京大学出版会，2011

13) エドワード S. リード（著），佐々木正人（監），細田直哉（訳）：アフォードの生態心理学への道．新曜社，pp173-175，2000

14) トーマス A. ストッフレーゲン，他：定位の生態学理論と前庭システム．佐々木正人，他（編訳）：アフォーダンスの構想―知覚研究の生態心理学的デザイン．東京大学出版会，pp47-78，2001

15) Gibson JJ：Observations on active touch. *Psychol Rev*　**69**：477-491, 1962

16) 岩村吉晃：能動的触知覚（アクティヴタッチ）の生理学．バイオメカニズム学会誌　**31**：171-177，2007

17) Turvey MT：Dynamic touch. *Am Psychol*　**51**：1134-1152, 1996

18) Solomon HY, et al：Perceiving extents of rods by wielding；haptic diagonalization and decomposition of the inertia tensor. *J Exp Psychol Hum Percept Perform*　**15**：58-68, 1989

19) Solomon HY, et al：Haptically perceiving the distance reachable hand-held objects. *J Exp Psychol Hum Percept Perform*　**14**：404-427, 1988

20) Fitzpatrick P, et al：Eigenvalues of the inertia tensor and exteroception by the "muscle sense." *Neuroscience*　**60**：551-568, 1994

21) Turvey MT, et al：Role of the inertia tensor in perceiving object orientation by dynamic touch. *J Exp Psychol Hum Percept Perform*　**18**：714-727, 1992

22) Pagano CC, et al：Tensorial basis to the constancy of perceived object extent over variations of dynamic touch. *Percept Psychophys*　**54**：43-54, 1993

23) Hajnal A, et al：Comparison of dynamic（effortful）touch by hand and foot. *J Mot Behav*　**39**：82-88, 2007

24) Koike T, et al：Dynamic touch in patients with cervical spinal cord injury. In Cummins-Sebree S, et al（eds）：Studies in perception & action IX. Erlbaum, NJ, pp151-154, 2007

25) Carello C, et al：Peripheral neuropathy and object length perception by effortful（dynamic）touch；a case study. *Neurosci Lett*　**405**：159-163, 2006

26）Silva P, et al：Perceiving object length by dynamic touch after a stroke；a case study. In Cummins-Sebree S, et al（eds）：Studies in perception & action IX. Erlbaum, NJ, pp147-150, 2007

27）袴田和寛，他：ダイナミックタッチの知覚と運動の影響に関する研究．第42回日本作業療法学会抄録集，2008

28）中川翔次，他：ダイナミックタッチの知覚と姿勢の影響に関する研究．第42回日本作業療法学会抄録集，2008

29）白石めぐみ，他：介助誘導におけるダイナミック・タッチの検証—誘導される患者の知覚，誘導するOTの知覚．第45回日本作業療法学会抄録集，2011

30）玉垣　努：介助誘導におけるダイナミックタッチの検証—介助誘導時の患者．OTの知覚．第3回日本生態心理学会，2010

31）Carello C, et al：Haptic probing；perceiving the length of a probe and the distance of a surface probed. *Percept Psychophys* **51**：580-598, 1992

32）ダーヴィッド・カッツ（著），東山篤規，他（訳）：触覚の世界—実験現象学の地平．新曜社，pp81-83，2003

33）Carello C（著），廣瀬直哉（訳）：筋感覚の物理学と心理学．生態心理学研究　**2**：57-67，2005

34）Barac-Cikoja D, et al：Perceiving aperture size by striking. *J Exp Psychol Hum Percept Perform* **17**：330-346, 1991

35）玉垣　努，他：頸髄損傷者による把持した対象と衝突した隣接面の触知覚．第45回日本作業療法学会抄録集，2011

36）玉垣　努，他：道具とそれを用いた接触面の知覚に対する麻痺の影響について．作業療法　**32**：357-366，2013

37）Arzamarski R, et al：Effects of intention and learning on attention to information in dynamic touch. *Atten Percept Psychophys* **72**：721-735, 2010

38）Harrison SJ, et al：Perceiving action-relevant properties of tools through dynamic touch；effects of mass distribution, exploration style, and intention. *J exp psychol Hum percep perform* **37**：193-206, 2011

39）玉垣　努：頸髄損傷者用のチェアスキーの試作．作業療法　**14**：215，1995

第Ⅱ章

実践的評価

治療

第Ⅱ章　実践的評価　治療

1 基本動作の持つ意味 —動作の階層構造に秘められた身体性

藤田保健衛生大学医療科学部リハビリテーション学科　PT　冨田　昌夫

1. 患者の抱える問題点とその解決に向けて

1-1 残存機能を生かしきれない

　運動機能に障害を持つ多くの患者が抱える問題点，それは残存機能を十分に生かしきれないことではないかと考えている．患者はよくなろう，一生懸命頑張ろうとしている，にもかかわらず残された機能が発揮されずに潜在化してしまう．ここには，いままでわれわれが見逃してきた重大な問題が潜んでいるように思えてならない．

　整形，中枢の患者を問わず，受傷後も多くの患者は動けないのではない．運動要素として捉えたときには，動けることが多いのである．その機能を生かせれば，麻痺や筋力低下，痛みなどの障害を抱えながらも，障害を持った，いまの自分の身体を理解したうえでの多様な行動が可能になる．そのような患者がたくさんいるにもかかわらず，残存した機能をフルに発揮できず，宝の持ち腐れになっている患者もきわめて多い．宝の持ち腐れどころか，多くの患者はできる動作能力さえも阻害してしまうような身体の使い方を選択してしまうのである．しかも無自覚に！

1-2 治療法に問題があるのでは？

　患者が残存機能を生かしきれないのは，患者の問題というよりはわれわれの考え方に問題があったのではないかと考えている．われわれの指導の仕方，練習の仕方はどのような動作の障害に対してもほぼ同じやり方に決まっていた．指導の内容は“やろうとする動作をしっかりと意識して，知識や論理に基づいて，どのように練習するかプランプログラムして，前もってしっかりとやり方を決めてから実行する”というものであった．もし患者が意図したとおりの動作ができなければ，われわれのアプローチは難易度や環境を調整したり，代償の仕方を指導したり，筋力強化やストレッチ，そして関節可動域を改善したり，あくまでやろうと意思決定した課題を意図したとおりに達成することにこだわった治療に限られていた．このような意識した動作の練習では，意識できることしか改善できない．

1-3 動作の階層構造に基づいた治療が重要—"当たり前"の動作を取り戻すために

われわれは動作をすべて一緒くたに捉えてしまい"動作は階層的な構造で構成されている"という，発生・発達学的，歴史的な概念を無視してしまったのである．そのために，動作を練習する際に動作はすべて動作であり，動作によっては違った練習の仕方が必要であるという発想が欠けていた．残念ながら，われわれは通常，無自覚に行っていて意識できない動作や運動，それから不安，恐怖，痛み，転倒恐怖感（転倒後症候群）など，情動記憶に基づく自己保存の反応から引き出される，無自覚な行動などに対応する術を知らなかったのである．その結果，基本的な移動動作のような，誰でもが発達過程を通して当たり前（プリミティブ：常識）に学習し，当たり前に行っている動作，当たり前であるがゆえに意識に上らず，無自覚に行っている動作の再構築という，一見ごく簡単にできそうな動作の学習や筋緊張，バランスの調整，そして不安の除去などが最も難しい問題として取り残されてしまったのである．

被害者は患者で，緊張や，不安，恐怖感で硬くなり動作ができない，運動療法室では上手に動けたのに部屋を出るとまた元に戻ってしまうなど，1人では残存機能を十分生かしきれずに潜在化させてしまったのである．これを解決するためには，動作の階層構造を認識し，階層に合った治療法を導入すること，そしてそれだけでなく，情動や潜在認知に対するアプローチも必要不可欠になっている．

1-4 基本動作を日常動作から分離することと，情動・報酬系へのアプローチの提案—動作の階層性を明確に

日常の治療場面でわれわれが「基本動作」と呼んでいる動作は，日常動作なのか，その要素なのかはきわめて曖昧である．基本動作の1つである "歩く" という動作を考えたとき，歩くという目的で，その目的を達成するための課題として行うことはごくまれである．通常はテーブルの上にのった物を取りたいとか手を洗いたいなど，日常動作を遂行する際にテーブルや洗面所に行くために歩くのであって，これは日常動作の系列に含まれる要素に過ぎない．いままで，われわれは課題達成のための動作と，その要素である動作を区別せずに同列に扱ってきたのである．階層構造で捉えたとき，利用するものと利用されるものが同じ階層ということになってしまう．これが，動作はすべて動作として捉えてしまい，治療を難しくしてしまった大きな原因であると考えている．歩くことが課題となるような特別の場合には，基本動作もその課題達成のための日常動作として考えればよい．日常動作も，ある場面では社会的な動作になることも，行為になることもあるのと同じである．

そのような決断のもとに，日常動作から基本動作を分離独立させることで，動作の階層性を明確にすることを提案する．その結果，日常動作は意識して行う動作になり，基本動

作は日常動作を支えるために無自覚に立ち上がる要素的な動作ということになる．無自覚に立ち上がる基本動作ができなくなったときの指導法は，意識して行う日常動作とはまったく異なる．基本動作は不快な思いをせずに安心してできることをやり，動くことで環境に働きかけ，探索し，環境からの情報に基づいて知覚循環でさらに動くことが重要である．できないことをするのではなく，できることを自らの意思で開始して，能動的に動いて知覚循環で身体的な気づきを促しながら不安を取り除き，やりながらできたことを確認し，できたことを「できた」と認めて素直に喜び，自信を持って，患者がさらに興味ややる気を高められるように誘導することである．このような誘導を情動・報酬系へのアプローチとして提案したい．

患者の高齢化・治療対象の重症化に加え，社会全体が効率至上の方向に加速している現在，不安やストレスがぬぐいきれず，ますます情動・報酬系へのアプローチのニードは強まってくるものと確信している．

2. セラピストとして早急に取り組むべき課題

以上述べたことから，われわれが明確に再認識しておかなければならないことがいくつもみえてくる．まずは，基本動作を明確にし，その特徴や学習の過程を考える．無自覚に学習し，無自覚に行っていた動作ができなくなったとき，つまり意識したことがない動作を再構築するヒントを得るためにはどのように構築したか，詳しく知る必要がある．

基本動作がある程度理解できたら，次に基本動作を立ち上げるための身体をいかに作るか，姿勢に関して考えてみたい．いままでのように運動機能面からだけでなく，情動面も含め日常生活の中での姿勢を考え，姿勢の持つ特徴や問題点を掘り下げていきたい．そして"基本動作が自己組織化可能な姿勢"をいかに取り戻し，持続できるようにするか考えたい．

2-1 動作の階層構造と基本動作

❶ 行動は身体と脳が連携し一体となって行っている

行動は，すべての脊椎動物が進化的に古い時期に獲得した自律的で無自覚に行える（情動記憶，潜在認知）機能と大脳皮質が発達した"人"だけが特異的に獲得した意識して意図的に行う，言葉で表現できる認知（顕在認知）機能の，両者に基づいた活動が連携して行われる（図 1-a）．つまり，身体（情動）と脳（理性）は一体となって行動するということである．不安，恐怖，ストレスなどの交感神経の過剰な活動状態では大脳基底核が優位になり，理性が抑制されて，習慣や癖といった自律的な情動系の行動が前面に出てしまう（図 1-b）．

❷ 行動は身体の活動が先行して行われる（階層構造の持つ意味）

身体と脳が一体となった行動は，常に身体の活動が先行する．それが動作の階層性（階

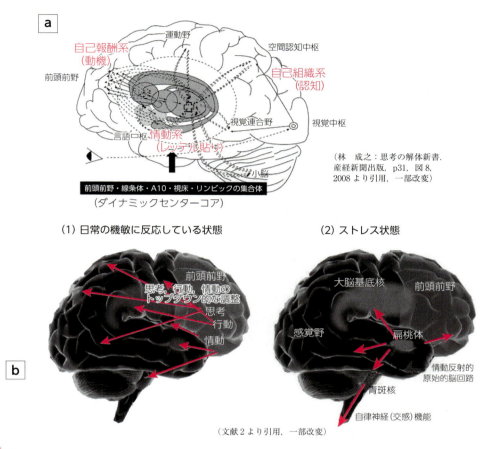

図1 自己組織系（認知）・情動系と自己報酬系（通常状態とストレス状態）

a：動物の条件反射と人間のレッテル貼り；人と動物の根本的な違いを生み出す脳のメカニズム，それは人の複雑な情動・報酬系である．ドーパミンで活性化される情動系の神経群，つまり，A10神経群（視床下部，扁桃体，側坐核，海馬回，嗅結節，尾状核）は，大脳皮質の神経系では閾値下（サブリミナル）で知覚することができないわずかな刺激に反応して危険，おもしろい，気持ちいいなどの情動的な知覚にレッテルを貼ることで，向かう，逃げるなど活動の方向づけ（原始的形態の意思決定）をする．同時に，大脳皮質が知覚できる感情に翻訳して前頭前野に届ける．

外部からさまざまな情報を受けとり処理をする大脳皮質は自己組織系と呼ばれ，外部と自分との関連を社会的・常識的に認知する．認知には喜びや悲しみなど，自分の気持ちや心といった情動は含まれない．

大脳皮質からの認知情報も前頭前野に届けられ，前頭前野では生きるための身体的な変化や気持ちの情報である情動系と周囲と自分の関係がわかり，よりよく生きるための知識である認知系の情報が統合されて最終的な意思決定がなされる．

意思決定の方向がレッテルの方向づけと同じとき，それは報酬系（線条体・レンズ核：尾状核，被殻，淡蒼球）を通してA10神経群にフィードバックされる仕組みになっている．これが条件反射とはまったく異なり，好きなものはやればやるほど好きになり，嫌いなものはやればやるほど嫌いになるメカニズムである．このようなメカニズムが整っているので，人は人それぞれに違ったものが好きになるなど個性や，他人とは違う個々人の考えなどが生み出されるようになる．人は動物に比べこの機能がきわめて発達し複雑になっている．複雑に発達したこの神経の集合体（前頭前野，線条体，A10神経群，視床，大脳辺縁系）に対して，林はダイナミックセンターコアと呼ぶことを提案している[1]．

b：(1) 前頭前野が認知系・情動系両方からの情報を集め，通常は的確に判断，意思決定しトップダウン的に思考や行動，情動をコントロールしている．

(2) 過剰な緊張や苦痛などのストレスがかかると交感神経が優位になり，カテコールアミンの過剰放出が起こり，前頭前野の機能が抑制される．結果的に扁桃体の機能が優位になり，大脳基底核でコントロールされる自律的，あるいは習慣や癖になっている運動や行動が出現する．交感神経の緊張は，その場に適応し行動しやすくする反応であるが，過剰になると仇になる．

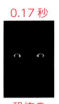 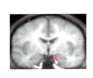

図2 サブリミナルな刺激で活動する扁桃体

（文献3より引用，一部改変）

大脳皮質が反応しない，短く弱いサブリミナル（閾値下）な刺激でも扁桃体は反応できる．不安・恐怖のアイメークと幸福で楽しいアイメークの写真をそれぞれ0.17秒というごく短時間提示する．刺激時間が短すぎて，もしくは弱すぎて大脳皮質は活動しない．しかし，この短く弱い刺激でも扁桃体は著明に活動することが確認された．

知的な認知活動をする大脳皮質よりも，情動的に行くか引くか判断し，生命を守る深部脳がより敏感に反応できる．つまり，大脳皮質ではサブリミナルな刺激でも扁桃体は活動できるということである．危険，安全の定位反応は扁桃体の働きである．意識的な意思決定をする前頭前野に先行して扁桃体が活動し，無自覚にレッテルを貼り行動の方向づけをすることが可能であるということである．

見て怖いから逃げる，あるいは安全だから向かうなどと判断し，行動の方向づけをするのもサブリミナルな刺激で反応できる扁桃体だからこそである．拡大解釈すると，楽しい，安心，おもしろいなどのポジティブな発想はサブリミナルな反応でやる気を引き出し，身体に積極的に活動できる構えを準備する．反対に自信のなさ，不安，恐怖などのネガティブな発想はサブリミナルな変化で自己保存の過剰な反応を引き起こし，身体に消極的・回避的な構えや戦略をとらせてしまう．

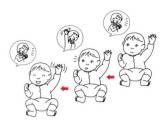

図3 サブリミナルな反応を生かした運動学習の原点，随伴性検出ゲーム

興味や関心を持ったことを，一緒に楽しんで行う．これは一種の報酬で，「随伴性検出ゲーム」[4)]と呼ばれる．お母さんが赤ちゃんのまねをし，連続的にわずかに違った動きを引き出しながら違った動作へと誘導することも可能である．このようにすることで，いつでも向かう方向の自由度の高い活動で構えを引き出せる．海馬回は短期記憶，というような理解ではなく，海馬回は情動的に好き，おもしろい，感動するといった状態で情報を受けとるとより強く，より多く記憶に残りやすくなるという理解が大切である．人は，サブリミナルに原始的形態の意思決定により安全，危険のようなレッテルを貼り，安全第一に身を守るのか，自在に動き飛びかかるのか，無自覚に活動の方向づけ（構えの決定）をしてしまう．意識に先行して構えが作られるのだから，気づかないレベルで，少しでも不安や自信のなさがあると，安全，安心を優先した自由度の低いバランスのとり方（バランス戦略）を選択してしまう．動作を開始してから意図的に変えようとしても無理で，この戦略は変えられない．戦略を変えるためには，無自覚なレベルで"大丈夫という自信"が得られることが不可欠なのである．ところが通常の治療では，ここまで行き着けず，バランスの戦術を変えるレベルで終わってしまう．随伴性検出ゲームではお母さんが赤ちゃんのすることを「すごい！すごい！」とほめて得意にさせて，物まねを楽しませながらわずかずつ変えることで見事にこの壁をクリアしている．学習の基本原理の1つである．

層構造）という意味である．われわれは，自分の意思でやりたいことを決定し，自分の意思で手足を動かして日常の活動を行っていると思いこんでいないだろうか．身体の活動が先行するとは，意図的と思われている行動の選択・決定さえも無自覚に行い，開始している可能性が強いということである．論理的・理性的な知的活動よりも生きるための情動的・動物的な活動のほうが敏感（サブリミナル）なためであると考える（図2, 図3）[3)4)]．

行動開始のパターンはa：自分の意思で開始する（図4-a），b：好きなものを取って，それを使って行動する（図4-b），c：入ってくる刺激に（無自覚に）対応しながら，課題遂行の動作を継続する（図4-c）の3種に分類できると考え，それぞれに検討した．

❸ 系統発生的に新しい脳は古い脳の機能を利用する（脳の中には動物がいる）

動作の階層性，階層構造とは，階層が上の動作は階層が下の動作を利用しているということである．大脳皮質が発達するとき，皮質下で行っていた機能をすべて皮質に移行したのではない．皮質下の機能はそのまま残して，その上に新しい機能を積み上げたのであ

1 基本動作の持つ意味―動作の階層構造に秘められた身体性

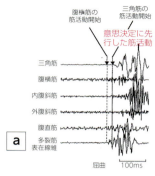

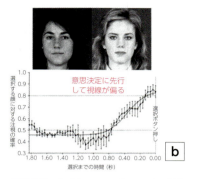

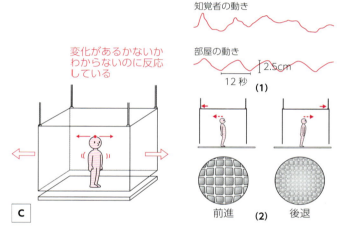

図4 | サブリミナルな反応が意図に先行する（1）

a：自分の意思で行動を開始するリーチ動作の実験．意思決定に先行してサブリミナルな活動が生じている．図は基本肢位で立った姿勢から目の前に置かれた物にリーチして手を届かす動作の筋電図である．
　一般的な常識では自分がいまから腕を伸ばすと意思決定して動作を開始したとき，主動作筋である三角筋が活動を開始すると考える．しかし，実際には三角筋の活動に先行して体幹筋が活動を開始している．

b：好きなものを選んで取る選好注視の実験．サブリミナルに視線の動きという身体の反応が起きている．「好きな女性の写真を選んでください．決まったらボタンを押してください」と指示する．選択を開始して，はじめは視線が注視の確率0.5付近で両者を見比べているが，まもなく視線の動きは一方に偏る．しかし，無自覚で本人も偏りに気づいていない．一方しか見なくなっている．つまり，無自覚に選ぶ写真が決まっても，意思決定してボタンを押すまでにはさらに時間がかかる．
　注視のような潜在的，無意識的，無自覚的な身体の定位反応（なんらかの感覚刺激に対して，接近／回避の反応をする）が，意識的な好みの判断に先立っているのである．日常生活で欠かせないたくさんある物の中から好きなもの，必要なものを取って，それで何かをするというような動作でも無自覚が先行して動作が進められているということである．

c：何気なく見て動くリーの揺れる部屋の実験である[7)8)]．天井から吊るされた小さな部屋の中でまっすぐに立っているように指示をする．部屋を前後にゆっくり，小さく揺らすと，中に立っている人は部屋の動きにほぼ同期して動き出す（1）．しかし，この人は部屋が揺れていると気づかずに，自分が揺れているとも気づかずに前後に揺れている．部屋の揺れに気づいていない，つまり視覚的な変化を検出したと意識していない，変化があるかないかわからない状態なのに行動が開始してしまう．しかも，部屋の揺れに同期して動くということは，動く方向や大きさなど動きの特徴や意味がわかって，それに合わせて動いているのである．
　視覚・前庭・頸部の固有感覚は複雑な回路網を形成し，見たものの動く方向・速さだけでなく，ぶつかるまでの残り時間などがわかるので同期して動けるのである．今回の実験では，目の前の壁の表面のザラザラ感（肌理）の変化が大きな手がかりになっていると考える．近づく（前進）と肌理は大きくはっきりと見え，遠ざかる（後退）と小さくぼやけてみえる（2）．遠隔受容器による定位は普通自覚せずに行っている．自覚するのは目的だけで，実現するための手続き的な動作は無自覚である．
　入力→検出→形態的特長の分析→意味の認知→出力という従来の感覚入力に対する運動反応の運動学的概念では，この実験の結果を説明できない．

141

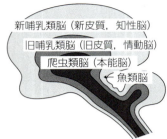

図5　サブリミナルな反応が意図に先行する（2）

マクリーンは爬虫類脳（本能）→旧哺乳類脳（情動）→新哺乳類脳（知性）の順番で進化し，機能を複雑化させ高度化させてきたとする仮説を提唱している．概念的に捉えるには非常にわかりやすい仮説である．人の脳には動物が宿っているといえる．そのためにサブリミナルな刺激に反応し無自覚な，あるいは潜在認知によるさまざまな行動が可能なのである．

人の行動は身体内部あるいは外部の変化に対して，誰でも同じように反応する本能，本能によるホメオスターシスや自己保存の反応により生じる変化に対応する本性を土台としている．本性は自我や個性が加わり，好き，嫌い，幸せのような個人の気持ちをあらわす．通常，意識には上らないで情動として態度で表出されるが，部分的には感情として意識に上ることもある．大脳皮質は本能・本性による主観的に生きるための生態学的な定位を背景に，つまり自然についてくる本能・本性による生態学的な定位を常識として，意識を伴う社会的な行動をより客観的に行うために論理的，分析的，知的な活動をする．

る．人の脳の中には動物が存在しているのである（図5）．

　古い皮質下の機能は身体の恒常性を維持し，快／不快，危険／安全などの情動や感情の変化にすばやく対応し，行くか引くかを半ば自律的に決定する．身を守る自己保存の反応で，生きるために不可欠の活動である．安全に楽しく生きたいという情動的な心の活動をなくして，理性や論理で客観的に生きるための認知機能が活動し続けることはできない．したがって，古い皮質下の機能は新しい皮質機能に先行して活動しているのである．

　動作で例えれば，運動ができ，身体を動かせることが第一の要件となる．動いて柔軟に変化できる身体を持ち，転倒・転落せずに滑らかに移動でき，安全に目的に立ち向かい，もし行動の最中に予期せぬ変化が起きても最後まで課題を遂行できることが重要である．動物はこの流れを系統発生的に学習している．人はそれを動作の階層性という構造に組みこんで学習し，利用しているのである．系統発生的に人より古い動物も含めてすべての動物が行っている動作は，人にとって，改めて定義する必要のない常識であるから自律的・身体的であり，皮質で論理的・分析的に捉えることはできない．これがサブリミナルということである．サブリミナルという意味を再確認したところで，行動開始のまとめをしておく．

❹ 行動開始のまとめ

1) 開始する

①行動を開始するという意思決定に先行して，無自覚に活動を開始する筋がある．

②意思決定に先行する筋活動は「構え」と呼ばれ，基本動作を可能にするための準備である．好きなものには接し，危険なものは回避するという定位反応による身を守る本能，情動はすべての行動に共通した戦略である．この戦略に基づいて，基本動作の構えが自律的に準備される．構えとは，筋の緊張や協調を整え，転倒・転落しないで行動するためのバランスを確保する無自覚な活動で，行動の方向づけをする．

③何かをしたいとき"やるぞ"と意思決定して行動を開始すると，それを支援するために構えが準備されると考えてきた．実際は，やろうとするとき，身体が生きるのに不利にならない文脈で無自覚に活動を開始し，構えを準備する．その構えに従って行動を開始しているということである．入力→検出→形態的特長の分析→意味の認知→出力という従来の感覚入力に対する運動反応の概念では説明できない．

2) 意思決定に先行する無自覚な構え

①積極的に動くようにバランスをとる戦略（戦略の詳細は本文 157 頁，図 12：158 頁参照）を選択するか，安定性を重視してあまり動かない戦略を選択するか，バランス戦略は無自覚なレベルで動作開始に先行して決まってしまう．

②痛みに対する恐怖，動かすことへの不安があると，サブリミナルな刺激で反応できる扁桃体が大脳皮質では捉えられないそれらの情動的な変化に対して危険，おもしろい，気持ちいい，痛いなどのレッテルを貼ることで感情に翻訳し，大脳皮質で意識できるようにしている．つまり，情動を感情に置き換えて意識できるようにしている．ダマシオはこれを原始的形態の意思決定[9]と呼んでいる．視床から大脳皮質前頭前野に向かう経路には扁桃体だけでなく，A10 神経群と呼ばれる神経核の集団があり，さまざまなレッテルを貼る．それが自己報酬系を介してループを描くことで好きなものはより好きになり，不安なものはますます不安になってしまう．人ではこの機能がきわめて精緻に発達し，動物との違いを生み出している．

③その結果，痛みやそれに伴う恐怖が過剰な自己保存の反応を引き起こし，身体の損傷とは関係なく動けない状態を作ってしまう．治療して損傷は治癒しても，恐怖や不安から痛みや硬さが持続してしまう．残存機能を潜在化させてしまうきわめて大きな要因の 1 つとなっている．

❺ 動作とは

この辺で動作とは何か，長崎[10]の考えをもとにまとめておきたい．

動作とは，日常生活の中で普通に動くことである．ニードや目的がないのに動くことはないので，われわれの行動の構成単位を動作とする．その動作を 2 種に区別する．1 つは系統発生的に学習し，個体はそれを形成し直すだけの，誰にでもできるスキル（平衡反応や立ち直り反応）で行える基本動作である．もう 1 つは，個体が意識して学ぶ，ほかの個

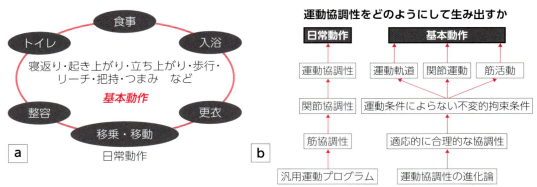

(bは長崎　浩：動作の意味論―歩きながら考える．雲母書房，p95，図4，2004より引用，一部改変）

図6　基本動作と日常動作

体との違いを作る高度なスキル（巧みなてぎわ，技術）を必要とする意図的な動作や行為である．

　動作の中でも特に日常生活の中で頻繁に行われ，障害を持ったときにでも，これなしには1人で生きていけない一連の動作を指して"日常動作"と呼ぶ．日常動作を構成する要素的な動作を"基本動作"と分類する（図6-a）．基本動作は，生後1年半ぐらいの時間をかけて，人の生活環境で日常の生活をする中でボトムアップ的に生み出されるもので，個体の意図や能力で学習の方法が容易に変えられるものではない（図6-b）．基本動作は意図して学習するものではなく，自己組織化で身につける動作である．系統発生的に学習し，個体はそれを形成し直すだけである．形成し直すとは誰かに教えてもらうのではなく，人という集団の中で，自らの身体で動いて環境に働きかけ，自分の身体と環境との間の秩序を発見（知覚循環）し，環境に住みこんでいくことである．できなくなり再構築するときも，このような手続きで体験的な学習が必要である．

　動作の再構築にあたっては，両者の違いを明確にして，それぞれに対して違ったアプローチをする必要がある．われわれの治療で欠けているところである．

❻ ベルンシュタインの動作の階層構造

　動作の階層構造に関して，ベルンシュタイン（Nicholai A. Bernstein）は動物の進化の過程で歴史的に，4段階の階層に分類している[12]．レベルA：筋緊張，レベルB：筋-関節リンクとしての運動，レベルC：動作（移動動作，粗大な操作），レベルD：行為，である．

　姿勢を維持したり変更したりすることを可能にし，身体に滑らかな動きを保証する緊張は延髄レベル（赤核）で統合される．

　そして筋緊張を背景とした運動は筋-関節リンクをコントロールし，全身の筋群を自律的に協調させ「シナジー」を形成する．ベルンシュタインは運動を単一の運動としてではなく，運動パターンであるシナジーとして捉えている．その時・その場で，最適な運動パターンを組み合わせた身体活動は，身体内部で首尾一貫したリズム（繰り返し運動）を制御し，自動化（自己組織化）する．淡蒼球のレベルで統合される．両生類の獲得した機能

である．あらゆる運動パターンを組み合わせて滑らかで無駄のない動き，強く，速く，大きく動いても，ありとあらゆる姿勢で動いてもつまずいたり倒れたりせずスムーズに行動できるのがレベルBである．これは，すでに運動を超えている．あらゆる動作の背景となり，移動や操作を支える要素的な動作であると筆者は考える．

レベルBの要素的な動作を使って日常頻繁に行う動作や操作（日常動作や社会的動作）を行うのがレベルCである．レベルBが重力と支持面への定位（基礎的定位）であったのに対して，レベルCは空間への定位（空間的定位）で物への移動，物の操作という目標や課題達成のための動作になる．線条体レベルで統合される爬虫類と皮質の1次運動野，1次感覚野のレベルで統合される鳥類に分けられる．

より複雑な動作を行ったり，柔軟性・融通性を持って動作の途中であらゆる突発的な環境の変化が起きても対応できたり，巧みさを発揮できるのが大脳皮質の発達した人だけが行える行為，レベルDである．巧みであることは巧緻であることとはまったく違う．

上位レベルの動作は下位レベルの動作を先導し，下位レベルの動作は上位レベルの動作の背景となる．レベルAはすべての動作の背景となるが，どのような動作も先導することはない．先導という意味は，上位レベルの動作をやろうと意図すれば，要素となる下位レベルの動作が半ば自律的に無自覚に準備されて行動を遂行してしまうということである．要素的な運動や要素的な動作のレベルBは，レベルCやレベルDを行おうと意図するとそれに先導されることで意識に上らなくなり，意図して行う行動ではなくなるのである．意図しなくなるということは，目的，課題と要素的動作や運動の因果関係を日常動作や行為が断ち切るということである．

❼ 基本動作の再認識

レベルBは動作であり，われわれの専門用語にあてはめれば，移動を中心とした基本動作である．レベルBはレベルAの筋緊張を背景として，支持面と重力に適応して，すべての脊椎動物が獲得している平衡反応や立ち直り反応のような自律的反応に近い基礎的な定位で，運動パターンにバランスを組みこんでいる．レベルBができるということは，持って生まれた運動にバランスを組みこみ，立ったり，歩いたり，腕を伸ばしたり，握ったり，投げたりという“すべての動作の要素”になる基本動作の自己組織化にほかならない．いままで日常動作と基本動作の区分が曖昧で，レベルBに相当する言葉をわれわれは持っていなかった．それが，ベルンシュタインの概念を臨床的に理解し治療に応用するにあたり，大きな関門となっていた．

そこで今回，筆者はベルンシュタインのレベルBを，われわれの基本動作と類似した行動として捉え，日常動作や社会的な動作であるレベルCの動作と明確に区分した．今まで日常動作の一部として捉えていた基本動作を，日常動作とは別のものとして扱うということである．われわれが通常の生活の中で何かをしたいと意識したり，意図したりするのは日常動作（レベルC）や行為（レベルD）である．基本動作を日常動作から独立させて区別したということは，基本動作が日常動作や行為の背景となる動作であり，プリミティブ

なものとして，意識されることなく遂行される動作であると認識し直すことである．これはきわめて重要なことである．結果として，基本動作は理性的・論理的に説明することができない情動的な常識に基づいて遂行されるということになる．ただし基本動作も，移動や粗大な操作が目的となり，移動や操作を具体的な目標や課題として，それを達成するために行う場合にはレベル C の課題達成のための日常動作となり得る．紛らわしいので，よく理解し混乱しないでほしい．

　繰り返しておこう．いままで日常動作の一部として扱うことが多かった基本動作を，レベル C の日常動作から独立させてレベル B に区分した．それにより，曖昧であった基本動作の特徴を整理することができた．基本動作は日常生活を通して，体験的，情動的に自己組織化されるプリミティブな動作である．そのため，意識した動作に先導されて，そのときの情動に基づいて無自覚に立ち上がる．決して意識して意図的に開始することはできない動作である．

　基本動作を定義しておきたい．基本動作とは "日常動作や行為の要素となる移動動作や粗大な操作の動作" である．発達学的には生後 1 年数カ月～1 年半ぐらいで立って歩けるようになるまでに獲得する動作であると考えている．ピアジェの定義する感覚運動期に獲得する動作であるともいえる[13]．

❽ 基本動作は前もってやることを決めて練習することはできない

　以上で述べたように，基本動作ができなくなったとき，言語的・論理的な指示，つまり，トップダウンであらかじめやることを決めて，それを実行させるやり方では指導できない．基本動作ができる人には言語的・論理的に前もって決めたことを要求しても，無自覚に可能な状態が整っているので，それを利用して開始できる．先にも述べたとおり，そのときには基本動作を基本動作としてではなく，レベル C の課題遂行のための日常動作として行えるからである．

　基本動作ができない人にとっては，やろうとしても動かない（自動詞），本来ごく自然に動くはずなのに動かないので，動かそうと意識してさらに努力する．すると，基本動作ではなく，基本動作を構成する運動で身体の外にある物を動かすときと同じように自分の手足を動かす（他動詞）ことになる．自分の意思で，自分の脳が自分の身体を，外部の物を動かすのと同じように動かすということになる．私が私の身体を他動的に動かすということになり，脳と身体が別になった心身二元論の考えとなる．医学や教育の世界では，心身二元論に妥協することで大きな成果を上げてきた側面を否定はしない．しかし，いまこのような問題を述べなくてはならないということは，現実にはその歪みに悩まされているということである．日常動作や行為に先導される基本動作は，ボトムアップ的に自己組織化されるという発生・発達の原点に立ち返り，基本動作ができなくなったときに基本動作の再構築という課題を根本から考え直していきたいのである．

❾ 自動詞と他動詞

　動詞には自動詞と他動詞がある．

1）自動詞の場合

　まず自動詞である．お茶を飲みたい，だからペットボトルを取ろうと思い，取るぞと意思決定する．現実場面では，ほしいものを取ろうと思うと，手の届く位置まで移動（歩行）して，届く位置に来たら，そこで自律的に腕が伸びる（リーチ，自動詞）のである．腕を伸ばすために肩を挙げて肘を伸ばして，などと考えることはない．リーチするのに距離が近すぎるか，遠すぎるかなど迷うこともなく，適当に歩いたらちょうどよいところで止まり，腕が伸びるのである．自分と環境は別なものではなく，環境の中の一部として最適な時，最適なところで，最適な方向に最も効率よく手が物に届くように腕が伸びるのである．腕が伸びるとき，手の運動軌道は物に向かってほぼ直線的に移動する．物に手を届かせて取ることができる人であれば，誰がやってもほぼ同じやり方になる．環境に働きかけ，生態学的な環境の情報に導かれながら，自分と環境が入れ子になって相互依存的に動作を自己組織化しているのである．お茶を飲むというレベルCの動作は，その要素となる歩く，リーチするなどのレベルBの基本動作ができるときに初めて可能な動作なのである．やろうと意図すれば，必要な動作や筋緊張は階層構造で無自覚に立ち上がり，自動詞で行えるようになっている．

　課題に対してわれわれが意識することは，一般に，課題の内容をいかに遂行するかである．前もって意図的にやることをすべて決めてやっているのではない．あらかじめおおまかなことは決めて，その方向に向かって進めるが，具体的な手順など詳細はやりながらその時・その場で決めている．実行している動作を細かく観察してみると，動作の最中に突然躊躇したり，軌道を変えたりを自分でも気づかずに行っている．同じ目的を達成するやり方がいく通りもある動作では，特にそのようなことが起きやすい．これを「マイクロスリップ」と呼んでいる．この現象1つをとってみても，前もってやることを決め，決めたとおりにやっているとはとても考えられない．

　具体的に，コーヒーをいれる場面で検討してみたい（図7）．先にも述べたが，課題に対してわれわれが意識することは，一般に，課題の内容をいかに遂行するかである．濃い目のコーヒーにしたいとか，甘くする・甘さを控えるとか，クリームを多めにする・少なめにするなど，どのようなコーヒーをどのくらいの量入れるかは意識して決めている．しかし，実際の動作のやり方に関しては無自覚に“コーヒーをいれる”という動作に先導されたやり方を，ごく自然に実行しているだけである．同じものを仕上げるのに，コーヒーを先に入れるか砂糖を先にするかのようにいく通りものやり方があるときには，動作の途中で起きるちょっとした刺激やノイズに影響されて，そのときの最善の方向に向きを変えながら動作を進めるということがきわめて頻繁に起こり得る．それを示しているのがマイクロスリップの実験である．

　コーヒーをいれるという課題達成のために手足は動くのであり，意図して動かすのではない．意図するのは“コーヒーをいれる”ということである．動作ができるというときには，動作に必要な手足の運動パターンは動作に先導されて無自覚に動くのである．動作に

第Ⅱ章　実践的評価　治療

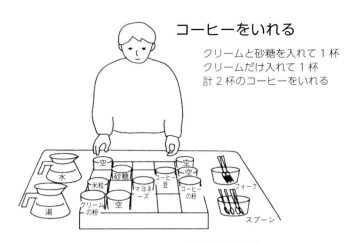

コーヒー課題の環境（複雑条件）
※単純条件は必要最低限のコップ2つ，コーヒーの粉，
　クリーム，砂糖，スプーンと湯だけテーブルの上に置く

（鈴木健太郎：行為の推移に存在する淀み—マイクロスリップ．佐々木正人，他（編著）：アフォーダンスと行為．金子書房，p54，図2-3，2001 より引用，一部改変）

図7　マイクロスリップ（コーヒーをいれる動作で観察）[15]

・先行研究
　Reed & Schoenherr，1992
　単純条件　平均2回
　複雑条件　およそ5回
・本邦では
　佐々木・鈴木，1994
　単純条件　平均2.6回
　　　　　　1分あたり2回
　複雑条件　平均5.3回
　　　　　　1分あたり2.9回

コーヒーをいれるという課題である．鈴木ら[15]によると，クリーム入り，クリームと砂糖入り2杯のコーヒーをいれるとき図のように複雑な条件，つまり必要なものとしてコップ2個とコーヒー，砂糖，クリーム，スプーン，お湯以外にも米粒，空のコップ，水，フォークなどが置かれている状態では5.3回，必要なものだけが置かれた状態では2.6回のマイクロスリップが観察できたという．

必要な筋の緊張や運動の協調，バランスも当然動作に組みこまれて先導される．したがって，先導される動作が滞ったり動作に躊躇が生じたりすると，動作に同期して連続的に生み出される筋緊張やバランスなどにも混乱や迷いが生じてしまう．ごくごくわずかな混乱や迷いは基本動作ができる人にはまったく問題ないが，基本動作が困難な人にとっては身体的な適応が難しくなってしまうものと考えられる．

　2）他動詞の場合
　次に他動詞である．言語機能に偏重したコミュニケーションを発達させた人は，社会的な秩序や効率が重んじられる生活の中で，理性的・論理的思考による言語的説明が求められる．そのために，人は何事でも客観的に捉えようと努力して主観をできるだけ排除することが習慣になっている．特に医学や教育の世界ではこの傾向が強く，それが昂じてわれ

われは認知したことはなんでも意識でき，言語化できると思いこんでしまった．そして，意識してやろうと意思決定したことは，意図したとおりに身体を動かせると思いこんでしまった．つまり，すべての動作が，意図して行うことが可能なレベルCあるいはDで構築されていると思いこんでしまったとも言い換えることができる．その結果として，レベルBの基本動作をレベルCの日常動作の一部として捉えてしまったということである．

　意図してやろうとしたとき，最終的な構成要素としての基本動作が何事もなく遂行できれば問題ない．もしうまく行えないと，例えばリーチするために腕が伸びないと，肩を挙げて肘を伸ばす（他動詞）ことを意識して意図的に行ってしまう．基本動作が先導して，自動詞で行うべき肩や肘の運動を大脳皮質で意識して他動詞で行おうとしてしまう．自分の手足が動くのではなく，外部の物と同じように動かそうとしてしまう．伸びない，つまり身体が"できない"といって情報がとれない状態に陥っているのに，大脳皮質では"伸ばせ"と命令して動かしてしまうのだから，そこにストレスが生じて緊張や不安が高まってしまう．リーチができる人が肩を挙げたり肘を伸ばしたりを意図して行っても，肩が挙がる，肘が伸びるという動作の一部として身体が反応できるので，バランスを崩したり不安で硬くなるようなことは起こらない．したがって，基本動作ができるわれわれ健常者は，患者と同じ体験をすることはできないのである．このように患者の不都合を理解できないまま，先にも述べたように，すべて意識して動かすような指導ばかりを行って，われわれには"レベルB（基本動作）を自己組織化するように身体を動かすことを誘導する"という治療が欠けてしまったのである．

❿ 見るが弊害

　大脳皮質への入力は，身体から上行する情報（潜在認知）よりも視覚や聴覚のように外受容器を通して入る情報のほうがはるかに多いという．物を取るためにリーチするとき，自分の腕が伸びる状態を視覚的に見る機会はきわめて多い．しかし，腕が伸びるために行っている身体内部の無自覚な知覚循環に基づいた活動は，まったく意識に上らないし視覚でも捉えることができない．身体内部の活動で意識できるのは粗大な表在筋の強い活動ぐらいである．腕の形の変化を視覚的に分析的に捉えた情報と，筋の強い活動という情報に基づいて認知系の大脳皮質で知覚できるのは，筋活動で腕を伸ばすという現象だけである．もし自律的に腕が伸びないと，人は視覚で知覚できた方法で腕を伸ばすように指示をすることになる．無自覚な身体の反応を無視して，身体がとっている"動けない"という反応を無視して動かすので，先に述べたようにストレスで緊張や不安が高まってしまう（図8）．通常は，そのような状態に陥っていることに気づくことさえできない．重要なことは，ただ頑張ろうとするのではなく，できなくなったときぐらい，自分の身体はどうなっているのか探索する余裕を持つことなのかもしれない．

　健常なときには，身体の反応を無視して予測や先取りする形で，意図的にトップダウンで行って，ストレスによる緊張や不安が生じてもほとんど気づかずにやり過ごしてしまう．もしできなくても筋力をつけたり，難易度を変えたりするという戦術的な対応でかな

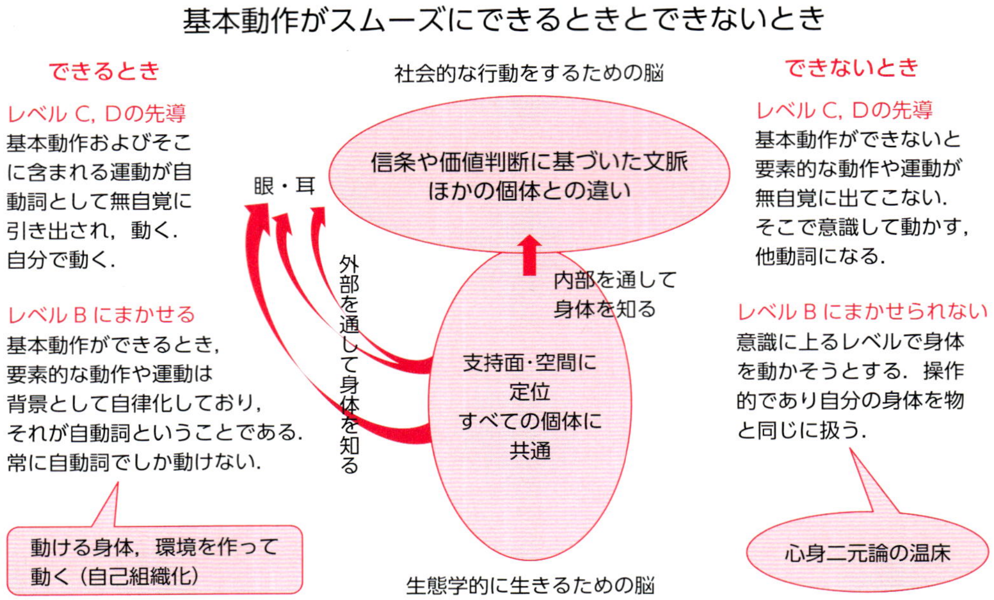

第Ⅱ章　実践的評価　治療

基本動作がスムーズにできるときとできないとき

できるとき

レベル C, D の先導
基本動作およびそこに含まれる運動が自動詞として無自覚に引き出され，動く．自分で動く．

レベル B にまかせる
基本動作ができるとき，要素的な動作や運動は背景として自律化しており，それが自動詞ということである．常に自動詞でしか動けない．

社会的な行動をするための脳

眼・耳

外部を通して身体を知る

信条や価値判断に基づいた文脈
ほかの個体との違い

内部を通して身体を知る

支持面・空間に定位
すべての個体に共通

できないとき

レベル C, D の先導
基本動作ができないと要素的な動作や運動が無自覚に出てこない．そこで意識して動かす，他動詞になる．

レベル B にまかせられない
意識に上るレベルで身体を動かそうとする．操作的であり自分の身体を物と同じに扱う．

動ける身体，環境を作って動く（自己組織化）

生態学的に生きるための脳

心身二元論の温床

図 8 | 自動詞，他動詞（動作学習のまとめ）

身体に起きていること，位置や速さや方向の変化，つまり運動は視覚的に捉えることができる．しかし，なぜそう動いているのか，気持ちよくて楽しく動いているのか，危険を感じ不安がっているのかに関しては，よくわからない．外部の変化を見てわかっても内部の気持ちはわからない．動作，つまり，レベル C, D を行おうとして意識したとき，もし手，足が動かない，つまり，基本動作ができないならば，なんとか動かそうと意識する．レベル C, D がでしゃばって動かそうとするのである．大脳皮質には視覚で捉えた分析的，認知的な身体の動きは記憶できているので，情動的なレベル B を抜きにして，他動詞として形を作るように動かしてしまう．しかしそれは，本来の自動詞による動作の仕方と異なるためにストレスの原因になる．できなくなった動作の再構築には自己組織化に基づいた基本動作の学習が重要と考える．

りカバーできてしまう．ところが，障害が大きかったり，高齢で余力が少なかったりするとストレスに耐えられないので，多くの問題を引き起こすことになる．

　戦術ではなく，戦略を変えて無自覚な身体の活動ができるように誘導する必要が高くなる．体性感覚に障害があるから視覚で代償させるという発想はこの場合，まったく役に立たないのは当然のことである．無自覚ということは，大脳皮質までは情報がいかなくとも脳幹や大脳基底核，大脳辺縁系でサブリミナルに処理されているということである．体性感覚が鈍麻していても脱失していても，このレベルで統合し，言葉で表現できなくても動作では可能なことが少なくない．視覚で認知的に代償するのではなく，動いてリズムや運動パターンでわかるように誘導することが重要である．筆者はリズムやオノマトペで体性感覚の補助を考えることを好んで使っている．

　レベル B の再構築の仕方，基本動作の再構築の仕方が治療の要となる．最後に運動協調性（動作）の学習に関し，日常動作と基本動作で異なる 2 つの学習の仕方をそれぞれにまとめておく．

1）日常動作の運動協調性の学習

1) 一般的な運動学習とは，自分の信条や趣味，宗教，道徳など社会的にいかに生きるか，社会的環境での価値観や文脈が優位な動作や行為の学習である．

2) 人の学習では，ほかの動物にはなく人だけに授けられた理性と感情を最大に生かし，すでに持っている知識やいま，得ている情報に基づいてやりたい動作や課題を論理的（言語的）に分析，要素的な動作に分解して手順や方法をしっかり組み立て（プランプログラムして）実行することが推奨されている．

3) はじめは意識して行うが，無自覚にやれるように自動化するまで繰り返し練習する（意識することから無自覚へ，これは発達の発想とは逆転している）．

4) この学習の特徴として"要素的な基本動作ができること"が前提となっている．基本動作に含まれる筋緊張やバランス，身体の調整は論理的・分析的に行うことはできない．

5) プランプログラムした要素的な運動や動作ができなければ，どんなにすばらしいプランプログラムを立てても意味がない．そのため"すべての患者に一般的な運動学習の概念があてはまる"と筆者は考えない．

6) つまり，基本動作の再学習は一般的な運動学習の対象にならないということである．

2）基本動作の運動協調性の学習

1) 情動脳で学習する動作はすべて実践知なので，本来意識に上ることはない．サブリミナルで大脳皮質まで届かない情報での活動がきわめて多い．

2) しかし，人は自分の動作を見ることができる，また他人の動作を見たり観察したりしてさまざまな知識を得ることができる．

3) そのため情動脳で行う基本動作も，大脳皮質で分析的に，知識としてイメージすることができるようになる．

4) 本来，情動脳で行い，自律的に立ち上がる動作ができなくなると，大脳皮質がでしゃばり，大脳皮質のイメージでプランプログラムを立てて指示するようになる．

5) このような学習の仕方でも，情動脳で行う動作の目に見える部分，観察できる部分だけの情報で意識的に行う動作，つまり，自律的に立ちあらわれて，ほかの動作を下支えする情動脳の動作としてではなく，知性脳の動作として学習することはできる．

6) 例えば，訓練室で歩くことを意図して歩くときには歩けるが，病室でトイレに行こうとしたときには歩けない．

7) もし歩けたとしても，トイレに行くために自然に歩くのは知性脳で，意識したときに行う訓練室の歩行ではない．

8) 目に見える部分に関しても，自然に立ちあらわれる日常動作では手足をどう動かすかなどまったく意識に上らずに動かしてしまうのに，もしそれができないとなると，動かない部分を意識して物を動かすのと同じように操作しようとしてしまい，自分が自分の身体を他動的に動かすという，心身二元論に陥ってしまう．

9）自然なやり方と違うのでストレスで緊張が高まり，硬くなったり，不快・不安の要因となりやすい．

2-2 基本動作の自己組織化

　動作のパターンは生態学的に妥当なやり方で系統発生的に学習（進化）し，個体発生的に形成し直される．本来，生態学的な定位のための運動や基本動作は，生命記憶に基づいて生態学的環境で情動的に発動され，自動的にボトムアップ的に自己組織化されるもので，意図とは関係なく行われる．生態学的とは"動物として生きて日常の生活を行うこと"と理解してよい．以上の概念を理解し，治療に生かすためには系統発生と個体発生を関連づけて理解することがきわめて重要である．以下に，個体発生を運動機能の変化，発達という視点からまとめておきたい．

❶ 身体運動の獲得

　受精後4週で心臓が拍動を開始する．自律的な収縮ではあるが，個体の筋活動による運動の始まりである．30日を過ぎてから，わずか1週間で脊椎動物の上陸劇，つまり系統発生的に鰓呼吸から肺呼吸への切り替えが起こる．呼吸から解放されると，内臓の一部として自律的に機能していた鰓の腹側から表情，嚥下，発声などの口腔顔面の筋，鰓の背側からは舌，頸部肩甲帯，上腕の筋が分化発達する（**図9**）[16)17)]．

　身体の運動は胎内で受精後8週に開始する．5週で体幹からヒレ状の四肢が形成され，側方かつ尾方を向いていたものが6週で前方へ曲がり，肘と膝は側方を，手掌と足底は体幹を向く．7週で上下肢はそれぞれ反対向きに90度ねじれ，肘は尾方に，膝は頭方に向く．8週で下肢のねじれによって皮神経支配に床屋マーク状の配列が出現する．8週とは，四肢の形態や向きが哺乳類に発達する時期である．6週ではまだ筋板で筋は分化していないが，8週で哺乳類の形態を獲得するとすぐに哺乳類の筋が分化する．筋の分化と同時に運動も開始する．運動は要素的な個々の関節運動ではなく，びっくり反射様の運動やジェネラルムーブメント（GM）のような全身的な自発運動から開始する．発生・発達学的には，全体的なパターン運動が先行し，そこから次第に分離して，要素的な関節運動が分化して可能になるものと考えている．

　受精後20週までの間に，身体内部をさまざまに動かすことで体性感覚を主体とした感覚で内部の相互関係がわかり，より複雑な運動や運動パターンを可能にしていると考える．20週以降は新たな運動パターンは出現しないが，胎動は盛んに行う．すでに獲得した運動パターンを使いこなすことと，子宮という弾力のある小さな器の中で，縦長の胎児が盛んに長軸方向に動くことで，胎児は子宮壁からの拘束を利用して，出生後重力のもとで動くために不可欠な筋力と縦軸という身体の基準となる軸を獲得するものと考えている．産後，新生児期はまだ水の中での運動機能が優位な状態であるが，2カ月ごろから急速に重力への適応が進み（2カ月革命と呼ばれる），神経学的にも不要なものが捨てられるようになる（**図10**）．

1 基本動作の持つ意味—動作の階層構造に秘められた身体性

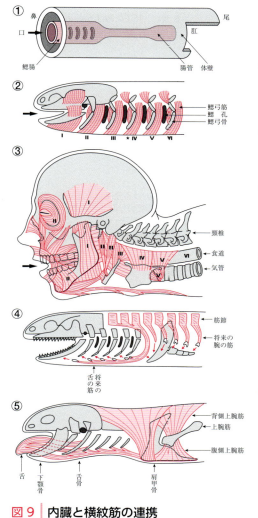

* エネルギー源を作り出すことのできない動物は移動し，捕食するために運動器・感覚器を発達させた．

* 鰓は平滑筋で内臓の神経支配，機能は呼吸・採餌．餌は口で捕食し肛門から排出する．口から肛門まで1本の管で構成され腸管と呼ぶ．移動のため腸管を持ち歩くが，それを収納する部分が体幹である（①）．

* 鰓の腹側から分化発達した表情・発声・咀嚼・嚥下筋は横紋筋で運動神経支配に移行，咽頭の筋は平滑筋で自律神経支配のまま残されている（②，③）．

* 運動神経支配の表情筋は，喉頭，咽頭を介して自律神経支配の内臓の平滑筋と連携しているので内臓の活動を直接的に反映し，快・不快などの気分で筋の緊張が大きく影響される（③）．

* 舌は不思議な筋で，口腔内にありながら，筋肉は頸や手と相同で体壁筋ゆかりの鰓背側から分化発達する．ただし，感覚のほうは体壁系の感覚とは違ってあくまでも内臓系の鰓の感覚である（④，⑤）．

* 口腔顔面の筋は内臓との関連で快・不快などの気分や精神的緊張の影響を受けやすく，舌と協調することで情動的な変化を横紋筋の緊張や姿勢筋緊張に反映し，全身的な運動機能にも強く作用する（②〜⑤）．

* 横隔膜は頸神経支配である．頸部の筋で呼吸をするのは蛙が喉の袋を膨らませることに由来する．鼻から吸った空気で喉を膨らませ，次に喉を縮ませることで肺に空気を送り込み，肺を膨らませている．哺乳類になり腹部を地面から持ち上げたので腹部を動かして呼吸できるようになり，呼吸筋として頸部の直筋群が喉から胸郭の底部に移行して横隔膜となった．

図9 | 内臓と横紋筋の連携

❷ 重力への適応，空間への適応

　出産と同時に胎児は重力の働く世界に放り出される．胎動であらゆる運動パターンを身につけ，十分な筋力や身体の軸まで獲得してきたが，初めて遭遇する大きな重力に押さえつけられて，支持面とその上に横たわる自分の身体を体性感覚で知覚し，前庭迷路の情報から地球の中心の方向を知覚するようになる．胎動では主に体性感覚と運動で身体内部の相互関係を知覚していたが，重力のもとでは重力と支持面と自分という，身体内部だけでなく外部の情報に適応する必要性がきわめて高くなる．

　胎児はすでに獲得した運動パターンや筋力を生かして，重力のもとでも動くことで環境に働きかけて環境から情報を受けとり，その情報に基づいてさらに動くことを繰り返す（知覚循環）ことで，次第に環境の持つ不変な特性を知り，環境の中に矛盾なく住みこん

第Ⅱ章　実践的評価　治療

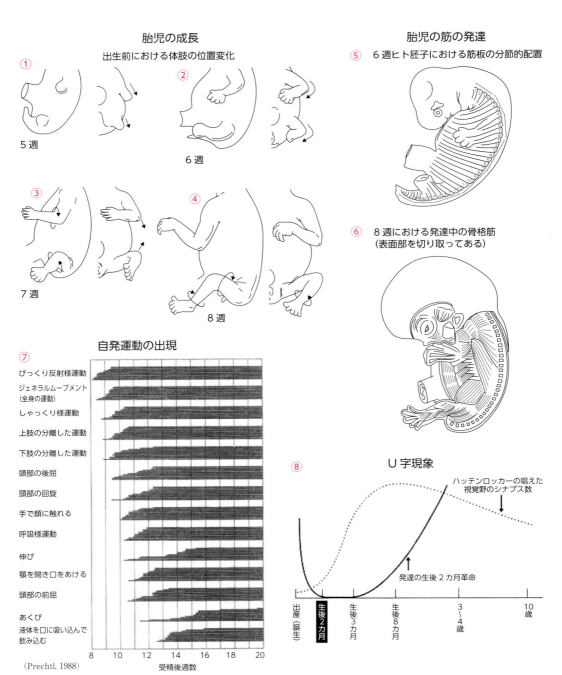

図10 | 筋と胎動の発達

* 受精後8週で形態が哺乳類に発達（①〜④），6週ではまだ筋板で筋は出現していない（⑤）．8週で形態が哺乳類になると同時に，哺乳類としての筋が形成される（⑥）[18]．
* 筋が形成されると同時に運動が始まる．8週にびっくり反射様の運動やGMと呼ばれるカオス的な自発運動で開始する（⑦）[19]．
* 身体の形態的発達や体重の著しい増加で，持って生まれた運動能力が見かけ上，発揮できなくなる時期がある．重力への適応や筋力の獲得で再度できるようになる動きも多く，U字現象と呼んでいる．シナプスの刈りこみといわれ，系統発生的にあらゆる環境に適応できるように準備された神経連絡網で，個人の生活環境では不要となったシナプスを間引く現象もみられる（⑧）．

でいくのである．環境に働きかけるための運動はプリミティブな能力であり，なぜ動けるのか，どうやって動くのかに関しては，考えても意味がない．動く能力を持って生まれてくるとしかいえないことである．環境の中に住みこんでいく過程であらゆる姿勢をとっても維持，変更できる筋緊張を獲得したり（レベル A），運動パターンにバランスを組みこんだり（レベル B）することで，動作の要素となる基本動作を可能にしていくのである．立って歩けるようになる，つまり，あらゆる基本動作が可能となる頃に，どのような動作にも対応可能な体幹の機能も獲得する．その後は獲得した体幹の機能を利用して，物の操作や複雑な動作など空間的・時間的な調整を含んだ課題の遂行（レベル C，D）へと発展していくのである．重力のある世界で環境に働きかけ，環境からの情報に導かれて環境の一部として住みこんでいくわけであるが，われわれを導く環境の持つ情報をアフォーダンスと呼ぶ[8]．知覚循環でアフォーダンスを知り，逆らわずに動いてボトムアップ的に秩序を発見し，ボトムアップ的に基本動作を自己組織化するのである（図 11）．

　この過程ではトップダウン的に身体をどう動かすか（他動詞）ではなく，目的を達成するためにボトムアップ的に身体がどう動くか（自動詞）が重要なのである．環境に存在している状態で何かをしたいという目的を持つと，それが動機やニードとなり，前頭前野の報酬系にごくわずかな活動が起こる．まだ小さくて大脳皮質の閾値に達しない信号であるが報酬系を介して視床下部が受けとり，体幹を含んだ身体の筋緊張や運動を準備する．そのような身体の準備状態とは，はじめに何かをしたいと目的を持ったことを実現する方向に身体を向けさせ，構えることである．これを佐々木氏は向かうアクションと呼んでいる[21]．実現しやすくなった身体でさらに動くことを繰り返す（知覚循環）ことで課題が達成される．したがって，身体をどう動かすかという発想はどこにも出てこないのである．あくまでも自分で自分の身体を動かすということではなく，自分も環境の一員としてそこに存在し，環境の一部として環境のアフォーダンスに導かれて行動しているということなのである．気づいてみたら，そのような動きをしていた，ということなのである．

　サブリミナルに引き出されるいくつかの現象を述べておく．環境に働きかけ基礎的定位（バランス）の確立，それを背景として空間的な定位（オプティカルフロー，ダイナミックタッチ）を獲得し，両者が協調することで知覚循環に基づいて自己を定位した基本動作が可能になる．階層性が重要で逆は起こり得ない．さらにこれらの機能は情動が関与した無自覚（サブリミナル）な反応である．

　情動が関与するということは，無意識なレベルで身体が情動的に快と感じるか不快と感じるか，安全・安心と感じるか危険・不安と感じるか，大きな文脈（戦略）のもとで，身体が示す反応がまったく違ってしまうということである．例えばバランスでは動作を開始するとき，身体が本能的に安全・安心と感じたときには積極的に動いて調整する自由度の高いバランス戦略を選択して，危険・不安と感じれば動くより安定性優位の安全・安心に動ける範囲に自由度を制限したバランス戦略を選択して基本動作を立ち上げる．このような情動による選択は無自覚で，本人もまったく気づかずに行ってしまう．本人の意図とは

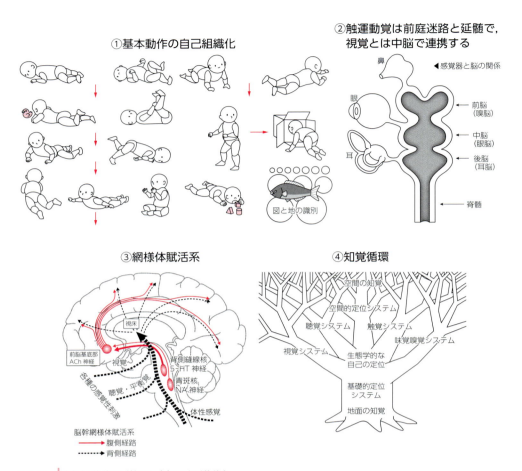

図11 基本動作の学習（自己組織化）

動物は環境と一体になって動く（主客一元論，心身一元論）．一体となれるように感覚調整，つまり，動いて環境に働きかけ，身体内部，環境の変化がわかり，変化に基づいてさらに動くことを繰り返す知覚循環で環境と自分が矛盾なく秩序を保てるようにすることが自己組織化である．基本動作は自己組織化で体験的に身につける動作である．重力のある世界に産み落とされ，支持面に支えられて動くとき，頼りになるのは体性感覚である（①）．

体性感覚優位で動くことを通して，脊髄からの体性感覚情報と最も低い脳幹のレベル，延髄で前庭迷路の情報が統合し持続的な筋緊張を生み出していく（②）．

体性感覚，前庭迷路の感覚は脳幹網様体で連携し，活発な知覚循環で複雑な動作もできるようになる（基礎的な定位）．一方，網様体の情報は網様体賦活系となり，大脳皮質を活性化し，覚醒を高める．中脳レベルまで機能するようになると視覚情報も加わり，ダイナミックな筋緊張の調整とリズム調整に基づいた基本動作が自己組織化される（空間的定位）（③）．

自発運動（GM）で動いて環境に働きかけ，環境からの情報を受けとり，それに導かれてさらに動くという知覚循環の体験を通じてボトムアップ的に身体図式を獲得していく．この過程で，なんでも口に持っていく体験を通じて，きめ細かな口の感覚で手と目の感覚を磨き，鋭くする．見て，触ってを繰り返すことで，円の上に魚がのっている絵の意味，図と地の識別や距離がわかるようになる．さらに，側面に接することで空間的・立体的な3次元の身体図式も知覚できるようになる（①）．

複数の感覚を同時に動員して使うことで重さ，距離，移動の方向，速さなど1つの感覚では知覚できない感覚を知覚できるようになる．環境からの情報に導かれ動くことで，われわれは環境がわかり，自分がわかり，さらに動けるように発達している．われわれは知覚循環で，環境がアフォードすることを知り，アフォードするように動いて環境に適応しているのである（④）．

関係なく選択されてしまうということである．日常動作を行うとき，基本動作が先導される，つまり，無自覚に基本動作が立ち上がる．基本動作はバランスを先導するから，無自覚なうちに動作に先行してバランスの戦略も決められてしまうということである．大きな文脈・戦略の方向に沿って具体的にどう行動するかという戦術は，その時々の都合で微妙に調整される．戦略は変わらなくても戦術は変えられるのである．

　具体的には，基礎的な定位としてまずはじめに獲得するのが重力への定位である．慣性の大きな環境で，安定して力で動く（カウンターウエイト；CW の活性化）ところから，支持面が狭く，重心が高くなるように，つまり，慣性が小さくなる方向に発達し，力ではなく制御による安定（カウンターアクティビティー；CA）が可能になる．それにより，物への定位が容易になり，空間的な定位が発達する．空間的定位としては，オプティカルフローやダイナミックタッチがきわめて重要である．基礎的定位を背景とした空間的な定位は自分と空間の関係を確立し，自己の定位が可能になる．自分が能動的に動いて向かうアクションでさまざまに姿勢を変えながら見たり，見て触ったりすることで初めて自分がわかり，この環境の秩序がわかるのである．このようにして，われわれは基本動作を自己組織化することができるのである（図 12）．基本動作が自己組織化した後では，それを使って意図的な行動もできるようになる．危険なのは，すべてが意図的にできると思いこんでしまうことである．基本動作は基礎的な定位を背景にしており，そこはサブリミナルで意識に上らないし見ることもできないということを強調するために，具体的な例を挙げておく（図 13）．

❸ 現実の行動で理解する（ペットボトルのお茶を飲む）

　例えば "ベッドに寝ている人がテーブルの上にのっているペットボトルのお茶を飲む"動作は，日常動作である．通常，日常動作を行う人は基本動作ができる人である．お茶を飲むと意識し，意思決定すると起きて座る，足が床につくように移動して，立ち上がる，歩いてテーブルまで行き，ペットボトルに手を伸ばして，持つ，それを口に持っていき，飲むという，いくつもの要素的な基本動作が経時的に組み合わされて実現する（図 6-a）．飲むという日常動作が，要素的な基本動作を先導したのである．

　基本動作は日常動作の背景となっている．意図するのは飲むという日常動作であり，要素的な基本動作ではない．基本動作は，私の意図と因果関連で行うのではない．日常動作のもとで無自覚にやってしまうプリミティブなものである．したがって，テーブルまで移動するとき起きて座ったらどこまで前に出ようかとか，いつ立とうとか，歩いていき，いつ止まって手を伸ばそうとか，まったく意識することはない（図 12）．環境の変化に合わせて，知覚循環で最適なときに最適な活動ができるように自律的に調整されるのである．それが「基本動作ができる」ということである．ところが，手が伸びると思っているのに伸びなかったら，すでに述べたように事態は一変することになる．

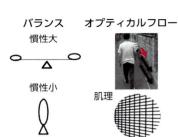
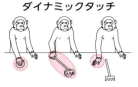
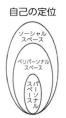
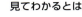
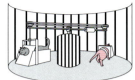

図12 │ 環境に住みこむ（自己の定位）

同時に複数の感覚を使って探索し，環境のアフォーダンスに導かれて動くことによりさまざまな知覚システムを発達させる．環境を変えるのではなく環境から教わり，環境の一員として，秩序を守って環境に住みこんでいくのである．

バランス：臥位のような支点に対して対になる質量の分布範囲が広い状態で安定していると，慣性が大きいので動きにくい．動くときには大きな力がいる．力だけでは動けずつり合いの重りの調整（CWの活性化）も必要になる．つり合ったところで安定し，動くためには力でつり合いを崩す必要がある．直立位も支持点に対して対の質量で安定しているが，人がとれる最も狭い質量分布範囲になっているため，慣性がきわめて小さな状態で，動きやすく不安定である．動いてしまうので動きに拮抗する力で制動（CA）して安定することが重要になる．バランスの戦略をこのように2つに区分する．

オプティカルフロー（光学的流動）：人が移動するとき視覚的に近くの物は速く，遠くの物はゆっくり移動する．物の表面に現れた細かな模様やザラザラ感（肌理）は近づくと大きくはっきりと，でっぱって遠ざかると小さくぼやけてへこんでみえる．周囲の見えの変化で人は進む方向や速さ，距離などがサブリミナルに知覚できる．

ダイナミックタッチ：棒を持ったとき，棒を軽く振ることで，棒でどこまで触れるか容易にわかってしまう．どのくらいの距離かわからなくても届くか届かないかはすぐにわかってしまう．拡大解釈すると動くことで身体内部の位置関係（身体図式）や手足で届く範囲がわかる．

自己の定位：動くことで，ダイナミックタッチを含んだ知覚循環で自分の身体や周囲の特性，自分と周囲の関係などがサブリミナルにわかる．皮膚に包まれた身体内部をパーソナルスペース，リーチできる範囲をペリパーソナルスペース，届かないところがソーシャルスペースである．

見てわかるとは：向かうアクションを奪われた猫は環境に適応した行動を学習できない．実験後，通常の活動をすると環境に適応できるようになるので見えなかったわけではない．見えることを作り上げている身体の動きの重要性を明確に示している．

2-3 無自覚に自己組織化される姿勢（日常生活で何気なくとっている姿勢）

ベルンシュタインのレベルAが筋緊張である．筋緊張はすべての階層の背景となり，あらゆる運動や動作が可能となるように，無自覚に姿勢を維持したり変更したりできるように調整する．いつでもどこでも，左右偏りなくどの方向へでも，強くも速くも大きくもあらゆる自由度を保って動作が行えるように，そのとき最適な運動パターンにバランスを組みこんで必要な基本動作が立ち上げられるためには，全身的にアンバランスのない筋の緊張や安定した可動性が必要である．日常生活の中でとる姿勢の特長の分析から始め，安定した，しかもダイナミックな動きを可能にする身体のメカニズムを追ってみたい．

❶ 日常生活の中での姿勢

本来，姿勢を変えれば筋緊張も変化するはずである．しかし，このモデルにみられるように姿勢を変えても筋緊張はほとんど変わらないのが現実である（図14）．視診による観

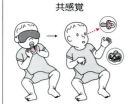

共感覚

1カ月新生児：目隠ししてなめたほうのおしゃぶりを選択的に注視する．舌で知覚したものを体性感覚野だけでなく視覚野でも受けとる．目でなぞる，舌や頬でなぞるような"動き"でおおよその大きさや形，表面の感触を知覚できると考える．見ても触っても，滑らかに動く感じという共通感覚で物が私たちに与える感触（アフォーダンス）をそのまま受けとっている．そこでは滑らかだというような解釈はしていない．ツルツルで気持ちがいいとか，ポコポコが"おもしろい"のような言葉にならない情動的判断や興味が含まれるのかもしれない．

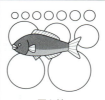

3〜5歳の健常児は魚（図）が描かれていると答える．脳性麻痺児の多くは丸（地）がたくさん描かれていると答える．動いて触ることの障害は見えの成立も妨害してしまう．

図と地

おしゃれな繁華街にでたとき　タイル張りのきれいな舗道に立ち，どこに足を置くべきか考え込む．私が見ているのは模様なのか，穴なのか，出っぱりなのか，へこみなのか．そこはやわらかいのか，かたいのか，滑りやすいのか，歩きやすいのか．私の目はそこを見ているが，脳は答えを出さない．ただ，怖いと思う．背筋を何かが走るように緊張する．

私の目がとらえているのは，そこにものがあるかないかであって，どれだけ先にあるかは正確にはわかっていない．立体感がつかめないのだ．だからたとえば食事の支度中，食器棚の前で何度も突き指をする．対象物に手を伸ばしたとき，そこに到達するのはいいが，正しい距離感がないので，思い切りガツンと指がぶち当たってしまう．

これはあくまでも注視した対象物に対してであり，なんとなく視野に入ってくるものや景色などは問題ない．遠くに見える街並みなどは，普通に見えていると思う．

視覚的アフォーダンスと
体性感覚的アフォーダンスの欠如や乖離

（山田規畝子：壊れた脳 生存する知．講談社，pp38-39，2004 より抜粋，一部加筆）

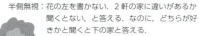
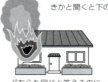
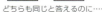

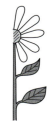

半側無視：花の左を書かない．2軒の家に違いがあるか聞くとない，と答える．なのに，どちらが好きかと聞くと下の家と答える．

どちらも同じと答えるのに……

見て識別することと動作や好き嫌いで判断することは違う．意識させると誤るが無目覚になんとなくやるとうまくいくことも多い．認知脳と情動脳には役割の違いがあるのだ．

図13 | 見てわかるとは―具体例

逆さ眼鏡で逆さに見えるものが再度，正立して見えるようになることに関してストラットンの言葉である．『事物への働きかけによって，身体がそうした事物と関係づけられているときには，網膜像の方位にかかわらず，それは「正立」して見えるのだ．視覚と触覚との調和こそが，視野の「正立」の本当の意味である[22)23)]』．アフォーダンスがわからなくなったとき見てわかってもだめ，見るためには動きが必要．動くことを土台にした複数の感覚の同時使用という体験が必要なのだ．意識して見るように誘導しても意味はない．なんとなく見ながら，何気なくやることが知覚システムの協調を取り戻す鍵であると考えている．

察で，モデルは立位時にスウェイバックの姿勢になっている．よく見ると，単純なスウェイバックではなく体重支持がかなり左右非対称になっている．左側でより多く支持し，右は床から支えられるだけでなく，左側にぶら下がって支えられている．左で体重支持，右は空間で課題遂行の動きがしやすいように，重力のもとで楽に，不安なく動くための構えを作っていると考えられる．このモデルは目に見えることを操作するとき，その時・その場で最適な形で行えるように，知覚循環で身体が環境と微妙な調整をしながら進めるという戦略はとっていない．何をやるときにでも意図的に，自分が前もって決めたとおりに操作できるように，姿勢まで含めて，身体を自分にとって一番安心・安定と思いこめる状態に保持しているように思われる．環境に適応して筋緊張を変えるより，自分の認知的な判断による安心・安定な筋緊張が重要なのである．このような行動の仕方が，姿勢を変えても緊張が変わらない最大の原因であると考えている．重力のある世界で環境の変化をかなりの部分無視して，実際そのようにしているとはまったく気づいていないのだが，自分の都合のよいように，硬く，安定している．だから柔軟に，知覚循環で環境に適応して融通

第Ⅱ章　実践的評価　治療

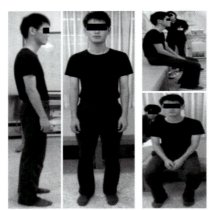
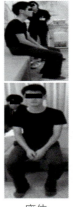
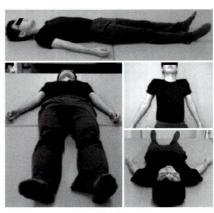

立位　　　　　座位　　　　　背臥位

図14 日常生活を通して自己組織化される姿勢の特徴

スウェイバックという過剰に安定した状態を残したまま動きやすくするために，さらに多くの筋緊張のアンバランスを作り左右非対称な姿勢で構えている．筋緊張のアンバランスは過剰な安定のもとで動くための戦略で，姿勢によって変わるものではない．
立位：典型的なスウェイバックの姿勢である．股関節周囲や腹部のインスタビリティーがあり，頸部肩甲帯の筋は顎を突き出して前方に移動した頭部を支えるため緊張が高くなっている．左の胸郭を伸長してわずかに骨盤を左に移動し，左下肢優位の支持で立っている．右下肢は左胸郭から吊り下がる形で外転・外旋し，体重支持は左より少なくなっている．右胸郭は緩んでわずかに短くなっているが，肩甲骨内側上部から頸にかけては緊張が高く，右胸郭が右頸部にぶら下がっている．
座位：支持面が足部から殿部に変化した．しかし，体幹の筋の状態は立位のときとほとんど変わらない．左の胸郭を伸長してわずかに骨盤を左に移動し，左骨盤優位の支持で座っている．右胸郭は緩んでわずかに短くなっているが肩甲骨内側上部から頸にかけては緊張が高い．
背臥位：全身が床に接するようになり立位と比べ支持面は大きく変化した．にもかかわらず，体幹の筋の状態は立位とほとんど変わらない．胸郭が剣状突起ぐらいから反り返り背部が床から浮いている．吸気位に固定されている．浮いている量は左が大きく，左乳頭が右よりも床から高くなっている．右下肢が外転・外旋し，上前腸骨棘は左よりも床から高く浮いている．鎖骨部は右が高く浮いており，右肩甲骨の内側から頸にかけて左より高くなっている．腹部のインスタビリティーのため呼気がしにくくなるので，背臥位では筋緊張のアンバランスをさらに強める傾向さえみられる．

性のある動きをする動き方とはまったく違う．繰り返しになるが，過剰に安定した姿勢を保持して，動くときには強い力を使って，動きやすい方向にだけ動くという戦略をとっている．したがって，持っている動作能力を発揮しきれずに潜在化させてしまう可能性がきわめて大きい．

1）筋緊張の評価と腹部安定筋の緊張低下

日本人の多くがとるスウェイバックの姿勢，最大の原因は腹部の安定筋の緊張低下である．そこから生じる不安定性を克服するために，本人の生み出す安心・安定をよりどころにした筋緊張のアンバランスを評価する方法を述べたい．また腹部の安定筋の緊張低下が引き起こす問題も明らかにしてみたい．

腹部の安定筋の緊張低下で腹部にインスタビリティーが生じると，不安定による不快や

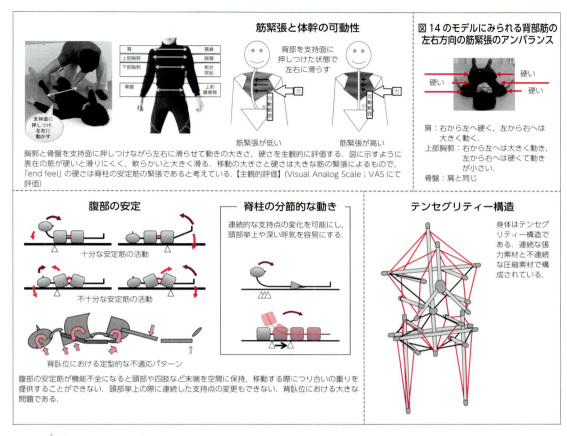

図15 筋緊張のアンバランスの評価

　疲労などで情動的に自己保存の反応が強まり，保身のために動かしにくいところを使わないですむように，身体の一部を固定して重りでつり合いをとるようにして質量の分布範囲を広くする（CW の活性化），支持面の外側に床反力作用点（center of pressure：COP）を移動もしくは支持面に面としてではなく点として接するなど，身体内部だけでなく支持面との関係でも運動の自由度が小さくなるような動き方を選択するようになる．ごく短時間の保身的反応では表在筋，持続的に固定するときには深部の安定筋までが緊張を亢進して硬くなる．したがって，評価には表在の大きな筋が引き起こす可動範囲の狭小化，そのときの抵抗感でまずはじめに表在筋の硬さを主観的に捉えるようにする．さらに最終可動域での抵抗感（end feel）で深層筋の硬さも主観的に評価する（図15）．

　腹部の安定についてみてみると，脊柱の筋はすべて背側に付着し，腹側には筋がまったくない．例外として，呼吸専門筋の横隔膜だけが腹側についている．背臥位では，脊柱前面に筋がない状態で前庭と背部の筋が協調して支持面を押すことで安定しようとする．そのために伸筋優位の状態で脊柱が過伸展した姿勢になりやすい．さらに，背臥位で頭や手足を空間に持ち上げると，脊柱の背部にしかない安定筋は姿勢維持のために働くことがで

きない．腹部の安定筋が姿勢維持の役割を担うことになるが，この部分が機能低下していると，背部が浮き上がる現象が強く出る（図15）．

　胸郭が反り上がった状態では，起き上がるとき回転の支点になる頸椎下部から胸椎の支持点を連続して変えながら胸郭を屈曲することができない．そのために，起き上がり動作が，力を要するたいへんな動作になる．また胸式呼吸で，呼気時に上部胸郭を屈曲して息を長く，深く吐くことも難しくなる．背臥位では呼気が不十分になるので，横隔膜が弛緩して戻りきれずに平底化し，機能が発揮できなくなってしまう．横隔膜の機能を補うために上部胸郭，頸部肩甲帯の吸気補助筋の過剰な活動を伴った浅くて速い呼吸に陥りやすい．このように，いくつもの要因が重なって背臥位では，背部の反り返りがきわめて強く現れやすくなっている．

　腹部の安定筋の機能低下という，身体の一部の軟部組織に生じた問題が腹部のインスタビリティーとして現れるだけでなく，全身的に拡がって，さまざまな現象を引き起こす様子を観察できた．このような問題の拡がりが生じてしまうのは，身体がテンセグリティー構造をしているためである．テンセグリティー構造とは，不連続な圧縮素材（骨）と連続した張力素材（軟部組織）で構成される構造物である．張力が構造物全体に分散しているので，一部に力を加えると力の加わった部分だけでなく，構造全体がたわむことでそれに適応する．力をかけすぎると壊れるが，壊れる部位は必ずしも力の加えられた部位とは限らない．張力が構造物全体に分散するので，力の加えられた場所から少し離れたところにある最も弱い場所でたわみが大きくなり破壊する．損傷はその部位に加わった局所のひずみが原因で起こるのではなく，ほかの部位に加わった大きなひずみや長期のひずみによって，元来弱いところ，あるいは過去の損傷が原因となって，起こるべきところに起こる[25]．破壊や損傷だけでなく，弱い部分をどこかで補うとき，同じように考えれば，身体のあらゆる機能的な問題に適用できるきわめて基本的な概念の1つである（図15）．

2）表在の大きな筋と深層の小さな筋

　人の機能を考えるとき，安定性を提供・維持する機能と安定性を背景として働く機能を明確に分けて捉える必要がある．表在の大きな筋の緊張か，深層の小さな筋の緊張か判別した評価が必要であるということは，治療に際しても違ったアプローチが必要だということである．ここでは，両者の違いを構造的に理解することを目的に整理した．

　動物の身体構造は，大きく分けて内骨格型の構造と外骨格型の構造に分類できる．

　人の構造は内骨格型である．内側にある圧縮素材から構成される骨，関節を外側に付く筋を中心とした張力素材である軟部組織でコントロールする．運動の自由度が高く，あらゆる環境に適応した動きが作り出せる．そのために，いくつかの関節を連携させて強く速く大きく動かすことができる（多関節）筋や，個々の関節の安定性を保ち姿勢を維持したり分離した運動を可能にする（単関節）筋である安定筋が，分化してより複雑な構造に発達した．複雑な構造をコントロールするために神経構造も複雑に発展し，入れ子になってさらに発展している．軟部組織である筋は収縮することで対象を引っ張り動かすことはで

1 基本動作の持つ意味—動作の階層構造に秘められた身体性

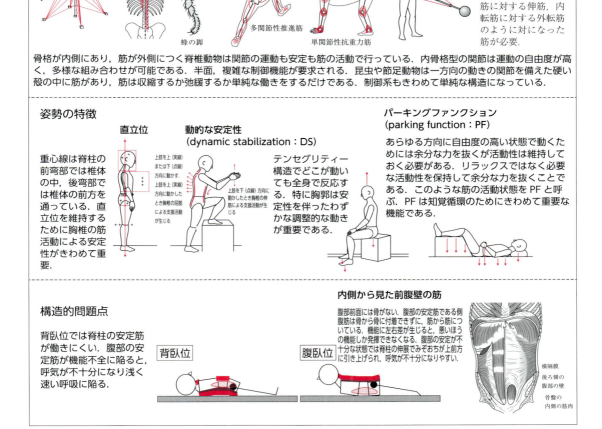

図 16 | 内骨格型の動物の安定して動くメカニズム

きるが，押して動かすことはできない．そのような機能的制限のある筋で運動の自由度の高い関節をコントロールするために，構造的に関節には伸ばす筋と曲げる筋，外に開く筋と内に閉じる筋のようにペアで準備されている．筋の収縮の仕方も求心性の収縮，同時収縮，遠心性の収縮などさまざまな機能が備わっている（図 16）．

直立位と背臥位というほかの動物にはない機能を獲得した人は多くのすばらしい機能を発展させると同時に，四つ足で腹部を下にした生活で獲得した構造や機能から抜け出せずに苦しむことも数多く出現している．

直立位に適応するために発達した脊柱のS字状のカーブにより前弯のある頸椎，腰椎では重心線が椎体の内部を通る．後弯のある胸椎部分では重心線が椎体の前方を通るため，

163

脊柱のアライメントを胸椎の筋活動で維持できれば，頸椎・腰椎部分ではアライメントを保つための筋活動は不要，筋活動即運動というきわめて可動性の高い状態が維持できる．そのために，胸郭の安定性がきわめて重要になる．胸郭の安定性は固定ではなく，ほかの身体部分と連動して動く，わずかに可動性を伴った安定性（ダイナミックスタビライゼーション：DS）が重要である．全身どこをとっても関節の動きにはDSが重要であるが，胸郭の動的な安定性は，頸椎・腰椎の可動性を維持することで全身に与える影響がきわめて大きい．

日常の活動ではさまざまな姿勢をとったり，強く速く大きく動くために身体の一部を固定して動いたり，体節によっては緊張を高めることも少なくない．一時的に高めた緊張は終わったら抜いて余分な緊張を残さないようにすることが重要である．余分な力を抜いてパーキングファンクション（PF）になり，知覚循環のできる身体を取り戻せるように自己管理の指導を徹底する必要がある．われわれはそのために長い呼気と揺すること，そして基本動作の指導を最大の課題としている．

パーキングファンクションになるために最大の障害になっているのが，腹部の安定筋の機能低下である．腹部には正中に骨がなく，両側の安定筋は白線に付着している．左右のどちらか一方の筋でも機能が低下すると，強いほうの筋収縮は白線の位置を正中からずらすことになり，十分な安定筋の機能を発揮しきれない．解剖学的にきわめて不利な構造になっている．さらに背臥位では，脊柱の安定筋も機能できないので呼気の機能すら不十分になり，吸気補助筋の活動で胸郭が引き上がり，背部が反り返った伸筋優位の姿勢がさらに強くなる傾向がある．腹臥位では腹部のインスタビリティーは起きにくく，呼吸も深くゆっくり行える（図16）．

3）背臥位特有の問題点

背臥位は人だけがとる系統発生的にはきわめて新しい姿勢である．脊柱の前面に筋がついていないのは，常に腹を下にしている状態では脊柱の背側についた筋の求心性の収縮と遠心性の収縮で姿勢調整は十分可能で，腹部の筋の大きな役割は内臓の支えだったのかもしれない．そのため，大きな腹直筋に比べて腹側部はきわめて特異な構造をした筋になっている（図16〜図18）．腹側の筋は骨から骨に起止・停止していない．白線を含む腹直筋の筋膜と脊柱起立筋，腰方形筋の筋膜を含む胸腰筋膜に付着している．筋から筋に付着する筋は腹部以外では手，足の虫様筋だけである．運動を目的にする筋とは明らかに違う機能を考える必要がある．

背臥位は筋がいまだこの姿勢に適応できていないこともあり，姿勢調整が難しいことはすでに述べた．筋だけでなく内臓がこの姿勢に適応できていないことも大きな問題である．口腔顔面の筋が内臓の平滑筋から横紋筋に変わったために，睡眠時に横紋筋は活動が低下する．舌根が沈下して睡眠時無呼吸になりやすい．肺の換気効率がよい背側部が下になっていると，重力により気道分泌液が背側部に貯留して無気肺が生じ，下側肺障害になりやすい．腹部の血管が脊柱と内臓に挟まれて圧迫されるので，下肢からの還流が障害さ

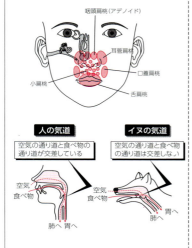
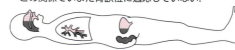
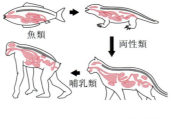

図17 背臥位・直立位は人だけがとる姿勢

れて下肢の静脈血栓にもなりやすい．腹臥位で構造的に排泄しやすくなっている膀胱の前方にある尿道から排尿するために，そして，背部から直腸肛門角と呼ばれる角度をもって肛門に達する直腸から排便するために，強く腹圧をかける必要がある．患者にとってはきわめて難しく，残尿が生じやすく尿路感染症，慢性的な糞詰まりや便秘に苦しむようになる．長く深い呼気ができない患者にとっては背部を下にした臥位を持続することはきわめて不自然で不利になり，本来，発生しなくても済む多くの問題を抱えてしまう．持続した背臥位は諸悪の根源である（図17）．

系統発生的に，いまだ内臓や筋が適応していない背臥位を長時間とり続けることで発生する問題は，腹臥位を併用することで容易に解決できる問題である．対策が明快なのに，病棟では腹臥位という姿勢は捨てられた姿勢になっている．介護者への配慮も必要であるが，腹臥位はもう一度その価値を見直すべき姿勢だと筆者は考えている．

4）筋緊張を緩め可動性を引き出すために

人はテンセグリティー構造である身体の一部に機能低下があり，不安定になったり過剰

第Ⅱ章　実践的評価　治療

な安定で動きにくくなったりすると，ほかの身体部分で補い安心安定を確保した状態で行動する傾向が強くなる．このとき身体の一部を過剰に緊張させ硬くすることで安定を得ようとするが，硬くして動かなくなった部分では探索して情報を入手することができない．予測や先取りすることで，知識に基づいて動かすために強い力や弾みを用いた動作になる．動きにくい身体にして，その身体を強い力で動かしているのである．健常者や力の強い患者，機能の比較的よい患者では，通常行動するのに必要な力以上の力（余分な力）を持っているので，なんとかやってしまい，まったくできなくなるということはあまり起こらない．もしできない場合でも筋力を強化する，ストレッチをする，可動域を改善するなどの練習でできるようになってしまうことが多い．ただし，身体と環境の間ではミスマッチの状態で動くので緊張や硬さはやればやるほど強まることが多く，弱まることのほうが少ないと考えている．難易度を変えて課題を達成するという発想も，このような治療法の延長にあるものと考えている．

　機能の悪い患者や不安・恐怖など情動的なストレスを抱えた患者では，筋力をつけることは難しく，強く速くやることで動作ができることはあまりない．このような患者には安心して，無理なくできるところから始め，知覚循環で自分がわかり，環境がわかった状態で，最小の力，不安・恐怖がない状態で動けるように工夫すべきである．随伴性検出ゲーム（図3）が1つのモデルである．そのために重要なのが身体の余分な力を抜き可動性を引き出して，動いて情報がとれるようにすることである．動いて情報をとれる身体を作るために，呼吸と揺するアプローチが有効であると考えている．

　呼吸：背臥位で病棟生活をしている患者は，中枢，整外を問わず，ほとんど全員が背部を反らせて浮かした状態で寝ており，十分な呼気ができない．横隔膜の機能が発揮できなくなり，頸部肩甲帯の筋で補助的な吸気活動を伴った胸式呼吸を行っている．このような患者には，胸郭の屈曲を伴った呼気がしやすくなるように，胸郭の背部に三角マットやタオルを入れて胸郭の背側が支持面についた状態で顎を出さないように注意深く姿勢を整える（図18）．呼気時に頭部の挙上と胸郭の屈曲がしやすくなるように開始姿勢を整えることが，深い呼吸を実現する重要なポイントである．ゆっくり長く吐くためには持続した腹圧を維持できるようにすることが欠かせない．腹部周囲と上下の腹圧向上の筋が同時に持続して働くために，機能の低下した横隔膜を補助する必要がある．そのために口をすぼめて胸腔の内圧を高くし横隔膜の遠心性の収縮を支援する．横隔膜が少しでも機能的に活動できるようになると，横筋筋膜で横隔膜と同じ筋膜に付着する内腹斜筋，腹横筋，骨盤底筋群が機械的に刺激されて活性化する．さらに，弓状靱帯で横隔膜と結合している大腰筋も呼吸のリズム運動で機械的な刺激を受けて活性化する．大腰筋は股関節の単関節筋である腸骨筋と一体となり，関節包を介して股関節の安定筋を活性化する．このように横隔膜は腹部および股関節周囲の筋を活性化して腹部のインスタビリティーを改善する．

　腹部のスタビリティーが改善すると，体幹の筋のアンバランスも改善する．表在の筋が緩めば深層の筋も動くことができ，動けば知覚循環で支持面に適応できるようになり全身

腹圧向上の筋（深く吐く）

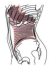 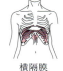 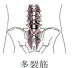

腹横筋　横隔膜　多裂筋　骨盤底筋

大腰筋

横隔膜の収縮時に脊柱を伸展・屈曲し骨盤を前・後傾する．呼吸でいえば，仙骨のうなずきとのぞけりである．胸式呼吸では大腰筋が弛緩して仙骨がのぞけることで，吸気時に横隔膜の最大の求心性収縮を支援する．腹式呼吸では呼気時に収縮して仙骨をうなずかせ横隔膜の持続的な遠心性収縮を支援する．

自己管理による呼吸

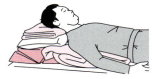 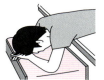

枕を少し高くして胸背部をベッドにつけて，口をすぼめてゆっくり長く吐くことを習慣にしたい．腹臥位も習慣になるとよい．台を使用し，上肢の負担を軽減した腹臥位を勧めたい．

横筋筋膜　腰部の水平断（臍の上方）

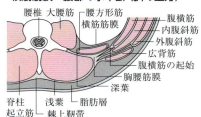

腹直筋鞘
弓状線の上方で横断された腹壁の模型図

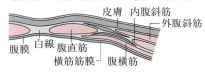

歩行様のリズミカルな運動

伸筋優位の予防や姿勢変換，動くことに対する不安・恐怖の軽減のためにベッドから頭と腕を出し，転がる運動を早期から実施する．
自己管理の一環として深い呼気の後，上肢を左右に振る，下肢を交互に屈伸する，歩行様の運動をするなど，動くことを習慣にするように指導する．4～5分続けて有酸素運動が可能になれば抗重力姿勢の保持もしやすくなる．

腹部の前面には骨がない．腹側を取り巻く筋は白線に付着する．背面でも胸腰筋膜に付着して骨には付着しない．筋膜から筋膜に付着しているので，左右の筋活動にアンバランスがあると，弱いほうに見合った機能しか発揮できない．

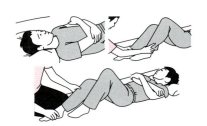

腹部の筋の特徴

横筋筋膜　弓状靱帯

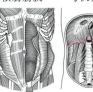

腹部の深層の安定筋は1枚の筋膜，横筋筋膜に付着する．大腰筋も弓状靱帯で横隔膜に付着する．これらの筋の活性化に呼吸は重要．
大腰筋は弓状靱帯で横隔膜と癒合したうえで第12腰椎の横突起に付着する．

図18　緊張を緩め可動性を引き出す―呼吸，特に長い呼気

の可動性と筋緊張が改善できる．筋緊張が整えば，腹臥位になることで腹式呼吸が容易にできるようになり，副交感神経が活性化されて，骨盤内臓の活性化を通して全身的な機能の改善につながっていく．

第Ⅱ章　実践的評価　治療

　筋緊張のアンバランスが改善したら，能動的に動き始めても，深い呼吸をする前の情動的な安心・安定を拠り処とした姿勢に戻らないようにすることが重要である．そのために，ただ力を抜くだけでなく，腹部を含め体幹内部の安定筋を活性化する必要がある．両腕を組んで左右に振りながら，踵を支持面から持ち上げずに，両下肢を交互に屈曲伸展する歩行様の運動を4分以上続けることを習慣づけたい（図18）．下肢の交互運動は難しい患者も少なくない．そのときには骨盤の左右交互のティルトでもかまわない．背臥位になる機会の多い患者が，可能であれば自分1人で行える動作を工夫して，自己管理の一環として動く習慣を身につけることがきわめて重要である．

　揺する：能動的揺すり運動（図19）とは，背臥位で能動的に左右に楽に，小さく揺れたときの加速度計による頭部，剣状突起，上前腸骨棘，足関節前面の左右方向の揺れである．加速度計から得られた揺れの波形をフーリエ変換したうえで，この周波数解析で得られたpowerを算出した．時間的な関係は不明なので，どこがどのようなタイミングで揺れているか特定することはできないが，能動的な左右の揺すりでは各部位ともピーク周波数1.6 Hz（1.5〜2 Hz強）で揺れている．そのとき頭部が1.6 Hzの揺れを含みながら3〜5 Hzで揺れ，頭部の速い動きが全身のゆっくりした揺れのリズムを引き出していると考える．これをヒントに，セラピストが患者を揺すって筋緊張をゆるめるときも頭部から揺することで，全身のリズミカルで小さな揺れを引き出せる可能性が高いと考えて，他動的な揺すりも頸から揺すっている．揺することで全身がしなやかに左右に揺れるようになる．このときの揺れはピーク周波数3.6 Hz（3.2〜4 Hz強）である．このときセラピストの腰部は4 Hz，8 Hz近辺で強く揺れている．この揺れが肩ではさらに12〜13 Hzのピークが加わり，複雑な揺れとなっている．このような速い他動的な揺すりで小さくて硬い筋が共振してゆるみ，自分で能動的に揺れたときよりも，より小さなセグメントで動けるように全身の協調したリズムを引き出している．不動により線維間の水が締め出されて癒着し，硬くなっていた結合組織も共振して動いた瞬間に組織間に水が入り滑りやすくなる，これが筋が柔らかくなるメカニズムである．その結果が3.6 Hz（3.2〜4 Hz強）の揺れであると考えている．自分で揺する能動的な全身の協調運動リズム1.6 Hz（1.5〜2 Hz強）は図19右上に示した運動の周期性でみられるように，日常動作中の最も出現頻度の多いリズム1〜3 Hzとほぼ同じ範囲の速さで揺れている．また身体を他動的に緩め，小さな体節で全身が協調できるように整えたうえで揺すったときでも，能動的に動くときの臨界周波数（4 Hz）を超えられないということは，全身を全体的に結合しながら動かす筋，つまり，大きな多関節筋の持つ固有の周波数がその近辺にあるのではないかと考えている（図19）．

　次に，揺すり方である[27]．胸鎖乳突筋を基準として左右の筋緊張を触診する．頸部を小さく左右，あるいは長軸方向に揺すり，左右の筋緊張が同じになるように揺することを続け，胸鎖乳突筋だけでなく頸部の伸筋を含めて筋緊張が整ったら，頭部の正中線と体幹の正中線が一致したところで胸郭，骨盤，そして全身的に揺すり刺激を伝播させる．ゆっくり揺する（3〜4 Hz）ことにより，表在筋の余分な緊張が抜けたことを確認した後，胸郭

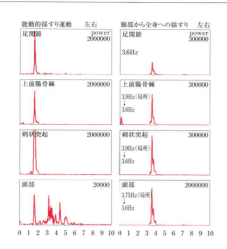

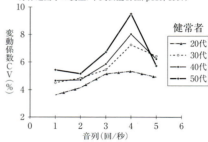

加速度計を頭部，剣状突起，上前腸骨棘，足関節前面に張りつけ，その上からバンドで固定した．周波数解析した後の左右方向の周波数とpowerの関係を示した．どこがどのようなタイミングで揺れているか特定することはできないが，能動的な揺すりでは2Hz弱の固有の周波数で共振できる大きいいくつかの体節が揺れると考える．頸からの他動的な揺すりでは，高い周波数で揺すり骨盤や胸郭の可動性を引き出した後，全身が揺れるように揺すると3～4Hzで揺れる．全身が小さな体節で揺れられるようになったと考えている．筋がゆるんでも臨界周波数の4Hzを超えて揺れないことは興味深いことである．加齢とともに2Hz以上の速さで指タップしにくくなるのは身体の硬さも1つの要因と考えられる．

指タップと日常の生活活動

指タップは1～2Hzの速さであれば誰が行ってもあまりばらつきがなく行える．4Hzでは急にばらつきが多くなり，臨界周波数と呼ぶ．日常動作でみても4Hzではすくんでしまい，動けなくなることが多い．通常の生活は1～2, 3Hzの速さで動くことが一般的である．1Hz以下のゆっくりした動きも効率が悪く，あまり選ばれない．

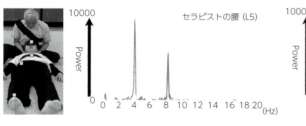

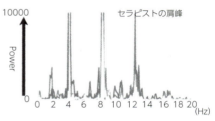

図19 身体の能動的・他動的揺すりの比較

や骨盤の関節包や靱帯といった結合組織の硬さを解くように他動的に速く（6～10Hz）揺すり，十分な可動性を引き出すように調整する．速く揺するのはきわめて難しいが，揺すって動かせれば確実に筋の緊張をゆるめることができるので，われわれの重要なテクニックの1つになっている．

5）揺れと身体，動作の関係

身体の示す揺れと周波数解析によって算出されるpowerとの関係を考えると，1Hzのような低い周波数帯のpowerは，身体がある程度まとまった大きなブロックでゆっくりと

揺れのpowerと解釈

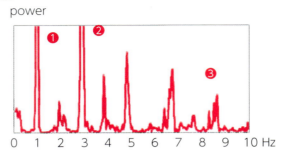

物には固有の振動数があり，長く大きな物はゆっくり，短く小さい物は速く揺れる．人の身体を頭頸部，胸郭，骨盤，下肢，足部のような大きな部分に分けると，それらの固有の振動数は低く，ゆっくり揺れる．胸郭を上部胸郭，中部胸郭，下部胸郭のように小さく分けると，それぞれの固有の振動数は高くなる．❶は1 Hz近辺の狭く，限定した周波数で揺れている．大きな身体部分が内部に柔軟性を持たずに形状の変化の乏しい，かなり硬い状態で揺れている．❷は3～3.5 Hzの変化幅の広い周波数で揺れている．❶より小さな身体部分が，内部に柔軟性があり筋活動で屈曲・伸展して多少なりとも長さが変われる状態で揺れていると解釈する．柔軟性だけでなく，❸のような高い周波数での揺れも存在すれば，同部がさらに小さい部分に分かれて揺れていることも予測できる．もし高い周波数の揺れが独立した単純な波であれば，小さく分かれた部分の形状は固定的で変化に乏しい状態であると考える．

基本動作と日常動作

身体の左右方向の揺れの特性を足関節，上前腸骨棘，剣状突起，頭部につけたGセンサーで計測．歩行とは部屋を歩いて大きく回る，タンデム歩行は床に貼った直線テープの上をつま先に踵をつけるようにして歩く，リーチは剣状突起の高さ，正面50 cmに置いたペットボトルを握り，持ってきて軽く口につける動作である．歩行では単純で幅の狭い波が多く，揺れの振動数に微妙な変化はみられない．頭部にはある程度柔軟な変化を認める．立ち直り反応による基礎的な定位であると考える．課題遂行の動作では頭部，足部の揺れが低い周波数で複雑になっており，外部へ定位していると考える．空間的な定位である．

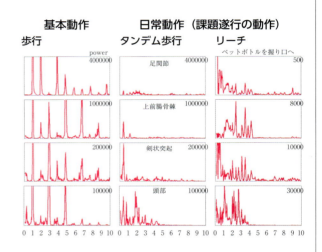

図20 揺れと身体・動作の関係

動揺した結果と考えられる．また，powerにはいくつかのピーク値が存在し，そのピーク周波数の前後の周波数帯域が拡がっていない場合は，限られた周波数帯でしか身体が動揺しておらず，変化の許容範囲が狭く，身体内部の柔軟性が乏しい状態と考えられる．逆に，ピーク周波数の前後の周波数帯域にある程度の拡がりを認める場合は，変化の許容範囲が広く，柔軟に動ける可能性のある身体であると考えられる．

図20右下のグラフより確認できる基本動作としての歩行の特徴を確認しておきたい．歩行の波形には，規則的に繰り返す大きなスパイク（棘波）が並んでおり，タンデムやリーチのように頭部（目）や手，足という末端を空間や物に定位できるように身体を探索的に細かく動かしているというイメージは少ない．歩行では末端の頭部にわずかに不規則

で探索的な動きがみられる．これは，何を見ると特定していないがぶつからずに空間を目的のほうに移動するという基本動作としての歩行の特徴ではないかと考えている．1 Hzで全身が大きなpowerの幅の狭いスパイクで揺れている．これは大きなブロックで動きそのブロックの内部がグニャグニャ柔らかく動くのではなく，さらにいくつかの小さなブロックに分かれて，硬さをもって，揺れていることを示している．小さなブロックの揺れが3 Hzとか5 Hzにみられる全身の揺れである．

　ここで重要になるのは，基本動作の歩行とは転倒・転落することなく，安全に行きたいところに行くことである．必要なのは頭部が移動の方向をリードして，いつでも空間的に安定できるように立ち直ることである．全身的に捉えれば頭部がほぼ鉛直を保って動けるように頸の立ち直り反応（ネックライト）が出現する．頸の立ち直りに合わせて体幹のコントロールができるように体幹の立ち直り（ボディーライト）も出現し，全身が安定して頭部を空間的に安定させるメカニズムが整っている[32)33)]．これが剣状突起や上前腸骨棘にわずかに出現している探索的な波形であると考える．身体内部に起こる基礎的な定位によるバランスのとり方である．つまり，基本動作としての歩行では，その場その場で物や空間という外部に合わせて身体を調整する空間的な定位よりも空間に頭を安定させる身体内部の調整が主体となった，重力への定位（基礎的な定位）が優位な状態で揺れている（図20）．外部との調整ではなく，身体と前庭に備わったより自律的な立ち直りやリズムのとり方になっていることを明確に示す波形であると考える[34)]．

6）目的遂行動作にみる周波数特性（図21）

　タンデム歩行，リーチ動作における身体の左右方向の揺れの特徴を頸部からの他動的揺すりの前後で比較した．揺すった後，背臥位のまま歩行様のリズム運動を4分間行った後にタンデム歩行，リーチ動作を行い，揺する前と比較した．タンデム歩行では揺すった後，リズム運動を行わずにそのまま立ってタンデム歩行をする場合とも比較した．歩行様の運動を4分行う理由は，有酸素運動を行うことで姿勢維持の小さな筋（安定筋）を活性化できれば，動作を行うときに，安定筋の機能的な働きを促すことができると考えたからである．予測どおり，すべての動作において治療的行為の後，高い周波数領域のpowerがより大きく，揺れがより細かなブロックで起きているという特長があらわれている．揺すっただけでタンデム歩行をした場合には，全身の連携が揺する前の状態に戻る傾向がみてとれる．

　揺する前のタンデム歩行では0.5 Hzで全身が揺れ，かなり大きなブロックで動いていることがわかる．身体が硬くて大きなブロックになっているので目と足の空間的な定位もきわめて小さくなっている．揺すると高い周波数の領域の揺れが大きくなるので，小さなブロックで揺れられるようになり空間的な目と足の定位もより強くできている．

　しかし全身の揺れが0.5 Hzであることは変わらない．大きなブロックで揺れるという揺する前の状態を残しながら，大きな塊の中で小さな塊の揺れが起きている．これに対して歩行様の運動も行うと全身が0.5 Hzで同期することはなくなっている．つまり全身が

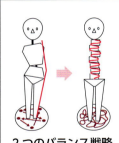

治療の目的
　身体内部を大きなブロックに固定して，平衡反応で重りをつり合わせてバランスをとる，運動の自由度の少ない基礎的定位が優位なバランス戦略を選択している状態から，身体内部を細分化して動き，基礎的な定位を背景に目標物を操作するために自由度の高いバランス戦略を選択できるように，立ち直り反応で空間的な定位が実現できる身体にする．

2つのバランス戦略
CWの活性化（左）とCA（右）

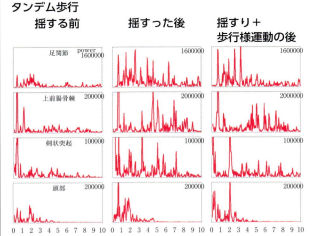
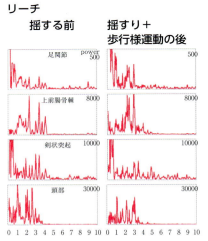

図21 ｜ 目的遂行動作

タンデム歩行，リーチ動作時における身体の左右方向の揺れの特徴を頸部からの他動的揺すりの前後で比較した．揺すった後，さらに歩行様のリズム運動を4分間行った後にタンデム歩行，リーチ動作を行い，揺する前と比較した．タンデム歩行では揺すった後，リズム運動を行わずにそのまま立ってタンデム歩行をする場合とも比較した．

　大きなブロックで揺れる基礎的な定位は背景となり，目と胸郭，足と骨盤のような関連性を持った部分に分かれ，それが協調して空間的な定位もより大きくできるようになっているということである．高い自由度で空間的な定位が可能になっている状態，つまりCAの状態に近づいていると考える．この状態は揺すって，歩行様運動を行った後，歩いたりジャンプをしたり，寝たり起きたり，さまざまな動作をやっても変わらない．揺すっただけで歩行様運動を行わないとすぐに元のバランスのとり方に戻ってしまうのとはまったく違う．ゆるめるだけでなく，表在筋と深層筋を組み合わせ同時に使う体験を再学習することがきわめて重要なことを示している．セントラルパターンジェネレータ（CPG）を活性化するリズム運動がこのような体験に最適であると考えている．

　リーチは移動せずに行っているので，立ち直りのような全身の基礎的定位の波形は揺する前からみられない．背景となって倒れないように調整しているということである．目と

手の空間的な動きに対して，背景としての立ち直りなどの反応で骨盤と足が連携して調整している．揺することにより高い周波数の領域までpowerが出るようになり，より細かな分節で揺れるようになっていることは確認できる．特に骨盤が高い周波数で細かな揺れができるようになっていることは，手の動きに対してCAで対応できるようになっている可能性を示しているものと考える．

　揺する目的，揺すった後にリズム運動を行う目的は身体をゆるめ，その状態を持続可能にすることである．さらに，動作開始時に無自覚にバランス戦略がCAを選択できるようにすることである．周波数特性から，このような目的が予想どおりに展開できている可能性を推測できる結果が得られていると考えている．

❷ 治療の展開

　呼吸や揺すりを行い，歩行様のリズム運動を行うことで身体がゆるみ，姿勢を変換してもゆるんだ状態を確保できることは十分に可能になることがわかった．次に考えなければならないのが，このように動くようになった身体をきちんと使うことである．人は「動きましょう」と言われたとき，意図してすぐに動かしたり行動を開始したりできるのは，手や足そして課題達成の動作である．手や足の自由な動きを可能にし，無自覚にバランスを提供して課題を達成できるようにしている体幹は当たり前に常識として動くものであるために，まったく意識にすら上らないのが実態である．

　体幹を含め，患者ができるところから，無自覚に環境に適応するような探索活動を展開し，環境になじんで動くことで，不安や恐怖を取り除き，少しでも自信を取り戻すことを最大の目的にした治療動作を考えてみたい．

基礎的定位の再構築

（1）ゆるんだ身体を使ってゴロゴロ転がる寝返り

　背臥位でベッドの縁が腋窩ぎりぎりにくるまでずり上がり，頭と腕をベッドから外に出す．このとき頭はセラピストの腕もしくは大腿できちんと支える．脊柱の安定筋が使えないこの姿勢で，支持なしに頭を空間に保持させるときわめてつらく，この動作を二度と行わせてくれなくなる危険性が強いので十分注意が必要である．脳幹の最も下位のレベルで統合される体性感覚，前庭迷路の刺激をふんだんに活用できるので，筋緊張，バランス，覚醒など基本的な機能の活性化に最適である．合間に腹式呼吸や腹臥位での両手動作などもとり入れて，頸部肩甲帯の活動性を引き出すことも重要である（図 22-a〜c）．

（2）段違いのパピーポジション

　肩の亜脱臼を整復した状態で，上下肢に比べ機能が残りやすい体幹の麻痺側機能を利用して肩に対してCKC（閉鎖性運動連鎖）の運動が行えるので，中枢の大関節の機能改善にきわめてよい運動である．肩甲帯の内外転の運動，両肘をついた状態で膝を支点にして腹部を浮かす，スライディングシートを利用した前後の滑り，上腕をベッドの縁につけたまま膝を殿部の下に引きこむ運動は肩，股関節という中枢の大関節の機能を高めながら，腹部の活動も高めることができ，とても重宝な動作である．台の高さを調整することで，麻

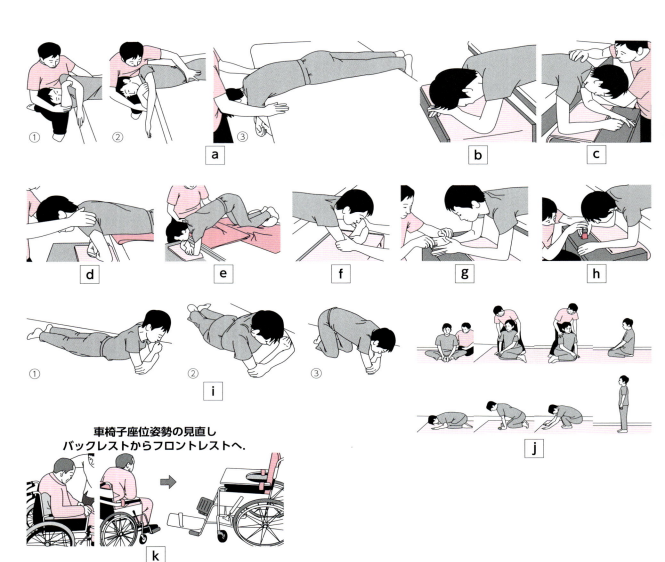

図22 | 基礎的定位の再構築—上肢に対するCKC運動の展開

a：両腕をベッドから垂らしてうつ伏せになれるぐらい上方にずり上がる．①セラピストは首が垂れないように頭を大腿の上にのせ，麻痺側上肢を握った手の腕で支える．②患者の非麻痺側の手でベッドの縁，床を触るようにしながら身体を回していく．横を向けば頭の支えは不要となる．③両腕を垂らした腹臥位になる．腋下がベッドにつくと安定する．痛みや亜脱臼のある肩では腕を台にのせるなどの配慮が必要．b：腹臥位保持，ゆっくり深い呼吸なども繰り返し行う．c：肩甲骨の外転・内転．d：前・後方への滑り，スライディングシートの上で負荷の少ない状態で肩，肩甲帯の可動性を求める．肘のつく位置を前にすれば大きな肩の可動性が引き出せる．e：膝を殿部の下に引き込んで四つ這いになる．ゆっくりパピーポジションまで戻ることを繰り返す．肩に不安があるときはまずc，dを十分に行う．f：両上肢を前上方へ持ち上げ，プレーシング．g：掌を合わせる，指をしごく，腕を触るなど手や前腕へのアプローチ．h：積み木，タオルでワイピングなど物の操作．i：①通常のパピーポジション．段違いパピーポジションで行ったすべての動作はこの肢位でも行える．②匍匐前・後進，スライディングシートを使うと楽に行える．③肘をついた四つ這いでの移動．J：連続的な支持面に接する身体部位の変化と身体の立ち直りの体験と促進．前庭と触運動・視運動を同時に関連づけることで運動パターンに筋緊張やバランスを組みこむスキルの改善を期待する．k：車椅子座位姿勢をよくするための工夫（フロントレストとしてテーブルの使用）．

痺側肩に対する負荷のコントロールも可能で，亜脱臼があるからできないという動作ではない．不動に陥り，不動からくる肩や腰，下肢の痛みの改善にたいへんよい動作である（図22-d, e）．

（3）段違いパピーポジションで上肢，肩甲帯の動作

両上肢を持ち上げる動作は脊柱の安定筋の活性化に都合がよい．両側を同時に使えるように工夫するとよい．肩をきちんとスタビライズした状態での両手動作，両眼視による動作など，上肢だけでなく視空間知覚の再構築にも欠かせない動作がいくらでも工夫できる（図22-f〜h）．

（4）平面でのパピーポジション

肩に問題がなく，腰痛などの苦痛もなければ通常のパピーポジションで段違いパピーポジションで行った動作を行える．さらに，パピーポジションでの移動動作や肘をついた四つ這いでの移動動作は，上肢や手の負担を少なくして空間移動を実現し，さまざまな知覚システムを促進するので自己の定位を確立し，見てわかること，つまり，視覚情報と体性感覚情報を統合し，いつでもどこでも自由に動くための基本を確立するために欠かせない（図22-i）．体性感覚の低下あるいは脱失を意識して見ることで代償するとか，半側無視に対して強制的に見させるとか，視覚と体性感覚の乖離に対して言語的に修正するようないままでの治療にこだわらず，見ることの原点，見てわかるとは何かを思い出し，複数の感覚を同時に動員しながら移動すること，動くことの重要性をもう一度見直して治療動作を工夫していただきたい．

（5）床上動作

あぐらから横座り，正座そして立ち上がりを連続して行う動作である．床を見ながら触り，そのうえで姿勢を変えながらいろいろ動くことで床との距離や，移動の方向，速さなど自分と床の関係がわかる．そこから立つ，座ることを繰り返す中で，立っても床は手で触ることのできる近いところであると知覚できれば歩く不安は小さくなる．自分ではできないと思っているこのような動作ができてしまうと，患者の自信はしっかりとしたものになり，さまざまな動作やアプローチにより積極的に参加できるようになる（図22-j）．

（6）早期離床に隠れた問題点

廃用症候群を作らないために早期離床はきわめて重要なことである．しかし，姿勢を崩し，苦痛な状態で逃げることもできずに座らされていることが廃用症候群の予防につながるとは，筆者は思わない．図22-k に示した例では，背もたれの非麻痺側に強く寄りかかって座位を保つために，非麻痺側背部が痛くなり，そこにクッションを入れて座っている．それほどに，支持基底面の外側後方に圧の中心を偏位させているのである．支持面の外側後方に圧がかかるように体幹を調整し安定することを，この患者は強制的に学習させられているのである．

この患者は車椅子から降りて座っても立っても，支持面の外側後方に圧をかけた姿勢をとるようになる（図23）．このように学習させておきながら，座位や立位では後方重心で

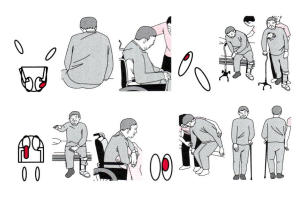

抗重力姿勢で患者は圧を支持面の外側後方にかけ，運動の自由度を制限した姿勢をとっている．患者もわれわれもそれが安定と思いこみ，結局のところ，それを習慣としている．外側に手をつくことでその傾向は強まることはあっても減少することはない．

支持面を狭くして圧を内側にシフトする．支持面の内側に圧をかけていれば麻痺側が浮かないので回転モーメントが生じて不安定になることは少ない．両側に体重をのせる以前に非麻痺側の内側に加重して座り，立つことを習慣にすることを考える．ただし，麻痺側に体重負荷できる人まで非麻痺側の内側にとどめておく必要はない．

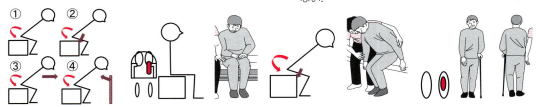

立ち上がり動作の特徴と工夫

①離殿の瞬間から殿部を台に引き戻す回転モーメントが生じる．②殿部に代わって手指でプッシュオフする補助手段を利用．③プッシュオフ機能がないので体幹や上肢を前方に振って弾みをつけ，前方へ加速することで引き戻されないようにする．あるいは，④前方にある物をつかんで引っ張る力で引き戻されないようにする．実際の治療場面では支持面の内側に体重をかけるように工夫する．あえて正中にする必要はない．非麻痺側の内側を使えるようにすることが目標である．

図23 患者はCWを活性化して安定した姿勢をとることが習慣になっている

それが矯正できないなどと評価され，すべて患者の責任にされてしまう．実際はわれわれが教えた姿勢なのにである．このようなことはぜひとも避けなければならない．

1つの案として考えられるのは，バックレストではなく，フロントレストの使用である．スタンダードタイプの車椅子でも小さめのものを使い，できるだけ邪魔にならない大きさのテーブルを自分で取り外しできるようにマジックテープで固定すると便利である．小型の車椅子を選ぶと足台が狭すぎる場合が多いので落ちないような工夫が必要になる．これだけで悪い習慣をつけないですむ患者が多いことをぜひ理解してほしい（図22-k）．車椅子座位姿勢をよくする工夫は大事である．なかなか思うようにいかないのも現実であるが，簡単にあきらめることなくぜひ追求してほしい．

3．座位，立ち上がりに関して

車椅子座位で，支持面の外側後方に圧力をかけて座り安定するように姿勢制御を学習した患者は，ベッドや椅子に座っても立っても非麻痺側外側後方の支持基底面に圧を集中するような座り方，立ち方を選択する．このような患者がまっすぐ座ることができないかと

いえば，できない患者も少なくないが，できる患者もとても多い．麻痺側に体重をかけなさいなどと指示をすれば，動くことに不安があるのだから最も安定したやり方で，つまり，立ち直り反応で支持面の上にまっすぐ体幹・頭部を積み上げるのではなく，重りでつり合いをとり，慣性を大きくして動きにくい姿勢で体重をかけるようになる．支持面との関係でも，支持面の中間に圧の中心を保つと変動の自由度が大きくなる．支持面の端に圧の中心を移動すればそれ以上動かせないので，変動の自由度は小さくなり安定しやすくなる．動かなくてすむようなやり方で麻痺側に体重をのせるのである．これでは，何のために麻痺側に体重を負荷したのかわからなくなる．

　これに対して，麻痺側などといわずに「お尻の真ん中でまっすぐ正面を向くように座りましょう」という声かけをすると，とても自然に両側に体重がかかる姿勢を選択できるようになる．決して麻痺側に体重を多くかける必要はなく，非麻痺側の内側を使えれば十分なのである．それができれば，必要に応じて麻痺側にものせられるのである．このようにして麻痺側の下肢を開かずに閉じて座ることができるようになれば，立ち上がるのはきわめて容易になる．足部を股関節の幅にとり，膝を開かずに体幹を前傾して立ち上がる．前傾したとき，手でベッドの縁を後方に押して身体を前方に押し出すと容易になることが多い．ポイントは膝を開かないことである．膝を開かないためには，体幹を麻痺側に回旋しないことである．「まっすぐ正面を向いて膝を開かない！」この声かけだけで立位が保持できる患者はとても多い．

　不安で自分の身体に自信をなくしている患者に，難易度を下げるなどと称して平行棒や四点杖，手すり，テーブルなどを使ってつかまらせることが多い．これらは本当に難易度を下げるのだろうか．必死につかまることで，立っていることはできるかもしれない．しかし，自信のない自分の身体は無視して，信頼できるものにかじりつくことを学習しているに過ぎない．すべてに関して，このような幼稚な判断で事が進んでいるのが，われわれの"治療"と称する行為ではなかろうか．支持面を狭くして，まっすぐ立てば歩行も容易である．麻痺側の下肢は伸びていれば慣性で支えることができる．伸びきらない下肢，外転した下肢が歩行を困難にする最大の要因である．決して体重がかけられないことが原因であるなどと考えないでほしい．ナローベースで立ちナローベースで歩く，それが原則である．それを拒んでいるのが支持面の外側後方に圧を集中させて座る習慣である．立つためには，よい座り方，よい支持面の使い方を徹底する必要がある（図23）．

4. 立位の練習

　平行棒で立位になる，手すりにつかまって立位になる，LLB（長下肢装具）を使って立位になる，いずれも大事なアプローチの仕方である．しかし，自分に自信をなくしている患者に対しては本当に有効か，検討すべきである．自分より物が信用できれば物にかじりつくことは避けられない．必死でかじりつくので屈筋優位になることも避けられない．筆

者は起立台（ティルトテーブル）をもっと活用すべきではないかと考えている．その使用例を図24に示した．工夫次第でいくらでも用途を拡げられる道具である．

　立ち上がりや立位保持の治療場面では安定性を得るためにワイドベースが重要であるという意見をいたるところで聞かされる．両側が同じように使える患者であれば一理あるとも考えられるが，立つだけでなく立ったところで何かをする，あるいは歩行に結びつけるという場合，安定性が仇にならないだろうか．過剰に安定したところから動くのでより強い力が必要になる，あるいはより強く動かそうとするためにより多くの代償動作が必要になる．そのために努力性の歩行にならざるを得なくなる．過剰に安定した立ち上がり，立位保持の賜物が異常歩行だと言ったらおかしいだろうか．ワイドベースやつかまった動作，歩行補助用具に対してもう一度基本的なところから見直す必要はないだろうか．疑問を投げかけたい．

5. 拘縮してしまった患者や終末期の患者に対して

　この時期の患者では病室で関わることも多くなる．患者の使用しているベッドの幅が狭く，体位変換を含むダイナミックな動きには都合が悪いことも少なくない．また褥瘡予防のために低反発のマットやエアーマットを使用していることも多く，動くときわめて不安定になる．動いたとき，支持面から動いた方向を教わり，倒れないように支える手がかりとなるのが床からの反力である．低反発ということは，この情報がなくなるということである．前庭や身体の固有感覚からは傾いたことを知らせる情報があるのに，床からはそれがない．どうすればよいかわからずに，ただ硬くなる．患者にとっては苦しい，きつい状態だと考える．ベッドの硬さ調整がすぐにできる場合は動くことに先立って硬くして，きちんと反発力を感じられるようにセットしなければならない．調整ができない場合は，動くとき，段ボールやベニヤの板を敷くことを勧めたい．段ボールはベッドの幅が狭いときにも一時的に広くするために利用できる．段ボールを利用して寝返りをしている症例を示したい（図25）．

治療の展開（姿勢，基本動作）のまとめ

　姿勢と基本動作を情動，特に不安や恐怖などの自己保存の反応との関係でまとめておく．情動との関連では慣性という物理的概念がとても重要である．慣性とは，止まっているものは止まり続けようとし，動いているものは動き続けようとする性質である．慣性の例としてはだるま落としで，打たれなかった木片は横にずれないで止まり続けようとする（静止しているものは動きにくい）ことや，乗り物が急発進すると乗客は後方に倒れそうになること，ブレーキをかけると反対に前に倒れそうになる（止まっているものは止まり続けようとし，動いているものは動き続けようとする）ことなどが挙げられる．

　不安・恐怖との結びつきに関しては，慣性が大きければ静止しているところから動くとき，動きにくく，安定した状態が保ちやすくなる．不安や恐怖が強いと慣性を大きくする

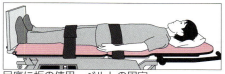
足底に板の使用，ベルトの固定

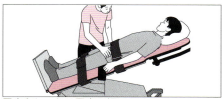
足底をしっかり足底の板につける

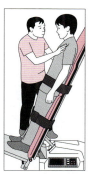
足の内側で立ち呼吸を整え余分な力を抜く

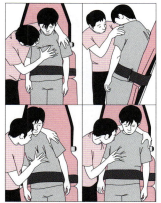
体幹上部のコントロール

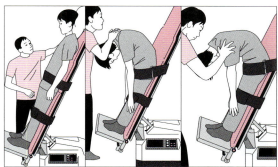
頭が完全に立ち直る　　起立角度を下げて深い前屈　　深い前屈，骨盤のコントロール

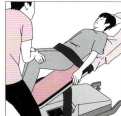
起立角度を下げて膝の曲げ伸ばし，起き上がり．スライディングシートを使用してもよい

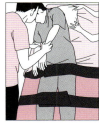
起立角度を下げて起き上がり

※不安があれば手すりの使用，セラピストの支えを十分にする．

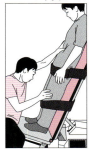
膝の交互の屈伸

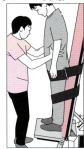
殿部まで浮かせて立つ

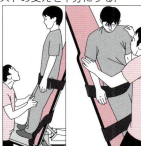
背部を浮かせて膝の屈伸

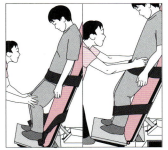
起立角度を下げて膝の深い屈曲，そこで骨盤のコントロール

図24 ティルトテーブル

つかまって立つことが立位の練習になるか，つかまって立ち上がることが立ち上がりの練習になるか，階層的にどのレベルで障害されているかで判断しなければならないが，情動的な不安や自信のなさがあるときにはつかまるという方法は第一の選択肢ではなくなると考えている．筆者としてはティルトテーブルをもっと活用してもよいのではないかと考えている．そして次には，昇降台を後ろに置いてつかまらずに寄りかかって立つことが，物に頼りすぎずに自分の身体に気づき，自信を取り戻すためにきわめて重要であると考える．安心できるようになってから物につかまって立つことが，自分の身体を使い，物にかじりついて屈筋の緊張だけを高めてしまうような弊害を避けて立つことの練習につながると考えている．

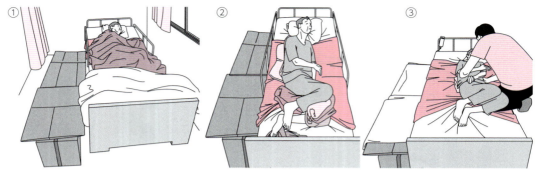

① 寝返りができるスペースを作るために段ボール箱を準備．② 褥瘡予防の配慮はされている．それが身体の過剰反応を引き起こし緊張を高める要因の1つになっている可能性が大きい．③ 段ボールの上に掛布団をのせ，手すりを外してベッドを広くする．エアーマットの空気を抜き支持面を安定させる．

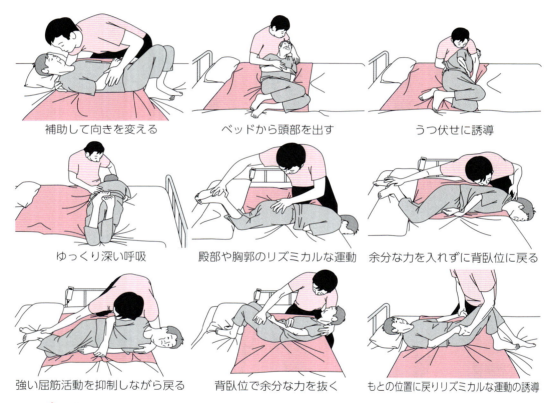

補助して向きを変える　　　ベッドから頭部を出す　　　うつ伏せに誘導

ゆっくり深い呼吸　　　殿部や胸郭のリズミカルな運動　　余分な力を入れずに背臥位に戻る

強い屈筋活動を抑制しながら戻る　背臥位で余分な力を抜く　もとの位置に戻りリズミカルな運動の誘導

図25 | 硬縮してしまった患者の寝返り―狭いベッドでの工夫

終末期の患者の身体機能は時間的にみれば，右肩下がりの変化でしかあり得ない．このような状態で，患者がやる気を出せるとすれば，それは苦痛や痛みが緩和して呼吸や身体が楽になったと感じられるときではなかろうか．機能的向上が少なくても楽になったと喜んでくれればセラピストもやりがいを見出せる．患者，セラピスト双方にとって，患者が自分の変化を知覚できる身体を作り，維持してくれることがきわめて重要である．

ここでは，終末期のリハにとって変化を知覚できる患者の身体作りを目標とした．そのために欠かせないのが，最終までうつ伏せをとれるようにして，呼吸・排泄の機能を維持する努力である．

高齢者や機能の悪い患者に対して転倒予防，認知症の予防，廃用症候群の予防など別々のメニューがあるのではない．一般には，自分がそのように思いこんでいることも，自分がそのような姿勢をとっていることも患者はまったく自覚していない．自分に気づき，安心して動くことで気持ちいい，楽しいなど報酬系を活性化するような働きかけが重要である．

傾向が強くなると考える．意図して行うのではなく，原始的な形態の意思決定（レッテル貼り）で，そのような選択がされてしまうことがきわめて重要なことである．日常動作を行うとき，その構成要素である基本動作が無自覚に慣性を大きくした状態で開始してしまう．この現象が，機能が悪い患者がCWを活性化して慣性の大きな姿勢をとりやすくなる一つの要因である．

　不安・恐怖は覚醒状態とも大きな関係がある．まったく反応しないほど覚醒が下がれば緊張は落ちる．社会的環境への適応はできないが，情動的・生態学的な適応はできる状態では，生きるための不安や恐怖だけが前面に出て異常な姿勢になってしまう．やる気を出すとは，その人のやり方でなんとなく重力に適応して（なになにするぞ！と意図して構えるのではなく，余分な力を抜いた状態で），いまある環境で能動的に「さあやるぞ」と思うことである．覚醒を上げることで，社会的な参加を促すことがたいへん重要である．

1）臥位の特長

　長軸方向に支持面が長く，広い．動いても長軸方向では重心が支持面の中におさまっており，支持面から重心が飛び出しにくく転倒の危険がない．つまり，支持面を変更するような動きがしにくいということである．支持面を狭くする方向に動くとき，動かす部分とそれを助ける部分の関係は，重りの提供で安定し，つり合いを崩すことで動く天秤と同じ動き方である．身体の一部を持ち上げるために重りを使い，持ち上げたところで保持あるいは動かすためにも重りを使う．CWの活性化という概念でしか動けない世界である．起きるとき不安があると，頭では起きたいと思い意図的に起きる活動を開始するが，情動的に身体は「不安定になりたくない」と支持面にこだわるため，持ち上げる部分は同時収縮になりやすいだけでなく重りの活性化もされにくいので，動きがスムーズに展開できない．動くことだけでなく，動くための重りをいかに有効に活性化するかが重要な課題となる（動きにくいので，動くための努力として主動作をする身体部分の動きだけでなく重りの提供が重要，潜在的に不安だ！　動きたくない，という気持ちがあれば，重りの提供がされにくい）．

　「起きて」と言われて，本人もそうしようと努力する．しかし，自覚できなくても不安があると原始的な形態の意思決定で「怖いから動くな」という方向に行動の方向づけ（構え）がなされてしまう．そのため，持ち上げにくいうえに重りの提供をするような活動も起きにくい．本人は頑張って起きる努力をしている．起きたいと意識している．にもかかわらず，このようなことが起きてしまうのである．意識してやろうとすることに，不安や恐怖による無自覚な自己保存の反応による方向づけ（構え）が先行するということの臨床的典型的現象である．起き上がり動作では起きる努力をする以上に余分な力を抜き，重りの提供がスムーズにできるような指示や誘導をすることがきわめて重要である．

　臥位は動くために力がいる，つまり，動くためにエネルギーが必要な姿勢である．言葉を返せば，安定した姿勢であるともいえる．

2）端座位

支持面と質量の分布で捉えると，かなり広い支持面の一番後ろに大きな質量が分布，しかも重心が高く，殿部の長くて大きな伸筋は伸長され，腹部の安定筋は働きにくいのでまっすぐに骨盤を起こして座ると後ろへバランスを崩しやすい．後ろへ転倒しにくくして安定するためには，腹部の安定筋を使わずにすむようにすること，つまり，重心を低くして支持面を少しでも後方に拡げることである．

そこで骨盤を後傾させて円背になり，頭を前方へ移動して後方への制動をする．骨盤を後傾させると股関節の屈筋が伸ばされて活動しやすくなり，重りを活性化しやすくなるので後ろへ倒れる不安が小さくなる．常に少し後ろに倒して，重りを活性化しておいたほうが固定的な安定が得られるので，不安な患者は少し後ろに倒れるような姿勢で安定することを好むのかもしれない．左右方向への偏りでは，圧の中心を麻痺側にする患者（非麻痺側の下肢の重みでつり合いをとる），圧の中心を非麻痺側にする患者（支持性を頼りに安定する）などさまざまで，個人の特長といえる．しかし，麻痺側に圧の中心を偏位させている患者のほうが動きたくないという気持ちが強いといえるかもしれない．つまり，麻痺側に崩れても非麻痺側に戻して動くという態勢になれる患者に対して，崩れたら戻すという立ち直りが出せずにただ止める（重りを提供する平衡反応が精一杯）反応しか出せない機能の悪い患者，もしくは活動性の低い患者がそうなりやすいといえるかもしれない．倒れ始めると止めるだけの十分な重りを提供できずに倒れてしまう患者も少なくない．

骨盤を後傾させた姿勢も，不安という点から考えると，安定性を求めた動きが含まれた姿勢なのかもしれない．だから起こせる患者でも起こさないという事態が生じるのである．原始的な形態の意思決定のレベルで無自覚に伸ばす方向が選択されないとよい姿勢は維持できない．そして，座位で動作をするときにも，要素となる基本動作が"動きたくない"安定性重視のバランスのとり方で開始されてしまう．

3）立ち上がり動作

情動を含めた場合，検討すべき価値の高い動作である．慣性の大きなところから小さなところへと連続的に変化するため不安や恐怖が著明にあらわれやすい動作である．座位で重りを使ったバランス，つまり，骨盤を後傾させ慣性を大きくして静的に安定したバランスをとり，坐骨の後方で座り動く態勢がとれない患者では，はじめから安定性を重視した方法で立つ以外の立ち方はない．そのために引っ張るような立ち方になる．したがってある期間，日常的にやむを得ず行う立ち上がりと，治療的にわれわれが関わって行う立ち上がりを区別すべきだと考える．

われわれが関わって行う立ち上がりでは，足の幅は股関節あるいは坐骨幅（踵の中心と第2中足骨を通る足の軸が坐骨の幅になる），つまり，座位と変わりない支持面知覚の幅で決して麻痺側の足部が浮くことがないように膝を軽く閉じて開かずに立つことを基本と考えた．それが慣性を大きくする反応を最小にする方法として捉えたということである．重りを利用して安定するのではなく支持面で支えて安定して座り，そこから支持面を

前方に変化させることを知覚できるようにすることが重要である．立つことが目的でなく，立って動く，立ってから歩くということを目的にした場合，立つことを安定して行うだけではだめである．立位で動きやすい，歩きやすい方向を求めて立つのである．膝を開かずにまっすぐ正面を向いていれば，頸部肩甲帯の力を抜き小さく揺すっても倒れないことを確認し，そのことに驚きと喜びを感じられるように誘導することが重要である．立ち上がりをフェーズに分けて分析してみよう．

①重りを作って過剰に安定しているところから動かなければならないフェーズ

安定性を壊し，不安定な姿勢への移行を開始する時期である．離殿のための前傾動作として胸郭上部の伸展が重要である．両坐骨の中央に体重がのるように姿勢を整える．胸椎上部の伸展を促し，脊柱の安定したカーブを引き出すことが大切である．安定した脊柱の伸展が得られれば背部の筋は機能しやすいので，体幹の前傾は容易である．このとき足幅が問題である．坐骨唱より広いと，座位より支持面が広いところに体重を移動することになるので，正中に行こうと思っても，少しでも不安がある患者に無自覚に支持性の高い足のほうにより強く依存してしまう．支持性の高いほうにウエイトシフトするにあたっても安定性を求めて慣性を大きくしながら行うために，末端にある頭部を非麻痺側方向により多く移動させて，左右の質量分布の範囲を大きくしてしまう．坐骨とほぼ同じ幅に足をつき，膝を開かないようにすれば，ほとんど正中のまま前傾しても非麻痺側足部の内側で支持ができ，股関節の不安定性もあまり問題にならずに足部に荷重可能となる．この状態をいかに作るかが，立ち上がりの大きな勝負どころと考える．

②前傾して頭部を前に出し，離殿して，安定してつり合いのとれた姿勢から直立方向に伸び，不安定な姿勢へ移行するフェーズ

離殿するときは坐骨の中央にまっすぐ座った姿勢から，胸骨を非麻痺側の足の内側に向けて前方へ傾けるようにする．離殿の際には手でベッドの縁を後方に押すとよい．離殿した後，重りのつり合いをとりながら立っていくことは，次第に質量分布の範囲を狭めて慣性を小さくすることである．不安があると，慣性が小さくなる直立位まで立ちきれず，股関節を十分伸展せずに屈曲した状態で止めてしまう．股関節を屈曲していれば動くために力がいるのでたいへんではあっても，変化がわかりやすく安心できる．また，コントロールすべき方向を自分の好きな方向に限定できる．直立してどの方向に崩れるかわからない不安定な状態とはまったく違う世界であると考えられる．まっすぐ伸びきらない患者でも，股関節をわずかに屈曲した姿勢からさらに屈曲する方向，つまり，慣性を大きくする方向には容易に動くことができる．反対に伸びる方向にはきわめて動きにくく，もし他動的に伸展しようとするととても強い力で抵抗する．患者は抵抗していると意識していないので，姿勢矯正には不安の除去以外によい方法は見当たらない．

少し機能が悪く，ゆっくり立つだけの力がないと思いこんでいる患者，立つ途中で倒れてしまうと思いこんでいる患者では，不安なところを一気に抜け出したい思いから性急に加速や弾みをつけて立ってしまうことが多くなる．立っても，慣性の小さいところでは制

第Ⅱ章　実践的評価　治療

動できずに立位を保持することができない．多くは勢いで後方に倒れやすくなる．立ち上がるとき，安定して立てる人以外に弾みを使うことは決して許すべきではない．

③不安定な姿勢を維持するフェーズ

直立位は人がとれる姿勢の中で最も慣性が小さい姿勢である．つまり，最も不安定な状態で身体内部あるいは外部のわずかな変動で常に揺れている．安定するために常に調整していなければならない姿勢である．動くことが要求されるのではなく，安定するための調整が必要なのである．膝を開くととたんに股関節の不安定が強くなる．股関節の安定性を保つために膝を開かず，まっすぐ正面を向く．どんなことがあっても麻痺側方向に体幹を回旋しないように習慣づけることが大切である．

不安があれば，安定性を崩して動くための重りの提供をしたくない，つまり，体幹を屈曲してお辞儀をすることはできても，離殿するように動くための重りを作りたくないので遠心性に筋をゆるめて前傾することは行わない．前記1）の段階で遠心性の収縮ができないのではなく遠心性の収縮をする方向に動きたくない，それが本音かもしれない．「動いて」と言われたので本人は動く努力をしており，「動きたくない」という自覚はまったくないのかもしれない．しかし，本人の意図とは違って気持ち，情動は原始的形態の意思決定として"動かない"という方向に向かって行動の方向づけをしてしまったと考えるべきかもしれない．

離殿して立ち上がるとき，つまり，前記2）のとき，自信がなければ安定していたいという気持ちが残り，自由に動ける直立位まで立つことができなくなる．慣性を大きくした姿勢（CWを活性化）で保持する傾向が強くなる．そのためにまっすぐ伸びきらない．"安定したい"と原始的形態の意思決定をしている人に対して言語的・認知的に姿勢矯正をして立位，歩行の練習をしてきたのがいままでの立ち上がり，立位，歩行の練習であった．そのため，バランスの改善というところに結びついていかなかったのである．

難易度の調整として通常より高いところから立つようにする考えがある．課題達成のためにはよい練習法である．しかし，ここに無自覚なレベルでの，原始的形態の意思決定による不安や恐怖の除去は含まれない．課題達成したことを本人に自覚させ，自信を持たせる工夫が必要なのである．高くしたのだからできて当たり前という自覚の仕方（認知的な自覚の仕方）ではだめで，「立てた」という事実に対して感動し喜ぶ（情動的な感情）ということが加わらないと不安の除去，自信の回復にはつながらない．

4）立位動作，歩行

よい姿勢がとれても持続しない．これは1つの要因として，持続的な筋活動ができない姿勢維持筋の問題が考えられる．この場合でも，原始的形態の意思決定のレベルで不安・恐怖があれば安定を優先した，慣性の大きな姿勢を選択するようになる．それが典型的な片麻痺の姿勢であり歩容である．歩行時の基本はまっすぐ正面を向いて膝を開かないように歩く．そのために歩隔を広くしすぎないことが重要である．歩隔を狭くするためには，補助のための器具の選択に配慮が必要で，支持基底面の外側に体重をかけることを促す器

具は慎重に選択する必要がある．シルバーカーやピックアップ歩行器では過剰に安定した姿勢をとる傾向が強くなる．選択の難しい道具である．

6. まとめ

　動作分析と分析に基づいたクリニカルリーズニング（臨床推論）ということから始まって，認識できる，つまり，理解して言葉にできる内容でプランプログラムし，それを確実に実行するように意識する，あるいはできたことを感じて（フィードバックして）感じたとおりに繰り返し実行するという治療を展開した．そこでのいき詰まりは，次にどうするか，言葉では言えるようになっている患者が動作では実行できないことが少なくないということである．

　行動には階層性があり無自覚に準備される部分がある．そして意識して行う動作はそれを利用して行っているということに気づいた．無自覚に何がどう準備されるか，それを検討するのに生態学的な概念をとり入れた．転倒・転落せずに，気持ちよく，楽しい方向に向かって行動するという自己保存の反応に従って，自然の中でその時・その場で，最適な方向に向かって行動できるように身体の構えを準備するという動物本来の機能を求めて多くの展開ができた．人の生活も生態学的な環境に近いところで営まれるので，治療の中でもきわめてなじみやすく有効な概念であった．

　いままでこのような考えに基づいて生態学的な概念を追求し，それを応用することに精一杯の努力をしてきた．しかし，最近の多くの問題は運動機能以上に不安，恐怖，ストレスといった人特有の精神的あるいは心の問題がより大きな比重を占めるようになってきている．患者だけでなく，生活全体が効率中心でゆとりのない方向に向かう中で，その傾向はますます強くなっている．不安や恐怖は生態学的な自己保存の反応の原点である．いまある自分の運動機能を十分に発揮できずに，不安や恐怖が無自覚に準備した行動の方向づけに振り回されてしまう事態が深刻になっている．残存機能を十分に発揮させ，潜在化させないという取り組みが必要になっている．

　そこで注目したのが情動・報酬系へのアプローチである．情動・報酬系は人できわめて発達し，個人の考え，個人の記憶など，"他人と同じ"ことではなく"他人との違い"を生み出し成長させる部分である．生態学的な概念を否定するのではなく，今後もさらに追求しながら，さらに動物とは違う人の特徴を取りこんだ情動・報酬系の学習も強化していきたいと考えている．

〈引用文献〉
1) 林　成之：思考の解体新書―独創的創造力発生のメカニズムを解く．産経新聞出版，p31，2008
2) Arnsten AF：Stress weakens prefrontal networks；molecular insults to higher cognition. *Nat Neurosci* **18**：1376-1385, 2015
3) Phelps EA, et al：Ccntributions of the amygdala to emotion processing；from animal models to human behavior. *Neuron*　**48**：175-187, 2005

4）下條信輔：まなざしの誕生―赤ちゃん学革命．新曜社，pp284-298，1988

5）Hodges PW, et al：Feedforward contraction of transversus abdominis is not influenced by the direction of arm movement. *Exp Brain Res* **114**：362-370, 1997

6）下條信輔：サブリミナル・インパクト―情動と潜在認知の現代．筑摩書房，p26，p28，2008

7）三嶋博之：光学的情報による身体と環境のカップリング．佐々木正人（編）：包まれるヒト―〈環境〉の存在論．岩波書店，pp65-73，2007

8）佐々木正人：アフォーダンス―新しい認知の理論．岩波書店，pp60-100，1994

9）アントニオ・R・ダマシオ（著），田中三彦（訳）：デカルトの誤り―情動，理性，人間の脳．ちくま学芸文庫，pp204-258，2010

10）長崎　浩：動作の意味論―歩きながら考える．雲母書房，pp36-107，2004

11）再掲10），p95，2004

12）ニコライA．ベルンシュタイン（著），佐々木正人（監訳）：デクステリティ―巧みさとその発達．金子書房，pp132-287，2003

13）FDアフォルター（著），冨田昌夫（監訳）：パーセプション―発達の根源から言語の発見まで．シュプリンガー・フェアラーク東京，pp181-191，1993

14）鈴木健太郎：行為の推移に存在する淀み―マイクロスリップ．佐々木正人，他（編著）：アフォーダンスと行為．金子書房，p54，2001

15）再掲14），pp47-84，2001

16）三木成夫：内臓のはたらきと子どものこころ．築地書館，p35，1982

17）三木成夫：胎児の世界―人類の生命記憶．中央公論新社，p37，1983

18）Frank H. Netter（著），杉岡洋一（監）：ネッター医学図譜―筋骨格系I（学生版）．丸善，p132，p140，2005

19）小西行郎：胎児・乳児の運動能力．正高信男（編），小嶋祥三，他（監）：赤ちゃんの認識世界．ミネルヴァ書房，p4，1999

20）小西行郎：赤ちゃんと脳科学．集英社新書，p109，2003

21）佐々木正人：からだ―認識の原点．東京大学出版会，pp17-41，1987

22）Stratton GM：Some preliminary experiments on vision without inversion of the retinal image. *Psychol Rev* **3**：611-617, 1896

23）Stratton GM：Vision without inversion of the retinal image. *Psychol Rev* **4**：341-360, 463-481, 1897

24）山田規畝子：壊れた脳 生存する知．講談社，pp38-39，2004

25）Thomas W. Myers（著），松下松雄（訳）：アナトミー・トレイン―徒手運動療法のための筋筋膜経線．医学書院，pp18-22，2009

26）並河正晃：老年者ケアを科学する―いま，なぜ腹臥位療法なのか．医学書院，p31，2002

27）冨田昌夫：体幹機能I．奈良　勲，他（編著）：図解理学療法検査・測定ガイド．文光堂，pp357-370，2006

28）長崎　浩：自由歩行の安定性限界．バイオメカニズム学会誌 **30**：115-118，2006

29）長崎　浩：からだの自由と不自由―身体運動学の展望．中央公論新社，pp90-150，1997

30）長崎　浩：動作の意味論―歩きながら考える．雲母書房，pp36-107，2004

31）再掲29），p139，1997

32）PMデービス（著），冨田昌夫（監訳）：ライト・イン・ザ・ミドル―成人片麻痺の選択的な体幹活動．シュプリンガー・フェアラーク東京，pp11-65，1991

33）Patricia M. Davies（著），冨田昌夫（訳）：ステップス・トゥ・フォロー 改訂第2版．シュプリンガー・フェアラーク東京，pp1-48，2005

33）MacDougall HG, et al：Marching to the beat of the same drummer；the spontaneous tempo of human locomotion. *J Appl Physiol* **99**：1164-1173, 2005

〈参考文献〉

1）浅見千鶴子，他：乳幼児の発達心理―①1歳まで．大日本図書，pp7-11，1980

2）FDアフォルター（著），冨田昌夫（監訳）：パーセプション―発達の根源から言語の発見まで．シュプ

リンガー・フェアラーク東京，p2，p15，1993

3）佐々木正人：からだ：認識の原点．東京大学出版会，p19，1987

4）三木成夫：生命形態学序説―根原形象とメタモルフォーゼ．うぶすな書院，p173，1992

5）フェルデンクライスメソッド　きりんの会　意識とは何ぞや？ http://kirinchan.exblog.jp/436436/

6）下條信輔：まなざしの誕生―赤ちゃん学革命．p77，p121，1988

7）サンドラ・ブレイクスリー，他（著），小松淳子（訳）：脳の中の身体地図―ボディ・マップのおかげで，たいていのことがうまくいくわけ．インターシフト，pp220-251，2009

8）Held R, et al：Movement-produced stimulation in the development of visually guided behavior. *J Comp Physiol Psychol* **56**：872-876, 1963

9）富永裕久：目からウロコの脳科学―心と脳はここまでわかった！．PHP 研究所，p59，2006

10）柏木正好：環境適応―中枢神経系障害への治療的アプローチ．青海社，p14，2004

11）Intension Designs：The geometry of anatomy.　http://www.intensiondesigns.com/geometry_of_anatomy.html

12）ニコライ A．ベルンシュタイン（著），佐々木正人（監訳）：デクステリティ―巧みさとその発達．金子書房，p42，p70，p71，2003

13）松尾　隆：脳性麻痺と整形外科―新しい手術的アプローチを中心に．南江堂，p5，1991

14）S. Klein-Vogelbach：Functional kinetics. Springer-Verlag, 1990

15）窪田金次郎，他：図説 体表解剖学．朝倉書店，p153，1992

16）西原克成：呼吸健康術―口呼吸から鼻呼吸へ．法研，p28，2001

17）磯谷隆介：腸腰筋を機能させ，インナーユニットを自然に入るようにする．s30350b5406126014.jimcontent.com/

18）金子丑之助（原著）：日本人体解剖学（上巻骨格系・筋系・神経系）．南山堂，p270，p280，p286，p287，2005

19）高田　勇，他：空間的定位と基礎的定位の再構成を目的とした運動療法が姿勢制御に及ぼす影響．生態心理学研究　**6**：99-102，2013

第Ⅱ章　実践的評価　治療

2 動作分析の目的と動作の捉え方
1. 探索活動と治療的誘導

JCHO 湯河原病院リハビリテーション科　PT　**竹中　弘行**

1. 動作分析の目的と動作の捉え方

　移動動作は，目的に応じて動作を行う環境に合わせた戦略で無自覚に行われるため，意図的・観念的に行おうとしても，その方法は詳細には意識できない．また，姿勢を変化させ，場所を移動するには常に重心の移動を伴うため，目的を達成するにはバランスを維持する必要がある．このため，動作パターンの分析では，目的方向に身体を移動させる戦略と，それを実現するための反応的な支援活動を捉えることが有用である．通常，支援活動は目的運動を阻害せず状況に応じたバリエーションを示すが，バランスの維持に関与する身体運動に問題が生じると，状況に応じて動作の戦略を変化できず，ステレオタイプな動作に陥ったりバランス維持も過剰反応や身体の固定としてあらわされるようになる．つまり，患者は自らの動作の困難性は意識するが，戦略の変化はできず，努力的で不安定な動作を繰り返すことになる．セラピストは，患者の陥るこの過程を十分に認識し，患者の置かれている状態を探り出す意識が必要である．

　患者が自らの状態や環境との関係を理解していくためには，自ら動いて知覚していく必要があり[1]~[3]，そのために必要な基本的な運動能力については，第Ⅱ章-**1**「基本動作の持つ意味―動作の階層構造に秘められた身体性」（136 頁）を参照されたい．この基本動作を通じて，日常生活で活動していくうえでの動作の基本的な構えを変化させることが移動動作の変化にも通じる．移動動作を行う際の患者の構えと動作の戦略に注目する意味はここにあり，動作に介入することで得られる変化に着目する理由もここにある．患者自身の能動性や探索的活動の変化を捉えることが，動作の実現と変化の可能性の評価や治療につながる分析には必要である．

　セラピスト自身が移動動作の基本的パターン，動作のタイミング，リズムや患者に起こりやすい問題の特徴などの知識を持つことは重要である．しかし，治療でいわゆる正常パターンを繰り返すような観念的な介入のみでは，患者の動作時の変化を捉えることは難しい．動作の質的・量的変化に合わせた介入には，患者の示す微妙な変化を捉える必要がある．

　つまり，患者のみならず，セラピスト自身の能動的・探索的な知覚循環による活動が評

価と治療には求められている[4]．そして，治療を通じて患者に変化をもたらす役割を実現するには，セラピスト自身が患者とともに動きながら変化を探る技術を持つ必要がある．しかし，患者の機能的問題が大きく改善が難しい場合は，患者の残存機能に見合った動作パターンの学習を促すことも求められる．この判断ができるためにも患者の動作に介入し，変化を求める刺激を加えて反応を確認することが大切である．

2. 治療的誘導

　患者の動作に介入すると，わずかな運動方向の変化や動作開始の誘導を行うことで大きく結果が変化することを経験する．逆に関節可動域や筋力に改善が認められても動作パターンは変わらないことも多い．つまり，臨床での移動動作の分析では，単に動作パターンを運動の組み合わせとして捉え，運動の要素的評価で問題点を探るのみでは不十分である．動作の基本的な戦略を確認するとともに，動作を誘導しながら動作の問題となる相に介入することで患者が変化できる可能性を探り，変化を促すことが治療的誘導の目的となる．

　治療的誘導は患者が動作をできるようになるための援助であるが，基本としては，セラピストが「私があなたであれば，どのように動いて，自分自身の身体の状況や環境（支持面）との関係を探っていくか」ということを，患者と共に動作を実行する中で情報として伝えることである[5]．そのためのセラピストの分析・探索の過程では，「患者は何をしようとしているのか，何を感じようとしているのか，そのためにどこを動かそうとしているのか」を，みて触れて感じることが基本といえる．つまり，自分だったらどう動けばわかるか（知覚できるか），もしくはどう動きたくなるかという感覚を動いて探り，伝えることである．そして，患者が無自覚に感じている不安定感や自分を保つための感覚を含めて捉える必要がある．なぜなら，基本的な安定感や姿勢保持につながる活動を変化させて習慣化していくことが，治療には必要であるからである．

　これらを実現していくため，セラピストとして経験・学習したい事柄を次稿より述べていく．

〈文　献〉
1) 佐々木正人：からだ　認識の原点（認知科学選書 15）．東京大学出版会，1987
2) 佐伯　胖，他（編）：アクティブマインド　人間は動きの中で考える．東京大学出版会，1990
3) ギブソン JJ（著），佐々木正人，他（監訳）：生態学的知覚システム　感性をとらえなおす．東京大学出版会，2011
4) ナイサー U（著），古崎　敬，他（翻訳）：認知の構図　人間は現実をどのようにとらえるか．サイエンス社，1997
5) 竹中弘行：動作練習の基本．理学療法ジャーナル　**42**：411-420，2008

第Ⅱ章　実践的評価　治療

2 動作分析の目的と動作の捉え方
2. ６つの「みる」―同調への手がかり

JCHO 湯河原病院リハビリテーション科　PT　**竹中　弘行**

■ はじめに

　臨床での動作分析では，観察により運動学的，運動力学的に動作を捉え，パターン分析とその原因を探るリーズニングを進めることが一般的である．治療に役立つ情報を得るためには，患者のあらわす筋緊張の変化から患者の情動を含めた動作への構えと動作過程の筋活動および身体の可動性や固さ（伸張感）などの運動感覚を捉える必要がある．このためには，セラピスト自身が患者の動作パターンで運動感覚を得る経験や動作に同調する視点が大切である[1)2)]．

　加えて患者の変化の可能性や潜在的な能力を生かすためには，変化を導く誘導を加えた中での確認が必要である．セラピストの知覚システムを能動的に総動員し，患者と同調する手段として，みてみる・聞いてみる・まねてみる・触れて（動かして）みる・一緒に動いてみる・変えてみる，の６つの「みる」は，患者と共に情報を探り出す過程のキーワードとなる．以下に具体的なポイントを示す[3)4)]．

■ 1. みてみる

1-1 みたことの言語化による確認をする．セラピスト自身の動きが"見え"の変化を作る

　姿勢・動作の観察では，まず自然な姿勢や動作を観察する．最初から動作を運動に還元せず，患者の置かれている環境も含め，動作全体の雰囲気や勢いを捉えることが重要である．観察した現象から，情動反応のあらわれや感じられる運動感覚をセラピスト自身が意識してみる．患者の動作を「緊張して怖そう」「重くてたいへんそう」などと自分の言葉で表現してみる．なぜ自分がそう感じたのかを第三者的に考えることが客観的に捉える練習となり，次の視点を導いてくれる．観察ポイントはセラピストのみる意識に誘導されているが，同時にいくつものポイントには着目できない．

　意図的な観察では，以下に示すような運動学的・生態心理学的視点を応用する．

- どのように動作しようとしたのか？（行為の文脈とその戦略）
- 姿勢は安定しているか？（基礎的定位やパーキングファンクションの状況）
- 移動する身体部位と支持面の関係はどうか？（目的動作の運動の拡がりと支援活動，支持面や対象物の探索活動）

2. 聞いてみる

2-1 患者の自己認識とセラピストの認識の共感または相違を確かめる

問診で，セラピストの意図を持った質問から得られる情報は重要である．同時に患者の言葉の抑揚や表現に含まれる要素を捉えること，言葉の意味の裏側にある訴えを聞く姿勢が大切である．

セラピストの捉えた動作の困難さや不安定さなどの運動感覚に対し，患者自身が自覚している動作の困難性やそのポイントを聞いてみる．一見，スムーズに動作している患者が緊張感を訴えたり，みるからに不安定で介助したくなるような患者が問題を感じていなかったりする．このセラピストの客観的な運動感覚と患者の主観的運動感覚のズレが，評価・探索の課題となる．また，患者が動作の中で感じている身体と環境との関係についての表現（例えば手や足が重い，ベッドや床が滑る）は，患者が知覚できている情報を推察する手がかりとなる．

2-2 動作に伴う音のタイミング・音質・リズムから動作の性質を知る

動作に伴う「いきみ」「かけ声」などの声や呼吸の状態，「物や床を押し・引きする音」にも，そのタイミングや強さにより動作の特徴があらわれる．また，歩く足音で人物を特定することができるように，足音の強弱，テンポ，リズムにはその人の特徴があらわれる．これら動作音の情報は，動作の特徴と変化を知るうえで重要な手がかりである．

3. まねてみる

動作の外形をまねるより，観察した特徴を自分の身体で表現し，視覚情報と触運動覚情報とを協調させる

患者の動作感覚やイメージをつかむとき，セラピスト自身の運動でその動きを確認することは大切な分析要素である．このため，セラピストの学習過程で，患者の動きをまねてみたり，描いてみることがよく指導される．これは，患者の動作を全身の動きの時系列で捉え，各身体体節の運動開始の順序，位置関係や運動の拡がり方が意識できる重要な練習ではあるが，一方では，観察のポイントが身体各部に移行し，運動を分析的に捉えようと

第Ⅱ章　実践的評価　治療

する視点となりやすい.

　患者の動作の特徴と動作を遂行するための運動感覚を捉えるためには，患者の動作の外形的な変化を正確にまねることよりも，患者の情動を含めて困難さや不安定さにつながる「固定やくずれ」「動きの勢いやリズム」などの動作の手がかりとなる情報を探ってまねてみる. 具体的には，姿勢を保つためのキーポイントはどこか？　動作上，支持がくずれるタイミングはいつか？　バランスはどこで補おうとしているのか？　など，全体の特徴を捉える練習も同時に行う必要がある. 動作の第一印象を捉える練習である.

　そのうえで，捉えた特徴をセラピスト自身の身体で再現し，患者はどのような身体感覚や運動感覚で動いているのかを能動的に動いて捉える練習を行う. セラピストと患者の身体の特徴は異なっているので，外形的には異なっていてもかまわない. 当然，まねが容易で同調しやすい場合と，セラピスト自身に患者の動作の特徴的な動きの経験がなく，まねる感覚や動きに違和感を強く感じることもある. 違和感はそのまま受け入れてみたい. 患者の動作はみた目以上につらく感じることが多い.

　この過程でセラピストが視覚的に捉えた情報と運動感覚から得られた情報を統合する経験を積む. つまり，自分自身が動いた感覚から動作の特徴を確認する. この経験が，同様な患者の動作を観察したときの視点を先導し，動作に協調する手がかりとなる.

4. 触れて（動かして）みる

情報の質を高めるアクティブタッチ

　患者の評価と治療では，筋緊張の変化に着目することが多い. 患者の姿勢・動作には情動的・神経学的・組織的に変化した筋や軟部組織の緊張により，その特徴があらわれる. 観察から得られた情報が，予測どおりであるかを確認するためには，その筋緊張の程度や各身体体節間の連結の度合い（パーキングファンクションの状態）を，患者の身体に触れて動かしてみることで確認する.

　このとき，探り出すための動きの質が，情報の質を決める大切なポイントとなる[5]. 患者の身体に触れ，アクティブタッチにより情報を得ようとするとき，セラピストの手が力み，指先でつかんで動かすような侵略的な介入や，セラピスト自身は動かず相手のみを動かそうとする操作的な誘導では，その反応として概ね相手にも固定的で拒否的な反応があらわれる. まずは，動かすことを患者が受け入れられるかを確認することが大切である.

　探り出すための動きが受け入れられ，得られる情報の質を高めるためには，セラピストの手は「操作する手から感じるための手へ」と変化させ，セラピスト自身の身体の動きとして運動を伝え，その反応を感じる，という動きそのもののやりとりができる必要がある.

　肢節を動かす場合，セラピストは手掌面で全面的に触れて軽く揺するように動かしてみる（図1，図2）. 動かしてみると，観察で捉えていた状態と大きく異なり驚くことも多

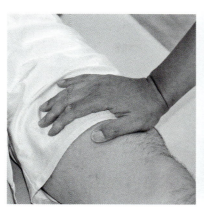 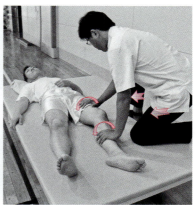

図1 タッチの仕方	図2 セラピストの動き方
セラピストの手は軽く手掌面全体で触れる．	セラピストは自分の両下肢の運動で患者の下肢を動かすようにしている．

い．動かすことで，患者が動きを受け入れる運動範囲がわかる．例えば，可動範囲の中間域では抵抗なく動かせるが，最終域に近づくにつれて抵抗感が強まったり，急に筋緊張が高まり抵抗したりすることがある．また，患者の表情の変化やほかの身体部位の緊張の高まりなどの反応を捉えることで，患者の動作が困難となる運動範囲や相（phase）を知ることにつながる．

5．一緒に動いてみる

軽く身体に触れながら，患者の動作を邪魔しないように一緒に動いてみる

　動作の特徴を評価する手段としての誘導では，患者の緊張感や不安定性をセラピストの感覚で確認する．一緒に動くためには，患者の動作を邪魔せず，患者の身体に触れながら，患者のペースとタイミングに合わせてセラピストが動ける必要がある．セラピストが患者の動きをみて確認しようとすると，患者の動作を阻害してしまうことが多いので注意する（図3）．

　転倒や痛みへの対応・動作の介助が必要なケースでは，セラピストは患者とは異なる身体の構えで，異なる運動を行いながら一緒に動くこととなる．患者の動きに合わせて変化できるセラピスト自身のポジショニングと動き方がポイントである（図4）．一緒に動く中から以下の内容などを感じとることができる．
・動作の構えや筋緊張の分布と変化
・運動の開始・切り替え・支持面の変化のタイミングと勢い
・動きやすい，または動けない方向

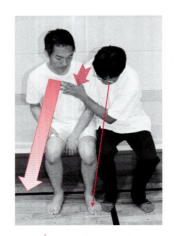 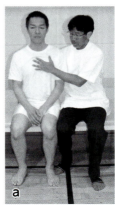 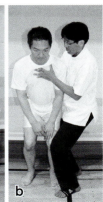

図3 | セラピストが無自覚に邪魔している

セラピストが患者の足部をみて確認しようとすることで，患者を押して構えをくずし，動作を妨げている．

図4 | 患者の邪魔をせず動く．セラピストのポジションと姿勢

a：胸郭から坐骨への荷重を誘導し，座位の構えを整える．
b：膝折れを防ぎながら下肢への荷重を促し，同時に上半身の誘導を行う．

6．変えてみる

与えた変化に対する患者自身の探索活動と適応性が判断のポイント．与えた変化は，同時に患者の動きを変えるチャンスとなり得る

　セラピストが観察や接触・誘導の中で得られた情報から，バランスの戦略や動作の中心となっている身体の動きを変化させることや，障害側の身体を介助したり逆に使わざるを得ない状態に置いたときの反応を確認することで，患者の潜在的な運動能力や可能性を確認することができる．
　具体的な援助方法と誘導・環境設定の流れを以下に示す．

《援助の方法》
・運動の拡がりが止まるポイントを誘導してみる．
・動作のバランスや不十分な支持性を援助してみる．

《変化を求める誘導と環境設定》
・動作の方向やタイミング・スピードなどを変化させて誘導してみる．
・いまできている動作パターン，動けている身体部分の動きに変化を求め，ほかの身体部分の動きで動作パターン変化への探索活動が可能であるかどうかを確認する．
・安心感・安定感の知覚動作の難易度を変える．
・テーブルや手すりなどの使用，支持面の高さの変更．
・セラピストの立ち位置の変更など環境そのものを変化させる．

・別の場面での患者の動作を確認する．

《適応的変化の確認》

　以上，求められた変化に対し，患者は観念的に力ずくで行おうとするのか？　それとも，条件の変化に合わせて適応的に動作パターンや全身の協調運動を変化させることができるのか？　どのような探索的活動がどの身体体節の活動では可能であるのか？　などを確認することが，患者の変われる能力（潜在能力）を知るうえで重要な情報となる．これらを通じて与えた変化は，同時に，患者の動きを変えるチャンスとなり得る．

〈文　献〉

1）乾　敏郎：イメージ脳 岩波科学ライブラリー 156．岩波書店，2009
2）サンドラ・ブレイクスリー，他（著），小松淳子（訳）：脳の中の身体地図 ボディ・マップのおかげで，たいていのことがうまくいくわけ．インターシフト，2009
3）竹中弘行：考える理学療法．丸山仁司，他（編）：評価から治療手技の選択 中枢神経疾患編（考える理学療法）．文光堂．pp156-168，2006
4）竹中弘行：PT の未来像を考える 治療で何を変えるのか 中枢神経障害の治療における課題．理学療法 技術と研究　**29**：10-14，2001
5）佐々木正人，他（編）：アフォーダンスと行為．金子書房，2001

第Ⅱ章　実践的評価　治療

2 動作分析の目的と動作の捉え方
3. 身体間コミュニケーションの経験と練習方法

JCHO 湯河原病院リハビリテーション科　PT　**竹中　弘行**

1. はじめに

　リハビリテーション（以下，リハ）において，患者は治療を受けるという受動的な立場ではなく，患者自らが障害の発生により変化した自分自身の状況や環境との関係に気づくことが大切である．そのためには患者・セラピストが共に能動的に，しかも探索的に動くことが重要である．

　しかし，人は無自覚に行ってきた日常生活動作が困難となったとき強い不安やとまどいを覚える．重力の作用する環境下では，身体の重さの感覚が運動を困難にし，努力的な活動が強いられ，わずかなバランスのくずれが転倒につながる．そのような経験は，不安や恐怖の情動的な反応を引き起こす．このような状態に置かれた患者に対し，セラピストの無造作で操作的なハンドリングは，患者に無自覚な防衛的な反応を引き起こし，動くことを拒否させたり，治療を阻害する一因となり得る．

　このため，患者の能動性を引き出し，動けそうな感覚や運動に求める感覚をセラピストと共有するためには，セラピスト自身が治療や誘導に際し患者に気づきをもたらすように変化できる必要がある．治療では，患者に受け入れられるタッチとハンドリングを基本としながら，いかに患者から離れていけるかがセラピストの技術として求められている．患者と一緒に動き，動きの方向・速さ・リズムを伝える場合に，セラピスト自身の動きが患者にいかに伝わり，どのような感覚を与えるのかを実際に身体間で動きを伝え合い，感じ合う経験の中で実感することは，治療的誘導やタッチなどセラピストのあらゆる治療場面に関わる重要な経験になる．

　ここでは，われわれが臨床動作分析研究会などで古武術研究家の甲野善紀氏，中島章夫氏にご指導いただいた内容を応用させていただき，基本的な身体間コミュニケーションにおける情報の伝達と知覚の関係を実感する経験として紹介してみたい[1]．

2. 両手持ち正面押し

ねじらず，うねらず，支点を作った力による押しではなく，正中面を合わせて相手の中心軸に入っていくことで相手をくずす技である．動きの質の変化により相手の反応が変わること，動きの変化が相手に敏感に伝わり感じとられ，それに無自覚に反応しているという関係があることを実感するのが目的である．基本的な練習順序は以下のとおりである（図1）．

①相手と向かい合って両上肢を伸展して正座する．受が〔技を受ける側を受（うけ）という〕取の〔技を仕かける側を取（とり）という〕の手首を把持する．
②取は自分の正中面を受の正中面に合わせる感覚で立てる．
③取は股関節から上体（体幹）を前方に折って傾ける（前傾する）．その結果，取の上肢が前方に押し出される．受はそのままの姿勢で後方に倒されてしまう．

本来，正中面を立てた中で行う技の練習法であるが，正中面を立てるという感覚は一朝一夕に会得できない．そこで第三者に取の身体を他動的に動かしてもらうことでその感覚

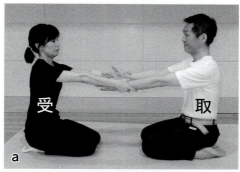

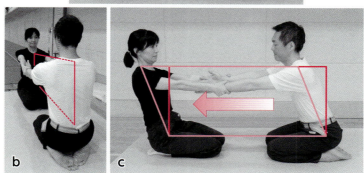

図1　両手持ち正面押し

a：お互い両肘をしっかり伸ばして張る．受がしっかりと肘を伸ばして受けたほうがお互いに感覚がつかみやすいので，倒されまいと意図的に緩めるようなことはしない．
b：あえて言うなら，自分自身の左右の中心矢状面を相手の同様の面に合わせるような感覚．
c：取と受が作る長方形を平行四辺形に変形させるイメージ．

を経験する（図2）．押す方向の左右へのズレは，受・取共に敏感に感じられ，受は正中から少しでもずれていると，押し出されることに対して踏ん張り保てる感覚がある．つまり，誘導の方向のズレは敏感に相手に伝わり，それに対する反応を引き起こしてしまうことを実感する．しかし，正中面が合うと，押されているという感覚はあまりないにもかかわらず，受は抵抗なく動かされてしまうことを経験する．

また，本来この技は，取の身体全体が一斉に前傾する動きができないと実現できない．しかし，練習の中では相手を前方に押すときに，取の身体のさまざまな部分に力みが生じる．取側の押しに，ある身体部分の力みが生じると，それに反応するように受け側の身体にも同じ部分に踏ん張るための力みが生じるのである．つまり，人の力んだ動きや緊張は相手にそのまま伝わり反応を引き起こすことがある（図3）．これはセラピストの誘導にも通じる注意点となる[2)3)]．

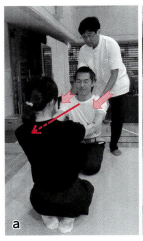 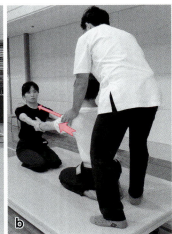

図2 　正中面探索の誘導

他動的な運動の誘導役の人は取側の背後で取の両肩から誘導し，取の上半身を股関節から前傾させる．正中の感覚をつかむために，まずはやや左・右にずらして動かしてみる．この左右への偏位を徐々に小さくし正中を探す．

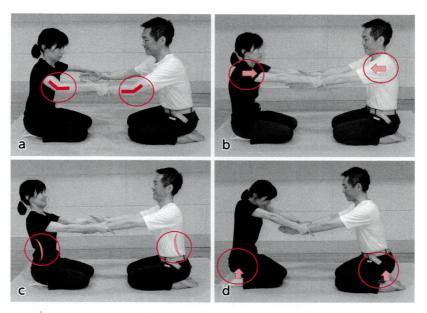

図3 取と受の身体反応の共応

a：肘を伸ばすように押す． b：肩を突き出すように押す． c：腰を反らせるように押す．
d：下腿部で床面を押すように下肢の力で押す．取の押し方により，受の反応も無自覚に変化する．これらの押し方を試してみよう．

3. 蹲踞相撲—不安定だから強い[2]

相手の状態に合わせるのではなく，自分自身が自律し不安定感を使いこなすことで生まれる，相手に伝わる感覚の違いを実感する練習である．練習の手順を図4，図5に示す．

図4の結果，支持面に4点をつけて安定した姿勢の人よりも，3点，2点，さらには1点だけでの支持となった不安定な姿勢のほうが強く感じられる．不安定であればあるほど強いということが，段階的に実感される実験である．同様のことが立位姿勢でも試せる（図5）．この押し合い，支え合う関係の中での感覚的なやりとりが無自覚に起こることを経験したい．押し合う相手を変えるなどしてどちらの立場も行ってみる．実際に行った感覚では，支持面が狭くなると押す力が相手に伝わること，また支持点の少なくなった人の不安定なバランスを探り，無自覚に受けとめてしまう反応が起こるように感じる．

本来，技の稽古としては感覚の変化が重要であるという．人は相手に対する力の予測がはずれると，確かな感触を探ろうとして，ひとりでに力を抜いてしまう．意識化されることなく，気づかないうちに力が抜けている．それは，力を入れたままでは感覚を働かせることができないからだという．意識のうえでは力を抜いたとは思わないままに抜けている．このような状態に相手を置くために，相手に頼らず自分自身の感覚を変化させることを稽古することが求められているのであるが，その過程で得られる感覚は，われわれセラピストの動き方にも多くのヒントを与えてくれる[2)3)]．

第Ⅱ章　実践的評価　治療

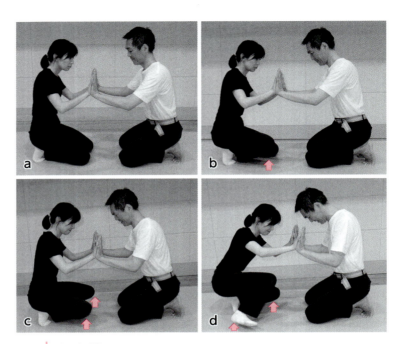

図4 蹲踞相撲

a：正座をして，踵を上げた跪座の姿勢（両膝とつま先の4点での支持となる）で，2人が向かい合い，胸の高さで互いに両手の手のひらを合わせまっすぐに押し合ってみる．当然ながら，体格がよく力の強いほうが勝つ．

b：次に一方は跪座のままで，片方の人は跪座から片膝を浮かせた状態で押し合ってみる．すると，片膝を挙げた人のほうが有利な感触になる．

c：さらに一方は跪座のままで，片方の人は両膝を上げて蹲踞の姿勢になり押し合う．この場合，蹲踞のほうが強い感覚となる．

d：最後に片方の人は，蹲踞から片足を床から浮かせて，片方のつま先だけで支持した状態になり押し合ってみる．1点のみの支点にもかかわらず片足を浮かせた側が強い感覚となる．

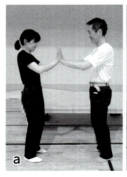 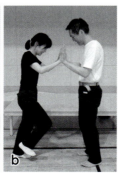

図5 立位で押し合う

a：2人で向かい合って立ち，両方の手のひらを胸の前で合わせて押し合う．この場合，蹲踞相撲と同様に力の強いほうが有利である．

b：次に一方が片足立ちになって押し合ってみる．お互いに両手をそらしたり，ずらしたりはしないように，ただまっすぐに押し合えば片足のほうが有利という感触がわかる．

4. 椅子からの立ち上がり

　勢いをつけたり，強く下肢で踏ん張ることをせずに，椅子に腰かけた状態から両手を前に出して重心の移動に従って立ち上がる．立ち上がり動作を観念的に力んで行おうとするのではなく，患者を移動の感覚を探索するモードにして，セラピストが誘導していくための練習である（図6）．誘導による立ち上がりの軸を合わせ一体感が生まれたときの動きやすさ・動かされやすさと，重心移動を感じることでの立ち上がりを実感する．できるだけ多くの人と立ち上がりを経験して，合わせる感覚と技術をつかみたい[2)4)]．

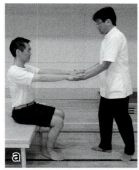
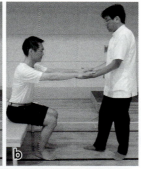
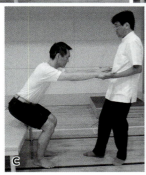
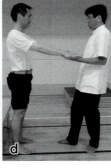

図6　椅子からの立ち上がり

a：1人が両足が床につくようにして座り，1人はお互いの正中面を合わせるようにその前に立つ．座っている人は上肢を肩の高さで伸ばし，その手のひらを立っている人が手のひらで受ける．このとき，つかまずにただ重ね合わせるだけにする．

b：立っている人は重心が前方に移動していくのを感じながら，座っている人の手のひらをほんの少し引き出すように誘導する．このとき，引っ張るのではなく，お互いの手のひらの皮膚が少しずれる程度の感覚で誘導する．

c,d：座っている人は，反動を使わずにその移動にのるようにして立ち上がる．

〈文　献〉
1) 甲野善紀（監）：TJ Mook 古武術で蘇えるカラダ．宝島社，2003
2) 田中　聡，他：技アリの身体になる　武術ひとり練習帳．バジリコ株式会社，pp52-54，pp83-89，pp96-98，2006
3) 田中　聡：不安定だから強い　武術家・甲野善紀の世界．晶文社，2003
4) 甲野善紀：NHK まる得マガジン　暮らしのなかの古武術活用法．日本放送出版協会，pp18-23，2006

第Ⅱ章　実践的評価　治療

2 動作分析の目的と動作の捉え方
4. プレーシング

JCHO 湯河原病院リハビリテーション科　PT　**竹中　弘行**

1. プレーシング

　　主に身体の末梢部（上肢・下肢・頭部）を空中に動かし，定位させるように誘導することをプレーシング（placing）という[1].

　　プレーシングでは，移動させる身体体節と体幹部などの移動を支援する身体体節間の筋緊張を変化させ，保持・追随する自律的な活動が得られる．この反応が起こるには，移動する身体体節と保持する身体体節の協調関係が大切である．誘導では，物体を単に空中に浮かせるような移動ではなく，プレーシングする身体体節の支持面となる身体体節への荷重と支点の移動および全身のバランス関係を意識する必要がある．また本来，身体の末梢が物や自分自身の身体に向かう動作では，動作に先立つ手や足の準備的活動が起こり，手・足から運動が始まる．この順序と文脈が誘導のポイントとなる．

　　これら自律的な運動の発達では，生後まもない赤ちゃんは，多様な自発運動がみられるが体幹部の支持安定性を十分に発揮できず，四肢の運動は方向が定まらず粗雑である．生後2カ月程度になると，脳機能の発達に伴い体幹部や四肢の固定性を高め手足を一定の軌跡で動すようになる[2][3]．その後，周囲への興味からリーチが始まり，体幹部，四肢中枢部の支持安定性が高まると四肢を自由に動かすことができるようになる．背臥位で手足を持ち上げたり，口にくわえたりして遊ぶことから自分の身体を知っていく．そして首のすわりや頭部の安定性の獲得に合わせて目と手が協調していく．

　　成人患者では，末梢の空中での運動には，赤ちゃんに比べて重く長い上下肢を持ち上げねばならず，努力的で困難な運動になることが多い．しかし，障害発生後，自分の状態を確かめるために，もがくように動かす間に，患者はその活動の構えと運動の協調を学習していく．つまり赤ちゃんと同様に自分自身の身体の状態を探っていく過程で，すでに運動と支持の関係ができ上がり，基本的身体感覚や運動の戦略が経験されていく．そのことが姿勢の保持や変換，物の操作や移動といった日常動作の活動戦略の無自覚な選択につながっている．

　　セラピストは，これらを意識してベッドサイドでの患者の姿勢を観察し，ポジショニングを行うことやプレーシングでのテンタクル活動を促すことがとても大切である[4].

2. プレーシングの臨床的な目的

患者に求める運動性の評価としてのプレーシングの目的は以下を確認することである．
- 頭部のプレーシングでは，姿勢の安定と起き上がり動作などでの頭部の移動における全身協調運動
- 上肢のプレーシングでは主に座位，立位での上肢の空間での使用を可能とする全身協調運動
- 下肢のプレーシングでは寝返り・起き上がり・歩行など，支持面上を移動しながら下肢を運ぶことが可能となる全身協調運動

治療におけるプレーシングの目的は，これらを実現するために必要な活動を促通し，動作の構えと協調運動を獲得することである．動作の構えでは，特に体幹部の運動と体幹筋の協調運動の経験学習が大切になる（第Ⅰ章-**4**-3「ダイナミックスタビライゼーション」，67頁参照）．

3. 患者に起こる異常性

3-1 頭部のプレーシング

患者は，背臥位を保持するために頭部を支持面に押しつけていることがある．上頚部屈筋の力が弱いと，頭部を支持面から離すとき顎を突き出し，胸鎖乳突筋の活動が高まりやすい．頭部を空中に保持することは困難で，努力すると背部の緊張を高めて支持面でのブリッジを強める反応を示すことも多い．頭部の重さを支持する体幹部の活動も不十分である（図1）．

3-2 上肢のプレーシング

肩甲骨の支持安定性

上肢を安定して空中で移動できるためには，胸郭上で肩甲骨のアライメントを維持できる必要がある．特に肩甲骨の前方外方への運動（プロトラクション；protraction）が大切である．このためには，脊柱を安定する活動に加え，前鋸筋・外腹斜筋などの働きに伴う

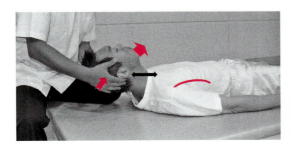

図1　顎を突き出した頭部の挙上反応
頭部の誘導に対し胸鎖乳突筋と背部の緊張が高まっている．

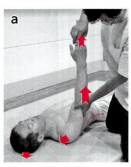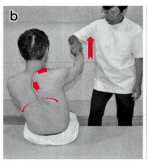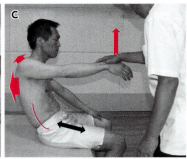

図2 上肢のプレーシング（患者にみられる反応）
a：誘導とは逆に肩甲骨を支持面方向に引きこむ反応がみられる．
b：手先からの誘導に対し，肩甲骨を引き上げ，体幹を傾ける．
c：手先を挙上すると体幹から後方に引きこむ．
これらの反応では，手も対象物に向かう反応が得られない．

肩甲骨周囲筋の協調的な支持活動が必要である．

患者では，背臥位で指先から誘導し挙上すると，頭部の押しつけや背部筋の緊張を高め，肩甲骨を後退（リトラクション；retraction）させ，大胸筋などの過活動を認めることが多い．このため，上肢を誘導して肩甲骨をプロトラクションさせようとしても追随できない（図2-a）．

座位では，同様に肩甲骨を挙上・後退させ，内転位に引きつける活動が高まりやすい．腰背部筋も過剰活動となり肩甲骨後退に伴う体幹部の回旋が認められる場合が多い（図2-b）．体幹部の安定が得られない場合は体幹伸展位が保てず，より屈曲して後方にくずれながら緊張を高めることもある（図2-c）．

これらの反応では，上肢の挙上を頭部・体幹部のカウンターウエイト（以下，CW）を活性化することで対応するため，反対側へ傾斜し姿勢がくずれる場合も多い．

3-3 下肢のプレーシング

背臥位での下肢のプレーシングでは，大腿直筋や内転筋が優位に働き，骨盤と下肢を連結し挙上しようとするパターンを多く認める．骨盤は下肢の重さに引かれ前傾を増し，胸郭が頸部側に反り返り背部筋の活動が高まりやすく，反対側の下肢（踵部）の支持面への押しつけや肘や頭部での押しつけを認める．体幹や中枢関節部でのブリッジによる支持活動で安定性を得る反応である（図3）．

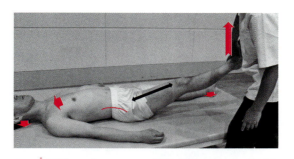

図3｜下肢のプレーシング（患者にみられる反応）
下肢の挙上誘導時には，股関節屈筋群の働きと体幹部の安定性を確認する．

4. プレーシングでの評価

プレーシングでの評価では以下を確認する．
- 末梢のテンタクル活動を行うための構えの作り方（ブリッジ活動や全身の固定的反応，支持面となる身体体節の傾き）
- 末梢の身体体節の動かせる方向と空中保持が可能な範囲

4-1 背臥位でのプレーシング

空中に挙上する頭部・上肢・下肢の身体体節と体幹部の連結状態と筋緊張を確認する．このとき，持ち上げた身体体節の予測していた重さとの比較が重要な情報となる．

重さの比較では，①手，足，頭を持ち上げてプレーシングする瞬間の重さと②持ち上げたときの感覚を確認することが重要である．例えば，頭部の挙上に際し，筋緊張が低く頭部が重く感じられるか，または支持面に押しつけているか．頭部が支持面から離れると上頸部屈筋の反応は得られるか，もしくは胸鎖乳突筋の活動が高まり顎を突き出した屈曲となるのか．頭部の重さの支持面となる胸部は頭部の挙上方向へと運動が拡がっていくのか，または胸椎胸郭へは屈曲運動は拡がらず，重さと抵抗感を感じるのかなど，運動の拡がりと支持面となる身体体節の活動を含めてその重さを確認する（図1参照）．

また，プレーシングするとき，四肢や頭部が偏位していく方向や回旋の有無を確認する．プレーシング誘導時の全身協調運動として，支持面でのブリッジを強めようとするのか？　それとも中枢部が末梢の運動に応じて保持する反応を高めることができるのか？　またどの程度の負荷で，どの方向であれば移動が可能であるのかを確認することが大切である（図4）．

4-2 座位でのプレーシング

座位でのプレーシングも臥位と同様に，上肢を挙上した瞬間の反応が大切である．

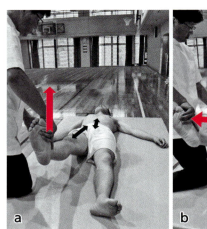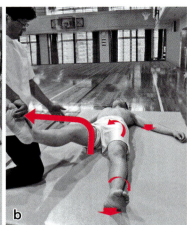

図4 下肢の挙上方向と全身反応

下肢の保持能力や体幹部の安定性に問題があると，挙上した下肢は股関節中間位では保持できるが（a），股関節を外転すると下肢全体が外旋位となり，骨盤も同時に回転してしまう（b）．

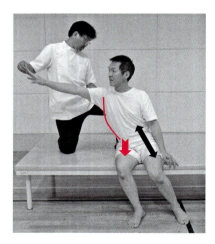

図5 上肢プレーシング時の支援活動

右上肢の挙上誘導に対し，支持面となる右大腿部と床で押す反応（CA）と左下肢のCWの活性化が起こっている．

- 末梢（手）を浮かせたときに，肘・肩・肩甲骨が追随するのか，それとも上肢が重りとしてその動きをブレーキするのかという基本的な反応を確認する．
- そのうえで，上肢の運動の拡がりに対する支援活動が，体幹部や下肢，さらには反対側の上肢に協調して起こるかを確認する．上肢を誘導する方向と移動距離による全身の反応の変化を確認する．
- また，手の指先が力なく垂れることなく上肢全体として構えが作れているかも大切なポイントである（図2）．

支援活動の確認では，①上肢のテンタクル活動に伴う体幹部や反対側の上肢・下肢のCWの活性化と支持面の移動との関係を確認する，②加えて，上肢の空中での移動方向に

より，下肢の支持機能が必要となる場合のカウンターアクティビティ（以下，CA）としての働きを確認する（図5）．

5. プレーシングの方法（誘導方法）

末梢の自由度の評価を行い，選択的な活動へとつなげる技術である．セラピストがプレーシングするときの誘導方法を述べる．

5-1 ハンドリングの基本

プレーシングに限らず，セラピストが患者の肢節の運動や動作を誘導する場合，セラピスト自身の体幹部を中心とした動的安定性を意識し構えを作ることが大切である．セラピスト自身の姿勢が固定的であり，支持機能を発揮できない状態からハンドリングを行うと，セラピスト自身の上肢や手が力み，可動性を失い，患者の反応や支持面の探索がうまくできなくなる．

空中に持ち上げる肢節の把持は，患者の肢節を揺らして筋緊張を確認するときと同様に，指先でつかむことは避ける〔第Ⅱ章 2-2，図1「タッチの仕方」，p193参照〕．セラピストの誘導に応じた自律的な反応を確認するため，できるだけ体節の末梢から持ち上げるが，把持する部分（例えば踵など）は下から支えず，上からもしくは側面を把持するようにする（図6-a, b）．

このとき重要なことは，プレーシングで末梢を挙上・保持させる反応を確認し促通するには，末梢の身体体節を単にそのまま上（空中）に浮かせるのではなく，その末梢が空中で移動するときに本来支持面（支点）として，床と接する身体部位に末梢の重さを誘導してのせることをセラピストが意識することである（図6-c）．つまり，セラピストが，保持した患者の末梢の移動と支持面の移動を知覚しながら誘導できることが求められる．こ

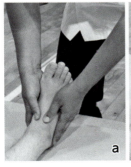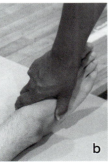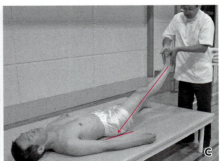

図6 プレーシング時の把持
a，b：いつでも滑り落ちてしまう程度の力加減で，持ち上げるというよりは「あなたについてきてほしいのです」「動かしてほしいのです」という感覚を伝える．
c：下肢の重さを支持面となる殿部（骨盤）にのせる．

のとき，支持点（支持面）を患者の身体を通じて明確に伝えることで，患者は無自覚であるがプレーシング活動に必要な筋緊張が促通される．

5-2 背臥位でのプレーシング（肢節の移動と反応の確認）

頭部・上肢の誘導時は胸郭に，下肢の誘導時は骨盤の支持面に移動する身体体節の重さをのせ，定位できる筋活動を促通することが基本となる．直上への定位のみでなく回旋を伴う対角線方向への移動は，寝返り・起き上がりなどの動作の戦略に大きく関係する情報が得られると同時に動作練習につながる（図4，図6，図8）．

5-3 座位での上肢のプレーシング

上肢の自由度を高めるプレーシングは，重心移動と支持機能との関係を探りながら行うことが重要である．

セラピストは上肢や手を把持して誘導するが，骨盤・胸郭・頭部のアライメントを整える必要がある場合，体幹部の誘導にはセラピストの膝を患者の胸郭に当ててアライメントを整え坐骨への重心移動を誘導する（図7）．体幹・下肢の支持機能と重心移動を無視した誘導は，不安定感を引き起こす原因となるので十分に注意する．

上肢の挙上は，体幹を固定し上肢に力を入れて努力的に持ち上げるのではない．あくまで，上肢を空中で使うための支援活動としての支持機能が自律的に働く反応が得られるように促す必要がある．

また，日常的な手の使用では，指先から対象物に向かい，その運動の拡がりに協調して全身が目的方向に向かう．日常生活動作の中でのプレーシングによる動作の誘導では，手の形の準備（手のプレシェーピング；preshaping）も作りながら上肢の重さを座位の支持面に誘導し，坐骨への重心移動と上肢が支持面を離れて浮かせるポイントやタイミングを探り，体幹部の支持機能を高めていく．

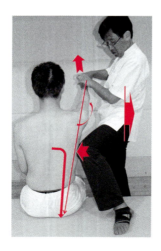

図7　上肢プレーシング時の体幹部誘導

上肢の運動方向と同期するように坐骨支持面の移動を促す．このためには，セラピスト自身の移動が行える構えを作り，運動と重心移動を伝える（セラピストは，プレーシングしている上肢と胸郭に触れている膝から，支持側坐骨への重心移動を誘導している）．このとき，自律的に姿勢を保持する反応が得られたら，肩甲骨も含めて上肢の運動性を引き出していく．
セラピストは，最終的には把持・誘導している上肢から支持面上での患者の坐骨の移動を感じながら肩甲骨の動きを引き出し，手を目的方向（口・顔・頭など自分の身体部分や対象物など）に向かわせる．

6. セラピストの練習課題

ボール上臥位での下肢の他動運動（関節可動域運動の練習）

　セラピストが被験者の下肢の他動運動・プレーシング・動作誘導を行う際，動かす末梢の身体体節（下肢）に対する患者の支持面の移動を感じながら動かせること，および患者の自動運動が引き出せるための練習である．臨床で，関節運動を維持・改善する目的で行っている他動運動や介助運動が，患者の固定的な姿勢筋緊張や拘縮の原因となっていないか確認してみたい．

　開始肢位は，被験者の頭部と肩甲帯までをベッドに，骨盤はセラピーボールの上にのせ，両足部は椅子や台にそれぞれのせた状態で背臥位をとる．ベッド・ボール・台の高さは，被験者の身体が概ね水平に維持できるように高さをそろえる（図8-a）．被験者の姿勢が不安定となる場合は，ベッドにのせる肩甲帯から背部や台にのせる下腿部の面積を増やすが，過剰な安定性を作ると練習になりにくい．

　セラピストは一側下肢の屈曲・伸展や内外転の他動運動を行う．

　被験者の下肢の重さを被験者の骨盤がのっているボールを介して床面にのせていくような感覚で下肢を動かすことがポイントである（図8-b, c）．把持した下肢をセラピストが保持して骨盤を安定させるのではないことに注意したい．つまり，この練習では，四肢の空中での運動は安定した支持面の知覚が必要であり，実際に支持面を知覚し，安定性を作りながら他動運動ができているかを確認しやすい状況を作り出している．これが，セラピストの感覚と誘導の技術を高める練習となる（図8-d）．

　セラピストが支持面を知覚でき，被験者の下肢を自由に動かすことができるようになったら，下肢をプレーシングしてテンタクル活動での全身の協調運動を求めていく．不安定な支持面上でのプレーシングでは，少しの移動範囲や方向の変化で全身の反応が変化することも経験したい[5]．

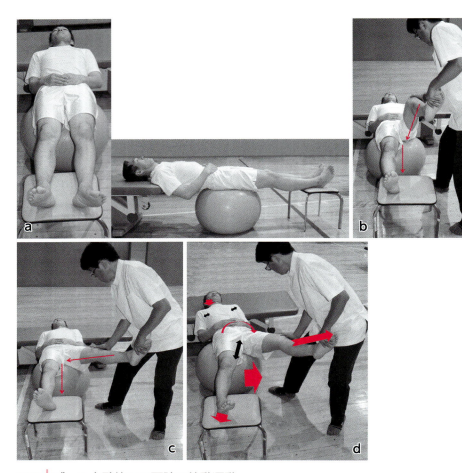

図8 ボール上臥位での下肢の他動運動

a：開始肢位.

b：下肢屈曲位…セラピストが台から一側下肢を挙上した瞬間に，浮かせた下肢の支持面はボール上の骨盤に移る．この支持点をセラピストは知覚し，ボールにのせた骨盤が大きくずれないように行うことがポイントである．

c：下肢外転位…骨盤からボールを介して床面上の支持点に下肢の重さがのり，被験者が安定感を感じられると体幹部や下肢に過剰な緊張は生まれず，セラピストは容易に動かすことができる．

d：逆に支持面が知覚できずボールの不安定性を知覚すると，被験者は動かされることに不安を感じ，過緊張になり，動かされまいと抵抗するようになる．無理やり動かそうとするとより固定が強まるという悪循環となり，ボールそのものが動くような不安定な状態に陥る．特に股関節の外転方向へは骨盤も共に外側方向に引き出してしまい，ボールそのものが外側へ動きやすく，全身的な過剰なバランス反応を引き起こしてしまうことが多い．

〈文　献〉

1) パトリシア・M・デービス（著），冨田昌夫，他（翻訳）：ステップス・トゥ・フォロー 改訂第2版. シュプリンガーフェアラーク東京, pp55-60, 2005
2) 多賀厳太郎：脳と身体の動的デザイン 運動・知覚の非線形力学と発達（身体とシステム）. 金子書房, pp91-182, 2002
3) 小西行郎：赤ちゃんと脳科学. 集英社, pp85-111, 2003
4) 竹中弘行：自立を支援する リハ・ポジショニングの考え方と実践. リハビリナース **2**：359-365, 2009
5) 竹中弘行：動作練習の基本. 理学療法ジャーナル **42**：411-420, 2008

第Ⅱ章　実践的評価　治療

❸ 姿勢と移動動作
1．背臥位

JCHO 湯河原病院リハビリテーション科　PT　**竹中　弘行**

1．姿勢の特徴

1-1 みかけより安定せずリラックスしにくい背臥位

　背臥位は，安静を保ち休養を得ることを目的にとられることが多い姿勢である．身体を支える支持基底面が広く，重力に抗する身体部分が少なく姿勢保持には力のいらない姿勢であり，重心位置が低いため安心して大きな動作ができる．

　背臥位は，自由空間での運動と異なり各身体体節が支持面と接するため，身体すべての部分に刺激が入れやすく，左右への運動のしやすさ，四肢の運動の自由さなどから臥位の中でも自由度の高い姿勢であるため，運動療法の場面でも利用されることが多い姿勢である．反面，背臥位の治療で多くのセラピストが抱くのは，寝ているのになぜリラックスできないのか？　という疑問である．

　セラピストが認識している，安静・安全・安定した姿勢という概念に対し，姿勢を保つためのバランス反応が随所にみられる．ほかの姿勢の傾向や特徴を，背臥位になってもそのまま継続しているということも多く，寝たからといってリラックスしてゆるんでしまうのではない．また，自分の身体がよく見えず，自分自身の状態が知覚しにくい姿勢でもある．つまり，パーキングファンクションが実現できていないことが多いのも事実である．また背臥位から動くとき，患者は支持面を強く押したり，ベッド柵などを引きつけるようにして力んだ努力的な動作を行うことも多い．つまり，動くために大きな力が必要であり，特に体幹部は自由に動きにくいとも感じる．

　これらより，人間があまり適応できていない姿勢であるという印象が強い．

1-2 身体の形態的特徴

　背臥位で支持面に接する頭部・胸郭・骨盤・四肢などの骨格は，彎曲した船底型の不安定な形態をしている．この形態は，支持面と点で接し圧力が集中するため褥瘡発生の原因ともなる．点接触では，身体は接している支持面の上で重力によりどちらかの方向に傾く傾向を示す．このため無自覚に支持面上で安定できる姿勢を探索し，多くの場合は接触面

211

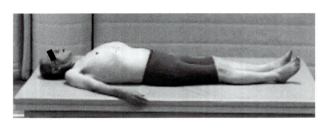

図1 胸部が挙上した背臥位（片麻痺患者）
腹部は構造的に形態を保つための骨格がなく不安定である．
下部体幹の安定作用に関与する腹筋群のわずかな機能低下
が姿勢の安定に大きな影響をもたらすこととなる．

積を増やすために傾けたり，安定性を保つために支持面に身体を押しつけたりすることで対応する．つまり，骨格形態としては，姿勢を維持するためにはバランスをとる必要があるということである．

このため，片麻痺や高齢者などでは胸郭が挙上位に引かれ，運動制限や麻痺のため下肢の重さにより骨盤が引かれ傾斜する．腹部筋の筋緊張に問題のある症例では，これらの傾斜に対する反応として頸部・肩甲帯での固定的な過緊張が生じ，反対側下肢での支持面への押しつけによる固定や背部筋の筋緊張の亢進を認める．この無自覚な反応は身体活動の基本となる筋緊張の偏りを作り出す（図1）[1]．

2. 姿勢の評価

背臥位での評価では，以下が挙げられる．
- 支持面（環境）への適応状態としてのパーキングファンクションの確認．
- 四肢・頭部のテンタクル活動とプレーシングにおける中枢部の安定性の確認．
- ブリッジ活動による体幹部の移動と伸展活動の確認．

これらの姿勢・動作の全身協調運動（シナジー）を観察し，動作に必要な筋活動を確認．

評価の視点

❶ 支持面への適応と姿勢

まずは，ゆったりと寝ることができており快適か？　身体は不快と感じている反応を示しているのか？　を観察し，患者の寝姿をセラピスト自身の感覚で捉えたい．

運動学的視点ではパーキングファンクションの状態を確認する．パーキングファンクションは安楽な姿勢であると同時に動き出す構えとして捉える．

患者の姿勢反応は筋緊張の変化としてあらわれている．環境に適応できず不快・不安な状況では，支持面に接している身体部分を押しつけて安定感を得たり，ベッド端や柵などから抵抗感を得ようとする反応が認められる．このため，筋緊張を高め，身体の各体節を

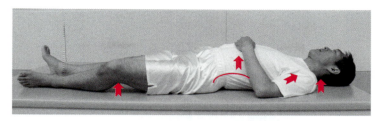

図2 支持面から浮いている身体体節の確認

支持面とどの程度接しているのか，浮いているのかを確認するためには，実際に手で触れて確認する．
・頭部の押しつけによる頸部の浮き上がり
・肩甲骨を引きつけるような緊張の高まりと肩関節の浮き上がり
・胸郭（特に下部胸郭部）の浮き上がり
・腰背部筋の緊張による腰椎部の浮き上がりや骨盤の傾き
・踵の押しつけによる膝窩部の浮き上がり
上記などを観察でセラピスト自身が感じた身体感覚からの予測を考慮しながら確認する．

過剰に連結し，支持面から身体の一部が浮き上がるような傾向を示す．逆に筋緊張が低下した身体体節では，その重さにより過剰に傾く．末梢の支持安定性を確保するため，上肢下肢を開いて支持面を拡大するような姿勢をとることもある．これらの反応が長期間継続されると，筋緊張の変化のみならず，組織の伸張性や柔軟性に変化をもたらし，習慣的で特徴的な姿勢を形成することとなる．

❷ 観察から得られた情報を確認する

1）床やベッドなどとの接触面の状況を確認する

健常者でも，背臥位で完全に左右差なく広い支持面で接触している人はまれである．日常の睡眠時に背臥位をとらない人も多い．背臥位保持の状況を確認するには，まずはどこが支持面から浮き，どこを支持面に押しつけているのかを確認する（図2）．

2）各身体体節の位置や傾きを確認する

筋緊張の低下した身体体節の連結部位では，身体体節の重さによる回旋が生じ，身体体節の重さや動かしにくさを感じとれる情報を与える．逆に筋緊張が亢進している部位では，筋の引きつけによる身体体節の移動や回旋，支持面からの浮き上がりとしてその位置関係が変化する．観察上も固定的な力みや動かしにくそうな保護的反応として感じられる（図2）．

3）身体体節を揺らす，ずらす

各身体体節の連結状態を知るために身体体節を揺らしてみる．揺らす方向は，主に各身体体節の骨の長軸方向に直交する方向に手をあてて回旋させるように動かす．支持面上で転がすような動きである（図3-a, b）．身体体節をずらすときは，胸郭や骨盤を軽く支持面に押しつけるようにしながら水平に左右に動かす（図3-c）．支持面への接触具合，動かしている体節の重さ，皮膚を含めた軟部組織の柔軟性と筋緊張を確認する（第Ⅰ章

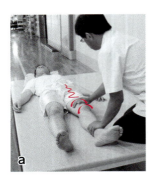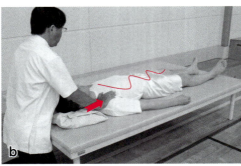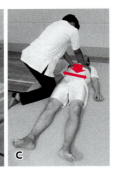

図3 揺らす・ずらすことで筋緊張を確認する

a, b：身体部位を揺らした動きが, どのように伝わるのかが大切な情報である. 筋緊張が高まり固定的に連結されている身体部分では一体となって動かす必要があるので, セラピストには動かしにくく重く感じられ, 離れた身体部位も同時に動く. 逆に筋緊張が低いと揺らした振幅は連結した身体体節には大きく伝わらず, 連結する関節部のゆるさと, 揺らしている身体体節自体の重さを強く感じる. 適度な筋緊張が保たれていると, 揺らした振幅がゆらゆらと波のように身体内部で減衰しながら伝わる様子が感じられる.

c：確認する背部を支持面に密着させてから左右にずらす. 組織の緊張があると側方にずれない.

-4-2, 図4「胸部の可動性を確認する」, 59頁／第Ⅱ章-1, 図15「筋緊張のアンバランスの評価」, 161頁参照).

4) テンタクル活動（プレーシング）

　頭部, 上肢, 下肢など末梢の身体体節と体幹部の連結状態および筋緊張と全身的な協調運動を確認する方法として, 身体体節を持ち上げたときの重さと身体体節を支えようとする患者の反応を確認する.

　背臥位で末梢身体体節をプレーシングするには, 主に身体の上面になっている筋群, 頸部屈筋群, 三角筋・大胸筋や股関節屈曲に関与する筋群の働きが重要だが, 末梢を空中で保持するために体幹部の質量が必要であるため, 末梢と体幹部のつながりのみならず, 体幹内部での筋活動による連結状態が重要である. つまり, テンタクル活動を行うためのCWとなる身体部位の筋連結の反応を確認する. このとき, プレーシングする身体部位の, セラピストが予測していた反応や感じる重さとの比較が重要な情報となる.

　背臥位で, すでに支持面に接する面の腰背部筋や上肢下肢を背部に引きつける筋群の過活動が認められる場合には, これらのプレーシングにかかわる筋の活動がしにくい状況になっていることが多い（第Ⅱ章-2-4「プレーシング」, 202頁参照)[2,3].

5) ブリッジ活動

　背臥位のブリッジ動作は骨盤を移動させることが主な活動である. 骨盤を持ち上げる際, 腰背部筋とハムストリングスを中心とした下肢の多関節筋群の活動が高まりやすい. この場合, 骨盤は前傾を強める. 股関節の安定筋である大殿筋や中殿筋という, 股関節の単関節筋および腹部筋の働きに着目して骨盤の挙上と傾斜の方向を確認することは重要である（図4)[2,3].

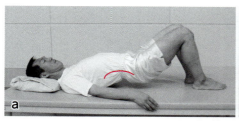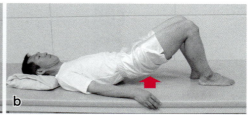

図4 ブリッジ活動
a：背部を支持面に押しつけ，腰部を反らせ腰背部伸展筋とハムストリングスを優位に働かせたブリッジ．
b：殿部の単関節筋（大殿筋・中殿筋）と腹部筋の協調によるブリッジ．

3. 姿勢の変化を求める活動

背臥位では，思っているほど支持面に接していないことが観察や運動で認められる．治療では，どのようにして支持面を知覚し，身体を預けて緊張を整えられるかを考えたい．そのためには，支持面との関係を能動的に身体が探索できるような活動や手がかりが必要である．セラピスト自身も実際に行って変化を経験したい．

3-1 紐通し

われわれは支持面を探索する手がかりとして，手軽に入手できる約1cm程度の太さのロープを用いている．ロープを背臥位に寝た被験者の頭部から足部へ向けて順に身体と支持面の間を通していく．頭から足部（踵）までロープを通し終わったら，背臥位姿勢を確認するとともに，被験者は支持面上での接地感や身体の緊張具合を探るように動き確認する．ロープを手がかりとして能動的に探索活動が行えると，過剰に緊張していた身体部位の運動性が引き出され，姿勢緊張に変化が生じること，リラックスした姿勢の感覚が得られることを体験する（図5）．

3-2 背臥位における歩行様運動での変化の体験

背臥位姿勢を保つために支持面側の背部筋や頭部・肘・踵など支持面に接した身体を押しつけるように緊張させていることは多い．このとき，腹部の安定筋は働きにくい状況が確認される．これは姿勢保持の無自覚な反応であり，対象者に力を抜いてリラックスすることを求めてもどうしていいかわからない．この無自覚な姿勢筋緊張の状態をパーキングファンクションに近づけるように，全身の能動的な運動を通じて変化させることが，歩行様運動の目的である．運動の要点は，身体のどこも固定的に用いず全身協調運動を行うことである（図6）．

第Ⅱ章 実践的評価 治療

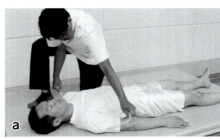
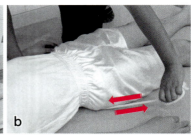

図5 背中と支持面の間の紐通し

a：被験者にはロープの位置を感じたら，ロープを通すことを許すように指示する．
b：ロープの位置がわかりにくいときは，セラピストがロープを小さく動かす，ロープを少し浮かす，身体面に触れさせるなどロープの動きを作ることで被験者がロープを探るような動きを誘導する．
ロープはすばやく移動させず，特に支持面に接していない身体部位では可及的に支持面に接していけるように，少しずつ移動させながら各身体体節の反応を引き出す．

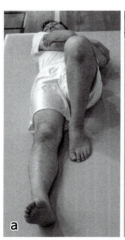
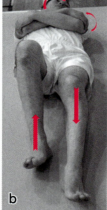
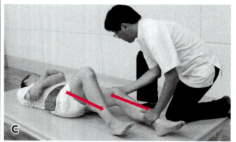

図6 背臥位での歩行様運動

a：まず，スタート姿勢を作る．胸の前で軽く肘を持つように腕を組む．片側の肩を軽く挙上し，そちらの肩をみるように頭部を回旋させる．挙上した肩と反対側の膝を立て屈曲位をとる．これで，頭部，胸郭，骨盤が相対的に回旋した姿勢となる．
b：ここから，頭部，上肢・胸郭，下肢をそれぞれスタート姿勢と左右反対の姿勢になるように動かす．このとき，大切なことは，すべての部位を同時に動かし始め同時に動かし終わるようにする．つまり，どこかを固定してどこかを動かすという関係にはしない．
c：スムーズな自動運動が困難なときはセラピストが誘導する．下肢の運動は平行に動かすこと，伸展時に急に脱力せず最後までコントロールして動かすこと，肩の挙上も上肢で強く左右に引かず，胸郭を軽く回旋させるように到達位置をコントロールして動かすことが重要である．
全身運動時に体幹部，特に骨盤の安定性が得られにくい場合は，両側の上前腸骨棘を結ぶ腹部に5～6 kg程度の砂袋をのせ，上下肢に対する重量を増やすことで安定性を確保する．

運動回数は，目的によって使い分ける．背部筋やグローバルな多関節にわたる動筋の活動を緩め，固定的な過緊張の状態を変化させる目的では，数回から数十回程度リズミカルに繰り返して行うことで変化が得られることが多い．

もう1つは，姿勢安定筋であるコアマッスルや脊椎周囲の短い筋群の働きを促通するために有酸素的な筋活動を促す目的である．安定筋の活動を促通するには，動筋（白筋）の活動を主とした運動から有酸素運動になり安定筋の活動が中心になるまで4～5分程度は続ける必要があるとされる（第Ⅱ章-**1**，**図18**「緊張を緩め可動性を引き出す―呼吸，特に長い呼気」，167頁参照）．

運動後には腹部の安定筋が働き骨盤・胸郭が安定するとともに背部の過剰な固定が解消され，支持面がより広く感じられ，安定した背臥位姿勢となっていることが感じられる．われわれの経験では，立位となっても骨盤の位置が下肢の支持面上に安定してのっている感覚がある．

この運動は，患者自身に日常的に行わせることで腹部コア筋群の活動を促通できる．安定筋の準備が整い，パーキングファンクションが得られると背臥位における動作の構えが変化し，移動動作獲得の準備となる[4]．

〈文　献〉
1）冨田昌夫：脳血管障害片麻痺の動作．奈良　勲（シリーズ監修），高橋正明（編）：臨床動作分析（標準理学療法学　専門分野）．医学書院，pp120-130，2001
2）Klein-Vogelbach S：Functional kinetics. Springer-Verlag, Berlin, pp80-108，1989
3）デービス PM（著），額谷一夫（翻訳）：ライト・イン・ザ・ミドル　成人片麻痺の選択的な体幹活動．シュプリンガー・フェアラーク東京，pp18-31，1991
4）竹中弘行：臨床動作分析における治療的視点と実践．理学療法学　**36**：475-477，2009

第Ⅱ章　実践的評価　治療

3 姿勢と移動動作
2. 寝返り動作

JCHO 湯河原病院リハビリテーション科　PT　竹中　弘行

1. 寝返り動作の特徴

　寝返りは，主に体幹部（頭部・胸郭・骨盤）の向きを変える動作である．ここでは，背臥位から側臥位までの姿勢変換を目的とした動作を中心に述べる．

1-1 一般的な動作パターン

　一般的な寝返りには，以下のパターンがみられる．
①頭部や四肢の末梢から運動が拡がり，体幹部が屈曲・回旋するパターン（図1-a～c）．
②上下肢・頭部で支持面を押すことにより体幹部をブリッジ活動で伸展・回旋させ，押し上げるパターン（図1-d～f）．

　いずれも，体幹部は支持面に接する支持点を移動させつつ回転する．身体の形や位置関係が変えられることで支持点の移動が大きく変わる．胸郭では，支持面となる肩甲骨と胸郭間での運動や胸郭自体の形の変化により，支持面方向に移動することを可能としている．骨盤はその形は変えられないため，必然的にその形と位置に合わせた全身的な対応が求められる．

　背臥位でみたように，骨盤・胸郭を背面で連結するような筋活動や末梢を支持面に押しつけ姿勢を保持しているとこの形態変化が乏しく，一塊となった体幹部を抗重力的に，しかも急激な支持点の移動を伴う形で回転させねばならず，身体体節の重さの移動によるスムーズな支持面方向への回転が困難となる．

　この体幹部の支持面方向への回転を容易にするには，以下のことが求められる．
①腰背部の過剰な固定が起こっていないこと
②頸部を含めた脊柱の回旋の可動性があること
③向かう側肩甲骨の外転，肩関節の内旋，股関節の内旋可動域が保たれていること
④向かう側上下肢をカウンターウエイト（以下，CW）として利用するための筋連結ができること
⑤反対側上下肢を向かう側に移動できること
①～⑤の条件が満たされないと，下肢で床面を蹴ってのけぞるような全身の伸展パター

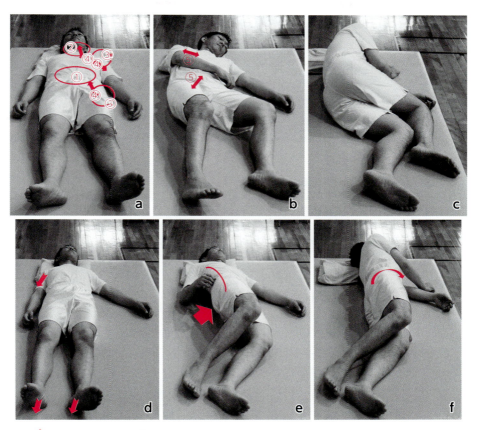

図1　一般的な寝返りパターン

a～c：向かう側の上下肢を開き，CWとして活性化させながら，反対側上下肢を向かう側に移動させる．体幹支持面の連続した移動がスムーズな寝返りにつながる．

d～f：末梢の支持点で支持面を押して動作を開始すると，その支持点と回転の支点の間の背面筋群が働いてブリッジ活動が起こる．特に下肢を前方に移動することが困難な場合，体幹部の回旋を骨盤部から行うことが多く，全身的な伸展回旋パターンによるブリッジ活動になる．

ンでの寝返りになりやすい．特に背部筋の過緊張と重い上下肢が回転の妨げになりやすい．

　頭部・胸郭・骨盤部は支持面の移動や回転が同時に起こることは少なく，上下肢の移動のタイミングや運動の拡がりのタイミングにより回旋運動は体幹内部でのねじれが生じるように行われ，先行する身体体節が次の身体体節の回転を可能とするようなCWとして作用する位置に変化させる．また，寝返り後の側臥位が安定するためには，支持側上下肢が回転を制動するための支持機能を発揮する必要がある．

　つまり，スムーズな寝返り動作を行うためには身体体節を傾け，転がるように回転するためのCWを作り出し，向かう側への回転を連続的に行うことがポイントとなる．このためには，身体体節の重さがかかる支持面の移動が知覚でき，身体体節の連結状態とその形が変化できることが不可欠である[1]．

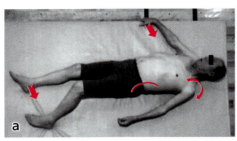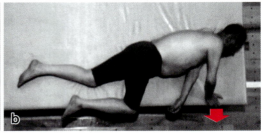

図2 片麻痺者の寝返り

a：左片麻痺患者．ベッド端をつかみ非麻痺側上肢で引きつけることで支持面方向への回転や支持面の移動を作り出している．麻痺側肩甲帯，股関節部の麻痺と低緊張により，麻痺側上下肢が常に重りとして体幹部に作用し回転運動を阻害する．

b：麻痺側が支持側になったときには麻痺側上下肢の支持機能の問題が不安定性を生み，ほかの身体部位での支持を強めるという状況に陥りやすい．

1-2 患者にみられる動作パターン

　背臥位で不安定感を知覚している患者は，動かず安定を保つことを優先していることが多い．支持面への押しつけや身体体節を過緊張した筋活動で連結していると，体幹部を支持面方向に傾け移動すること自体が困難となる．その「構え」から動き出すためには，より支持面を強く押すか，押しつけている力を抜くかのどちらかが必要になる．

　一塊となった体幹部を無理に移動するには，向かう側の身体外側の支持点まで一気に持ち上げていく必要が生まれる．このため，ブリッジ活動による伸展パターンでのけぞり，骨盤・胸郭を挙上・回旋することはよくみられる（図2-a）．麻痺側に寝返りできる場合も，麻痺側，上下肢の支持機能が発揮できないと，不安定な側臥位となり非麻痺側上下肢の過剰な支持が必要となる（図2-b）．本来，背面の連続した支持面上を身体の重さを利用して転がればすむ動作が，筋活動で過剰に連結した身体は，その形をタイミングよく変化させることができないため，より大きな筋活動を伴う抗重力的な活動に変化する．そして，その強い押しつけや引きつけによる抵抗感を手がかりとした努力的な姿勢保持や活動経験が動作の構えを作り出し，習慣化して運動における身体感覚を変えてしまう悪循環を生み出す．身体の知覚情報によらず，勢いや力を利用する観念的な運動で動作を行う要因となる[2)3)]．

2．動作の評価

寝返りの分析ポイント

　寝返り動作を効率的に安定して行ううえでの観察・評価のポイントを示す．

❶ 構えと支持面の移動（支持面となる身体体節の形態の変化）

背臥位姿勢の構えが寝返り動作に見合ったものとなっているかを確認する．

屈曲回旋パターンでの寝返りでは，体幹部の向かう側への回転と移動を可能とするため，腰背部や体側部をゆるめ，肩甲骨背面や骨盤側面への支持面の移動が行えているかを確認する．向かう側の肩甲骨が挙上・内転して背部に固定され，体幹部が伸展固定されていると胸郭が肩甲骨に対して滑りこむような回転が阻害される．また，向かう側下肢の支持面への押しつけや股関節内転・内旋位での固定は，骨盤の回転を阻害する大きな要因となる（図 2-a 参照）．

- ・頭はリラックスして回旋できているか，押しつけてのけぞっていないか？
- ・胸郭・肩甲骨の位置と形は適切に変化できているか？
- ・下肢を支持面に押しつけていないか？

を確認する．

❷ 体幹を回旋する動作の力源

1）屈曲回旋の腹部筋活動

分節的な体幹部の回旋を可能とするための主動作筋として重要である．

2）下肢で支持面を押す活動

向かう側の下肢の股関節を外旋・外転位で下腿から足部を支持面に押しつけるとともに，骨盤を下肢に引きつけるようにして回転させる．

- ・運動麻痺や筋力低下の状態を確認する．

❸ 体幹部の回転運動に対する CW の活性化と股・肩関節の可動域の確保（図 1-a〜c 参照）．

向かう側の身体が支持面に向かい，回旋・回転することで支持面が移動し，身体の向きが変化する．

1）股関節外旋・屈曲の可動域と大転子・大腿外側の接地の確認を行う．向かう側下肢が外側に移動し，骨盤の回転と反対側身体を移動するための CW として作用する．

2）向かう側上肢の位置と肩甲骨の引きこみの確認をする．肩甲骨が外転し上肢を開くことで，下肢と同様に胸郭や反対側身体の CW として作用する．

- ・肩関節・股関節は内旋・内転して動作を阻害していないか？
- ・向かう側の上下肢は CW として利用できるのか？

❹ テンタクル活動による反対側上下肢の移動（図 1-b 参照）

反対側の上下肢を移動する活動（テンタクル活動）は，体幹部の回転運動と同期して行われ，上下肢の移動を体幹部回転の慣性で補うようなタイミング，もしくは上下肢の移動が先行し CW として体幹部の回転に利用するようなタイミングで行うことが多い．

- ・末梢からの運動の拡がりでは，寝返りの支持点となる支持面より向かう側に移動している身体体節は体幹部を回転させるための CW として利用できるようになる．

❺ **向かう側上下肢の支持機能**（図1-c，f，図2-b 参照）

1）体幹部の回転を制御し，安定した側臥位をとるためには支持面と接する上下肢の支持機能が必要である．支持面に接している上下肢の支持機能は反対側の上下肢の自由な移動を実現するために，支持面に対して能動的なバランス活動が求められる（第Ⅰ章-**4**-5，「カウンターアクティビティ（CA）」，93頁参照）．このテンタクル活動での上下肢の移動は，手のリーチ動作や起き上がりなどの移動動作につながる寝返りのパターンとして重要である．

2）ベッドや布団などの支持面自体の広さの制限や枕へ頭部を定位しなくてはならない状況では，肩・頭部と下肢でのブリッジから骨盤を引きこむ活動で体幹部を回旋・回転させることも多い．

・向かう側の上下肢は股関節，肩関節で姿勢を保ち活動するための，支持機能を発揮しているか？

3. 寝返り動作の治療的誘導

　ここでは，移動動作につながる体幹部の機能を獲得していく治療的目的を踏まえて，テンタクル活動による屈曲・回旋パターンを中心に述べる[4]．

3-1 動作の構えを確認

　支持面となる側の上下肢の位置を確認する．上肢を体側部にやや開き，肩甲骨が引きこまれず外転していること，下肢は股関節が中間位からやや外旋位をとることで，CWとしての作用と胸郭・骨盤が回転して支持面の移動を可能とするための可動性を確保する（図1-a 参照）．

3-2 体幹の回転および末梢のテンタクル活動の誘導

　頭部，胸郭，骨盤を力で持ち上げて努力的に回転させるのではなく，向かう側支持面方向に身体体節の重さを利用して回転していくために，以下のように誘導する．

❶ **頭部は向かう側支持面をみていくような回転を誘導する**（図3-a）．

頭部はのけぞらず，うなずくように転がすこと．

❷ **胸郭は肩甲骨の上に滑りこむような回転を誘導**（図3-b，c）

胸郭は引き起こすのではなく，向かう側肩甲骨上に滑りこませるように圧迫を加えながら，支持面が徐々に胸郭外側へと移動するように誘導する．このとき，反対側の肩や上肢が重りとして残ってしまう場合は上肢を保持して介助するが，上肢を上方に引き出すのではなく，手掌が向かう側の床面（支持面）に向かうように誘導する．

❸ **骨盤は腰椎の屈曲を伴う方向への回転の誘導**（図4-a〜c）

骨盤は重いので，下肢の重さを利用するように下肢の位置を移動すること，骨盤と下肢

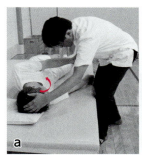 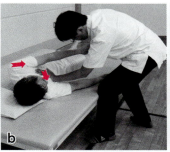 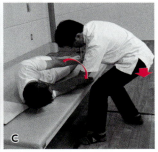

図3｜頭部，上肢，胸郭の誘導
a：頭部の挙上・回転が困難な場合は顎を引く方向への屈曲・回転を誘導する．
b：誘導する上肢のテンタクル活動では肩甲骨が前方へプロトラクションするように誘導する．胸部前面から移動する支持点を知覚させる方向への軽い圧迫を加えながら胸郭の回転運動を協調して誘導する．
c：反対側の手や肩からの誘導は上肢を空中に引き上げるのではない．大切なのは常に回転して向かう支持面方向への運動を促すことである．

の筋連結活動を確認しながら誘導することが大切である．向かう側下肢は骨盤の回転に先行するように外旋・屈曲すると重さが利用できる．

❹ 背臥位から側臥位の回旋運動の誘導

寝返り動作で胸郭または骨盤のどちらかが先行して回旋する場合，腹部では先行する身体体節に対し，あとから回旋する身体体節を連結し，CWとしての役割と回転制御の役割を同時に果たす必要がある．この連結と重さのつり合いを背臥位から側臥位の回旋運動で経験することは治療上有用である（図4-d，e）．

寝返り動作の誘導では，腹部の回旋筋活動や頭部・上肢・下肢のテンタクル活動など，起き上がり動作・歩行での移動動作につながる活動を引き出したい．

3-3 支持機能の誘導

片麻痺などでは麻痺側に寝返る場合，寝返り始めのCWの活性化と側臥位で回転を制御する支持機能を補うため，反対側（非麻痺側）支持面を押すブリッジ活動から動作が始まることも多い．この場合，まず麻痺側上肢の肩甲骨を引き出し適正な位置に移動する．非麻痺側上肢もしくは下肢を前方に振り出し，回転方向へのCWとして利用するとともに胸郭・骨盤の回転に合わせて，麻痺側で支持面を支持させる（図5-a）．

治療場面では，寝返る方向の支持面の連続性を作り支持面の知覚を促すために，支持面となる胸郭，骨盤側面や肩甲骨背面の皮膚をセラピストが軽く擦ったり（図5-b），タオルなどを敷いて，支持面の情報を与えたりすることで知覚情報を入れていく（図5-c）．

第Ⅱ章　実践的評価　治療

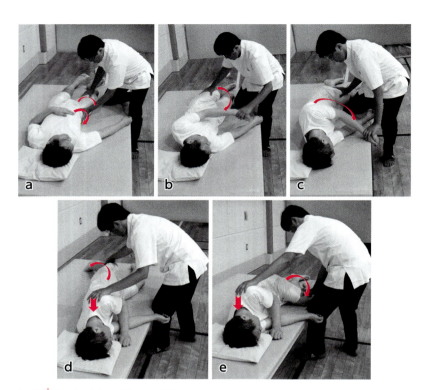

図4 | 下肢の振り出しの誘導

[上段] 移動と反対側の下肢から運動が拡がるパターンでの寝返りの誘導は，歩行時の支持と遊脚の関係を実現する下側下肢の支持機能と上側下肢の振り出し運動の協調性をねらいたい．骨盤の支持点の移動を意識して股関節が屈曲・内転し，下肢を軽く前方に振り出すイメージで誘導する．
 a：支持面となる側の下肢の内転・内旋活動が過剰に高まるようであれば，大腿部から股関節を外旋するように誘導し，骨盤の回転を援助する．
 b：骨盤が移動方向に回転し始めたら，上側下肢を股関節から屈曲・内転方向に誘導し，先行する移動側下肢に追いついていくようなイメージで支持面方向に動かす．
 c：上側下肢の移動が始まったら骨盤の回旋に合わせて頭部・上肢の移動を誘導することで，骨盤と胸郭の回旋を戻していくような体幹回旋筋群の活動を引き出す．
麻痺などにより上下肢の運動が困難な場合は，重さを介助しながら可及的に自動運動を促す意識で行う．
[下段] 頭部・胸郭・上肢を側臥位で安定させ，
 d：上側下肢のテンタクル活動で後方に戻す運動．
 e：再び支持側下肢を乗り越えて前方に振り出す運動．
上記の2つの運動を繰り返し，骨盤と胸郭をつなぐ体幹筋群（回旋筋・側屈筋群）と下肢の支持機能，振り出し運動を協調させることを促通する．

3-4 セラピストのポジションと動き方

　動作練習では，患者の寝返り動作に協調してセラピストも同時に支持面方向へと移動し，患者に運動方向を視覚情報からも知覚させて誘導することが大切である．患者の視線

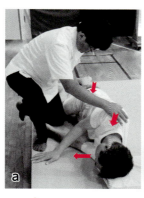 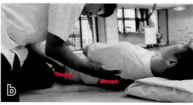 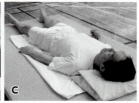

図 5 支持面の知覚を促す情報を与える
a：下側肩甲骨の位置を確認する．胸郭・骨盤を安定させる誘導を加えながら，回転運動を制御する支持側上下肢の支持機能を可及的に促通する．胸郭もしくは骨盤が十分に回転したタイミングで残りの身体体節を前方に移動させる．この非麻痺側の上下肢移動のタイミングと前方へ振り出してからの支持がポイントとなる．
b：寝返りで支持面となる側の背部・骨盤部を擦ることで身体の知覚を促す．
c：タオルを敷くことで無自覚な支持面の知覚を促す．

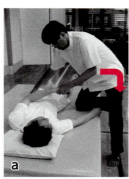 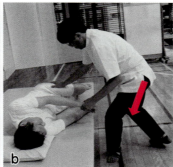 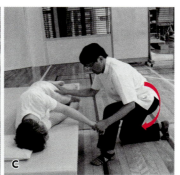

図 6 寝返り動作誘導時のセラピストの移動
セラピストの移動が，患者の動作の向かう方向を無自覚に誘導していることを自覚しながら移動することが大切である．
a：誘導開始時はセラピスト自身の支持面を確保するとともに床面方向に移動できるポジションを作る．
b：患者の回転に合わせて支持面（床面）方向に腰を降ろす．
c：患者の身体が支持面に向かうようにセラピスト自身も床面に移動する．

が目的とする支持面の方向に向かい，見えの変化と支持面の知覚が統合される経験が必要である．このためには，セラピスト自身が環境の一部として知覚されることを自覚し，患者の動作に合わせて移動できるポジションをとることや，動作の移動方向の具体的イメージを持つことが大切である（図 6-a～c）[5]．

第Ⅱ章　実践的評価　治療

〈文　献〉

1）竹中弘行：起居・移動動作─動作環境と身体の相互関係. 理療　**31**：32-42, 2001
2）竹中弘行：臨床動作分析における治療的視点と実践. 理学療法学　**36**：475-477, 2009
3）冨田昌夫：脳血管障害片麻痺の動作. 奈良　勲（シリーズ監修）, 高橋正明（編）：臨床動作分析（標準理学療法学 専門分野）. 医学書院, pp120-130, 2001
4）竹中弘行：起居・移動動作の練習 Q&A 片麻痺患者の場合. 高橋哲也（編）：理学療法 NAVI "臨床思考" が身につく 運動療法 Q&A. 医学書院, pp119-138, 2016
5）竹中弘行：動作練習の基本. 理学療法ジャーナル　**42**：411-420, 2008

第Ⅱ章　実践的評価　治療

3 姿勢と移動動作
3. 起き上がり動作

JCHO 湯河原病院リハビリテーション科　PT　**竹中　弘行**

1. 起き上がり動作の特徴

　臥位から座位・立位へと，われわれの日常生活において機能的で活動的な姿勢への変換に不可欠な動作が起き上がりである．起き上がり動作は，身体を支える支持面が運動の拡がりとともに狭くなること，頸部・腹部前面筋を主動作筋とした筋力が必要であることに加えて，抗重力姿勢である座位に適応する必要もある．

　上肢は，起き上がり動作における支持機能から座位での行為につながるテンタクル活動が行える位置に移行する．

2. 一般的動作パターン

　起き上がる場所や連続する行為（立ち上がり動作，移動動作など）により動作パターンは選択される．上肢や下肢を振り，勢いを利用した動作パターンも認められる．

2-1 背臥位からまっすぐ起き上がるパターン

　まっすぐ起き上がるパターンでは，骨盤に支持面が移動するまで頸部・体幹は屈曲運動である．頭部・体幹を支持面方向に引き戻そうとするモーメントに負けないだけのカウンターウエイト（以下，CW）を提供するために，頸部・胸郭・腹部・股関節などの屈筋群の働きが必要となる．長座位となった後，体幹部を伸展位に保持しバランスをとりながら活動するうえでは，体幹の屈筋群，伸筋群の協調性が欠かせない（図 1-a～c）.

2-2 背臥位から体側部についた上肢で支持し，回旋しながら起き上がるパターン

　上肢を支持面についての起き上がりでは，顎を引くように頭部を屈曲・回旋し，支持面となる肩甲骨に頭部・胸郭の重さがのる．反対側の上肢が屈曲・回旋を阻害する重りとして残らないように運動方向に移動できれば，胸郭の屈曲・回旋運動は拡がり，頭部が肩関節から肘関節の方向に移動する．

227

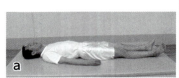 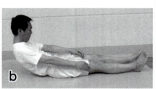 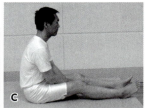

図1 まっすぐ前方への起き上がり動作
a：開始姿勢．頭部挙上から脊柱に屈曲の運動が拡がる．
b：脊柱の屈曲から骨盤が前方へ起き上がる（股関節の屈曲）相では，CW として働く下肢の重りに対して，体幹・頭部を骨盤と同時に引き起こさねばならず大きな力が必要となる．
c：ハムストリングスをゆるめ，骨盤を前傾させるとともに股関節の十分な屈曲の可動性が必要である．

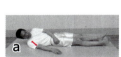 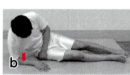 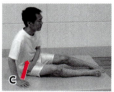 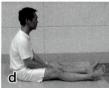

図2 上肢を体側についた起き上がり動作
a：頭部・胸郭が屈曲・回旋し始めるとき，上肢は頭部挙上の CW として働く．
b：頭部が肩関節から肘関節の方向に移動するタイミングで上肢が支持機能を発揮する．胸郭・頭部のテンタクルが抗重力的に支えられる．
一連の動作ではこのタイミングで頭部・胸郭の屈曲・回旋運動の勢いを肘の支持でブレーキすることで慣性力を得て，頭部・胸郭を前腕支持面上に移動させる．しかし，肘の支持活動のタイミングが早すぎると頭部・胸郭は回旋とは逆の方向に押し返されることとなる．
c：屈曲回旋の運動が拡がることで肘から手根部・手掌へと支持面が移動し，そのタイミングで上肢全体が支持機能を発揮すると全身的には前方・上方へ重心が進み，大転子部へと支持面が移動する．
d：骨盤および下肢での支持面上に骨盤・胸郭・頭部・上肢のテンタクルが形成される．

　頭部が前腕から手掌面を通過するとき，上肢の支持機能が必要である．手掌面での床反力を利用し，頭部はこのタイミングに合わせるように回旋の方向を内方上方に変化し，体幹の活動は屈曲・回旋から伸展・回旋へと切り替わる．体幹の回旋に伴う骨盤の動きにより支持面は側方の大転子部から坐骨部に移る．この動きを許す股関節の可動性およびハムストリングスの伸張性が必要となる．頭部・体幹部では姿勢保持のため伸展活動が必要となる（図2-a～d）[1]．

3. 患者にみられる動作パターン

　起き上がり動作は体幹筋の筋力が必要であり，上肢の支持機能と下肢の支援活動も同時に要求され，姿勢保持に不安のある患者にとっては難しい動作となることも多い[2]．

3-1 動作の構え

　患者では，寝返り動作と同様に背臥位から動作に見合った構えが作れないことが問題となる．多くの患者で，起き上がり動作は「身体を起こして頭を高いところに持っていく」というイメージで動作を行おうとする．運動感覚としても伸び上がりの身体感覚が先行し，支持面方向に屈曲していくという運動につながりにくい．このため，患者は力で対応しようとすることが多い（図3-a）．

3-2 引く動作，押す動作

　上肢で支持面を押しながらの起き上がりでは，無自覚に知覚している身体の重さや動かしにくさに対して，支持側上肢でベッド端やベッド柵などをつかみ，これらの固定点に身体全体を引きつけるような動作パターンをとりやすい．支持側の肩がつかんだ手の方向に引き出され，体幹は目的方向と反対の回旋運動となったり，支持側の肘を支持面に押しつ

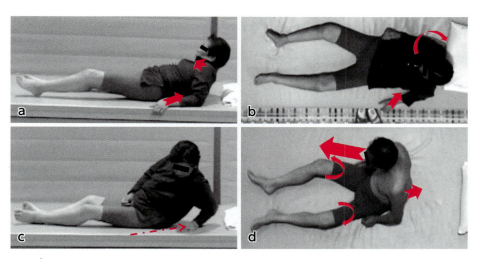

図3　起き上がり動作（片麻痺患者）
a：頭を空中に浮かすための頸部屈筋，特に上部頸椎の屈筋群が働かせにくく，顎から前上方に突き出すように持ち上げられることが多い．このような動作では，頭部を挙上したときから屈曲・回旋の運動は支持面上で拡がらない（右片麻痺）．
b：上肢での引きつけは背面筋の過剰なブリッジ活動となり，体幹の屈曲と拮抗する活動となる（右片麻痺）．
c：手を頭のほうにつくことで体幹の屈曲・回旋は容易になる（右片麻痺）．
d：頭部・体幹は非麻痺側（右）に偏位し，骨盤は後傾にとどまり左肩が引けている（左片麻痺）．

第Ⅱ章　実践的評価　治療

けるタイミングが早く，反対側の肩甲帯や体幹を後方に押し戻す結果となることが多い
（図 3-b）．

3-3　上肢を頭部の方向につく動作パターン

　患者は頭部の挙上と支持側上肢での支持を容易にするために，支持側上肢を頭のほうに
移動させてつくことがある．頭部・体幹の屈曲要素が減少し回旋方向が変わって，肘での
支持までの運動は容易になるが，上肢での支持期から骨盤への支持面の移動が困難とな
り，その後の体幹の伸展・回旋ができない（図 3-c）．

3-4　不十分な運動の拡がり

　上肢をつかずに起き上がるパターンが可能なケースもあるが，頸部・体幹を屈曲する運
動の拡がりは骨盤が後傾位にとどまり，円背姿勢の座位となることが多い．下肢を CW と
して活性化できる方向に偏りが生じると，頭部・体幹の運動方向は偏位する．体幹部のテ
ンタクルを維持するために上肢を支持面について支えることも多い（図 3-d）．

4. 動作の評価

評価のポイント

❶ 開始姿勢の構え
寝返り同様，起き上がろうとしたときの構えの変化を捉えることが重要である．
　頭部を高い位置に移動させるために顔面から上方に向かうような，上肢と背部でブリッ
ジを作るような構えとなっていないか，支持面への適応状況を確認する〔第Ⅱ章-**3**-1，
図 1「胸部が挙上した背臥位（片麻痺患者）」，212 頁，図 2「支持面から浮いている身体
体節の確認」，213 頁参照〕．

❷ 運動方向と運動の拡がり
頭部・胸郭・骨盤の順次の屈曲と，支持面となる身体体節の安定性と可動性を視点とし
て評価する．

　1）頭部・体幹部のテンタクル活動の安定性を確認する
　起き上がり動作におけるテンタクル活動で各身体体節は，末梢遠位部側から挙上し，近
位部方向（動作の移動方向，運動の拡がる方向）へ傾くことが必要となる．この順が近位
部から持ち上がり遠位部が取り残される場合は，この身体体節を抗重力的に動かす機能に
問題があることを示唆する（図 3-a，図 4-a）．

　2）支持面の安定性（傾きや固定）とカウンターウエイト（CW）活性化の確認
　挙上する身体体節が遠位部から動き出しても，支持面となる身体体節（次に運動が拡が
る身体体節）が運動の拡がりとは逆方向（遠位部方向）に傾くことは，やはり支持面を形

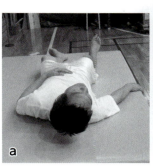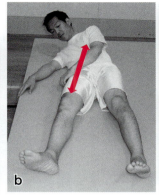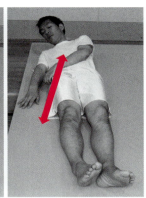

図4 運動の拡がりとカウンターウエイト（CW）の確認
a：顎が上がり頸椎が屈曲できていない．頸部屈筋群の働きと胸郭の安定性を確認する必要がある．
b：上下肢がCWとして利用できる位置にない場合や動作の環境条件も動作を困難にする要因となる．
　左図では頭部・体幹の挙上運動に対し，右下肢はCWとして働く位置にあるが，右図の右下肢の位置ではCWとして利用できない．

成する身体体節部の支持安定性に問題があることを示している．この場合，その次に運動が拡がっていく身体体節との関係に問題があることが予測される（図4-b／第Ⅰ章-4-4，図12「テンタクル活動と身体体節の関係（イメージ図）」，88頁参照）．

　これらを補うための上肢の振り出しなどによる勢いや反動の利用，支持面を押したり柵を引いたりする運動も見逃さないことである．

5. 起き上がり動作の治療的誘導

　起き上がり動作の誘導では，以下がキーポイントとなる．
①起き上がりの筋活動の確認と誘導の方向
②支持面となる身体体節を安定させるためのハンドリングと支持面の知覚
③頭部・体幹のテンタクル活動と支援活動[3]

5-1 頭部挙上時の誘導

　頭部を挙上するとき支持面となり，つり合いの重さとなる胸郭が安定する必要がある．上部頸椎から屈曲し，顎を引くようにうなずく運動を誘導する（図5）．
　患者は頭部の重さと胸郭の不安定性を知覚すると，胸郭と頭部をつなぐ胸鎖乳突筋や頸部の伸展筋の代償的・固定的な活動をすることが多い．また，片麻痺など片側の頸部筋や腹部筋の筋活動に問題が生じると，非麻痺側の過活動はより著明となる．頭部の挙上に合わせて，支持側上肢がCWとして働くには，肩甲骨が外転位に保てることが重要である．

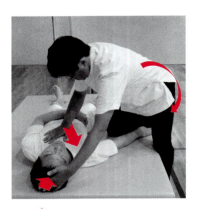 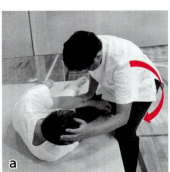 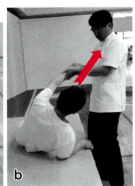

図5 頸部屈曲の誘導
後頭部の丸みを知覚し，うなずく方向への運動を引き出しつつ，上部頸椎を屈曲させ胸郭上部の支持面に頭部の重さをのせるようにプレーシングしながら誘導する．頭部からの誘導と胸郭を支持面に安定させる誘導を同期して行う．

図6 上肢からの誘導
a：セラピストは患者の回転方向への移動が大切である．患者から見て，セラピストが高い位置にとどまらず，患者の回転に合わせて沈みこむように移動することが運動方向を視覚情報も含めて誘導するポイントとなる
b：セラピストが高い位置にとどまり，患者を引き上げるような位置関係で誘導すると，患者はセラピスト方向に伸び上がりやすくなる．

5-2 反対側肩の挙上時の誘導

　反対側肩（上肢）を起き上がる方向に挙上し回旋していくためには，胸郭の安定性を得る腹部筋活動による骨盤との連結へと協調運動が拡がり，頸部の屈曲が胸郭の屈曲・回旋の運動に拡がることを確認しながら行う．向かう側の肩甲骨が身体の向きの変化に合わせて，ベッド面に接地し転がるように動きながら頭部・胸郭の支持面上の動きを引き出していく．反対側上肢の誘導は空中に引き上げ，上肢が屈曲・外転するのではなく，向かう側支持面に置いている手に手掌面を合わせるように，肩甲骨から前方・下方に出していくことが運動の拡がりを促通し，上肢の重さを利用できる位置となる．つまり，上方向に伸び上がっていくのではなく，自分のそばにある支持面方向に転がっていく，下方向に向かっていくような運動感覚を誘導していく（図6-a，b）．

　頭部・胸郭の挙上時に支持側上肢が支持面を押すタイミングが早いと，この運動の拡がりを制動し，支持側の肩が挙上して逆戻りの回旋を引き起こす．反対側上肢の振り出し（突き出し）や頭部の勢いをつけた屈曲など，重さの移動と慣性力を利用した運動では，肘で支持面を押して床反力を得るタイミングが動作の成否を決める要因となる[4]．

5-3 肘（前腕）支持相への誘導

　上肢（肩甲帯）の支持機能および腹部回旋筋群の筋力に見合った頭部・胸郭の重量の介助と，肘から前腕の支持面への荷重を誘導する必要がある（図7-a）．

　セラピストの意識は頭部・胸郭の介助に向かいがちであるが，上半身のテンタクル活動

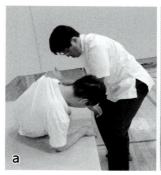 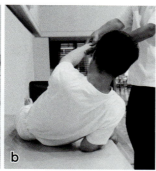 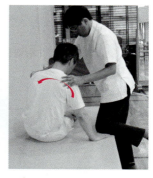

図7 肩甲帯の支持機能
a：肩甲骨が正しく支持でき下肢と上半身がつり合っている．
b：肩甲骨がくずれて，腰部がのけぞっている．

図8 運動方向切り替えと座位バランス保持の誘導
手掌面支持となり上半身のテンタクル活動が実現されると，つり合いの重りとして作用していた下肢とのバランス関係は軽減する．このため，座位姿勢となった患者の上半身は不安定な状態となることも多い．バランスのくずれによる不安定性が出現する可能性を考慮したセラピストの構えが大切である．

を安定させるためのつり合いの重さは，骨盤と下肢となる．CW として連結できる位置に下肢があること，股関節屈筋群の筋活動が起こること，および骨盤が胸郭方向へ引きつけられたり，腰部を反らせるような伸展活動によるブリッジ活動になっていないことを確認する必要がある（図4-b，図7-b）．

5-4 手掌支持相の誘導

　この相では，手根部の床反力を利用して，上半身は屈曲・回旋から伸展・回旋（正面に戻る方向への回旋）の運動に切り替わる．手掌面から骨盤方向へ運動が拡がるために，手掌面の位置と支持面からの床反力を得るタイミングを確認し，骨盤が正中位方向へ起きていく動きを意識した誘導を行う（図8）．

　股関節が十分に屈曲し骨盤が起こせるためには，ハムストリングスの伸張性も影響する．短縮が認められる場合は，骨盤は後傾位となり体幹部の伸展も十分に得られない．また端座位となるには，大転子部が支点となり上半身と下肢の重さのつり合いがとれているタイミングで，両側の下肢をベッドから出す運動を誘導することで姿勢変化が容易に可能となる（図9）．

　下肢を出すタイミングが遅れ，下肢が CW として作用しなくなると，下肢の移動は改めて行うこととなるので移動のタイミングが大切である．

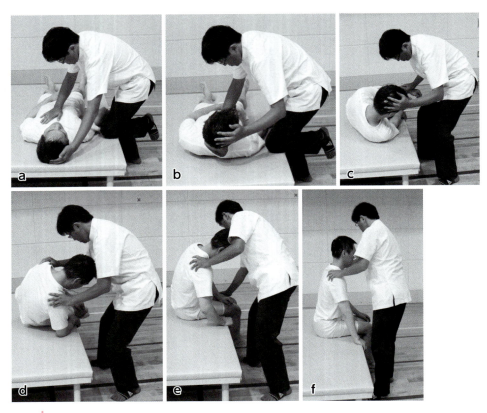

図9 端座位への誘導

a〜c：支持面の移動と下肢の位置（CW）を考慮した誘導を行う.
d, e：頭部・体幹と下肢の重さがつり合うタイミングで下肢をベッドから出す運動を誘導する.
 f：下肢のCWがなくなると,体幹のテンタクル活動が不安定になる場合があるので座位バランスを維持する誘導を継続する.
セラピストは患者の支持面の移動に合わせて動くことが重要である.

〈文　献〉

1) 冨田昌夫：クラインフォーゲルバッハの運動学. 理学療法学　**21**：571-575, 1994
2) 冨田昌夫：脳血管障害片麻痺の動作. 奈良　勲（シリーズ監修）, 高橋正明（編）：臨床動作分析（標準理学療法学　専門分野）. 医学書院, pp120-130, 2001
3) 竹中弘行：動作練習の基本. 理学療法ジャーナル　**42**：411-420, 2008
4) 石井慎一郎：動作分析　臨床活用講座—バイオメカニクスに基づく臨床推論の実践. メディカルビュー, pp82-119, 2013

第Ⅱ章　実践的評価　治療

③ 姿勢と移動動作
4. 座位姿勢

JCHO湯河原病院リハビリテーション科　PT　**竹中　弘行**

1. 座位姿勢の特徴（端座位）

　食事や会話，読み書きなど持続的な活動に適した姿勢である．上肢の巧緻的な使用と頭部の活動が維持でき，休息と積極的に活動するための姿勢の変換が行える必要がある．

　このために座位に求められる機能的特徴としては以下が挙げられる．

❶ 行為が継続できること

　疲労度の少ない姿勢が保持でき，頭部と上肢が協調的に使えることで運動の自由度と巧緻性が発達する．

❷ 移動の構えに変化できること

　下肢の支持機能が発揮でき，立ち上がり動作の構えが整うこと．

　この2つが実現できていることがよい座位姿勢といえる．

　つまり，座位ではアライメントが整い安定した姿勢を保てると同時に，目的に応じて変化できることが大切であり評価のポイントになる．

　治療では，立位に比べエネルギー消費量が少なく重心も低く，耐久性やバランス能力の低下している状態でも，支持面となる骨盤の安定した運動性の改善，胸椎のダイナミックスタビライゼーション，頸部・体幹の可動性を能動的に学習するための初期の体位として有用である[1]．

身体構造（身体体節；body segment）の特徴（図1）[2]

❶ 身体体節骨盤

　骨盤は，船底型の形態をした坐骨で支持せねばならない．重心線は腰椎を通るが支持面の後方寄りに落ちるため後方への安定性は制限されており，骨盤は後傾しやすい．

❷ 身体体節胸郭

　胸椎は体幹の背側後面に位置し重心線は前方を通るため，胸郭を後ろで支える構造となっている．座位では，胸郭の姿勢・機能を維持するため，胸椎をある程度伸展位に保つ必要がある（第Ⅰ章-④-3「ダイナミックスタビライゼーション」，67頁参照）．

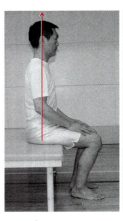
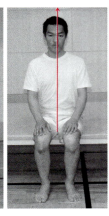
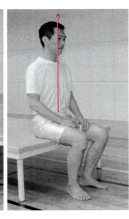

図1 パーキングファンクションのとれた座位姿勢
頭部・上肢の空間での移動には，脊柱，特に胸椎部を伸展位に保つ伸展筋活動と腰部の安定性に関与する腹斜筋・腹横筋などの働きや大腿後面や足底部での前方支持のカウンターアクティビティ（CA），骨盤の後方傾斜時のカウンターウエイト（CW）などの支援活動が求められる．

❸ 身体体節頭部

頭部はテンタクルの先端で重量が約4～5 kgある[3]．運動をコントロールするには姿勢アライメントとバランスが大切である．頭部には外部環境を知覚する器官があり，重力に対する立ち直りなどバランスにも関係しているため，運動性の確保も重要である．

❹ 身体体節上肢

上肢は鎖骨・肩甲骨を介して胸郭につながり，末梢の重さは前後に振り分けられる．

上肢の重さは約5～6 kg程度であり，左右でその重さをつり合わせバランスをとっている[3]．体幹部の伸展位維持が困難な場合，上肢をカウンターウエイト（以下，CW）として利用することが多い．また，安定確保や疲労時には支持面に手をつき支持する．

❺ 身体体節下肢

通常の座位では支持面として機能する．大転子部は側方傾斜の支持面となる．下肢は片側10 kg程度あり，後方へのバランスでは下肢はCWとして作用する[3]．下肢の支持機能とCWの切り替えにより，坐骨という彎曲した支持面に重心を保つ機能を果たしている．

2. 座位姿勢の評価

- 外部情報を得るための頭部の定位と運動
- 物を操作する上肢機能
- 重心移動を行う下肢機能

体幹は上記の目的に協調して姿勢を変化させ，無自覚に安定性を優先しバランスを維持している．行為に際し，体幹はその人特有の構えとなるが，体幹自体の運動を意識して行

うことはほとんどない.

座位での評価・観察のポイントとしては,以下が挙げられる.

・目的に応じて動的に姿勢が変化できるか
・上肢の支持機能とテンタクル活動の切り替え
・下肢の支持機能と体幹部のダイナミックスタビライゼーションの関係
・バランス反応としての,崩れ・固定・抗重力的なつり上げの筋活動

特に,脊柱・肩甲帯のバランス反応の傾向と全身協調性を確認する.

2-1 アライメントの確認

患者の座位姿勢に仮想の重心線を立ててみる.その重心線を基本軸として各身体体節が傾く方向とつり合いの状態を確認していく.見かけ上,頭部の位置が低くなり,力が抜けているような座位でもバランスを維持するためには頭部の重さを支え続けねばならず,後頸部や肩甲骨の挙上筋,頸部前面筋などの緊張は高まる.

患者では,CWを利用し最小限の筋活動でつり合いを保つだけでなく,積極的に体を低く屈めて安定を保ち,腹部筋にも過剰な緊張を認めることも少なくない.支持基底面に接する骨盤は後傾位で動かさない戦略となるので静的には安定した姿勢ではあるが,脊柱への負担は大きい姿勢である(図2).このバランスのとり方は,運動性を求められる頭部・上肢の活動範囲を制限し,上肢の力の発揮や巧緻的動作にも影響を及ぼす.体幹部の動的安定性が得られないと体幹自体の移動方向にも制限が生じる.このため注意が向かう方向にも偏りが生じ,半側無視などの高次脳機能障害にも影響が出る可能性がある.

また多くの場合,左右対称に座っていない.殿筋群や側腹筋群の筋緊張の変化により,骨盤は傾く.支持面が偏るため,その上の身体体節は支持面上に積み上がらず,非対称な姿勢を保持するバランス活動を余儀なくされる(図2).下肢のカウンターアクティビティ(以下,CA)やCWを活性化する活動と,頭部・胸郭に対する上肢の位置関係の確認が大切である.また,上肢が支持機能として支えている場合は,上肢が支えている身体体節の傾き(重さのかかる方向)を確認する.

2-2 自動運動の確認

❶ 頭部・上肢の可動範囲の確認

頭部と上肢のテンタクル活動の質(左右差・自由度・運動範囲・安定度・緊張度など)を確認する.頭部は前後左右への傾斜と回旋,肩甲骨は挙上・下制,前突・後退方向への運動を確認するが,特に肩甲骨の下制は重要なポイントである(図3).また,バンザイ動作や背中へのリーチなどでは上肢の使用範囲と体幹の反応を確認する.

❷ 体幹・骨盤の可動範囲の確認

脊柱の自動運動(屈曲,伸展,側屈,回旋)は骨盤傾斜との関係を確認する.脊柱の可動部分と動きの乏しい部分の分布および左右差をみる(図4).

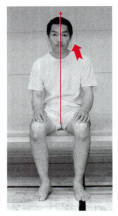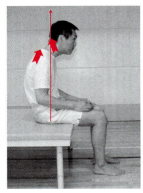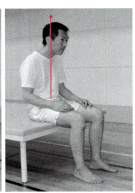

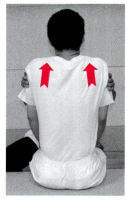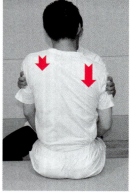

図2 | 骨盤は後傾し，円背位での座位

a：円背で頭部を前方に向けて保持するには，上部頸椎が伸展する必要があり，胸郭と頭部を坐骨上でつり合わせるバランスの戦略となる．CWを活性化することにより，頭部・肩甲骨・胸郭をつり上げる筋の緊張が高まる．

b：骨盤は後傾し，体幹の屈曲傾向が強くなる．重心線は非麻痺側に偏り，上下肢は左右に開いた位置に置かれている（左片麻痺）．

図3 | 肩甲骨の挙上・下制

肩甲骨の可動範囲の確認．バランスの戦略で左右差が出やすい．頸部筋が緊張している側の下制がしにくくなる．

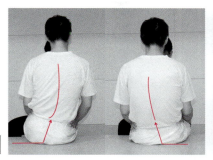
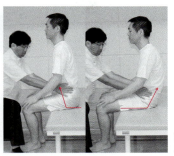

図4 骨盤の傾斜誘導と体幹の自動運動の確認
a：骨盤は各方向への傾斜を誘導し，傾斜できる方向と傾斜の程度，運動の質（崩れるような傾きか，反対側の挙上運動による努力的な傾斜か）も同時に確認する．
b：骨盤傾斜時に体幹部の可動部分を確認する．

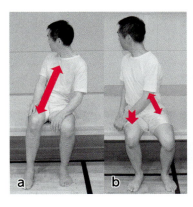

図5 後ろを振り返る動作
a：脊柱が屈曲回旋位となる場合は，後方に向かう頭部や上肢に対して下肢の重さをCWとして活性化する活動となる．
b：脊柱が伸展回旋する場合は，下肢のCWに加えて支持側下肢のCAの働きが必要となる．

　体幹部の運動性とバランス戦略を確認する目的で，後ろを振り返る動作を行う．体幹の回旋に伴い，重心を移動する坐骨の方向と脊柱の運動を確認する（図5）．

2-3 下肢の筋連結の確認

　下肢は座位の支持面の一部として必要に応じて骨盤と連結し，座位バランスの支援活動としてCAとCWの活性化が求められる．自然な座位で，下肢のパーキングファンクションを確認することで体幹のテンタクル活動の状態が推測でき，立ち上がりも含めた移動に対する構えが評価・観察できる．

❶ 下肢を他動的に持ち上げるときの重さの確認（図6）
　下肢・体幹のパーキングファンクションの確認として，セラピストが下肢を持ち上げたときの重さと筋緊張を確認する．下肢を挙上したときの骨盤傾斜の変化も確認する．

❷ 下肢を左右へ動かすときの抵抗感の確認（図7）
　膝を左右にゆっくりと動かし下肢と骨盤の連結状態を確認する．特に膝の内側（股関節内転方向）への動きの抵抗感も忘れずに確認する．

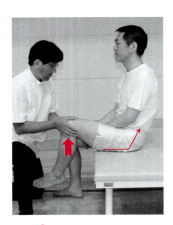

図6 下肢の他動的挙上

股関節屈筋が低緊張であると下肢は重く感じ、CWとして活性化されていると下肢は軽く持ち上がる。

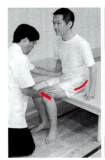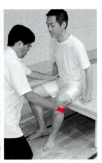

図7 膝を左右へ動かす

一見、下肢が外旋して筋緊張が低くみえる状態であっても、大腿外側部の伸張に対しては抵抗を感じ、緊張を認めることも多い。この場合、体幹も同時に回旋する。

2-4 上肢の目的動作と支援活動の確認

ここでは、上肢の側方リーチ動作で説明する。

リーチ動作での観察・評価のポイントは、目的動作としての上肢のリーチ誘導時の支持面の移動と反対側上下肢のCWの活性化や荷重側の下肢のCAなどの支援活動の起こるタイミングを確認することである。支持面の移動は、両坐骨支持期、片側坐骨支持期、坐骨と大転子支持期、大転子支持期を目安に支援活動の状態を確認する（図8）。強く早くリーチする場合や重いものを取り上げるような力を必要とするリーチの場合は、体幹部を固定した構えから動作が始まる。目的と場合による変化ができることを確認する。

2-5 誘導での確認

体幹部のダイナミックスタビライゼーションの能力を確認する。前屈位や側屈位（脇を締めて固定する反応や肩甲骨の挙上・内転）の姿勢を修正するように誘導する。セラピストが骨盤を中間位に起こし、体幹のアライメントを整えるときの抵抗感と不安定感や、アライメントが保持できず崩れる部位や方向が評価のポイントとなる。骨盤の中間位保持と胸椎の伸展位保持を確認する（図9）。

3. 座位での治療的誘導

座位姿勢の安定と運動性の発揮には、体幹の伸展筋と腹部安定筋の活動によりアライメントが整えられる必要がある。誘導では、体幹内部の力みを伴わない運動で目的の身体部位が動いていることを十分に確認させ、知覚させることが大切である。

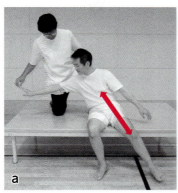 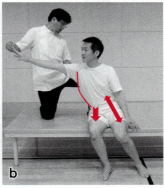

図 8 上肢の側方リーチ誘導時の支援活動

a：CW を利用した骨盤傾斜．
体幹部を頭部や上肢の重さで傾けていく．全体としては側方に傾いていくが，反対側上下肢が挙上して CW を活性化するが支持側が崩れている動作では，上肢の運動方向の調節や外乱に対する対応は困難となる．

b：体幹内部の側屈と CA での動的姿勢制御．
リーチ側の体幹が伸びるように運動が拡がる．体幹部を支える活動と支持側下肢の支援活動としてのCAが起こる．上肢の重さを空中で支える胸椎のダイナミックスタビライゼーションも必要となる．

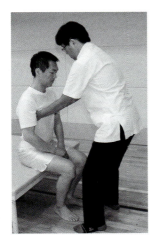

図 9 両脇から体幹アライメント修正の誘導

セラピストは両脇から胸郭を保持し，胸椎・脊柱のアライメントを骨盤傾斜の修正と共に誘導し，同時に肩甲骨と上肢の固定を抑制するように肩甲骨の運動（挙上・下制など）を誘導してみる．このとき，体幹部の安定できる能力，姿勢保持反応の変化と上肢の可動範囲を確認する．

3-1 体幹内部の安定的な分離運動

❶ 胸郭・胸椎部の側屈運動

非対称な姿勢をとる患者では脇（腋窩部）を締めるように緊張させて姿勢保持したり，肩甲骨がバランス維持のため挙上位，または内転位で固定的に保持されていることが多い．

胸郭・胸椎部の側屈は，日常的な活動の中では意識して行うことはほとんどないので，

241

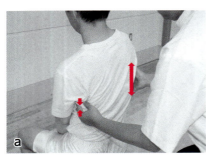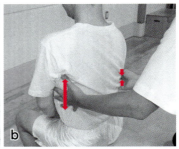

図 10 胸郭・胸椎部の側屈運動

セラピストは両側の腋窩から肋骨側部に手をあて，「腋の下の胸を縮めたり伸ばしたりするような感じで動かします」と指示を与えつつ (a)，縮める側はあてた指を合わせて縮めるように (b)，伸ばす側はその指を広げて伸ばすように側屈運動を誘導する．セラピスト自身の左右への重心移動も忘れてはならない．

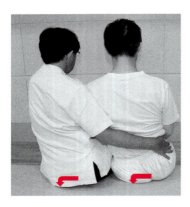

図 11 片側坐骨への重心移動

骨盤を傾ける際，頭部や胸郭からの傾斜ではなく，腹部・背部筋の緊張の調節で腰椎部の運動を伴う重心移動を実現する．片側の坐骨への荷重では体幹のポテンシャルモビリティーが高まる荷重位置を探索するように誘導する．このことで支持面と坐骨の関係が知覚され，体幹の安定したアライメントが実現できる．

運動を指示すると努力的な脊柱伸展や頭部の側屈，肩甲骨上下への運動や上腕の内転など，力んで動かしやすい運動に置き換えてしまうことが多いので注意する．

胸郭を伸ばす側へ支持面をやや側方に移動させながらリラックスした運動を促す（図10）．

❷ 骨盤の傾斜と支持面移動の誘導

支持面との関係を手がかりに動的安定性を得ていくために，支持面上で骨盤を傾斜させ左右の坐骨に重心移動を誘導する．頭部や胸郭を傾けてCWを活性化した活動では，能動的・探索的に体幹を動かすことができない（図11）．

3-2 頭部と上肢をテーブルにつけた姿位での運動

座位で体幹のダイナミックスタビライゼーションに問題があり，体幹内部の運動性が引き出しにくい場合，前方のテーブルに両側の前腕部から手掌面を置き，両上肢の間に置いた枕に額をつけた姿勢から運動を開始する．この姿勢では，体幹内部の分離した運動を誘導しやすい．まずは上下肢で支持しながら，体幹の運動性・安定性を獲得する活動を経

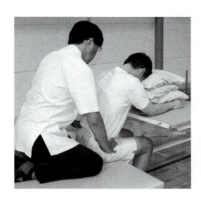

図12 坐骨の探索の誘導
両側の腸骨稜から移動方向の坐骨への荷重を促す．セラピストが操作せず，患者に探索させることが目的である．

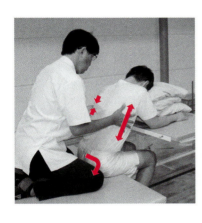

図13 胸郭の左右への側屈
頭部や肘が支持点を押すことによる運動になっていないかを十分に観察し，確認する必要がある．

験・学習する．

体幹の活動のポイントは，以下のとおりである．
- 骨盤の移動で前後，左右の安定した中間位を探索的に知覚すること
- 末梢が支持面を押さずに体幹内部の運動を行うこと
- 腹部の重さの移動で腹部筋の筋活動を促し骨盤の安定性を得ること

❶ **骨盤を動かし左右の坐骨を探索する**

運動範囲は左右の坐骨間を移動できる範囲でよい．左右の坐骨を感じ，その中心・中間の位置を探るように誘導する（図12）．中心が探れたらリズミカルに左右に骨盤をゆすってみる．

❷ **胸郭の側屈を促す**

セラピストの手を左右の肋骨にあて，左右逆方向に誘導することで胸郭の側屈を促す．特に腋窩付近（上部胸郭）の運動をしっかりと意識してもらう．この運動で，テーブルに置かれた頭部と上肢に対して胸椎・胸郭や肩甲骨の運動を行うことで，各身体体節の運動が知覚されリラックスがすすむ（図13）．

❸ **腹部の筋活動を促す**

前傾姿勢で上肢・頭部と骨盤の間でのブリッジ関係を作り，腹部筋の活動を促す．腹部

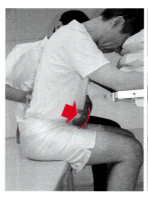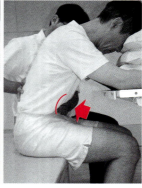

図14 腹部筋群の活動促通

セラピストは患者の腹部に手をあて，患者に腹部（内臓）の重さをセラピストの手に預けるように力を抜いてリラックスさせる．力が抜きにくい場合は，腹部にあてたセラピストの手を軽く押させるようにして腹部の運動を感じさせる．その後，セラピストの手から腹壁を軽く持ち上げて離すように指示し，腹部筋の活動を促す．このとき，脊柱の全体的な屈曲にならないように注意する．繰り返すことで，腹部・腰椎部を安定して支えられる位置を探るようにする．

の重さ（内臓の重さ）を腹部筋で支えることを経験させることで，内臓の前後への移動と骨盤の傾きを経験する．腹部の安定的な活動が感じられたら，テーブルに置いた頭部や手で支持面を押さずに同様な活動を行う（図14）[4]．

3-3 立ち上がり動作への準備

座位において，下肢は体幹部の移動に際し支援活動として支持安定性を担うが，立ち上がり動作では主動作部位であり，足底面への重心移動と支持機能が求められる．これらを実現する活動として，以下の準備を行う．

❶ 床面へのリーチ―前傾運動の不安感を解消する

座位バランスの悪い患者では，座位の視線の高さでも床面までの距離を感じ，不安感から身体を屈めて固定し，体幹部の前方下方への運動が困難なことがある．このような場合，まず患者の不安感をなくすための運動経験を，安心してできる場面設定で行う必要がある（図15）．

❷ 頭部・体幹の前傾運動―体幹伸展位での股関節の屈曲運動，下肢を突っ張らずに行う練習

立ち上がり動作では体幹部を前傾し，重心線を足底面に移動する必要がある．前方へ重心移動する運動は，体幹部を伸展位に保ち，前方下方への運動が股関節まで拡がることが重要である．このとき，下肢筋は遠心性収縮での支持機能が求められる．

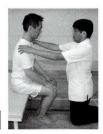
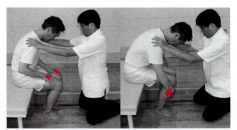
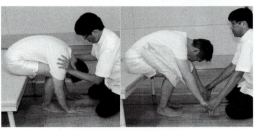

図 15 │ 床面へのリーチ

a：前方への転落を防止し患者に安心感を与えるため，セラピストは患者の前方に座り，前方から患者の両肩を軽く坐骨方向に圧迫しながら保持し，座面を知覚させ安定感を与える．
b：患者のできる範囲で前傾を促しながら頭部を下垂し，手で自分の大腿から下腿前面に触れながら前方の床面に触れるように誘導していく．
c：体幹を患者の大腿部につけるようにリラックスした前傾位で，前方の床面までの距離感や自分の身体と床の関係を知覚していく．深く前傾することが難しい場合は，大腿の上にクッションなどを置き，胸部を寄りかからせ前傾・前屈の程度を調整する．

この運動を実現するには，下肢の過剰な制動反応や体幹の伸展固定が起こらない範囲を確認しながら前傾運動を誘導し，支持機能の高まりに合わせて足部への重心移動を調整できる必要がある（図 16）．

4. 座位で行うセラピストの練習課題

4-1 支持面（坐骨）の知覚練習

座位で骨盤・体幹の運動を誘導するには，以下の 2 点が基本である．
・セラピスト自身が体幹部の動的安定性を保持し，骨盤傾斜や重心移動ができること
・対象者の支持面の移動が，誘導するセラピストの上肢や身体から知覚できること
このため，対象者にセラピストの動きを伝えながら重心移動し，支持面と坐骨の位置関係を的確に知覚するための練習を行う．

骨盤・体幹部の運動と重心移動は接した手で操作的に対象者を動かすことはせず，セラピスト自身の骨盤・体幹の運動を対象者と接している身体部位（胸郭・上肢・手掌面）な

第Ⅱ章　実践的評価　治療

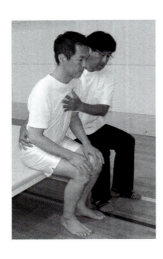

図16　体幹前傾と足底面荷重の誘導
セラピストは患者の体幹・下肢のアライメントを整え、下顎を引いて体幹を前傾していく．伸展活動を促したい部位にセラピストの手をあて、選択的な伸展活動を促すことで体幹部の支持安定性を改善する．

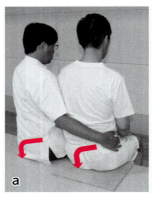 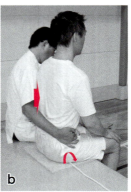

図17　セラピストが骨盤を誘導しての誘導練習
a：対象者の骨盤の運動をセラピストが一緒に動いて誘導しながら、セラピストが知覚した対象者の支持面の移動を言葉で伝える．対象者はその位置や方向のズレを言葉でフィードバックしながら、坐骨上の荷重感覚と移動のマッチングを行う．具体的には「左の坐骨の前方から外側の縁へ移動した」など、坐骨の荷重している場所と移動方向を伝え合う．
b：運動方向や移動のタイミングを明確にするために、細いロープを坐骨の前や後にあてて乗り越えたり、ロープの上に坐骨をのせて転がしたりすることも練習になる．対象者がロープを無視して力んで動いたり、勢いで動いたりすることを修正し、荷重ポイントを明確に探索的に動けるように誘導する練習を行う．

どから伝えることが大切である．また、対象者の骨盤傾斜や坐骨の位置は目でみて確かめず、探索的に動いて知覚する．練習ではセラピスト・対象者共に坐骨の位置や移動をわかりやすくするため、板を用いて支持面を固く平らな状態にして行っている（図17）[5]．

4-2 姿勢の変化と上肢機能の関係の確認

以下の3通りの被験者の座位姿勢で上肢の運動を比較する（図18）．
①脊柱を反り返らせ固定するように伸展位を保った座位
②体幹伸展筋を脱力した屈曲座位
③骨盤を起こし脊柱のアライメントを保った中間位の座位

①②の座位姿勢では，上肢は十分な筋力が発揮できず，肩甲骨は可動性を失い上肢のリーチ範囲にも制限が生じる．検査者・被験者共に，姿勢の崩れや固定が上肢の運動範囲や発揮できる機能に大きな影響があることを実感したい．

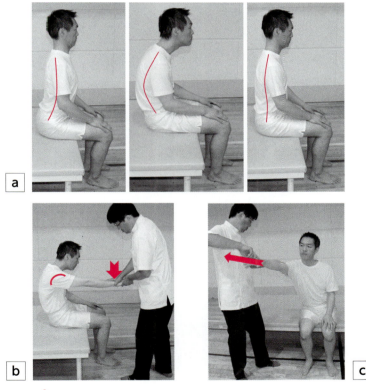

図18 プレーシング，上肢が発揮できる力の差

a：3通りの座位姿勢．
b：上肢を前方に水平に挙上する．徒手筋力テストの要領で上肢を下方に押すことに抗するように水平位を維持させる．このときの抵抗感と姿勢の関係を確認する．
c：上肢をプレーシングの要領で前方，側方に誘導する．このときの上肢の空間への保持の反応やセラピストの感じる重さを確認する．また，誘導する方向と運動の拡がり（主に肩甲骨の移動）の確認を行う．

〈文　献〉
1）デービスPM：ライト・イン・ザ・ミドル　成人麻痺の選択的な体幹活動．シュプリンガーフェアラーク東京，1991
2）Klein-Vogelbach S：Functional kinetics. Springer-Verlag, Berlin, pp74-80, 1989
3）松井秀治：各種姿勢の重心位置に関する研究　体育学研究　**2**：65-76，1956
4）竹中弘行：臨床動作分析　PT・OT の実践に役立つ理論と技術．岩手県理学療法士会リハビリテーション技術講習会資料，2017
5）竹中弘行：動作練習の基本．理学療法ジャーナル　**42**：411-420，2008

第Ⅱ章　実践的評価　治療

③ 姿勢と移動動作
5. 立ち上がり動作

JCHO 湯河原病院リハビリテーション科　PT　**竹中　弘行**

1. 立ち上がり動作の特徴

　　立ち上がり動作は視線を高くして周囲の状況を確認したり，立位で作業を行ったり，自分自身が別の場所に移動したりするために行われる．立ち上がり動作は，座位の支持面である骨盤部の大きな移動を伴う．中枢部の支持面（骨盤）がなくなり末梢の支持面（足底面）に移動することが，全身がリンクした運動として起こるのが特徴であり，運動の同時性が大切である．

一般的な動作パターン

　　端座位からの立ち上がり動作は，重心線が前方の足底面に移るとともに，重心位置が下肢の伸展に伴い高くなる．重心の前方移動には体幹・頭部の前傾が必要であり，体幹内部を動的に伸展位に保持する機能と体幹前傾を許す下肢の遠心性収縮による支持機能が必要となる（屈曲相）．その後，足底面上に重心が移ると下肢・股関節の伸展とともに体幹の前傾は減少し，直立位へと戻っていく（伸展相）．

　　このような全身の協調パターンとして2つの典型的なパターンがある．

　　①頭部，体幹を前傾させて殿部と重さのつり合いを保ちながら立つ，屈曲優位パターン（図 1-a）．

　　②座位では体幹部を伸展位で構え下肢への荷重と同時に伸び上がるように立つ，伸展優位パターン（図 1-b）．

　　これらは座面の高さや環境，立ち上がり動作の目的により選択される．

2. 患者に認める反応と代償的動作パターン

2-1 立ち上がりの構え

　　患者では立ち上がり動作開始時に安静時の座位姿勢の構えが変化せず，前方への重心移動に際し，無自覚に動作の安定性を優先してしまうため体幹をより屈曲する活動や，逆に

249

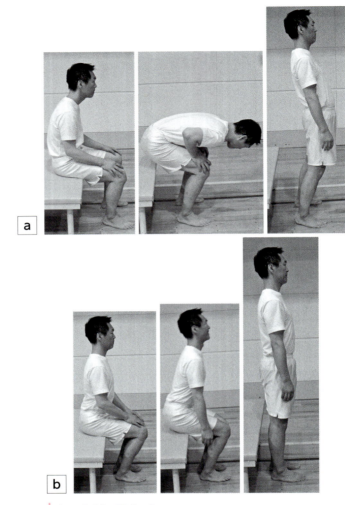

図1 立ち上がり動作パターン

a：屈曲優位パターン．
　立ち上がりの構えは体幹部がやや屈曲位で足部は前方にあり（膝のやや後方）低い座位姿勢である．屈曲相は深く前傾することで，足部への重心移動を行い，伸展相では前後のつり合いを保ちながら立位となる．

b：伸展優位パターン．
　体幹は伸展位で構え，足部を殿部に近づけるように後ろに引いている．屈曲相の体幹前傾は少なく，足部に重心移動すると早いタイミングで伸展相に移る．

身体内部の固定をより強めるような活動となりやすい．また，下肢の構えにも左右差がみられる．麻痺などで支持機能に問題のある側の下肢は，骨盤がより後傾し膝が開いて下肢全体が外旋位となるか，膝を閉じるように股関節を内転・内旋位で固定するような活動が認められる．

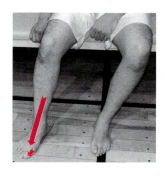

図2 前足部，足趾に過剰な押しつけ
前足部，足趾に過剰な押しつけがみられると，スムーズに足部に重心移動するための遠心性収縮による支持機能とは異なり，重心移動を妨げ，動作をブレーキするような過剰な支持による制動となる．

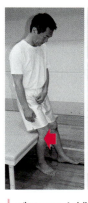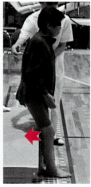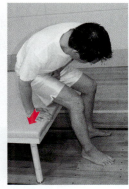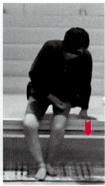

図3 バランスを補う代償的な立ち上がり動作
a：下腿後面をベッドに押しつけ，重心の前方移動を補うような立ち上がり．
b：動作のバランスを補うために上肢で座面を押す．麻痺側，上下肢には連合反応が出現し，足底が完全に接地していない（右図）．

2-2 下肢の過剰な突っ張り

転倒の不安などから，前方への重心移動に際し，体幹前傾に対する体幹部の不十分な支持性や下肢の伸展機能を補う反応として，支持機能に問題のない側の下肢でも支持面となる足底面を強く押しつけ，下肢で突っ張るような活動を起こしやすい（図2）．

2-3 下肢の伸展のタイミング

下肢の支持機能や筋力に問題があり，立ち上がりに際して上方への伸び上がり的なイメージが強く，下肢を伸ばすという意識が高まりやすい．患者では，下肢の伸展が早いタイミングで起きやすく，下腿後面をベッドや椅子に押しつけて重心移動を補ったり，体幹前傾に伴い頭部を前方に移動し支持面に近づける屈曲相の運動が不十分となりやすい（図3-a）．

2-4 バランス保持の問題

片側下肢の支持機能に問題があるケースでは，一側下肢で立ち上がるための強い伸展力と

バランスを必要とするため，立ち上がりの途中でバランスを崩しやすい．片麻痺では麻痺側の上下肢に連合反応が出現し，動作のバランスを難しくする要因になってしまう（図3-b）．

2-5 上肢（手すりのつかまり）使用上の問題（図4）

　上肢で，前方の手すりやベッド柵などにつかまると，多くの場合は手すりの方向へ自分の身体を強く引きつけるような使い方になる．これは，前方への重心移動を補うとともに，下肢の突っ張りに競合して動作の安定性を生む働きをするが，突っ張っていた下肢に重心が移り，立位になったとたんにこの力の競合関係は崩れ，立位姿勢は不安定な状態を引き起こしやすい．

　この不安定感を補うために，より手すりにしがみつくような反応を引き出しやすくなる．このような立位では多くの場合，股関節は中間位まで伸展されず，体幹が前傾位をとり，立ち上がりの途中姿勢で終了されることが多い．このことは立位でのバランスのとり方にも影響されている[1]．

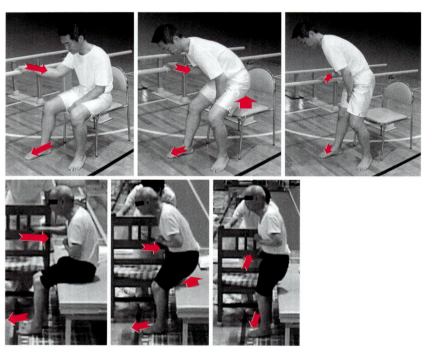

図4　手すりを引いての立ち上がり動作（左片麻痺）
非麻痺側下肢を床面に突っ張りながら上肢で手すりを引く．力をバランスさせて殿部を足底面上に引き上げる．立ち上がるとこの力のバランスが崩れ，不安定になりやすい．最終的な立位姿勢は前傾位で股関節は伸展しない．

3. 立ち上がり動作の評価のポイント

3-1 足底面，下肢の構え

- 全足底面が接地しているかを確認する．足部の内・外反や足趾を含め足底面の接地を確認し，使えている支持面と使えない（知覚できていない）支持面を見極める．
- 端座位では，骨盤後傾位で下肢が骨盤と連結している場合，足底面は動的な支持面としては機能していないことが多い．足趾は床面に接地していないことも多く，足趾・足部背屈筋の過緊張を伴っていることもある．
- 支持しやすい側の膝を曲げて足部を手前に引きつけたり，逆につま先で支持面を押して突っ張っていないかを確認する．
- 股関節周囲筋の低緊張では，多くの場合，股関節が外旋し，足部は内反位となるが，逆に股関節内旋位で固定的な構えをとることもある．いずれにしても両膝を正面に向けて保持できることが大切である．立ち上がると足部内側アーチの低下を認めることが多い（図5）．

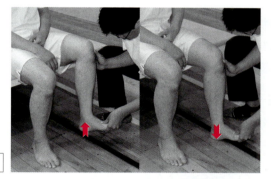

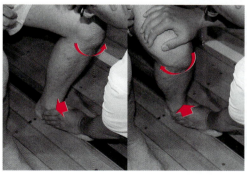

図5 足底面の接地を促す
a：踵を軽く床に打ちつけるような刺激を加える，足底面に圧を加えるように押しつけるなど荷重への適応性を確認する．
b：足背部を把持し膝を左右に動かすことで，足部の内外反の可動性を確認し接地を促す．

3-2 下肢の支持機能

床反力を得る（床を押す）タイミングを確認する（図2）．

- 前足部，足趾を適切に接地し床反力を得ているか．足趾・前足部が浮き，踵（後足部）

で荷重して立つのかを確認する.

・足趾の強い屈曲と前方への突っ張りによる制動反応に注意する.

・足関節背屈の可動域を確認する. 下腿三頭筋・後脛骨筋などの伸張性と筋緊張および可動範囲を確認する.

・下肢の筋力を確認する. 大腿四頭筋の筋力が低下している場合は, 膝を伸展ロックさせてから上半身を起こすパターンになりがちである. また, 立位になっても殿部が後方に引けて股関節が屈曲位となる. これは, 重心線を膝関節の前方に落とし, 膝が伸展するモーメントが発生するアライメントを作り出すためである.

3-3 上肢の構え

・上肢の位置やバランス反応を観察する. 特に肩甲骨と肘の位置, 上肢の向き (肩関節での内外旋の状態) を確認する (第Ⅱ章-**3**-4, **図2**「骨盤は後傾し, 円背位での座位」, **図3**「肩甲骨の挙上・下制」, 238頁参照).

・上肢をカウンターウエイトとして積極的に利用する. 上肢を前方に出すことで前後のバランスをとりながら立ち上がる. 勢いをつけるために上肢を前方に振り出すこともある.

・前方への重心移動を制動する反応. 肩甲骨が挙上したり, 肩を後方に引きこむことが多い. 立位で股関節・腰部の安定性が乏しく, スウェイバック姿勢になるケースにも同様のバランス反応が認められる[2].

3-4 体幹部のダイナミックスタビライゼーション (第Ⅱ章-**3**-4, **図9**「両脇から体幹アライメント修正の誘導」, 241頁, **図16**「体幹前傾と足底面荷重の誘導」, 246頁参照)

・頭部・胸郭・骨盤 (脊柱) のアライメントを修正する誘導への適応状態を確認する.

・体幹の前傾が, 股関節から骨盤の前傾を伴って起こせるかを確認する.

・体幹の運動方向とアライメントが崩れる相を確認する.

4. 立ち上がり動作の誘導—誘導のポイント

4-1 立ち上がり動作の構えの誘導

座位姿勢から足底面に重心移動するには, 足部・足趾が支持面に接地でき, 距骨下関節が中間位に保て, 足関節の背屈可動域が確保されている必要がある. 誘導ではこれら末梢の運動条件を確認する. 足部に荷重時の痛みや過敏な反応があれば対応が必要である (**図5**). また, 下肢の支持機能に問題がある場合, 立位姿勢の安定性を確保するため両足を開いて支持基底面を広くしたり, 支持しやすい側の下肢を手前に引いて片側下肢への荷重がしや

すい構えをとることが多い．いずれにしても支持しやすい下肢の支持面を中心に，前後・左右に身体体節の重さをつり合わせ，カウンターウエイトを活性化した状態で活動するための構えとなっている．

　両側足底面への均等な荷重を促すためには，座位姿勢において両足は骨盤の正中前方でほぼ両側坐骨の幅程度の間隔（下肢を開いて支持面を広くしない）とし，足関節の中心が膝関節の少し後方になるようにおいて構え，両膝が正面を向き，股関節が内外旋中間位をとれる必要がある．股関節周囲筋の筋緊張や麻痺などによる筋活動の異常は下肢全体のアライメントをくずし，パーキングファンクションがとれなくなる　このため，下肢のアライメントをコントロールできる筋活動を促し，股関節周囲の筋緊張を整える活動を行う（第Ⅱ章-**3**-4，**図6**「下肢の他動的挙上」，**図7**「膝を左右へ動かす」，240頁参照）．

　下肢の支持機能を発揮するには，骨盤の傾斜・胸郭・頭部のアライメントを整えることも重要である．骨盤は後傾し，回旋してくずれていることが多いので，座位での骨盤の誘導と同様に，セラピスト自身が骨盤体幹部を変化させてアライメントを修正する動きを伝える（第Ⅱ章-**3**-4，**図16**「体幹前傾と足底面荷重の誘導」，246頁参照）．

4-2 立ち上がり・座り動作の誘導方法とセラピストの動き方

❶ 立ち上がり動作の誘導[3)]

　座位バランスに問題のある患者では，座位での活動で示したように，セラピストのポジションを変えたり，床面へのリーチを促す練習を行うなどの準備や配慮が必要となる．骨盤の前傾を伴う体幹部の前下方への運動と足部への重心移動が誘導できた患者では，同時に殿部を前・上方に誘導し離殿する．このタイミングで伸展筋群は遠心性収縮から求心性収縮に切り替わり，下肢の伸展活動と体幹部の後上方への伸展活動が協調して行われる．

　頭部・胸郭の重さを足底支持面上に誘導し，骨盤の前方への誘導と同調して全身的な伸展活動を促す．動作はあくまで足底面に重心移動して踏ん張る感覚が大切である．

　立位姿勢では，頸部・腰部ののけぞりや胸椎の屈曲姿位に注意し，固定的な伸展活動による姿勢保持ではなく，歩行や立位での活動につながるダイナミックスタビライゼーションを目指す（**図6**）．

　口頭指示は一連の動作のタイミングに合わせ，動作を阻害しない程度の意識づけで，動作の連続性を確保するための必要な運動要素を指示する．

　「立つことは下肢を伸ばすこと」または「立つことは倒れないように突っ張ること」というイメージを持つ患者では，「立ちます」という指示は，即座に下肢の伸展活動を引き起こし，前方への重心移動を阻害する場合がある．まずは，頭部・体幹部の前傾を促すように必要な運動要素を引き出すことが大切である．ただし，運動要素の口頭指示は運動そのものに注目させる要素が強いので，患者にとっては指示された運動を実現することが目的となりやすい．立ち上がり動作のような連続した自律的な動作とは異なった運動の学習になる可能性があることに留意する必要がある．

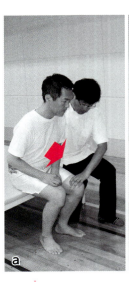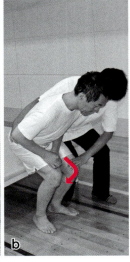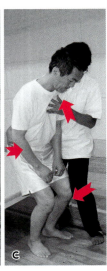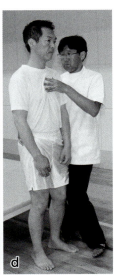

図6｜立ち上がり動作の誘導（患者の側方から）

a：下肢への均等な荷重には頭部・体幹の荷重方向が重要である．正中前方へ前傾し，股関節の屈曲へ運動が拡がっていくことを確認しながら，骨盤を足底面にのせる方向に誘導する．

b：支持機能に問題のある側の大腿遠位部に，セラピストの上肢を内旋して置き（母指が外側），膝を前方に軽く引き出し，足底面に荷重するように圧迫を加える．前下方への重心移動と足関節が背屈するように下腿を前傾させることで，下肢伸展筋群の遠心性収縮による支持機能を促す．

c：下肢が伸展し始めると大腿部に置いた手は離れるが，セラピストの膝を前側方からあてて膝折れを防止しつつ下肢を伸展させるように誘導し，足底支持面に荷重し続けていることを知覚しながらバランスを確保する．

d：体幹部を起こす運動を胸部前面や体側部などから誘導し，殿部の前方移動とリンクするように行う．股関節が後方に引けた位置に残らず，中間位までの伸展を誘導することが大切である．このためには，患者の骨盤・股関節部にセラピストの骨盤・腹部を接し，股関節を前方に誘導しながら伸展させ下肢の伸展活動を促す．

❷ 座り動作の誘導[3]

座り動作は，立ち上がるときの体幹前傾相と同様に，運動としては背部・下肢伸展筋群の遠心性収縮を伴い，しかも座面が身体の後方にあり視覚的に確認しにくいので，患者にとっては難しい動作である．このため，上肢を支持面について支持したり，倒れこむような動作となりやすい．

1）動作開始の構えの誘導

患者は立位で両側下肢に均等に荷重していることは少なく，障害側の骨盤が後退し股関節は屈曲位をとることが多い．患者には正面を向き，膝が開かないように指示し，まずはこの左右差を修正し，骨盤が左右の中間位で障害側下肢に荷重できる準備を整える．患者自身が重心移動を知覚できるためにも足底全体で接地し，足趾の過剰な屈曲反応がないことを確認する．

下肢が過剰に伸展固定されているケースでは，左右への体重移動や軽く支持面をみるよ

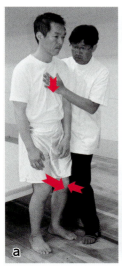 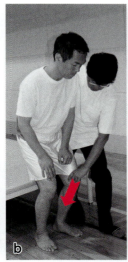 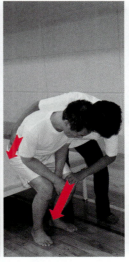 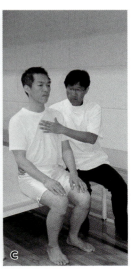

図7｜座り動作の誘導（患者の側方から）
a：セラピストは立ち上がり動作と同様に，患者の患側斜め後方から患者の身体にできるだけ接して安定感を知覚させるように構える．膝折れに対しては，患側の側方からセラピストの両膝で患者の膝を挟みこむように膝の前方移動を誘導し，同時に患者の頭部体幹の前傾を誘導する．
b：患側足底部に荷重を促し，支持機能を高める誘導をし続けることが重要なポイントとなる．
c：骨盤を中間位に保ち，両側坐骨に荷重して座らせアライメントを整える．動的な支持性（ダイナミックスタビライゼーション）を得るための誘導を行う．

うな体幹部の運動および膝の屈伸を誘導し，努力的な下肢の伸展活動をゆるめ，運動性を引き出す．

2）座り動作開始時の膝折れ

両下肢の膝関節を伸展した状態から座るとき，膝を曲げようと伸展固定をといた瞬間に膝折れを起こすことがある．患者の骨盤や体幹に接しているセラピストの上肢や体幹部で体幹骨盤部のアライメントを保ち，同時に足底面への荷重を骨盤から誘導することが，足底の支持感覚と大腿部・下腿部の支持機能を促通するうえでの基本となる（図7-a）．

膝折れは動作の恐怖心を引き起こすので防止したいが，患者の運動性そのものを阻害するような過剰な介助にならぬように注意が必要である．

3）殿部を座面へ誘導

過剰な体幹の屈曲姿勢にならず，胸椎の伸展を保つことが大切である．頭部が前方に移動し膝関節が屈曲してきたら，セラピストの片手を患者の大腿下部に置き，下腿の長軸に沿った方向に圧迫を加えながら殿部を下ろしていく（図7-b）．

殿部が座面に着いたら，顔を上げるように指示しながら体幹部を坐骨の上に誘導する（図7-c）．

❸ 患者の前方からの誘導

座位姿勢の構えが保て，前傾運動ができる患者では，セラピストは患者の前方からの誘導が可能である．足底面を知覚して，足底荷重感と安定点を探索することが誘導のポイン

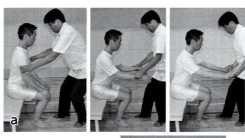
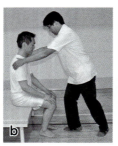 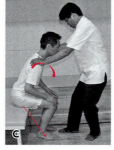 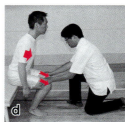

図8 | 立ち上がり動作の誘導（患者の前方から）

a〜d：各誘導ともにセラピストが運動を操作するのではなく，支持面の移動を患者と共に探りながら行うことが大切である．
a：上肢からの誘導では，坐骨から足底面に重心移動を促す位置に上肢を移動させ，体幹部のアライメントを整えながら体幹前傾を促す．
b，c：患者の肩に接したセラピストの手から患者の両坐骨から足底面への体幹の前傾移動を誘導する．セラピスト自身も後方に重心移動し，視覚的にも運動を誘導する．
d：膝の前下方への誘導に対し，体幹部の前傾活動が協調できていることを確認しながら行う．

トである．

　上肢から誘導する場合，体幹部に先行する上肢の前方移動が前方下方への重心移動を促す重りとなり，運動を促通する．セラピストは上肢を無理に引き出すことはせず，セラピスト自身が後方へ移動し，足底支持面上への重心移動を知覚しながら行う（図8-a）．

　肩からの誘導では，体幹内部の動的安定性を維持できていることを感じつつ，支持面が坐骨上での前方移動から足底面への移動を患者と共に探索するように行う．セラピストの立ち位置は患者の動作を阻害せず，視覚的にも立ち塞がるような圧迫感を与えないために，患者と一緒に動けるように最終的な立位姿勢になる道筋をイメージして移動できるステップポジションをとる（図8-b，c）．

　足底面への重心移動を促すために，両側の膝を前方下方に誘導することから始めることもある．頭部体幹の前傾に協調する膝の動きを誘導することでスムーズな重心移動を促す（図8-d）．

　いずれの場合もセラピストは，患者に接している身体部分から，患者の坐骨から足底面への重心移動および足底面上での安定したアライメントを保持できる位置を動的に探る

意識が必要である．セラピストの立ち位置や移動は，患者の立ち上がり動作や立位姿勢保持において，視覚的に空間的な定位の無自覚な参照点となっている．誘導ではセラピスト自身の動きが，患者の運動や姿勢を誘発する刺激となっていることを自覚したい．

5. 立ち上がり動作の治療につながる練習方法

5-1 患者の側方からの立ち上がり動作の誘導

　立ち上がりの誘導では，下肢の支持機能や体幹部の安定性を援助するために患者の状態をみて確認しようとして，セラピストが患者の運動や動作を邪魔している場面をよくみかける（図9-a）．一緒に動くことは患者と同じ運動を行うことではなく，患者の動作に合わせて移動しながら動作の方向やタイミングを伝えるために，セラピストは異なった運動パターンで，しかも患者の反応に合わせて変化しつつ動くこととなる．

❶ **まずは，セラピスト自身の運動パターンを確認するために，患者役の立ち上がり動作に合わせて，邪魔せず・離れず・遅れずに動く練習をする**

（1）患者役の側方に座った位置から，患者役の体側部や大腿部とセラピストの身体を接触させ，上肢も患者の体幹にあてた状態とする（図9-b）．

（2）患者役にゆっくりと立ち上がってもらいながら一緒についていく．運動パターンと重心移動の方向を確認しながら立ち上がり，座ることを繰り返す（図9-c；中間位，図9-d；立位）．

（3）運動パターンが確認できたら，患者役の動作パターンを誘導するようにやや先行するつもりで動いてみる．

（4）感覚が得られたら，患者役の動作の方向や運動のタイミングを変化させるように誘導してみる．

❷ **膝折れのコントロール・荷重制限・痛み・可動域制限など，下肢の支持機能や体幹部に問題がある設定での誘導もよい練習となる**

　なるべく，みて確認しようとせず，触れて・動いて確かめる意識が大切である．患者役はセラピストの動きに対し，動きにくいポイントなどをフィードバックする．

　当たり前のように思っていることが意外にできないことに気づかれると思う．セラピストは，患者の左右どちら側からも誘導できる必要がある．また，セラピストと患者に体格差のあるような場合，セラピストの動きも変化せざるを得ない．多くの異なった特徴の人と練習することで，自分自身の動き方に多くの発見をしたい．

5-2 立ち上がりの支持面の知覚ができるようになる練習

❶ **垂木上での立ち上がり誘導**[4]

立ち上がり動作，座り動作の誘導で以下を目的とした練習である．

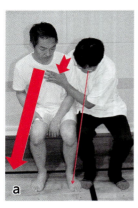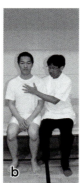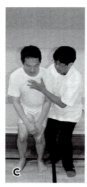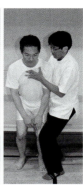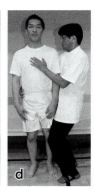

図9　側方からの立ち上がり動作を誘導練習
a：セラピストが患者の姿勢を崩し，動作を阻害していることがよくある．
b〜d：患者の重心移動を探りながら，セラピストは患者の動作パターンと一致して動けるように繰り返し練習を行う．

- 殿部と足底支持面の重心移動を動作の中で知覚しながら行えるようになること．
- 体幹部の前傾（屈曲）から後傾（伸展）への切り替えタイミング（逆も同様）を適切に誘導できること．

（1）荷重する足底面の位置を明確にするため，床に滑り止めを敷き垂木（角材）を置く（図10）．
（2）垂木の上に患者役の足部を置き，垂木の上に立ち上がることを誘導する（垂木の厚さ分，座面が低くなるので，立ち上がりにくい場合は座面の高さを調整し準備する）．
（3）セラピストは患者役の側方でやや斜めに座る．このとき，垂木の位置と荷重ポイントや運動方向の切り替えのタイミングを知覚するために，セラピストは片側の前足部を垂木にのせて構える（図11-a）．
（4）通常の立ち上がりの誘導と同様に患者役の体幹背部と前面に手を置き，体幹部の前傾運動を誘導し，垂木上への重心移動を探索する（図11-b）．
（5）患者役と共に垂木上への重心移動が知覚できたら，セラピスト自身が垂木にのせた下肢で立ち上がり，運動方向の切り替えと伸展活動を促すように誘導し立位となる．このタイミングと方向を伝えることが誘導の中心となる（図11-c）．
（6）垂木上の立位保持では，患者役のふらつきをセラピストが固定してとめるのではなく，患者役に触れた身体から垂木上で安定できるポイント（支持面）を伝える（図11-d）．
（7）座っていくときは垂木の上で頭部・体幹を軽度屈曲させ，徐々に前傾を深くし，殿部が座面につくタイミングまで膝を前方に移動するように下肢の屈曲を誘導する（図11-e，f）．

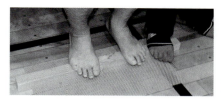

図10 垂木を支持面とする

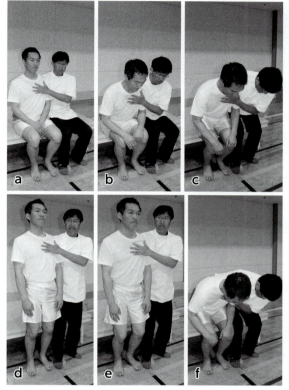

図11 垂木上での立ち上がり誘導練習
a〜f：セラピストは，重心移動と垂木上で安定できる位置を情報として伝えることが練習のポイントである．

（8）殿部が座面についたら体幹部を起こし，座位姿勢へ誘導する．

　セラピストは支持面の垂木を見て確認しようとしたり，患者役のふらつきを力で押さえつけて安定させてはいけない．重要なことは，セラピストは患者の運動を阻害せず触れるように接触し，運動の切り替えのタイミングと安定できる支持面の位置，つまり垂木の上でバランスのとれる位置を明確に伝え，患者自身が安定できる位置を探り出し，重心の変動を垂木上におさめるための手がかりとなる情報を伝えることである．

　患者のバランス反応を確認しながら接触の位置や度合いを調整し，与える情報量を変えることで，患者自身の探索的・能動的な活動を引き出す．

　治療への応用では，立ち上がり動作の傾向を変化させるように，姿勢・動作の傾向から生まれる日常的に使われにくい足部の支持面を知覚させるように，屈曲優位パターンでは踵に，伸展優位パターンでは前足部に垂木を置き，日常とは逆の動作パターンでの立ち上がりの誘導を行うことで，体幹部の支持安定性と下肢の伸展運動との協調性を求める．

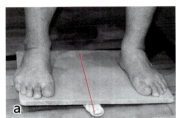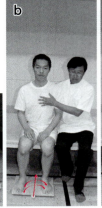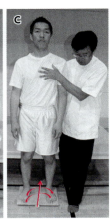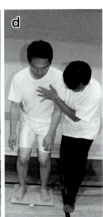

図12　バランスボード上での立ち上がり誘導練習
a：両足を開きすぎないようにする．
b～d：動作を安定させようとして，患者役を固定してしまわないように注意する．

❷ バランスボード上での立ち上がり誘導

立ち上がり動作で下肢への荷重に左右差を認めることは多い．セラピストが左右対称的に荷重を促すポイントを探る練習として，床にシーソー状の板を置いて，支点の両側に対称的に足部を置いた状態での立ち上がりを誘導する．

(1) 板の左右への傾きの支点が明確になることが必要なので，板の下に支持棒やロープなどを敷いて，シーソー状にする（直線の支点のあるシーソー状の板があればよい．板をのせて行う場合は支点がずれないように注意する）（図12-a）．
(2) 患者役は両下肢で板を左右に踏むようにして支点を確かめる（図12-b）．
(3) セラピストは側方から誘導するが，最初から完全にバランスをとろうとせず，板の傾きを感じながら，とりあえず立位になるように介助・誘導する．
(4) 立位でも左右に重心移動して板の支点を患者役とともに探るような活動を行う．このことでセラピストにも板の支点がわかる（図12-c）．
(5) その後は知覚した支点上に重心位置を保ちながら立ち座りできるための情報を伝え動作を誘導する（図12-d）．

基本的な注意点は，垂木での立ち上がり動作と同様である．日常的な立ち上がり動作では，その後の移動目的により荷重方向が変化する．荷重方向を意図的に誘導できる練習も取り入れたい．

〈文　献〉
1) 冨田昌夫：脳血管障害片麻痺の動作．奈良　勲，他（編）：標準理学療法学専門分野　臨床動作分析．医学書院，pp120-130，2001
2) ケンダル FP，他（著），栢森良二（監訳）：筋：機能とテスト　姿勢と痛み．西村書店，pp69-118，2006
3) 竹中弘行：理学療法 NAVI"臨床思考"が身につく　運動療法 Q&A．医学書院，pp119-138，2016
4) 竹中弘行：動作練習の基本．理学療法ジャーナル　**42**：411-420，2008

第Ⅱ章　実践的評価　治療

3 姿勢と移動動作
6. 歩行

東北大学病院リハビリテーション部　PT　**佐藤　房郎**

1. 歩行の捉え方

1-1 歩行に関する中枢神経機構

　歩行は周期的な半随意的活動で，歩行リズムの生成には脊髄の中枢パターン生成器（central pattern generator，以下 CPG）が基盤をなす．CPG は固定した運動プログラムではなく，環境からの情報にも柔軟に応答できる機能を有する[1]．例えば，歩行速度に応じた運動パターンの決定や外乱後の修正機能である．歩行に関わる脳領域には，大脳皮質（前頭前野，高次運動野，一次運動野，感覚連合野），大脳基底核，小脳，脳幹の歩行誘発野がある[2]．これらのネットワークは，大脳皮質が主体をなす随意的プロセス，辺縁系が関与する情動的プロセス，主に脳幹（網様体を含む）と脊髄により制御される自動的プロセスに分類される[3]．こうした中枢神経機構により，われわれは複雑な課題を遂行しながらも歩くことができるのだ．一方，これらの機構の一部が損傷されると，歩行トレーニング時に健常とは異なる領域が活性化することが判明している．また，懸垂装置とトレッドミルトレーニングで受動歩行と随意運動を比較したものでは，随意運動により運動野周辺が賦活され，脊髄損傷患者や脳卒中患者では，随意収縮を伴うトレーニングのみが機能を回復させている．歩行障害に対するリハビリテーション（以下，リハ）では，歩行に関する脳神経機構の上位と下位の連携をいかに再構築するかが問われており，上位歩行システムの動員が歩行能力向上に寄与すると考えられている[4]．

1-2 歩行パターン生成のダイナミクス

　ところで，生態は環境の不確定性にどう対応しているのだろうか．1 つは経験を通し予測可能になること，そして環境の変化が行動の変化を引き起こす（アフォーダンス）と考えられる．多賀[1]は，脳神経系，身体（筋骨格系），環境がそれぞれ複雑なダイナミクスを持ち，それらの相互作用から環境の変動に安定で柔軟な運動が自己組織的に生成されるとする歩行モデル（**図 1**）[1]を提唱している．脳神経系も身体も環境も対等な系として捉えられ，それぞれは自律的に動こうとする．そして相互に引きこみ（global entrainment）なが

263

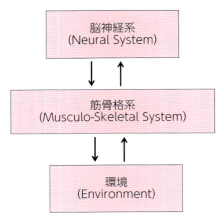

図1 歩行生成の枠組み
(多賀厳太郎：脳と身体の動的デザイン―運動・知覚の非線形力学と発達. 金子書房, p42, 図2-1, 2002)

global entrainment（大域的引きこみ）：脳神経系，身体，環境がそれぞれ複雑なダイナミクスを持ち，それらの間の相互作用から環境の変動に安定で柔軟な運動が，いわば自己組織的に生成されるという制御原理.

ら，ある範囲の不確定な環境の変化にまで適応した運動がリアルタイムに生成する．歩行パターンを決定しているのは，脳神経系（CPG）だけではない．さらに，工学的シミュレーションを用い，外乱後の修正，坂道への対応，病的歩行を再現した．これは，システム全体が歩行を維持しようとしており，部分的な障害があれば，その拘束条件のもとで，歩行パターンが自己組織的に生成されることを裏づけたことになる．そして，正しい歩き方を障害者に強制するのは必ずしもよくないと警鐘を鳴らしている[1]．

1-3 システムとして捉える

以上より，ここでは歩行をシナジーのダイナミックな調整によるパターンとして捉え，関与するシステムを総合的に理解しながら，セラピストが何に気づき，いかに患者の機能回復を支援していけるかを考えてみたい．まず，歩行は独立した活動として挙げられやすいが，われわれの日常生活では，体位変換に続く連続的な活動として捉える必要がある．例えば，座位姿勢には起き上がりの影響が，立位姿勢には立ち上がりの運動パターンが反映される．また，座位姿勢は立ち上がりに，そして立位姿勢は歩行に影響する．片麻痺患者が麻痺側から努力性に振り出すのは，非麻痺側支持で立ち上がった構えが反映するからである．U字型の発達[注1]プロセスからもいえることだが，安定した立位姿勢の獲得は効率のよい歩行に欠かせない．そこで，はじめに歩行の開始に重要な立位姿勢の解釈とアプローチから解説する．

※注1：稚拙な運動が姿勢保持優位の発達投落でいったんみられなくなり，質的に向上して再出現する現象

2. 立位姿勢におけるマッスルインバランス

姿勢には，遺伝的に受け継いだ構造学的特徴と生活習慣が反映され，ほとんどの健常者は非対称的になっている．アライメントからは，姿勢筋緊張の優位な活動パターンが読みとれる．

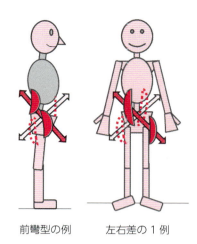

前彎型の例　　左右差の1例

図2｜クロスシンドローム（cross syndrome）
筋の不均衡による優位筋群と劣勢筋群は，交差性パターンでシナジーを形成しやすい．これらのパターンは，姿勢制御に影響し不安定性の原因になっている．

2-1 マッスルインバランスと運動機能

　Jandaは「筋は神経学的反射と生体力学的要素の双方から影響を受けているため感覚運動システムをあらわしている」と解釈した[5]．慢性筋骨格系疼痛患者は，中枢神経系障害患者と筋の硬さや弱さが同じパターンであることを見出し，マッスルインバランスと中枢神経系の関連性を唱えた．それは，硬く短縮しやすい筋群（緊張性システム）と抑制された筋群（相動性システム）の関係性から概念化され，クロスシンドローム（図2）と命名された[5]．これらの筋群は筋線維タイプによる分類とは異なり，機能的要求と感覚運動システムに基づく役割から捉えられている．マッスルインバランスの概念は広く受け入れられ，発展してきた．Kendallら[6]は，代表的な姿勢タイプにおける伸張され弱化している筋群と短縮した強い筋群の分布（図3）をあらわした．Sahrmann[7]は，運動機能障害を生体力学的視点から運動系バランスとして捉え，筋機能に影響する筋長と，再発防止のための運動パターンの正常化を強調している．Richardsonら[8]は，ローカルマッスル対グローバルマッスルの視点から腰椎骨盤の安定性改善を唱えている．

　いずれにせよ，マッスルインバランスの評価では，姿勢観察から優位なシステムを予測し，運動連鎖への影響を考慮しなければならない．筋機能は，主動筋と拮抗筋，グローバルマッスル（多関節筋）とローカルマッスル（単関節筋），背側と腹側，右側と左側などの関係で捉えられる．劣勢に陥った筋群は活動条件が限られ，運動連鎖障害を呈する．これは，外乱を加えたときの各身体体節間の連結状況（筋の反応），自動運動などで確認できる．中でも片脚立位は最も特徴をあらわすものとされている．

2-2 立位姿勢の評価の進め方

　立位姿勢の評価では，足部の上に各身体体節がどう積み上げられているかを観察する．とりわけ，足部に対する骨盤の相対的な位置と傾斜がアライメントに影響する．また，荷

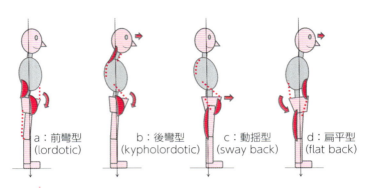

図3 | 姿勢タイプと筋の不均衡（文献6より引用，改変）

a：緊張性システム：腰背筋と股屈筋群．相動性システム：前腹部筋群，ハムストリングス．
b：緊張性システム：頸部伸筋群と股屈筋群．相動性システム：頸部屈筋群，上部背筋群，外腹斜筋．
c：緊張性システム：大腿筋膜張筋（片側），ハムストリングス．相動性システム：上部背筋群，外腹斜筋，中殿筋．
d：緊張性システム：腹筋群，ハムストリングス．相動性システム：股関節屈筋群（片側），腰背筋．

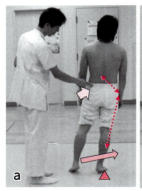

左上後腸骨棘から腹内側への外乱

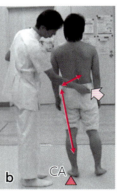

右上後腸骨棘から腹内側への外乱

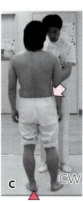

右上前腸骨棘から背内側への外乱

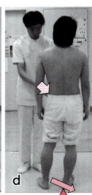

左上前腸骨棘から背内側への外乱

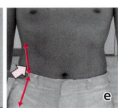

外腹斜筋の活動がみられる

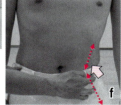

外腹斜筋の活動はみられず腰方形筋が活動

図4 | 身体体節間のつながりを確認する外乱の与え方

外乱を加え身体体節を結合するシナジーを捉える．骨盤からの外乱の例を示す．↔は想定されるシナジーで，腰部背筋-大腿筋膜張筋-腓腹筋（a，b）と外腹斜筋-大腿筋膜張筋（c〜f）による緊張システム．優位な支持側ではCAが機能する（b）．腹筋はCWの活性化に寄与する（c，e）．筋収縮のタイミングが遅れるとステッピングが起きる（a，d，f）．

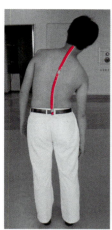 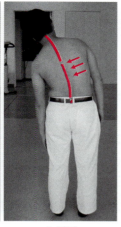

右側屈　　　　　左側屈

図5｜自動運動での脊柱ラインの相違

右胸部領域の脊柱起立筋が緊張システムとして機能し硬くなっている．脊柱カーブは直線的になっている．

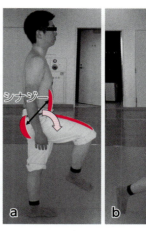 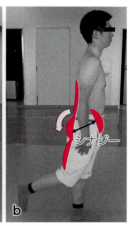

図6｜片脚立位でのシナジー

矢印は下肢のテンタクル活動に伴う受動的な骨盤傾斜の運動方向を示している．腹側へ挙上すると支持側大殿筋と腹筋群とのシナジーが要求される(a)．逆に背側へは腸腰筋と背筋群とのシナジーが優位になる(b)．

重側で誤りやすいのは，重心の偏倚が低緊張により崩れているのか，機能的優位側で支持しているかである．これについては，その場で足踏み運動をしてもらうなど，活動後の姿勢で判断するとよい．

　運動連鎖を探る外乱は，各身体体節のつながりを確認するように与える（図4）．緊張性システムのキーマッスルは，筋が作用しにくくなる方向に軽く押してみると姿勢が崩れるので捉えやすい．下肢のカウンターウエイト（以下，CW）の活性化（外転反応など）は体幹筋群との連鎖を考慮する．下肢のCWが起こりにくい場合，ステッピング反応が出現する．体幹の自動運動では，脊柱ラインが滑らかにしなるか，カーブの左右差などを観察する（図5）．緊張性システムとして活動している筋群は伸張しにくいため，可動性が低下して直線的になっている．これらの筋群はテンタクル活動の主動筋になり，相対的に上側に面するように体幹を傾斜または回旋させていることが多い．片脚立では，離床した足の運動方向と体幹との関係性を分析する．腹側へ挙上すると支持側大殿筋と腹筋群とのシナジーが要求される（図6-a）．逆に背側へは腸腰筋と背筋群とのシナジーが優位になる（図6-b）．また離床した足の運動の自由度が高いことは，移動しやすさをあらわす．

　以上のように，マッスルインバランスは運動連鎖障害につながりやすく，適切なアライメントの獲得が命題になる．クラインフォーゲルバッハの概念に従えば，ダイナミックスタビライゼーションを獲得し，各身体体節の運動機能を発揮できる状態に整えることである．これより歩行時の対称的な骨盤運動，コアの安定と衝撃緩衝，支持機能における逆回旋の制御が実現できるのだ．

第Ⅱ章 実践的評価 治療

2-3 立位姿勢の観察のポイント

　立位姿勢の観察のポイントをまとめると，以下のとおりである．立位は立ち上がり動作からの連続的な構えとして捉え，荷重側の優位性と足部に対する体幹や上肢など，ほかの身体体節の反応が反映される．足部の反応からは荷重点や重心の偏倚を推測できるが，静的保持と活動状態で支持側が逆転する場合がある．立位アライメントは身体体節のつながり方をあらわす．また，脊柱カーブは足部に対する骨盤の位置と傾斜で決定される．

　これらが修正可能かを，情動，認知，知覚を考慮し，介入した結果で判断する．介入では，劣勢に陥ったシステムがどの程度修正できるかを探りながら展開し，運動連鎖を活性化する．正常な運動パターンを強要したり，受動的な運動を反復したりするのではなく，対象者が興味を感じ，チャレンジしようと思える課題が望ましい．

3. 歩行につながる立位の改善

　立位の改善は足部との関係で姿勢定位を獲得しなければならないが，歩行につなげるためには，片脚への荷重と足部のロッカー機構，そして足部の空間移動が不可欠になる．下肢の支持機能の改善に向けた介入では，あらかじめ足部の可動域を確保し，荷重点を知覚しやすい状態に整える．

3-1 足部の調整

　座位で徒手的に足部のアライメントを整え，踵骨を離床しない範囲で足底を前後に滑らせてみると，底屈筋群の粘弾性を把握できる．また，足趾を伸展して保持し，床面を前後に滑らして足部のロッカー機構を整える（図7-a〜c）．下肢の伸展機構を活性化させるため踵荷重を促す．踵を床に打ちつけるように刺激を加え（図7-d），可能ならば能動的に踵で足踏みしてもらう．このとき足クローヌスが起きないように配慮し，背屈困難なケースや股関節のアライメントが崩れる場合は，介助しながら運動を誘導する．随意運動が可能なケースでは，音が出るように打ちつけてもらい，床反力に負けないように押さえて股関節の伸展活動を活性化させる．砂嚢をつぶすように足踏みしてもらう課題は，運動の軌跡が定まり，股関節の屈筋と伸筋を同時に活性化できる（図7-e）．

3-2 立位の調整

　スクワットは荷重連鎖を強化する代表的な運動で，求心性と遠心性の反復運動として推奨できる．踵部離床が起こらない範囲で実施する．下肢の支持機能が高まれば，体幹の運動の自由度を拡大しやすくなる．体軸を整えるように小さくゆすってもらったり，足底面を感じるように上下に弾んでもらったり（図8-a），骨盤で円を描くように回してもらったりするとよい（図8-b）．片麻痺患者では肩甲帯のアライメントが崩れ，上肢の質量が

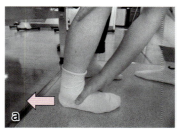
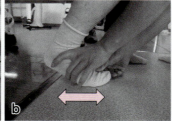
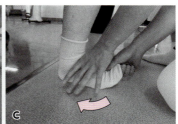

足部を後方に滑らす　　　　足趾伸展位で滑らす　　　　ロッカー機構を意識して滑らす

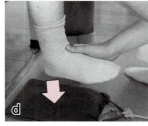
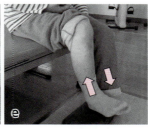

背屈位で踵荷重を促す　　能動的に砂嚢をつぶす

図7 | 歩行につなげる足部の調整

足部のロッカー機構と関連づけながら底屈筋群の粘弾性を把握するため，踵骨のアライメントを整え，離床しない範囲で後方へ滑らせる（a）．足趾伸展位で足底から前足部へ体性感覚を入力する（b）．ロッカー機構を想定して床面との関係性を構築する（c）．受動的に踵を床に打ちつけるように刺激を加え（d），可能ならば能動的に踵で足踏みしてもらう（e）．

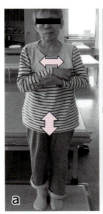
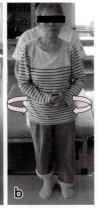

小刻みな屈伸や体　　骨盤の回旋では
軸を感じとるよう　　体幹傾斜（CW）
にゆすってもらう．　を抑制する．

図8 | 立位での姿勢調整

立位で下肢の支持機能とコアマッスルを活性化させる（a）．骨盤回旋は歩行に直結する遠心性の筋活動を促通できる．CWを活性化させないように体幹傾斜を抑制する（b）．

姿勢制御の妨げになっていることが少なくない．上肢への配慮を怠らず，必要に応じ上肢を支えるとよい．

3-3 片脚立位の促通

対称的な姿勢が獲得されてきたら，次に片脚立位を促す準備を進める．体幹との運動連鎖を意識して下肢の支持機能を活性化させて安定性限界を拡大する．足底面の荷重ポイン

トを前後左右に偏倚させながら知覚循環を促す．このとき，骨盤と頭部を逆方向に移動させてCWを活性化する反応が起きやすいため，アライメントを調整しやすいように胸部などにリファレンスポイントを与える．またロープを踏んで荷重点を知覚してもらうと誘導しやすくなる．

立脚中期の回旋運動の制御には，踵から第1趾と2趾の間を結ぶライン上にロープを設置し，ロープの位置を探索するように足部内で左右への重心移動を誘導する（図9）．運動が観念的に大きくならないよう配慮し，ロープ上に重心線が立ち上がるように意識してもらう．支持点が知覚できたら，骨盤や第6～8胸椎にリファレンスポイントを与え，空間定位を促す．後方への重心移動は踵部にロープを設置すると，体幹後傾に伴う運動連鎖を活性化させやすい．

前方制動では，体幹前傾に伴う遠心性の伸展活動を高めたい．片脚立位はステップ課題が一般的で，段差やターゲットに足を移動するように展開される．この課題で支持脚の持続的活動が困難な場合，姿勢アライメントを崩しながらも観念的に遂行されやすいため，課題に工夫が必要となる．片麻痺患者では，非麻痺側足部によるワイピングが麻痺側下肢の持続的活動を促しやすい（図10）．

3-4 ジャンプの誘導

速度が要求される支持機能の強化にはジャンプがある．はじめ，スクワットから爪先立ちへと展開し，徐々に速度を上げて制御できるようであれば小さくジャンプしてもらう．着

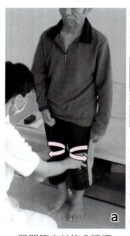
a 股関節内外旋の誘導

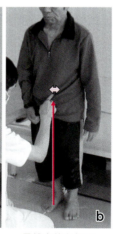
b 骨盤定位を促す

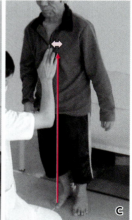
c 胸部の定位を促す

図9 ロープを用いた知覚探索

ロープの位置を探索するように誘導して足部と股関節の運動連鎖を促す．股関節の回旋運動は容易でないため両側性の運動から開始する（a）．荷重点が知覚できたら，足部に対する骨盤定位を促す．ロープ上に想定した垂線に骨盤のリファレンスポイントを合わせるように探索してもらう（b）．同様に胸部のリファレンスポイントを探索してもらう（c）．

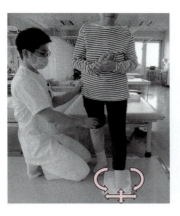

図10 足部でのワイピング
足部でのワイピングは，支持脚の持続的な活動を促しやすい．

床時に膝を屈曲して衝撃吸収するように指示する．両足の離床と接地のタイミングが合ってきたら，前後左右へ移動して制動するよう誘導する．運動速度と大きさに変化を与え，体幹と下肢の運動連鎖とダイナミックスタビライゼーションを強化する．

3-5 遊脚の改善

　足部の空間移動は，体幹と股関節の運動連鎖，股関節と膝関節と足関節の運動連鎖として捉え，運動の自由度を拡大するように介入する．片麻痺患者のフットクリアランスの問題は，腹部と股関節屈筋群の運動連鎖障害，股関節と膝関節の屈曲共同運動の欠如，足背屈制限などが影響している．随意的に背屈できても，歩行時に内反尖足を呈するケースは少なくない．麻痺側立脚後期の股関節伸展と足部のプッシュオフが困難なため，股関節半屈曲位で体幹前傾位が強いられ，遊脚時に骨盤傾斜と回旋運動が拙劣になっていることも影響する．したがって，体幹のアライメントを直立位に保ち，腹部と股関節の運動連鎖を促す必要がある．台座上での片脚立位で，麻痺側下肢を振り子のように運動できるか確認すると，振り出しやすさを把握できる（図11-a, b, d）．非麻痺側の片脚立位が不安定，全身的な過緊張，麻痺側下肢の伸展共同運動などが，遊脚制御を難しくする．体幹傾斜で下肢の振り出しを代償しているケースには，あらかじめ股関節の過緊張を緩めるように他動的な運動刺激を加えてから展開するとよい（図11-c）．また，運動が観念的にならないように，注意をそらすことも効果的である．

4. 歩行分析と安定性の評価

　歩行分析では，クラインが提唱している骨盤帯の運動性（腰椎の対称的な側屈）と下肢の支持機能に着目する．骨盤帯の運動を観察しやすくするため，上前腸骨棘を通る水平面と脊柱に沿ってビニールテープを貼る．股関節の運動を把握したい場合は大腿骨長軸に，膝に問題があれば脛骨にもテープを貼るとアライメントを捉えやすい（図12）．

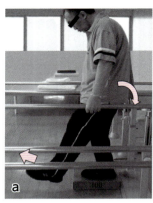 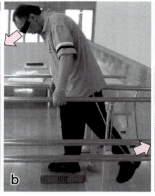 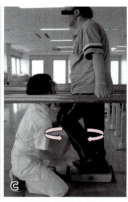 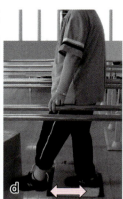

a 非麻痺側下肢と体幹の屈曲　　b 体幹前傾を伴う下肢の後方移動　　c 過剰な連鎖を解く　　d 振り子様のスイング

図11　遊脚の改善（振り出しやすさを探る）
台座上での片脚立位で麻痺側下肢を振り子のように運動できるか確認すると，振り出しやすさを把握できる．体幹傾斜による代償が起きやすい（a，b）ので，あらかじめ股関節の力を抜くように運動刺激を加え（c），下肢に注意が向かないようにリラックスしてもらい，振り子様の運動を引き出す（d）．

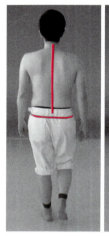 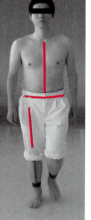 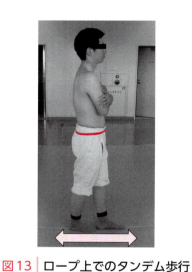

図12　歩行分析しやすくする工夫
ビニールテープを貼って骨盤傾斜と脊柱の運動を確認しやすくする．下肢骨の長軸に沿って貼ってみると，下肢の運動も把握しやすくなる．

図13　ロープ上でのタンデム歩行
タンデム歩行は片脚立位の連続的な運動になり，歩行の安定性評価やトレーニングに適している．姿勢定位は前進で視覚優位，後退で体性感覚優位に切り替わるため，後退時に不安定性の問題があらわれやすい．

　歩行の安定性の評価では，負荷を加え一定条件下でパフォーマンスを確認する．ロープを踏みながら前進と後退を繰り返すタンデム歩行は，知覚探索を含めた運動課題としても推奨される（図13）．ロープは 6 mm 径で綿製（スリングや縄跳びの紐）のものを選択する．踏みこんだときに違和感が少なく滑りにくいからである．タンデム歩行は，片脚立位保持の運動要素が求められ，自由歩行に比べ難易度が高くなる．視覚と体性感覚による制

御が要求される課題でもある．とりわけ，後退では体性感覚優位の姿勢定位になり，腹部と股関節機能の問題が生じやすい．上肢のローガードやハイガードでCWを活性化する反応が出現しやすいため，これを制限して足部と体幹の関係を把握しやすくする．

　側方ステップでは，進行側の下肢に，外転運動での振り出しと，遠心性の外転活動での支持が要求される．片麻痺患者では，麻痺側への移動が困難になる．同様に，ピボットターンでも麻痺側が軸になる方向で難易度が増す．各方向へのステップ課題は，トイレやベッドサイドでの方向転換や移動に不可欠であるため，可能なかぎり，早い段階でとり入れるべきである．

5. 歩行リズムの制御

　安定した立位が獲得されれば，能動的な歩行へと展開する．このとき，相手の運動リズムを把握するため，その場で足踏み運動を行ってもらう．リズムが形成できないもしくは不安定なケースは，実用的な歩行獲得が困難になる．運動リズムを早めたり遅くしたりして追従できる範囲と安定したリズムを把握する．リズムを崩さないように歩行を開始してもらい，ステップが乱れないように誘導する．歩行開始時は随意的に開始されるが，徐々に自動化するように展開したい．

　歩行の誘導では，運動制御を促しやすいキーポイントに手を添え（図14），運動パターンが安定したらリファレンスポイントを変化させ，最終的に誘導なしでも維持できるようにする．また，進行方向をセラピストが決定し，抵抗することなく追従できるように促す

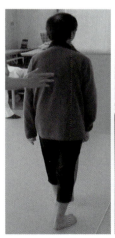 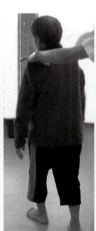 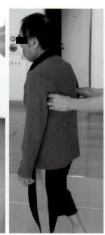 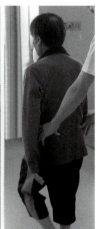

　　　Th6〜8　　　　　肩甲帯　　　　肩甲下角（Th7）　　骨盤帯（仙骨）

図14　歩行の誘導におけるキーポイント
歩行の誘導では運動制御を促しやすいキーポイントに手を添え，運動パターンが安定したらリファレンスポイントを変化させ，最終的に誘導なしでも維持できるようにする．

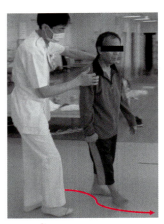

図15 歩行の誘導
セラピストが進行方向を決定し，触運動覚を通して進行方向を伝える．相手のリズムを乱さないように配慮し，抵抗せずに追従できるように誘導する．

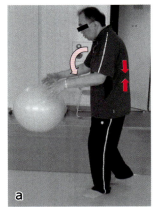 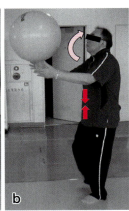

図16 2重課題での歩行
a：ボールを下につく課題では体幹の屈曲運動が起こりやすく，前方へ重心移動させやすい．
b：ボールをリフトアップさせる課題では体幹伸展が起きやすく，後方へ重心が偏倚しやすい．

（図15）．前進のみではなく後退，側方移動，ピボットも要求する．さらに歩行の自動化を促すため，2重課題を導入する．上肢のアクティビティを要求しながら歩行リズムを一定に保つように促す．ボールを操作しながら歩く課題では，運動の拡がりの相違により運動制御に変化を与えることができる．ボールを下につく課題では，体幹屈曲を制動する背筋のカウンターアクティビティ（以下，CA）（図16-a）が，ボールをリフトアップさせる課題では体幹伸展を制動する腹筋のCAが要求される（図16-b）．上肢の抗重力的活動と腹部の活性化が要求される後者のほうが難易度が高い．また，段差や障害物に対する適応とリズムの変化の修正を要求する．この課題では随意的要素が優位になる．

6. セラピストのスキル向上のために

　立位の姿勢制御の改善と安定した歩行の獲得は，セラピストが思ったとおりに展開できないことが少なくない．臥位や座位でコアマッスルを整えられても，立位になったとたんに非対称性が強まってしまうことは，誰もが経験していることと思われる．セラピストに求められるのは，無自覚に立ち上がっている筋緊張の背景を捉え，低緊張に陥ったパターンを活性化させる方略を探ることである．立位では転倒に対する不安から，情動的に緊張が高まりやすくなっている．過緊張状態にある四肢の運動を想像してみると運動の自由度が乏しくなることは容易に想像できるが，その程度については探ってみないと判断できない．低緊張で抑制された運動パターンについても同様である．

　いずれの場合も運動時に重くなり，さらに努力を強いられることになる．随意運動では安定筋群による先行性随伴性姿勢調節が機能しにくく，グローバル優位の活動に陥ること

になる．本来，立位や歩行では強い筋活動は要求されず，重心移動に対応した調節的な活動で運動の自由度を保持していなければならない．したがって，受動的な運動に抗することなく，軽く動ける状態に整える必要がある．セラピストは立位や歩行で何を捉え，どのように介入すべきかの判断が問われる．それでは，以下にスキル向上に必要な視点について述べることにする．

7. 立位保持の手がかりを探る

　立位は，支持基底面が狭いうえ，足部に対し定位しなければならない身体体節が増えるため，姿勢制御が最も困難な体位になっている．立位の改善は，足部に対する各身体体節の定位を促すように能動的な知覚探索課題で進めるとよい．立位は立ち上がりからの連続した姿勢とするならば，前段階で足部の構えが整っている必要がある．中枢神経系疾患に限らず骨関節系の障害を呈する対象者においても，足部の構えがどのように作られるかを見直す必要がある．

　立位における足部の役割は，荷重部位の知覚と床反力の能動的な制御になる．安定性限界を拡大するためには，足部での知覚とほかの身体体節との運動連鎖が不可欠である．立位を積み木に見立てるならば，骨盤の定位が鍵を握っていると考えられる．これは，片脚立位の安定性に大きく影響していることからも理解できる．骨盤傾斜の制御には股関節と下部体幹筋群のシナジーが重要で，これらを機能させることが命題でもある．

　また，体幹の安定性を保証する胸郭の役割も忘れてはならない．定型的な緊張システムや手すりなどのデバイスに頼った立位では，足部と体幹との機能連関を築きにくくしている．片麻痺患者の体位変換では，非麻痺側上肢の支持を利用した代償的な運動パターンが指導され，起居動作時の重要な支持点となっている．そこでセラピストは，単純に上肢を支持から解放して足部での知覚を促す課題を導入できるだろうか．段階的に身体体節の定位を促すには，何を手がかりにしたらわかりやすいかを考えなければならない．視覚刺激は，目標がなくなると修正困難なことが多い．体性感覚は運動のイメージを作りやすく，リファレンスポイントがなくなっても能動的に探索できる可能性がある．相手の機能的限界をわきまえ，立位を安定させる運動刺激を見極めることが肝要である．そして，変化や知覚のフィードバックはセラピストの意思決定に欠かせない情報である．確認を怠らないことである．

8. ダイナミックスタビライゼーションの確認

　片麻痺患者の立位で，頭部や非麻痺側上肢の他動運動を行ってみると，抵抗感が強く受動的な運動刺激が入りにくくなっていることが多い．これは同時に知覚循環を制限し，姿勢の変化を知覚しにくくしている．この状態のまま課題指向的に展開すると，グローバル

優位のマッスルインバランスが強化されてしまう．同様の現象はほかの体位でも起きているが，セラピストは，この状況で受け入れてくれる運動刺激を探る必要がある．

運動刺激がバランスを崩す外乱にならないよう注意しながら運動の自由度を高められれば（リラックスできれば），抑制された筋活動を活性化できる．また，運動連鎖を理解し，安定性を提供する身体部位の活動状態と知覚の影響を考慮する．支持点を安定させる操作や狭い空間の提供などにより代償的な活動を抑制できる場合，環境設定が重要になってくる．ただし，どこまで改善できるかは経過をみながら判断しなければならない．また，低緊張の改善は持続性が重要になる．運動開始時に整えられたアライメントが，終了後，力を抜いても保持されていることが望ましい．即時効果と経時的介入で獲得できるものを理解しなければならない．

9. 身体質量への配慮

身体質量と筋活動の関係性から，質量配分を操作することで筋活動を抑えることができることがある．例えば，骨盤帯に重錘を固定すると体幹や肩甲帯の筋活動が軽減する[9]．これにより体幹の運動性が向上する可能性がある．また，両上肢は肩甲帯を介し，天秤のようにつり合いをとるように機能しているが，片麻痺患者では，麻痺側上肢の運動連鎖障害によりCWを活性化できないばかりか，肩甲帯の運動性低下によりバランス低下を助長しやすい．上肢の質量を徒手的に支持し，肩甲帯と胸郭の運動性を向上させながらコアマッスルを調整（図17）すると，立位での上部体幹の過緊張を抑制しやすくなる．また，歩行時に麻痺側上肢を抱えてみると質量の影響が把握できる．質量への配慮は，知覚循環を改善する可能性が示唆される．

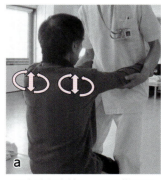
a 両上肢を支持し，肩甲帯の運動性を引き出す他動的介入

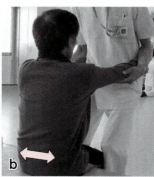
b 両上肢から胸郭を介し体重移動を誘導

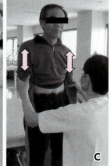
c 立位での両肩甲帯の運動性の促通手技

図17　上肢帯の運動性向上

端座位で両上肢を抱え，肩甲帯の回旋，挙上，下制を引き出す．上部体幹の筋緊張を整え運動性を高めやすい（a）．コアマッスルを活性化させるリズムと胸部と骨盤帯との運動連鎖を意識する（b）．立位でも同様に肩甲帯の運動性を高める（c）．

10. 実用的な歩行を探る

　片麻痺患者の支持機能を探るものに，踵を床に打ちつける方法を紹介した（図7-e）．床反力を制御する伸展活動が乏しいと足部がはじかれる．また，同じ運動軌跡を実現するためには，股関節の運動制御が重要になる．立位では，ヒールコンタクトを活性化できる．一方，麻痺側下肢を振り子状に動かしてもらうと，体幹との運動連鎖や振り出す大きさを確認できる．そして，歩行リズムの生成は，自動歩行の確立に欠かせない．すべての運動は，リズム生成が鍵を握っている．こうした視点を歩行練習に導入してみると，患者のパフォーマンスの背景と限界を把握しやすくなる．

11. 注意の転換

　姿勢保持や歩行そのものに注意が向く場合，観念的で随意的な要素が優位になる．課題指向的な介入では，注意を課題にシフトさせることで自動的な活動を引き出せる場合がある（図18）．また，認知機能の把握や先行随伴性姿勢調節の作用を期待できる．対象者の潜在性の評価には有用であるが，バランスを崩しながらも目的的に活動する患者には適応できない．

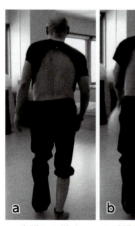

a 意識した独歩　　b 2重課題での歩行

図18 注意をシフトさせて自然な反応を引き出す（右片麻痺 Br. Stage Ⅲ-Ⅲ-Ⅳ）

歩行を意識しすぎた構えが非対称性の修正を困難にする．左上肢の振りはみられない（a）．ボールをつきながら歩いてもらうと体幹の自律的な反応を引き出せた．非対称性も緩和されている（b）．

12. おわりに

　立位と歩行に関与するシステムを探りながら介入する視点を述べてきた．患者に起きている問題を把握するためには，一緒に動きながら考え，安心して移動するために何を補い，そして何を手がかりにすれば改善しやすいかをセラピストが気づくことである．原因を決めつけない謙虚さが必要だ．

〈文　献〉

1) 多賀厳太郎：脳と身体の動的デザイン―運動・知覚の非線形力学と発達．金子書房，pp33-90，2002

2) 冷水　誠：歩行における中枢神経機構．大西秀明，他（編）：理学療法 MOOK16　脳科学と理学療法．三輪書店，pp99-114，2009

3) 高草木薫：歩行の神経機構 Review．*Brain Medical*　**19**：307-315，2007

4) 浦川　将，他：ロボットによる歩行リハビリテーション．西条寿夫，他（監）：リハビリテーションのためのニューロサイエンス―脳科学からみる機能回復．メジカルビュー，pp218-240，2015

5) Phill Page，et al（著），小倉秀子（監訳）：ヤンダアプローチ―マッスルインバランスに対する評価と治療．三輪書店，pp45-59，2013

6) Florence P. Kendall，et al（原著），栢森良二（監訳）：筋：機能とテスト―姿勢と痛み．西村書店，pp70-87，2006

7) Shirley A. Sahrmann（著），竹井　仁，他（監訳）：運動機能障害症候群のマネジメント理学療法評価・MSI アプローチ・ADL 指導．医歯薬出版，pp1-49，2005

8) Carolyn Richardson，et al（著），齋藤昭彦（訳）：腰痛に対するモーターコントロールアプローチ―腰椎骨盤の安定性のための運動療法．医学書院，2008

9) 佐藤房郎：運動連鎖の評価と臨床応用．奈良　勲，他（編）：脳卒中理学療法 ベスト・プラクティス―科学としての理学療法実践の立場から．文光堂，pp110-149，2014

第Ⅱ章　実践的評価　治療

4 応用動作分析—活動への介入技術

神奈川県立保健福祉大学保健福祉学部リハビリテーション学科　OT　**玉垣　努**
JCHO 湯河原病院リハビリテーション科　OT　**松田　哲也**

1. 応用動作

　ヒトは進化の中で，二足歩行，道具の操作，そして言語を獲得した．もともと，四つ足動物だった太古の昔，上肢は大地に触れ，前足として身体を支え移動のために使われていた．前足は二足歩行と共に空間へ放たれ上肢となり，初期は尻尾と共にバランスとしての役割が大きかった．その後，物を両上肢で挟むなどの動作が可能となり，手指の発達に合わせて精緻動作や道具の使用が可能となった．また，ジェスチャーなどの非言語的コミュニケーションの手段としても使用され，言語の獲得を後押ししている．そのほか，進化の中で利き手と非利き手といった機能を分化させ行為の効率性を高めてきた．上肢や手指は進化の中で役割を増やし，環境との多様なかかわりを可能としている．発達の中でも同様に上肢や手指は，その機能を胎児期から何年もかけて身につけ，自身を取り巻く環境とほかの知覚システムと協調しつつ機能を獲得している．

　そのように進化してきたヒトの手は現代人において，その母指（親指）から小指にかけての基本構造に変わりはないものの，その形や大きさ，硬さ，筋緊張に由来する動きのしなやかさは人によってそれぞれである．よく「人の手はその人の人生をあらわしている」といわれる．われわれ，セラピストは日々，患者の手を握り，その手の形態，質感を感じていると，この「人生をあらわしている」という言葉のとおり，患者がいままで生きてきた中で起きた出来事や行為の痕跡が手に集約されているように感じられる．また，サルを中心とする霊長類には，皆に手があるが，それぞれ指の太さや長さはさまざまである（**図1**）[1]．ヒトの手は進化の中で，なぜ母指（親指）から小指までの5本指の基本構造となったのか．島[1]は著書の『親指はなぜ太いのか—直立二足歩行の起源に迫る』の中で，住まう環境での主食となる物やその捕食の形態により，進化の中で手の形態が決まると述べている．その中で，諸説あるものの，ポルシュネフ BE（Porshnev BE）のボーン・ハンティング（骨猟説）[2]が有力ではないかと述べている．ヒトの手は動物の骨を食らうことにより，1本だけ離れて生えている太くて短い母指（親指）を基本とする，いまの手の形になったと推論されている．また，同様にガラスさえかみ砕くほどの堅い歯を獲得したとされている．このことは，環境要因により手の形態が進化したことを意味し，環境がその巧みな

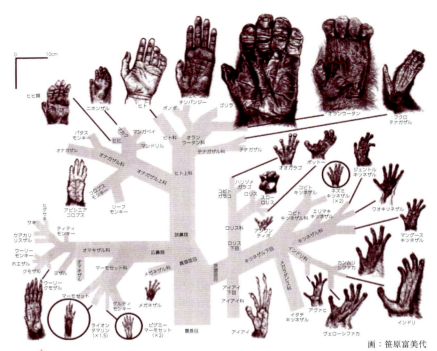

図1　霊長類のさまざまな手（島　泰三：親指はなぜ太いのか―直立二足歩行の起源に迫る．中央公論新社，p5，2003）

動きさえも育んでいくことが示唆される．「人生」は進化より時間軸が短いものの，人の手がそれぞれの環境で継続的に行った行為により，発達を続け，手がその人の人生をあらわすようになったと考えられる．リハビリテーション（以下，リハ）の一端は患者の手にその人の人生を，患者を取り巻く環境と触れ合う中で取り戻す作業なのである．

1-1 上肢や手指の機能

赤ん坊の場合，出生前より外界からの刺激に伴う原始的な反射とは別に，手足をばたつかせるような定型的とはいえない四肢や頭頸部の動きを行っている．これらの動きは母の胎内や外界を探り，かつ抗重力伸展活動のための体幹の安定性を育んでいるとされている．このような活動はジェネラルムーブメントと呼ばれている[3]．

ヒトの上肢や手指の機能はほかの生物より高等な機能を有しているとされるが，その背景には体幹との関係性が切っても切れない関係として存在している．また，四つ足動物のように支持や移動のバランスのためだけの上肢機能ではなく，二足直立と手指の巧緻性まで可能であるヒトの場合には，生まれてしばらくして立ち上がる四つ足動物とは違い，立ち上がりまでに出生から1年ほどを要し，大人と同じスピードで歩くまでには数年を要する．また，手指が職人的な巧みさを育むためには20～30年，またはそれ以上の時間を要すことがある．このように上肢や手指の機能は数十年，もしくは生涯をかけて発達していく．あわせて体幹筋との関係は出生前より育まれ，生涯にわたって背景として上肢を支え

続けていくこととなるのである.

　また，上肢の巧みさを背景で支える体幹の発達の方向性は微細な力でバランスをとりつつ各姿勢でのアライメントを保ち，できるだけ筋力に頼らないことである．しかし，発達の中で座位や立位において胸椎は，身体の後面に位置し胸椎の前方を重心線が通過するため，姿勢を伸展位に保つためには不利な状態となっている．そのため，胸椎や胸郭部を伸展位に保つ動的安定性が全身のアライメントを保つうえでも，また，上肢を巧みに使用するうえでも重要であることが示唆される．このような姿勢保持のための筋活動による動的な調整をクラインフォーゲルバッハの運動学[4]では，ダイナミックスタビライゼーション（dynamic stabilization）という．胸椎の動的安定性は，上肢の操作性という観点では安定したリーチ動作や巧緻性とも関係があり，発達の中でも獲得に長い時間を必要とするとされている.

1-2 上肢のリーチ動作の分析

　リーチ動作では，課題や目的によって上肢の伸ばし方は変化する．また，その変化は発達に合わせて変化していく．その変化していくリーチ動作のパターンと，活動様式に至る原因の追求には，個々の運動機能や身体構造の変化を踏まえた，分析的な視点が必要である．ここではリーチ動作と体幹の筋活動に着目し，解説を行う.

　まず，右前下方に立てた棒を触れる際のリーチ動作を観察し，視覚的に捉えた現象が図2である．aは安静座位，bは目標物の視覚確認，c，dは右上肢でのリーチで，おのおのの分析は以下である.

　リーチでは，手を目標物に届かせることが目的となり，通常，上肢末梢のテンタクル活動から始まる．空間移動する身体部位の上面の筋が主動作筋として作用する．上肢の空間での使用は主にテンタクル活動となり，その運動が中枢へ拡がることになる．この運動が主動作（primary movement）である.

　この主動作の拡がりを合目的に実行するため，活動姿勢を保ちバランスをとるための活動が運動の拡がりの支援活動（buttressing continuing movement）である．支持面上で重心線が落ちる位置を推定し2分割面を設定し，運動の拡がりと運動の拡がりの支援活動に分けるとわかりやすい．活動姿勢を保ち転倒を制動する活動は，カウンターウエイトの活性化（counter weight buttressing，以下CW），カウンターアクティビティ（counter activity，以下CA），カウンタームーブメント（counter movement，以下CM）に分けられている.

　図2のリーチ動作を，クラインフォーゲルバッハの用語で解説したのが図3である.

　a：安静姿勢の段階で2分割面を引くと，矢状面では腹側に身体体節（body segment）頭部，身体体節上肢，身体体節下肢，重心線上に身体体節胸郭と，背側にやや後傾した身体体節骨盤が位置する．前額面では，身体体節頭部の左回旋と右肩甲骨の挙上が確認できる．身体体節頭部の左回旋位での姿勢保持に対して，二分割面での逆方向の位置あたる右

第Ⅱ章　実践的評価　治療

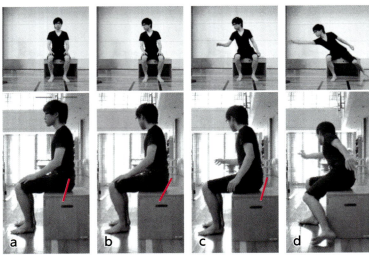

　　　　安静座位　　目標物の視覚確認　　右上肢でのリーチ

図2 ｜ リーチ動作の一連の流れ[5]

a：安静姿勢では頸椎が伸展し，上部胸椎は屈曲位にある．頭頸部や胸郭は正中を向き左右差は少ないが，右肩がやや挙上している．骨盤はやや後傾し，両股関節は外転，外旋傾向にある．

b：安静姿勢から，目標物に手を伸ばすことを意識し，右前下方の目標物に対して視線を向けるために頸部を屈曲，右回旋させる．頭部と胸郭は目標物方向に移動する．その際，骨盤を後傾させ，左肩甲骨の挙上と左肩関節の外転が確認できる．

c：右上肢のリーチが開始される．目標物に近づく右上肢の動作が進むにつれ，左肩関節の外転は増し，頭部と胸郭の目標物方向への移動も大きくなる．頸椎は伸展を強め骨盤の後傾は減少する．右股関節の屈曲が増し，左股関節の外転傾向が強くなる．

d：目標物に手が届く瞬間，右肘関節は伸展位となり，頭部と胸郭の目標物方向への移動とともに頸椎はさらに伸展を強め，体幹は左へ側屈する．また，左肩関節の外転はさらに増す．骨盤は右方向に偏位し右股関節の屈曲が増し，左殿部が座面から離れる．左下肢は股関節が外転，内旋位となり左足底は床面から離れる．

　身体体節上肢の重さを利用する筋活動により座位保持していることが推論され，殿部の支持面上から身体体節骨盤，身体体節胸郭，身体体節頭部のわずかであるが逸脱は，座位姿勢におけるパーキングファンクションがとれていないことを示している．また，偏位した身体体節胸郭はダイナミックスタビライゼーションとしての機能が不十分で，リーチ動作活動の始まりが非効率な支援活動が出現することを予期させる．

　b：目標物の視覚確認の際には頸部が屈曲，右回旋する．この身体体節頭部の運動に対し，身体体節胸郭も右方向に移動しているが，安楽の傾向と左肩関節の外転が起こり左上・下肢のCWの活性化が認められる．

　c：右上肢のリーチ動作が開始されて，主動作が身体体節頭部から右身体体節上肢の末梢へ変化する．手を伸ばすことで運動は拡がり，その手にかかる回転モーメントは増すた

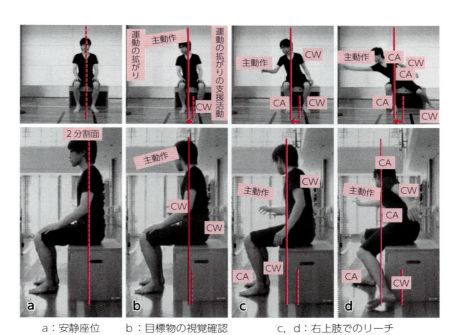

a：安静座位　　b：目標物の視覚確認　　c, d：右上肢でのリーチ

図3 リーチ動作の一連の流れ[5]
カウンターアクティビティー（CA），カウンターウエイト（CW）の活性化．

め，それに合わせて運動の拡がりの支援活動も明らかになっていく．結果，主動作の進行方向に対して骨盤が前傾しはじめ右股関節の屈曲・外旋ともども，右股関節伸展筋活動によるCAが出現する．また，左肩関節外転も大きくなり，主動作とは逆方向にその重さを利用するためにCWの活性化も強めていく．支持面の移動に伴い頸椎は立ち直る．

d：右上肢が目標物直前まで伸び，この主動作が身体体節胸郭にまで拡がり，支持面である身体体節骨盤は右方向により偏位し左殿部は座面から離れる．体幹部に制動のための左側屈と伸展方向の筋活動が起こり，身体体節胸郭を引き戻すCAが出現する．同時に左下肢も股関節が外転，膝関節が伸展し，左足底は空間に放たれ，CWの活性化が進む．このように，運動の拡がりに対して出現する支援活動の質とそのタイミングも，重要な観察の要素となる．

1-3 臨床での応用（片麻痺ケース）

ここでは脳梗塞右片麻痺患者の右前下方に立った棒をつかむ際のリーチ動作を観察し，視覚的に捉えた現象を以下に記述する．

図4ではaの安静姿勢の段階で2分割面を引くと，矢状面では腹側に身体体節頭部，身体体節上肢，身体体節下肢，背側に屈曲した胸椎を伴う身体体節胸郭，後傾した身体体節骨盤が位置する．前額面では身体体節頭部，身体体節胸郭，身体体節骨盤が左側に偏位していることが認められ，身体体節頭部の左回旋と右肩甲骨の挙上が確認できる．身体体節

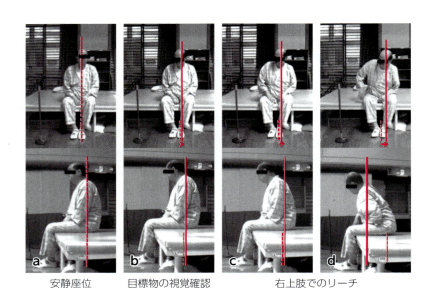

a	b	c	d
安静座位	目標物の視覚確認		右上肢でのリーチ

図4 脳梗塞右片麻痺患者のリーチ動作[5]

　下肢は股関節外転・外旋し両足底はそろえられ，支持面が狭いことが認められる．両足底がなす支持面上にも身体体節下肢がないことからパーキングファンクションは崩れ，身体体節頭部・上肢で胸郭のダイナミックスタビライゼーションは良好でない状態が推論される．実際に安静姿勢において，前額面で左右方向や矢状面での前後方向ともにCWが活性化していることが認められる．

　bの目標物の視覚確認の際には頸部が屈曲，右回旋する．この身体体節頭部が主動作となる．この主動作に対し，身体体節胸郭は左方向に移動し，CWの活性化が認められる．cでは右上肢のリーチ動作が開始されて，通常，主動作が身体体節頭部から右身体体節上肢の末梢へ変化するが，右肩甲骨の挙上が主動作となり，体幹の左側屈や身体体節胸郭の左回旋が強まる．右下方の目標物へ手を届かせることが目的であるにもかかわらず，右殿部への移動や右下肢の支持機能は出現せずに，CWが活性化していく．dでは主動作は右後方に拡がり，結果として右手を目標物に近づけようと，体幹の左側屈曲と身体体節胸郭の左回旋をさらに強めていく．

　以上の分析から，なぜ，右の手が主動作にならないのか？ 右下肢の位置を変えると姿勢はどのように変化するのか？ 右下肢に支持機能はあるのか？ などの疑問が起きる．また，安静姿勢においても座位のパーキングファンクションの状態にどこまで近づけるか？ これらの疑問をもとに臨床での評価，治療，そしてさらなる動作分析が続いていく．

　以上，クラインフォーゲルバッハの運動学を座位姿勢とリーチ動作を中心に紹介した．動作分析が身体活動のパターン観察から原因の確認に至る過程で有効に実践されるためには，視点を整理し客観的に捉える方法が必要である．この意味で，クラインフォーゲルバッハの運動学は有用である．分析の推論過程とあわせて，本運動学が卒後教育における

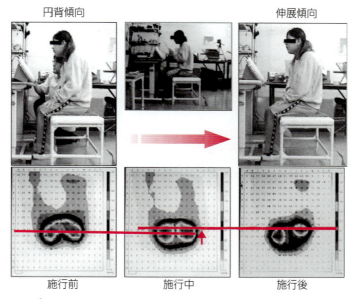

図5 体幹の抗重力伸展活動と重心位置の変化
赤い横線：重心が落ちる位置

動作分析の入口となると考えている．

1-4 症例への応用（脳外傷ケース）

　上肢機能と体幹の関係性を示す事例を以下に示す．内容はテレビゲームにおける連打動作がバランス反応に及ぼす影響について述べる[6]．

　ケースは20歳代（女性）．外傷性脳損傷で軽度の右片麻痺（Br. stage 上肢Ⅴ，手指Ⅵ），感覚は表在・深部ともに問題なく，高次脳機能障害は記憶障害や自発性の低下が認められ，受傷より3ヵ月経過している状態であった．もともと趣味としてテレビゲームをしており，受傷前より本ゲームの実施経験があった．

　方法は太鼓型インターフェースを利用して，バチを持ち実施の太鼓を叩く動作でゲームを行った．リズムをとりながら画面上に流れてくるターゲットに合わせて太鼓を叩き，タイミングよくターゲットに合わせて叩くことができれば得点され，ズレてしまうと得点されない．ターゲットが多くなったり，リズムが速くなると難易度が高くなる．

　ケースへは，指定した面をクリアすることだけを指示し，同じ曲目，同じ難易度で5ゲーム（約30分間施行）実施し，ターゲットに合わせて叩けた達成率で測定した．

　また，ゲーム実施の最初と最後をシート型圧力センサーにて座圧・重心の位置を測定し，ビデオカメラにて前額面から継続的に撮影し分析を行った．結果は初回（1/5）達成率が48％，最終（5/5）達成率71％であり．最後2回はゲーム自体もクリアした．姿勢は開始前，円背傾向が強く認められたが，開始と同時に円背傾向から伸展傾向へ抗重力伸

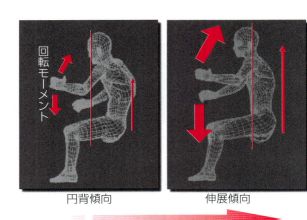

図6　連打動作に伴う体幹筋の活動性の変化
連打動作に伴い抗重力伸展が可能となる.

展活動が認められ，その後，伸展傾向が増し，施行後も持続された．また，シート型圧力センサーによる座圧や重心の落ちる位置の測定においても，施行とともに両坐骨が明瞭となり，重心の位置が大腿間から坐骨間へ移動していることが認められた（図5）．症例はゲーム施行中，「くやしい」「もう一度」「また，ゲームをしたい」などの発言があった．

連打動作による体幹筋の活性化

この報告では，太鼓を叩くテレビゲームの実施前と後で体幹筋が活性化されたことを示唆されたが，上肢の自由度の向上と端座位における抗重力伸展方向への姿勢の改善といえよう．上肢の自由度の向上はテレビゲームの達成率が上がり，姿勢は円背から伸展位に変化し，仙骨付近にあった重心が両坐骨近くに変化しているからである．そして，これらの変化は，リズムに合わせてターゲットを叩くことが上達するにつれて，相対的に体幹の抗重力伸展活動を活性化させている．今回，ゲームを施行した端座位時の体幹と上肢はテンタクル活動にあたる．

冨田[7]は「末梢の動きが大きくなると安定性を提供した中枢はその末梢の動きを可能にするために動きに参加する」と述べており，また，「回転モーメントの生じやすいテンタクル活動では末梢が空間移動をするために中枢の安定性がきわめて重要」とも述べている．この太鼓の連打動作は末梢の大きな動きであり，リズムに合わせ可変的な回転モーメントを生じさせている（図6）．その状態でリズムに合わせてターゲットを叩くためには，中枢の高いレベルでの安定性が必要となり，末梢からの要求に合わせて徐々に活性化していったと考えられる．このように上肢の活動と体幹の活動は密接な関係性で成り立っている．

2. 行為への介入

2-1 行為における上肢機能の問題

近年の脳科学においては，脳の可塑性に関して多くの検証がなされてきている．Ramachandran VS[8]が切断肢における脳の再配置について提案したように，脊髄損傷者でも体幹や下半身などの使用していない領域に，上肢の再配置が起こっているのかもしれない．

急性期の頸髄損傷者（以下，頸損者）は，身体の本来あるはずの7〜8割の感覚や運動の情報（多くは無自覚）が突然欠如する[9]．しかも，牽引もしくは頸部固定しているため，視覚的に胸部以下を確認することができない状況になる．これらによって，いままでの無自覚に姿勢制御をしながら行う日常行為の方略はできなくなってしまう．つまり，身体感覚（身体図式）や定位の障害が起こっているのである．この状況下で，残存機能の強化を実施すれば，ますます麻痺部位の情報をなくしてしまい，脳の再配置が強化されていくであろう．しかし，現実は体幹や下肢が質量として影響し，頸損者は麻痺した部位を含めて行為を行わねばならないのである（図7）．

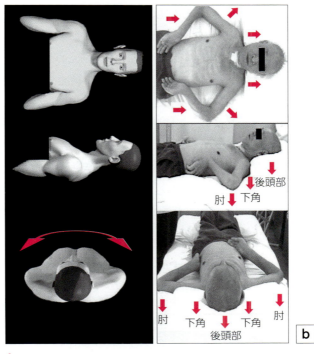

図7 頸髄損傷者の臥位での知覚と反応
a：非麻痺部位のみの身体感覚しかなく，支持面を押しつけ，圧力情報を得るため力が入り，不安定な知覚状況．
b：胸郭の転がりを止めるため肘や頭部の伸展筋を利用して固定．

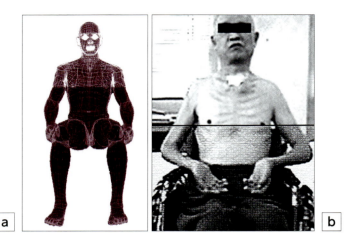

図8　頸髄損傷者の座位での知覚と反応
a：支持面に接しているのは麻痺部位のみで不安定な知覚状況．
　※黒い部分は感覚も運動も麻痺している．
b：倒れまいとするために，頭頸部は伸展し車いす背もたれ上端を
　　押し，上肢は後退して固定．

　知覚されている身体感覚と現実にある身体とのギャップが基礎的定位の障害を引き起こし，行為の障害を呈してくるものと考えている．特に座位ではより支持基底面（以下，支持面）の感覚情報がなくなるもしくは減弱し，支持面からの身体を支えてくれるという知覚情報は少なく，残存部位が麻痺した体幹や下半身の上にのっているため，転倒の危険性がより強くなり，不安定感を背景とした恐怖心が強まる（図8）．健常者でも上肢は姿勢制御に使用されるが，この状況下では多くの機能をバランス反応としての姿勢制御に向けなければならなくなる．

　車いすに乗ったときも，支持面は背もたれも含めて残存領域に達していない場合がある．このときは支持面の情報（圧力）をより強く求めて，背もたれ上端に対して押しつけるように肩甲帯，体幹上部筋群などの伸展筋活動が持続的に強く働く．この行為は基本的な姿勢制御（固定的方略）であるため，何があっても緩めることはできない（と思いこんでいる）．その結果，残存筋と麻痺筋との不均等だけではなく，努力的で持続的な筋収縮を発揮し，関節の拘縮や制限をもたらすこととなりやすい．

2-2 上肢機能の陥りやすい反応

　問題は，急性期が過ぎて，座位がとれ，活動性が上がり，ADLを実施しなければならない回復期に起こりやすくなる．上肢が姿勢制御に大きく関与しながら，目的動作を達成しなければならないからである．例えばリーチ動作時（図9），上肢を挙上するときに翼状肩甲になり，肩甲帯が後退しているため，正常な肩甲上腕リズムが損なわれ，無理な動作を強いられることとなる．本来，リーチ動作は対象物に向かっていく反応である．しかし，肩甲帯が後退しているということは，対象物と逆方向に向かっているということで，

4 応用動作分析―活動への介入技術

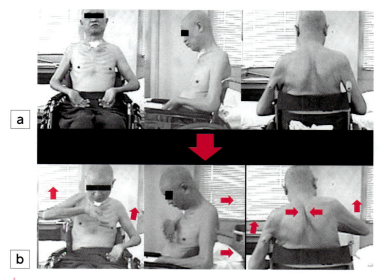

図9 車いす座位での口へのリーチング

a：安静車いす上座位では頭部を空間に定位する必要があるが，このとき頭部と上部体幹は前方に崩れる．このため背もたれへの押しつけが強まり，肩甲帯を後退，上肢を外転させて，上肢の重みはバランスのために利用し，同時に慣性モーメントを大きくして安定性を提供するために過剰な活動を強いられる．

b：右上肢が口に向かう動作では，肩挙上による前方移動を肩外転と肩甲骨の後退と体幹の後方への押しつけで補償し，肩外転に伴う右への重心移動を体幹部の左傾斜および肩甲骨の内転と左上肢による肩外転による重りのつり合いで補償している．

本来，協調して働くべき拮抗筋が上肢の重さを支える主動作筋として活動することとなる．このためリーチは努力的な動作になっていく．結果的に僧帽筋上部線維や頸部周囲筋は過剰に働き，頸部，肩周囲筋群の力が抜けない過緊張状況に陥る．それが時間経過の中で加重され，痛みや強い痙縮に変化し，自発的な動きが減少し関節可動域（以下，ROM）制限が起こりはじめ，関節拘縮へと発展していく．

中枢側の過緊張や動きの非効率性は，当然のように末梢への動きに影響を及ぼす．肘関節や手関節は最終域にて固定的に使用するようなパターンになりやすく，廃用性のみならず活動性が上がることでも関節拘縮の危険性が大きい．また，食事やパソコンの入力など，活動性が上がり出したとき，運動麻痺の影響により，指や手の機能を代償するために肩や肘で大きく動く傾向がある．また上肢を大きく動かすことで，重心が大きく変動しバランスを崩してしまう．結果的に，上肢はバランスをとりながら目的行為を実施しなければならないため，頸部周囲や肩周囲の筋緊張は強くなってしまう．加えて，手指機能においては，手指の外来筋が残存し，手内筋が麻痺しているため，中手指節間関節が安定せずに変形を起こしやすくなる．

このように，姿勢制御能力の障害と手指機能などの操作系の障害が相互に影響し合って悪循環となったときに，全体的に上肢機能の障害が大きくなってしまうのである．

第Ⅱ章　実践的評価　治療

2-3 アフォーダンスからみた上肢機能

　基礎的定位の障害によって，結果的に具体的な現象としては姿勢制御に大きな問題を抱えていると解釈する．セラピストは行為を観察（評価）するとき，つい可動部位に注目してしまう．目的行為に対しての動きにくさや達成度に注目し，その背景としての原因をすぐに ROM や筋力や麻痺などの身体内部による影響と考えてしまいがちである．すると，単純に ROM 訓練や筋力増強訓練などの対症療法になってしまうのである．

　ここで，ある頸損者（頸髄の 5 番を損傷し肩から下の感覚・運動完全麻痺）の車いす座位時の口へのリーチングを考えてみる（図 9）．「なぜ彼はそう動かざるを得ないのか？」この問いを，環境と頸損者の関係の中で解釈するならば，以下のようになる．彼は，障害による影響で姿勢制御が困難であること，車いす座位の環境の中で自分を定位へ導き支えてくれるものは背もたれであるが，背もたれのアフォーダンスは姿勢制御のため十分に利用可能な情報とならない．必然的に運動可能な上肢や頸部を利用して，重さのつり合いで姿勢制御せねばならず，その筋群は常に収縮していなければならない．不安定な支持をもたらす環境内のアフォーダンスに応じて，患者は無意識のうちに行為を決定してしまう．

　そのうえ，「口へのリーチング」という行為が積み重なると，より不安定性が増し恐怖心を感じる．倒れずに手を挙げるために，肩を屈曲する代わりに肘を曲げて外転し，肩甲骨を後退させて重心の変化を少なくしている．肩外転方向への重心移動も，肩甲骨の内転によって極力少なくしている．いままで翼状肩甲（肩甲帯が後退，内転）の理由づけとして前鋸筋の麻痺の影響と教えられてきたが，重力との関係で頸損者が倒れないように手を挙げるためのすばらしい適応行為と解釈できるのではないであろうか．そして，注目すべきは，行為に伴うこれらの複雑な制御が意識されることなしに行われていることである．ここで問題なのは，翼状肩甲などの異常運動ではなく，上肢が無意識のうちに目的運動と姿勢制御に同時に使われているがゆえに自由度が少ないことと，不安定性が改善しないかぎり，リーチングという行為に変化を作り出すことができないのが問題なのである．リード（Edward S Reed）[10]は，行為のプロセスは姿勢と運動という 2 つの単位からなり，姿勢は周囲の知覚情報の定位であることと，運動は定位を持続させるような姿勢間の変化であり，入れ子状の階層構造を持つことを示唆している．これらのことより，われわれはいままで問題としてきた目的行為に対する治療をしたいと思ったら，下位システムであり無意識的である姿勢制御に対してアプローチすることが重要で効率的と考えている[11][12]．

　例えば，ベッド上での食事であるが（図 10），不安定な姿勢制御と不安定な支持面の影響で，箸の使用と反対側の（右）肘で支えて体幹を安定させ定位していた頸損者が，安定したテーブルによって視覚・触覚による基礎的定位の情報を得やすくなったため，リーチングの質（正中線越え）と量が変化し，頸部や肩の過剰努力が軽減し痛みがなくなった例である．食事という時間内での物理的なテーブルの変更なので，身体機能の変化は考えにくい．しかし，リーチ動作も含めた上肢機能は明らかに変化している．無自覚なレベルで

4 応用動作分析―活動への介入技術

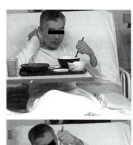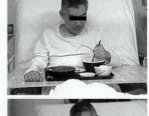
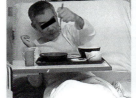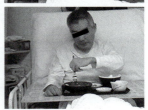

a　片側テーブル　　　　　b　作成したテーブル

図10 テーブルの形状の違いによる食事動作の変化（頸損 C8 完全麻痺）

a：高くて不安定な片脚テーブル．
片側テーブルは不安定な環境であり，高すぎるテーブルによって，左上肢を外転・挙上せねばならず，左側に倒れようとする回転モーメントが働く．そのため，右肩甲帯を後退させて肘を固定し体重をかけて姿勢を保持するようになり，右肩に痛みと疲労の主訴あり．また，左上肢は手指機能があるにもかかわらず，斜前方の皿へのリーチングは，身体上部が不安定なため右側に大きく傾いて実施．

b：適度な高さの安定したカットアウトテーブル．
左上肢は無理な挙上が必要でなくなり，手首や手指の運動の拡大が観察された．結果，側方に転倒するような力は軽減し，右上肢はテーブルの面を体重の支持ではなく前腕を安心して置く手がかりとなり，食事中の過剰努力，痛み，疲労が消失し，安定したリーチング動作が可能となり，リーチング範囲も拡大．

の環境からのアプローチは重要でリアルである．大事なことは，訓練室で，もしくは意識下における訓練中にできることではなく，生活の中で無理なく実用的に継続して活用できることである．本人はまったく何が起こったのかはわからないが「おいしく食べられて，楽になるのでこれからはこのテーブルで食べます」とのことであった．

2-4 上肢への治療的誘導

日常の臨床を実施していくうえで基本中の基本であり，最も難しいのが ROM 訓練である．基礎的定位のシステムに異常をきたした障害者が，その不安定性の中の現象で最も顕著に出現するのが関節の可動制限である．一見，支持面が広く安定しているとみえる臥位でさえ，基礎的定位が障害された場合には恐怖の対象となり，感知しやすい圧力を発生するための活動とする傾向を持つ．そのため身体を点で支持し，力のかぎり押し続けるという傾向を持つ．われわれは同様の事例において，身体の環境への定位の情報をよりわかりやすくするため，支持面から浮いている背中にタオルを差し込み，点から面に，力から知

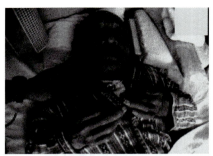
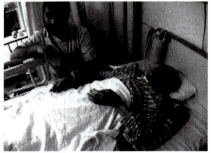

図11 臥位でのROMアプローチ
頸部や肩甲帯の支持面が接するようにタオルを差し入れて準備してアプローチ．

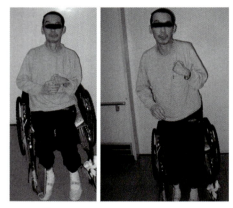

図12 片麻痺者の座位と立位時の肘，手指の関節制限

覚になるよう援助し，基礎的定位を支援したうえでROMを実施した．結果，緊張が強く肩が挙上し肘の伸展を拒否していた上肢が，筋緊張がゆるみ，肩が下がり肘の伸展が可能となった．加えて，目が開けられずこわばった表情から，表情がゆるみ，開眼したうえで身体と環境の関係を探索する活動が開始された（図11）．

同様にほかの疾患でも座位や立位において，基礎的定位に問題を持った人には，ROMアプローチが必要となる（図12）．しかし，ROMアプローチといっても，技術が違えば異なった反応があらわれる．筆者がROMを実施したときと，実習にきた学生や若いOTが実施した場合には明らかに違いがある．これは介入することが外乱となると，かえって緊張が強くなり，姿勢が崩れてしまうためである．健常者においても，支持面を不安定にして姿勢制御が困難な状態で他者に上肢を無理やり動かされると，無自覚に倒れまいとして過剰に固定してしまうため，とたんに上肢の自由度は低下してしまう．

図13は，バルーン上座位（模擬頸髄損傷体験）での上肢からの誘導によるROMと食事誘導である．見た目では変わらないように実施していても，まったく違うことが行われている．新人OTは，手を動かすこと自体が目的となった対応であるが，筆者はバルーンを通して支持面を知覚できるように姿勢制御と上肢可動性の両方の支援を同時に行っていると考えられる．同様に，片麻痺の体験として，健常者を立位で閉眼の片足立ちの条件をつけ基礎的定位における情報の制約を加えたうえで上肢のROMを実施した（図14）．同時にシート型圧力センサーにて足部の接触面の面積や圧力，重心位置を計測し，前方よ

セラピストの技術であると考えている．そのためには，情動と身体活動を分けて考えるのではなく，同時的でリアルな活動の意味を知り一緒に寄り添って動けるような技術が必要であり，常に対象者が主体として動いている実感が持てるようなアプローチが必要である．

❸ どのような練習をすべきか

さまざまな練習法があるのは周知の事実である．伝統的な技術職の伝承法は，古来から脈々と行われている徒弟制的な手法であろう．師匠がいて弟子は詳しく教えられるのではなく，生活を共にして師匠の後ろ姿を見て技術を盗んでいく形式である．しかし，現代においてはこのスタイルは非現実的なものとなっている．多くの職域が開拓され，その職場に経験豊富で技術力のある先輩がいるとは限らない．そのため，研修会や実技講習会に参加するのであるが，その後の継続は難しく孤立する人も多いであろう．また，本などによる教授もあるであろうが，動き方を提示する外形的なやり方論はフィードバックが難しく，健常者同士の練習では指標が不明確なことが多い．ここでは，そのような問題点を鑑み，練習法を提案していくこととする．

1）根拠に基づいた練習法の必要性

憧れのセラピストが何を感じてどのように行っているかは，一見するとなかなか伝わるものではない．また，熟練者も職人的な感覚は言葉にしにくく，もどかしさを感じているものである．ここでは，その技術の一部でも明確にすることを目的に，検証を行ったので紹介する．

先に述べたとおり，健常者同士の練習は指標が明確でないために，模擬障害体験下において練習することとした．筆者は障害を，感覚や運動の麻痺に注目するのではなく，その結果，起こってきた身体図式の混乱や行為の失敗により，基礎的定位（心理学用語でその場所にいられるための，情動と身体を含めた基本的情報≒姿勢制御）が混乱し，無自覚なレベルで不安定感による転倒などに対する恐怖心によって，過緊張や努力性の活動が強くなってくると考えている．そのため，基礎的定位のために必要な情報である，基底面が知覚できにくい環境を提示した．具体的には模擬脊髄損傷（図 15）では台の上にバルーン（直径 55 cm）を置き，その上に座るという環境[13)14)]，模擬片麻痺[15)]（図 16）では立位における姿勢制御は視覚情報が大きいため閉眼とし，基底面を狭くするために片足立ちという環境とした．その環境で，OT の誰でも実施経験のある上肢の ROM を熟練者と初心者で比較検討を実施した．右の肘，手背部を持ち中間位（肩屈曲 90°）から挙上位（屈曲 180°），また，中間位に戻してから水平外転位（外転 180°，屈曲 90°）に動かし，中間位に戻す運動を他動的に行った（図 17）．指標として，主観評価と関節可動域と重心変動量と両者間にかかっている力の算出を行った．また，験者と被験者の両者間にかかっている力の周波数分析を行った．

結果として，熟練者が実施した場合，可動域として差はみられなかったが，擬似モデルの主観評価（図 18）と重心変動量（図 19）と両者間にかかる力（図 20）に有意な差がみられた．加えて，周波数分析の結果（図 21）から，熟練者が課題動作時に細かい周波

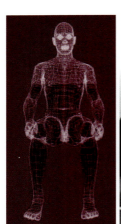
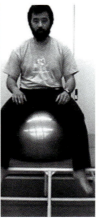

図15 模擬脊髄損傷者設定
台の上のバルーンに座る．

図16 模擬片麻痺者設定
閉眼，片足立ち．

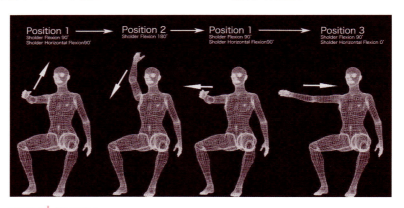

図17 計測動作

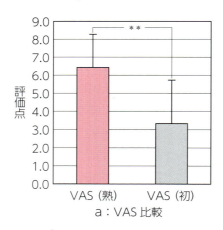

a：VAS比較

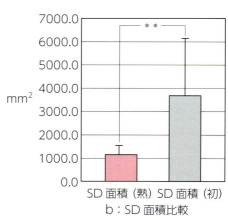

b：SD面積比較

図18 初心者・熟練者間の統計的検証（VAS：主観評価　SD：重心変動量）

＊＊　1％水準で有意差あり
a：VAS（主観評価）で高い点数ほど快適である．
b：重心変動量を面積であらわしたもので，小さいほうが安定している．

4 応用動作分析―活動への介入技術

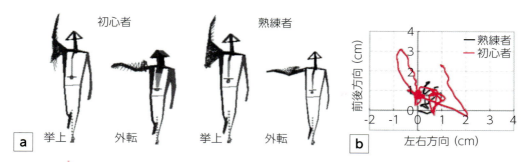

図 19 | 模擬片麻痺者への ROM の結果
a：スティック図．b：重心変動．

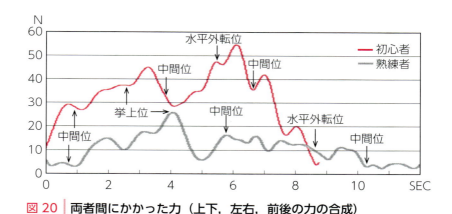

図 20 | 両者間にかかった力（上下，左右，前後の力の合成）

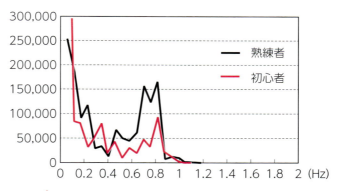

図 21 | 周波数分析結果

数で対応していることがわかった．熟練者では，ROM という行為と同時に，模擬モデルとの間に身体間コミュニケーションを図りながら基礎的定位への情報を提供しているため，セラピストの手は外部固定のためではなく動くための指標となり，模擬モデルは安心して動かされ，上肢の緊張は軽減し動きやすくなると考えられる．この行為と同時に基礎的定位の情報を提供することが，熟練者技術の「コツ」と考えられる．臨床で熟練者が

297

ROMを実施すると緊張がゆるみ，すっと腕が伸びるが，初心者が行うとかえって固くなってしまうのは，このような背景があるのではないだろうか．

2）技術教授法の比較

熟練セラピストは，姿勢制御（≒基礎的定位）を調節しながら目的動作に介入する治療技術があることが示された．臨床場面においても同様に熟練者と初心者とでは治療技術に差があることは，患者の変化からも身をもって体験することが多い．このような技術の習得には，徒弟制度的な直接的指導により，経験者からのアドバイスやマンツーマン指導を受けることが重要といわれてきた．しかし，学びたくとも身近に経験者がいるとは限らないのは前述したとおりである．

これまでセラピストの技術伝承に関する研究はほとんど行われていなかったこともあり，今回，いかに合理的で効率的に技術向上が図れないかを検討するために，前記の模擬脊髄損傷モデルにおいて実技練習効果を検証した．直接的な動作練習と教科書的に階層立てた動作練習とで技術向上の差を検証した（練習時間は両群とも1時間）．

　A群：実際の動作練習のみ（非階層群：必要に応じ経験者のアドバイス付き）

　B群：階層立てた動作練習（階層群：内容手順に沿った解説書付き）

＜手続き＞
1. 課題動作の説明
2. 課題動作の実施（練習前）：被検者に対する上肢ROM
3. 評価：被検者によるセラピストに対しての主観評価
4. 実技練習：A・Bの2群に分かれそれぞれの教授方法に従い1時間
5. 課題動作の実施（練習後）
6. 再評価

はじめは，A群が有利であろうと考えていたが，結果としては1時間の練習は両群共に有意に練習効果がみられた（図22）．しかし，教授方法による差はなく，両群共に技術向上の有効性を示し，直接的に実際の動作練習を行うことのみが技術向上の手段とは限らないことが示唆された．ここで注目しておきたいのが，B群の階層立てた教授内容は以下のように，外形的な動き方ではなく目的動作の背景となる姿勢制御を捉えるための知覚探索課題を段階的に提示したことである（詳しくは添付資料315～322頁参照）．

1）セラピスト自身が自己身体を感じる
2）相手の重心位置を感じる
3）不安定座位（バルーン上座位）で相手の重心位置を感じる

2-6 治療介入例—食事動作へのアプローチ

❶ 治療介入ポイント

頸髄損傷者では運動麻痺や感覚麻痺や自律神経障害やしびれなど，一次的な器質的障害をセラピストが回復させることは残念ながら難しい．しかし，前述したように活動性が上がり，ADL訓練を開始しようとする時期に，異常な代償パターンや過剰努力性の過緊張が

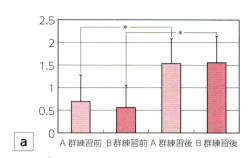 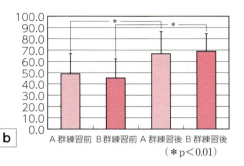

図 22 技術伝達方法論の比較
a：2006年度（122名），b：2007度（74名）の結果（A群：非階層群，B群：階層群）．
（＊p＜0.01）
（＊本研究は，2年にわたり196名のセラピストに対し，脊髄損傷作業療法研究会主催「脊髄損傷のリハビリ講習会」に参加いただいた受講生に協力していただき実施した．なお，1年目と2年目では評価方法と対象は異なる．）

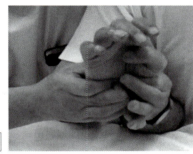 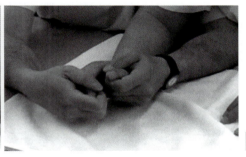

図 23 手指へのアプローチ
a：手の機能肢位を目標に手根骨のずれを整えて，手関節のアライメントを適正化する．
b：手関節やMP関節を徒手的に安定したうえで，筋力強化や関節可動域訓練を実施．

発生しやすいので，そこにセラピストが介入し，頸損者が安心してかつダイナミックに動けるよう支援する意義は大きいと思われる．

活動に介入する場合，上肢という局所だけをみるのではなく，全身的に捉える必要性がある．特に課題に取り組むとき達成すればよいという傾向に陥りがちなので，セラピストが介入することで質を変化させていくことが必要で，それを治療と呼んでいいのではないだろうか．

手指へのアプローチでは，安定した机上などで実施する（図23）．

❷ ケース紹介

ケースは受傷後8カ月のC5Aレベル（Zancolli分類）完全頸損者である．初期の段階ではC4レベルと診断されており，徐々に上腕二頭筋や三角筋が3レベル（以下，MMTによる）に変化してきた．本人のニーズにより，食事の自立を目指して外来訓練を実施中である．

❸ ケースの食事動作の評価

食事評価のため口へのリーチを実施したところ，口への到達は不可であった．検証のた

め肩甲帯を中心に上半身を観察したところ，肩甲帯は翼状肩甲となり，口へ向かっていく経過で肩甲骨の内転，下方回旋が増強した．上肢全体の動きとしては，リーチしながら後方に戻されている状況であった（図24-a，b）．

　既存の概念だと，肩甲骨を前方突出させる筋群である前鋸筋や小胸筋が麻痺および筋力低下しているためと解説されるであろう．しかし，患者はMMTで肩甲帯の前方突出は4であった．つまり，前鋸筋は機能しないわけではないのである．頸損者の座位時の身体感覚は「ふわふわする豆腐の上に，胸から上が乗っているようだ」と表現されるように，一見すると車いすなどで安定しているようにみえるが，実際は支持面である下肢や殿部では何も感じられず，背もたれの上部のみでしか身体を支えてくれる情報が得られない．つまり座位では非常に不安定で，前方へ倒れると感じる恐怖心が強くなる環境に置かれている．

　口へのリーチを要求すると，座位では身体に側方と前方に回転モーメントが働き（図25），前側方へ重心が変動し，狭い支持面からはずれようとする，つまり倒れそうになる．そのため，背もたれの上縁に背中を押しつける反応が強くなるとともに，上肢が動いていくときの回転モーメントに，天秤のように重さのつり合い（CWの活性化）をとるために，肩甲帯は積極的に後退するのである．その際，足りない重さを提供するために座位を保持しようとして反対側の上肢の外転もみられる．上肢の運動によって重心が変動しているために翼状肩甲になっているという仮説を証明するために，セラピストは上肢の重さをとりつつ，重心が変動しないように肩関節挙上を誘導した．そのとき，肩甲帯は後退することなく，正常な肩甲上腕リズムにて動くことを確認した（図24-c）．加えて，単純に上肢の重さを軽減するためにサスペンション・アームスリングを装着して，口へのリーチを実施

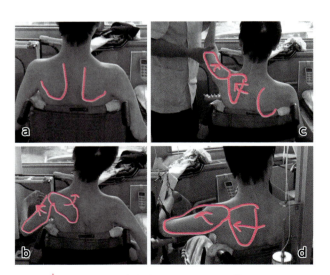

図24　ケースの上肢挙上時の肩甲帯の動き
a，b：アプローチ前の口へのリーチで翼状肩甲がみられる．
c：上肢の挙上誘導で肩甲骨は前方突出．
d：サスペンション・アームスリング使用．

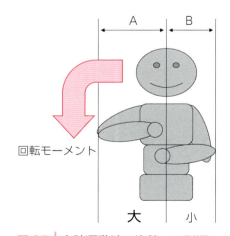

図25　上肢運動時の姿勢への影響
側方と前方に回転モーメントが働く．

したところ，誘導時より少ないながらも肩甲帯の前方突出をみることができた（図24-d）．

❹ 机上でのアプローチ（図26）

仮説が正しいとすれば，注意点としてはバランスを崩し前方転倒するという恐怖心を軽減し，上肢の重さを軽くする必要があると考えた．場面設定としては，前方転倒の保証のために机上動作とし，机の高さを肩関節の軽い外転位で肘が置ける高さとした．ここで，口へのリーチは"肘を支点としたテコの利用で前腕を持ち上げる動作"と定義し，足りない分は頭頸部の移動（肘で支えることでバランスを保証）で補うこととした．肘で上肢の重さを支えるという肩甲骨の前方突出方向への課題を，10分程度実施した．その結果，肩甲帯の後退という定型的パターンが変更でき，上肢の重さは約半分と軽くなり，口への到達が可能となった．

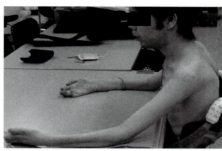
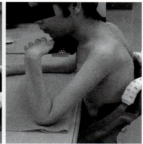

図26 ケースへの机上でのアプローチ

❺ ポータブル・スプリングバランサー（PSB）を利用したアプローチ（図27）

口へのリーチ訓練にて代償パターンを変更できたため，それを継続できるよう支援用の機器の処方を検討した．サスペンション・アームスリングでの検証より，より簡易で家庭でも使用できることを目標にPSBを使用した．肘と前腕のカフの取り付け位置と軸位置のバランス調整を慎重に検証し，肩や肘などの中枢側より動きはじめることが多いので，末梢側（ここでは手指）から運動が始まるよう設定した．現在はパソコンの入力作業時にも使用している．

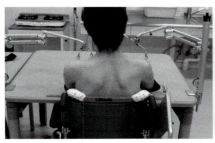
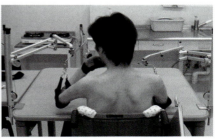

図27 PSB使用時の口へのリーチ

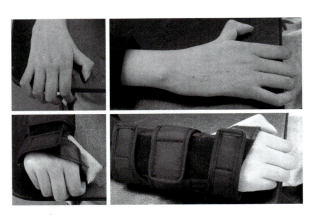

図28 | 頸損への自助具の適応

❻ 手指と手関節へのアプローチ[16]（図28）

　患者は手関節伸筋群が麻痺しており下垂手になっているため，MP関節は過伸展となり亜脱臼で手指は屈曲傾向にあった．下垂手であることが，口へのリーチ時に過剰に上肢を外転・挙上しなければならない原因になっていたので，手関節を安定し，フォークを装着できる食事用自助具を作製した．手関節背屈位にて安定するため，ローラースケート用手袋を使用した．手背部・掌側部にプラスチックの板があり，挟みこむような形で固定でき，ヒートガンにて角度調整を行った．また，掌側プラスチックにキャッチャーをつけ，ペンやスプーン，フォークがつけ替えられるようにした．ケースは，手袋の装着は介助ながらも，手関節が安定したことでMP関節のアライメントが整い，手指の緊張は軽減し，フォークにて食事が可能となった．

❼ ケースのまとめ

　上肢機能をみる場合に，どうしても部分をみてしまい，原因を感覚・運動麻痺に帰属してしまいがちである．セラピストは活動や行為を通して治療する立場にいる職種である．行為全体をみて，問題点や原因を抽出するような帰納的推論を意識して行うべきであろう．姿勢制御は本来無自覚なため，どうしても忘れがちである．上肢は姿勢制御との関係性が強い（影響を受けやすい）ため，バランス反応としての上肢の役割をきちんと評価すべきである．加えて，ADLアプローチにおいて，筋力強化訓練と繰り返し学習一辺倒の訓練により，定型的代償パターンを強化しないようにしたいものである．上肢機能を改善するための方略は，徒手的アプローチに加え，車いすのシーティングや姿勢保持具の利用，補装具や自助具など，セラピスト特有の多面的アプローチを実施することで，実現できると考えている．

3. 巧みさへの介入

3-1 課題特定的な手の動き

触れることで物の特定の性状を知りたいとき，対象物にただ触れるだけではすべての情報を知覚することは不可能である．また，やみくもに握りつかんだとしても，同様にすべての情報を知覚することはできない．リハにおいて障害を負った手に再度，精緻な動作を獲得していくためには，操作する対象物を知覚することが必要不可欠となる．障害を負った手にただ単に感覚刺激を入れても，巧みさにつながる対象物を含む環境の情報を何も知覚することができない．

Lederman SJ ら[17]は物の特定の性状を探索する際，決まった動きをすることによって特定の性状のみを特異的に抽出し感覚できると述べている（図29）．実際に視覚では知覚できにくいテーブルのほこりを確認するために表面を触れる．果物の熟し加減を確認するためにそっと押してみる．熱があるかどうか額に手をあて静止するなど，対象物の性状を特定するための運動パターンが存在することが，日常生活の中でも確認することができる．これらの運動パターンは意識される課題とその結果の狭間で，無意識に環境と触れ合い身体が獲得した行為である．われわれはわれわれを取り囲む環境の一部に注意を向け，その特定の性状を知覚する際には特定的な運動が必要である．逆に，特定的な運動パターンを行わないと環境を知覚することはできない．このように手は環境と触れ合う中で，多くの特定的な運動パターンを獲得し，かつ発達の中でその運動パターンを習熟させ，効率性や

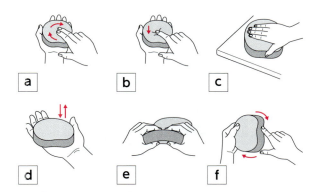

図29 物の特定の性状を認知するときの手や指の運動パターン

a：こする動きで表面の滑らかさが知覚できる．
b：押すことで硬さが知覚できる．
c：そっと触ることで表面の温度が知覚できる．
d：支えなしで手にのせて持ち上げることで重さや大きさ，形を知覚できる．
e：両手で折り曲げることで硬さや密度の分布を知覚できる．
f：輪郭をなぞることで全体の形や角の鋭さが知覚できる．

確実性を上げ巧みな手へと近づいていく．このような課題特定的な手の動きは，日常生活の中に多く観察される．

3-2 納豆を混ぜる課題における納豆を知覚するための手の動き

　納豆にタレを絡め粘り気を出しおいしくいただく一連の行為で，納豆やその周辺の環境はどのような情報をわれわれに提供し，われわれはどのような手の動きでその情報をピックアップしているのか．まず納豆は，フィルムをはがす際（図30-a, b）や器に移す際の容器と納豆の付着の度合いを，フィルムがはがれる際の吸着度合いやこぼれ落ちる際の移動するスピードで示している．逆にわれわれは，フィルムをつかみはがす動作や容器から納豆を器に振り落とすための握る力の変化を通して，無自覚に納豆の粘性や結合の度合いなど，納豆が提供する情報を知覚している．

　その後，タレを納豆にかけ混ぜる動作（図30-c, d）では，箸先で付着度合いを瞬時に探索し，フィルムをはがす際に得た情報と照合し，付着が強く結合している場合は，納豆を割く動作を行う．割く際には納豆にタレが降り注がれ，結合が弱くなっている部分を箸先を軽く押しあてる動作で探索し，箸先の入りがよい部分から割きほぐし出す．実際には，意識的にタレがかかっている部分を正確に確認しほぐし出すのではなく，納豆が示す結合状態が結果としてスムーズな箸先の入りを許し，その情報に基づきわれわれは割く動作を進めていく．ほぐしが進み，砕けた納豆の塊はしだいに容器の中でうごめきだす．非利き手は，握る容器を一定に保つための動作を通してそのうごめきを知覚する．納豆から得られたそれらの情報に基づき，本格的な混ぜる作業に移行していく（図30-e）．混ぜる

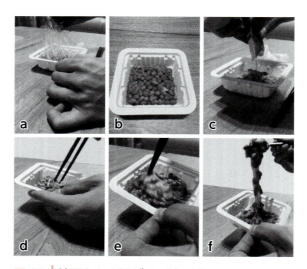

図30 納豆をかき混ぜる一連の流れ

a：フィルムをはがす．b：かき混ぜる前の状態．c：タレをかける．d：塊の納豆を割きタレを絡める．e：混ぜ動作初期．f：混ぜ動作後期．

中で納豆は粒同士の結合が完全にはずれ，不均衡な抵抗から抵抗感が少ない状態となり，その後，納豆の粘りによる再結合で均整のとれた抵抗感へ変化していく（**図 30-f**）．最後にそれらの変化をわれわれは箸先と容器を通して，混ぜる行為と支える行為を通して，おいしい納豆になったことを知覚できるのである．そのほか，手からの知覚と漂い広がる匂いや糸ひく様子を，一連の流れの中で嗅ぐ味わうシステムや視るシステムを通して納豆が提供する情報をピックアップし，高次の情報としておいしい納豆に変化したことを知覚するのである．また，発泡スチロールの方形容器の場合は，混ぜにくい中で箸先の容器への当たりを知覚しつつ，容器を破損しないように注意しながら行うなど，多様な注意を払いつつ一連の動作は遂行される．

　以上に示した納豆の混ぜ動作は，幼少期には困難な作業であり，発達の中で獲得できる行為である．納豆が提供する情報を，その変化に応じて利き手のフィルムをつまみ，はがす動作，箸先で割り，混ぜるなどの動作，また，非利き手の容器を支え，傾ける動作などを通して，また，その両手の協調により，探索することがはじめて可能となるのである．

3-3 更衣動作時の衣類を知覚するための手の動き

　人が衣類をまとう際に気をつけなくてはいけないこととしては，かぶりシャツの場合，まとう以前にシャツに表裏や前後・上下などの向きやシャツに絡まりはないか，そもそも，そのシャツが自分のサイズに合った，自分のシャツかどうかなどが挙げられる．衣類の選択はそれ以前に，天候やその人のその日の活動によって決まる．この一連の流れは基本的に視るシステムを通して確認されるが，触れるシステムやそのほかのシステムも重要な役割を果たしている．

　目的に応じて衣類を選択し，実際に衣類を手にした際，衣類は触れた瞬間に，生地の質感や重さを通してわれわれに今日の気温に対して，暑すぎないか，寒すぎないかの判断を促す．また，衣類は湿りや粘りを通して乾き具合や衣類の汚れ具合をわれわれに想像させる．実際にそれらを感じた際は，嗅ぐシステムを利用して確認し，臭気が許容範囲かどうかの確認に入る．その後，衣類はわれわれに持ち上げる動作を通して重さや粘弾性を知覚させ，まとった際の心地や活動性をわれわれに推測させる．また，空間で軽く衣類を揺するダイナミックタッチの動きを通して重さや粘弾性，さらに衣類の形状やサイズ，衣類の向き，衣類の絡みなどを知覚させる．ポケットに物が入っていたり，衣類に付着物や強いシワがある場合も，ダイナミックタッチを通して情報を知覚することができる．手に持った衣類で床などの支持面に触れれば，身丈を探ることもできる．この際，両手で行うほうがより均等のとれた全身活動となり，確実な情報として知覚することができる．また，揺する際には，視るシステムを通してサイズや向きなどのほか，汚れやほこりの飛散が確認され，ほこりの飛散に関しては匂いとあわせて嗅ぐシステムでも探索される．

　衣類の選択から着衣に至る一連の流れの中で，更衣動作はただ，袖を通しかぶるだけの単純な活動ではなく，多彩な課題特定的な動きと多くの知覚によって成り立っている．

3-4 巧みさの発達と上肢における行為のよどみ

　リハの対象となる方のほとんどが，なんらかの病気や外傷により，もともと有していた巧みさが欠如し，そこからの再獲得を必要としている状態である．ここでは，巧みさの再獲得の過程で，巧みさとは逆向する行為のよどみがあることを提示するとともに，巧みさの再獲得の際にみられる体幹のダイナミックな支持面探索の存在を紹介する[18]．提示する内容は，Reed ら[19]が提唱するマイクロスリップが呈する行為のよどみを学習の阻害因子としてではなく，スムーズな行為の兆しとして捉えたもので，これは，リハを行う際の効果判定や方向づけの指標の 1 つになると考える．

❶ マイクロスリップについて

　マイクロスリップは Reed & Schoenherr が行為に潜む微小な「よどみ」を，「躊躇」「軌道の変化」「接触」「手の形の変化」の 4 種類として記述したのが始まりである．多様な物品，材料が置かれた卓上の客体を使って，コーヒーを作るといった日常行為を微細に観察すると，手の動きが止まったり，方向が急速に変わるといった行為の「よどみ」が観察される．「躊躇」とは，対象に向かって伸ばされた手の動きが，その手前で一瞬止まった後，再び手を伸ばし対象をつかむ，というように運動の途中で起こる微小な停止がみられる場合である．「軌道の変化」とは，対象に向かう手が，途中でほかの対象に向かって軌道を変化させる，という場合である．「接触」とは対象に触れるが，使用したりせずに，すぐにほかの対象へ向かう場合である．「手の形の変化」とは，対象をつかむ手の機能的形状を急速に変化させる場合である．このような「マイクロスリップ」は，行為者には自覚されることのない，行為の微小な修正・変更であり，「アクション・スリップ」[20][21]と呼ばれるような明らかに不適切な行為，「やりまちがい」とは異なる．また，鈴木ら[22]は，「コーヒーを入れる」という場面の観察を続けた結果，「コーヒーの粉を入れる」「湯を注ぐ」「かき混ぜる」「砂糖を入れる」などの，「コーヒーを入れる」という全体の課題を達成するために必要な，いくつかの下位課題（サブゴール）が移行する部分でマイクロスリップが頻発していることを発見した．このようなサブゴールが移行する「つなぎ目」の部分は，次になされる行為の選択の幅が拡がる場面である．三嶋[23]は，そのようないくつもの行為が許されるような局面でマイクロスリップが頻発することから，行為の「探索活動」として生じていると述べている．

　そのほか，これまでのマイクロスリップ研究では，環境の複雑さや課題遂行時の材料配置といった環境因子，あるいは課題の反復や課題の自由度[24]の影響に主たる焦点があてられてきた．また，それらの報告に共通した知見として，「躊躇」「軌道の変化」「接触」に比べて「手の形の変化」が出現する頻度はごくわずかであるということが挙げられる[22][25]．マイクロスリップのあらわれ方の違いを行為者の発達時期と関連づけた報告もあるとはいえ[25]，行為者自身の身体機能の変化に伴って生じる運動制御–情報探索の問題を，マイクロスリップの観点から取り上げた研究はほとんど行われていない．

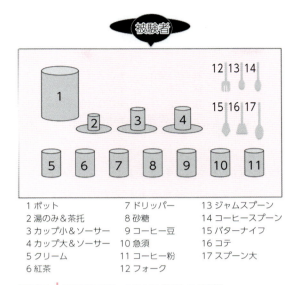

図31 | 課題環境における客体の配置

❷ 視覚制限とマイクロスリップの関係性

ここでは視野狭窄眼鏡により周辺視を制限することで，外界の見えに変化を生じさせた．用いた両眼視野狭窄眼鏡は，左右それぞれ10度の狭い単眼視野に2分割し，眼球運動を制限するものである．それにより運動制御-情報探索の一部に滞りを生じた状態を仮定して，課題遂行を行った．その際のマイクロスリップの生起傾向や姿勢の変化について観察を行っている．

対象は健常成人10名に対して狭窄群と非狭窄群（統制群）の各5名，2グループに分け「クリームと砂糖入りのインスタントコーヒーを1杯入れる」課題を行った．環境設定として，課題を行う机上には，コーヒーの粉，スプーンなど課題遂行に必要な物品（7客体）のほか，紅茶，フォークなど課題遂行に関係ない物品（10客体）の計17客体を，図31に示すように配置した．また，客体位置5，8，11には必要物品を試行ごとにランダムに配置した．録画された映像をパソコンソフトにて再生し，課題遂行中のリーチングおよびマイクロスリップ生起の有無の分析を行った．測定項目は（1）課題遂行時間，（2）リーチング回数，（3）リーチング時間，（4）接触客体数，（5）マイクロスリップ生起頻度，（6）マイクロスリップ生起場面，（7）運動の停滞時間，（8）リーチング時の姿勢変化の8項目とした．

結果として，すべての被験者が失敗することなく課題を達成し，ベースライン試行から本試行にかけて課題遂行手順を変えることはなかった．両群間に有意な差を認めた項目は（1）課題遂行時間，（3）リーチング時間，（5）マイクロスリップ生起頻度，（8）リーチング時の姿勢変化の4項目である．課題遂行時間に関しては，統制群より視野狭窄群で25秒の延長がみられた．リーチング時間では，統制群より視野狭窄群で左手リーチング時間

表 1 マイクロスリップのタイプ別出現数の増減（平均；SD)

	統制群	狭窄群
軌道の変化	+0.2 (1.2)	+1.0 (2.7)
蹴　踏	+0.2 (1.5)	+2.0 (2.3)
接　触	+0.0 (0.0)	+0.2 (0.4)
手の形の変化	−0.4 (0.5)	+2.2 (2.0)

が 4.8 秒延長し，右手でも 6.2 秒延長した．マイクロスリップ生起頻度に関しては，統制群より視野狭窄群で 7.4 回と増加が観察された．マイクロスリップのタイプ別にその出現数の増減をみると（**表 1**)，「軌道の変化」に関して，両群間の出現数の増減に有意な差は認められなかった．同様に，「蹴踏」と「接触」の出現数の増減にも統制群と狭窄群の間に有意な差は認められなかった．

以上 3 つのタイプのマイクロスリップに対して，「手の形の変化」に関しては，統制群と狭窄群の間にその出現数の増減に有意な差が認められた．上記のように統制群と狭窄群の間に有意な差が認められたのは「手の形の変化」のみで，狭窄群では著しい増加が確認された．

リーチング時の姿勢変化に関しては，客体 1 と 11 へのリーチング時の姿勢の変化を観察した．統制群では，**図 32** に示すようにベースライン試行時と本試行時で著明な姿勢変化は認められなかった．これに対して，狭窄群では**図 33** のように姿勢ののけぞりや前傾，リーチングに用いる手の左右の入れ替わりなどの変化が認められた．

❸ 本研究における狭窄群が置かれている状況—基礎的定位づけシステムの崩壊

両眼視野狭窄眼鏡を装着した際，環境全体が同時的に見ることができない状況となる．視野は左右それぞれ狭い単眼視野に 2 分割され，周辺視野や視野中央部が欠損する場合もあれば，一方の視野を無視し片眼の視野のみが意識されることもある．また，視野の方向性，両眼の関係性は固定的なものとなり，眼球運動も制限される．そのため，両眼視差による奥行き知覚が制限され，対象操作においては，自分の手の位置すらわからなくなることもある．コーヒー入れという課題遂行に際して，客体間の配列の認知が困難となり，立体感や客体と自己身体の距離，自己身体（上肢）の空間的位置関係を捉えにくくなり，リーチングの間中，手と手の向かう方向を見続けなければいけない状況となる．そのため，客体へのリーチングに時間がかかり，狭窄群においてリーチング時間，課題遂行時間が延長したと考えられる．このような状況で，狭窄群に起こっている知覚の変化を「知覚循環」から考える．Gibson は[26]知覚を支える環境への注意のモードとして，5 つの下位システム（視るシステム，聴くシステム，味わう・嗅ぐシステム，接触のシステム，基礎的定位づけシステム）からなる知覚システムとしている．この 5 つのシステムはどれも単独に機能することはなく，同時並列的に協調している．中でも「基礎的定位づけシステム」は支持面への定位，すなわち，身体の安定を司るシステムであり，ほかの 4 システムの基

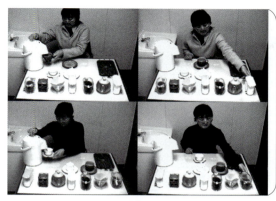
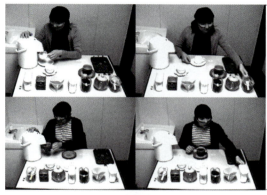
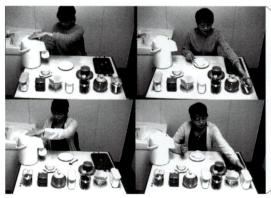

図32　統制群のリーチング時の姿勢
写真はいずれも左側が客体1へのリーチング，右側が客体11へのリーチング．また，上段がベースライン試行時，下段が本試行時．客体1へのリーチング，客体11へのリーチングともベースライン試行時と本試行時に姿勢での変化は認められない．

礎となる．「基礎的定位づけシステム」の崩壊はほかのシステムの機能障害をもたらすが，その逆もまた真である．

❹ 基礎的定位づけシステムの再構築

狭窄群は「視るシステム」の機能が制限された．それは同時に「基礎的定位づけシステ

第Ⅱ章　実践的評価　治療

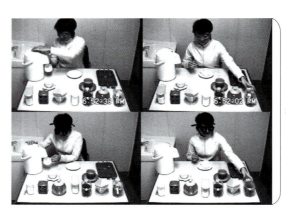

被験者 E1

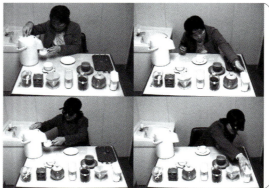

被験者 E2

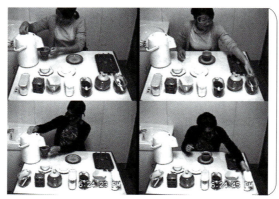

被験者 E3

図33 | 狭窄群のリーチング時の姿勢

写真はいずれも左側が客体1へのリーチング，右側が客体11へのリーチング．また，上段がベースライン試行時，下段が本試行時．被験者E1では湯を注ぐ際に姿勢が前傾になり，E2では湯を注ぐ際にのけぞり，客体11へのリーチングの際にリーチングに使用する上肢が左右逆転し，その手の握りも変化している．また，E3でも同様に湯を注ぐ際の姿勢ののけぞりや客体11へのリーチング時の前傾が観察される．

ム」をも制限することを意味する．狭窄群は「いま，自分の身体がどうなっているのか」という「自己定位」が崩れ，次の行為につながる知覚情報が得られにくい状況に陥っていたと考えられる．課題を達成するためにはサブゴールを省略することは許されず，なんらかの方法で1つずつクリアしなければならない．つまり，課題遂行にあたっての戦略を変更する必要があったと考えられる．課題遂行時間，リーチング時間の延長は，単に行為の滞りの結果として捉えるのではなく，「長い時間をかけてでも情報を得て，失敗なく課題達成する」というような戦略の変更の1つであったとも捉えられる．事実として，狭窄群は大きな失敗を起こすことなく，1つのゴールに収束し，課題を達成した．

　それでは「視るシステム」の制限により「基礎的定位づけのシステム」が崩れ，「自己定位」すら困難と思われる状況の中で，いかにして課題を達成し，ゴールへ向かうことが可能となったのか．これはひとえに，転倒することなく続く全身的な振る舞いの変化によるものと考えられる．その振る舞いの変化を観察する際，Klein-Vogelbach[4]が機能的運動力学の中で展開した運動の拡がりの支援活動（buttressing continuing movement）の考えが有用と思われる．

　狭窄群では，リーチング時の前傾，のけぞりといった，一見リーチング動作に相反する姿勢制御の崩れのような体幹の反応の変化が観察された．しかし，これらの体幹の変化はCAを利用した支援活動やCWの活性化など，より安定した支持面へ基礎定位するための全身的な運動の拡がりといえる．CAとは，運動の拡がりによって移動した身体と拮抗する身体の筋活動による制動を示し，重心を落とす支持面の積極的な変更が起きる（図33-E2右下，E3右下）．またCWの活性化とは，運動の拡がりによって移動した身体とは逆方向にほかの身体を移動させる，体を利用したやじろべい様の制動のことである．この場合，重心を落とす支持面の積極的な変更は少ないとされている（図33-E1左下，E3左下）．

　狭窄群は「視るシステム」に重大な問題を抱えた状況においても，この「能動的な動き」の中で，姿勢制御を整え，現在の自己身体（狭窄状態）に見合った「基礎的定位づけシステム」を再構築し，それに伴う各知覚システム間の協調的な働きを再獲得した（自己組織化した）と考えられる．そのプロセスの中で，「コーヒーを入れる」という目的を成しとげるための運動形成に有用な知覚情報を探索し，修正・変更するマイクロスリップが無自覚的に生じ，ゴールへ向かうことができたと考えられる．

❺ マイクロスリップの役割

　課題を遂行するうえで，マイクロスリップが果たしていた役割について考えると，狭窄群においてマイクロスリップの有意な増加が認められた．タイプ別の増減数の比較では，狭窄群において，先行研究においては最も生起頻度が少ないとされる「手の形の変化」の有意な増加が認められた．狭窄群における「手の形の変化」は，客体へのリーチングの最終域において急速に前腕をひねるような動きや，リーチング到達の直前に客体を把持しようとする手の形状が変わるなどとして観察された．リーチングに際しては，手の運動開始に先行してターゲットに対する視覚的探索が開始される[27]．その後，その対象に手が届く

前に，対象の形や大きさ，傾きに合わせて手の形を作る．これはプレシェイピング（pre-shaping）と呼ばれるが[28]，狭窄群は視覚に制限を受け，手と，手の向かう方向を見続けなければいけないことから，対象の位置や大きさ，形，重さなどを同定する予期制御が障害され，有効なプレシェイピングを形成することなく対象物に近づき，到達直前で無自覚な気づきが生じ，マイクロスリップとしての「手の形の変化」を生起させたのではないかと考えられる．つまり，マイクロスリップは，視覚制限によって起こり得るミスを未然に防ぐための修正運動として有用な役割を果たしていたと考えられる．

　宮本ら[29]は，系列的行動においては，次の動作やターゲットの操作前に予期的に探索を行うことが多いと述べ，次のターゲットへの手の運びに先行して開始される視覚的探索とリーチング運動との間に遅延や空間的なずれなどなんらかの齟齬が生じ，それがマイクロスリップを生んでいるという可能性を示唆している．今回，被験者に課した視野狭窄という視覚制限は，視覚的探索と滑らかなリーチングを阻害するものと考えられ，そのような条件下においてマイクロスリップが増加したという事実は，この仮説を支持するものとなり得るのではないかと考えられる．また，マイクロスリップの生起場面について検証すると，狭窄群，統制群にかかわらず，マイクロスリップの約70％はサブゴールの移行時に生起していた．

　今回，統制群，狭窄群にかかわらずすべての被験者の課題遂行手順は，「カップを置く」「コーヒーの粉を入れる」「砂糖を入れる」「クリームを入れる」「湯を注ぐ」「かき混ぜる」というサブゴールを達成することから成り立っていた．コーヒーの量，カップの位置は一定ではなく，被験者にとって環境は刻々と，多様に変化する．無自覚な修正，変更である「マイクロスリップ」がサブゴール移行時に多く生起するという事実は先行研究においても報告されているが，本研究において，視野狭窄下においても，マイクロスリップが多く生起する場面は「サブゴール移行時」であるという結果が得られた．つまり，「視るシステム」に制限を受けたとしても，「サブゴール移行時」という新たな客体へのリーチングが起こる局面において，これは，いくつもの行為が許されるような局面を示し，このとき，環境の情報探索がなされていたと考えられる．

　また，行為の達成においては，「砂糖を入れるために，スプーンを持つ」などの各サブゴール内での客体の操作，使用などという要素的な行為の単なる切り貼りだけでなく，サブゴール間の結合を促す探索的活動が不可欠である．今回，課題遂行時間やリーチング時間が長くなったにせよ，すべての被験者が最後までサブゴールをつなぎ，行為を達成した．三嶋[23]は，「人間が行為の中で達成しているのは，手続きではなく課題そのものの意味である」と述べている．今回，被験者にとって「コーヒー入れ」課題は，過去に経験したことのある行為であった，もしくは「インスタントコーヒー」という概念を有しており，結果を予測できる明瞭な課題であったからこそ達成できた．このように行為者にとって，課題が明瞭であれば，知覚，身体に制限を受け遂行時間は多くかかってしまうが，課題そのものの意味は保持され，サブゴールをつなぎ，行為を達成できると考えられる．こ

のように，マイクロスリップは被験者が課題やその結果を予測できることに依存し，知覚の制限の有無に関係なくサブゴール移行時に重要な役割を示しているのではないかと考えられた．

❻ マイクロスリップ研究の意義

リハ対象者の場合，視覚的な問題がない場合でも基礎的定位に問題を有する者が多い．たしかに，本研究で観察されたような「手の形の変化」を含むマイクロスリップの増加は，視るシステムの障害に起因した知覚システムの再構築過程に特有の現象であるかもしれないが，今回の研究から得られた内容は，リハでの訓練に対し，障害者がスムーズな行為を獲得するために必要な知見を与えている．1つの行為を構成する要素的な部分（サブゴール内）のみを繰り返し練習するのではなく，課題を明確にし，サブゴールをつなぎ，一連の行為を最後まで練習することが重要であること，なんらかの知覚情報の制限を受けた中でサブゴールをつなぐためには，情報を得るための積極的な姿勢変換を支援していくこと，リーチングと同時に手の形を客体に合わせ誘導していくことなどが挙げられる．そして，その過程で行為の「よどみ」が観察されたとしたら，それは対象者が環境と出会い，探索が起こっている兆しとして捉えていくことが重要ではないかと考えられる．

〈文 献〉

1）島　泰三：親指はなぜ太いのか―直立二足歩行の起原に迫る．中央公論新書，2003

2）Porshnev BE, et al：The troglodytidae and the hominidae in the taxonomy and evolution of higher primates. *Current Anthropology* **15**：449-456, 1974

3）多賀厳太郎：脳と身体の動的デザイン―運動・知覚の非線形力学と発達．金子書房，pp136-139，2002

4）Klein-Vogelbach S：Functional kinetics. Springer-Verlag, Berlin, pp74-143, 1976

5）松田哲也，他：クライン-フォーベルバッハの運動学の紹介―その概念とリーチ動作を中心に．OTジャーナル　**47**：708-714，2013

6）松田哲也，他：テレビゲームにおける連打動作がバランス反応に及ぼす影響について．作業療法　**22**：143，2003

7）冨田昌夫：Kiein-Vogelbach の運動療法．理学療法学　**12**：297-304，1994

8）Ramachandran VS（著），山下篤子（訳）：脳のなかの幽霊，ふたたび―見えてきた心のしくみ．角川書店，pp23-32，2005

9）玉垣　努，他：頸髄損傷へのアプローチ．ボバースジャーナル　**22**：26-33，1999

10）エドワード・S・リード（著），佐々木正人（監）：アフォーダンスの心理学―生態心理学への道．新曜社，pp173-175，pp193-196，2000

11）玉垣　努：行為と基礎定位．日本生態心理学会第1回論文集，pp99-103，2004

12）玉垣　努：行為と姿勢制御―頸損患者の行為を通して．作業療法　**19**：533-537，2000

13）玉垣　努：セラピストの治療手技の分析．第19回リハ工学カンファレンス講演論文集，pp205-206，2004

14）玉垣　努，他：作業療法における徒手的介入手技の分析．神奈川県総合リハビリテーションセンター紀要　**33**：37-46，2008

15）宮内繭子，他：熟練セラピストと初心者の治療手技の比較．第22回リハ工学カンファレンス講演論文集，pp199-200，2007

16）玉垣　努：脊髄損傷における上肢機能へのアプローチ．山本伸一（編）：作業療法における上肢機能アプローチ．三輪書店，pp83-89，2012

17）Lederman SJ, et al：Hand movements；a window into haptic object recognition. *Cogn Psychol* **19**：

342-368, 1987
18) 松田哲也：視覚制限下の行為における知覚情報の探索―マイクロスリップの出現と姿勢の変化．生態心理学研究　**4**：31-38，2009
19) Reed ES, et al：The neuropathology of everyday life；on the nature and significance of micro-slips in everyday activities. Unpublished manuscript, 1992
20) Norman DA：Categorization of action slips. *Psychological Review* **88**：1-15, 1981
21) Reason J：Actions not as planned；The price of automatization. In Underwood G, et al（eds）：Aspects of consciousness. Vol. 1. Psychological Issues, Academic Press, New York, pp67-89, 1979
22) 鈴木健太郎，他：アフォーダンスと行為の多様性―マイクロスリップをめぐって．日本ファジィ学会誌　**9**：826-837，1997
23) 三嶋博之：エコロジカル・マインド―知性と環境をつなぐ心理学．日本放送出版協会，pp202-207，2000
24) 廣瀬直哉：スムーズでない行為の流れを記述する試み―マイクロスリップの分類．生態心理学研究　**1**：19-24，2004
25) 佐々木正人，他：アフォーダンスと行為．金子書房，p55，2001
26) JJ ギブソン（著），佐々木正人，他（監訳）：生態学的知覚システム―感性をとらえなおす．東京大学出版会，pp55-68，2011
27) Cook AS, et al：Motor control；theory and practical applications. Lippincott Williams & Wilkins, 2001（クック AS，他（著），田中　茂，他（監訳）：モーターコントロール―運動制御の理論と臨床応用　原著第2版．医歯薬出版，2004）
28) Jeannerod M：The formation of finger grip during prehension；a cortically mediated visuomotor pattern. *Behav Brain Res* **19**：99-116, 1986
29) 宮本英美，他：マイクロスリップ―持続するタスク制約下の修正運動．生態心理学研究　**1**：141-146，2004

4 応用動作分析—活動への介入技術

> 参考資料

模擬片麻痺者の上肢のROM練習（閉眼片脚立位）

1. 実施項目
① 実施する動作の規定は，被験者は閉眼片脚立位，模擬片麻痺者[*1]とする．
② セラピスト役の人は被験者の肘と手背を持ち（**写真1**），設定位置肩屈曲90°位から屈曲180°，また肩屈曲90°位に戻し，肩水平伸展180°にした後，設定位置肩屈曲90°位に戻す．ROMを実施する．
③ 2人一組で実施する．転倒に対して配慮する．安全性に気をつけて実施する．

[*1] 模擬片麻痺患者：片麻痺者の半身に感覚・運動麻痺があり支持面の知覚しにくさを再現するために，視覚定位と姿勢保持地面を狭くした状況と設定し，立位での閉眼，片脚立位とした．

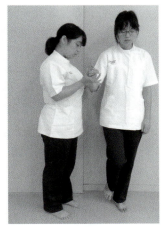

写真1 閉眼片脚立位のROM

2. 評価
① 目的はROMであるため，できるだけ緊張せずに力が抜けた状況で実施すべきである．そのため評点は，苦痛，もしくはうまく立てない，もしくは転倒したら（不快）0とし，力が抜けて気持ちよく全可動域が実施できた場合を10とするvisual analog scale（VAS）主観評価とし，ここだと思うところに縦線を引く（**図1**）．その際，被験者はセラピスト役に告げず記入する．
② 練習を行う前に実施してみて，最初の評価を行う．練習を1時間実施後，時間があれば5～10分休憩後，初回と同様の設定にて評価を実施する．

3. 練習内容
1）自分の身体を知る
　＜自分の重心[*2]位置を知る＞2人組み
　立位にて自分の足部を感じる．足部を感じるとき

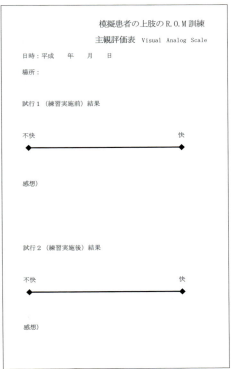

図1 被験者の主観評価表

315

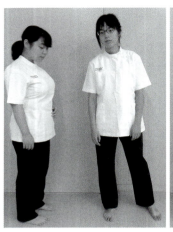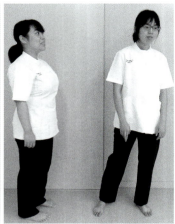

写真2 自分の支持面を知る

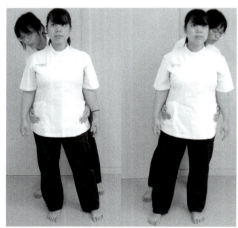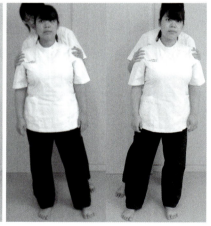

写真3 他者の支持面を知る

＜ワンポイントアドバイス＞

　重心位置をどうしてもセラピスト役がわからない場合は，被験者が**写真2**で実施したように自らの重心位置を探索し，セラピスト役はその動作についていき，次に，その動作を再現するように行う．

に実施した<u>自分の身体の振る舞い</u>を知る．

　①左右の足部に展開して真ん中を提示する→重心位置を自覚する．

　②前後左右の足部を感じて真ん中を提示する→重心位置を自覚する．

　セラピスト役は，相手に実施するときの指標となるため，その動作をきちんと観察する（**写真2**）．

*2 自分の重心：本来は床反力中心であるが，便宜上重心と提示する．

2）安定した立位で支持基底面の知覚を誘導する

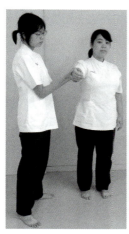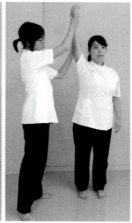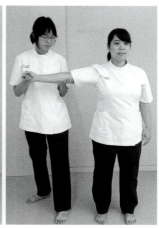

写真4 率先して上肢を動かす

＜ワンポイントアドバイス＞
　どうしても足元を見てしまう人が多いようである．視覚は強い知覚なので，触角系（リモートタッチ）の探索の場合は見ないほうがわかりやすくなる．

　＜相手の重心位置を知る＞2人組み
　立位にて相手の腰や肩に手をあて足部を感じる練習．セラピスト役は誘導しながらどの部位に重心（足底の荷重部位）があるかを提示する（**写真3**）．被験者役は合っているかどうかをフィードバックする．
　①左右の足部に展開して真ん中を提示する→重心位置を提示する．
　②足部の前後を感じて真ん中を提示する→重心位置を提示する．
3）安定した立位場面で上肢のROM訓練
　2）の①②で感じた重心を，操作手側の足部の上にのせて実施してみる（**写真4**）．このとき，重心位置が変化しないように上肢を動かすように心がける．本来上肢を動かすと重心は変動するため難しいかもしれない．
4）閉眼片脚立位場面で上肢のROM訓練
　①閉眼片脚立位にて相手の腰や肩に手をあて，片足足部の支持面[*3]を感じる練習（**写真5**）．
　（1）足部の左右を感じて真ん中を提示する→相手の支持面を感じて提示する．
　（2）足部の前後を感じて真ん中を提示する→相手の支持面を感じて提示する．
　②閉眼片脚立位にて相手の上肢に手を添え，支持面を感じる練習（**写真6**）．
　思ったより支持面の範囲は狭いので，慎重に探索する．
　（1）足部の左右を感じて真ん中を提示する→相手の重心位置を感じて提示する．
　（2）足部の前後を感じて真ん中を提示する→相手の重心位置を感じて提示する．
5）不安定な閉眼片脚立位で上肢のROM訓練
　閉眼片脚立位にて相手の上肢に手を添え，手のROM訓練を実施する（**写真7**）．

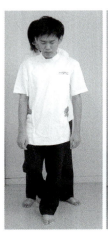
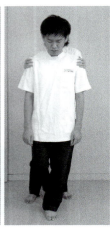

写真5 閉眼片脚立位の支持面を知る

＜ワンポイントアドバイス＞
　思ったより支持面の範囲は狭いので，慎重に探索すること．倒れないように強く支えてしまうと，かえって倒れてしまいやすくなり，わかりにくくなる．被験者の自律的な姿勢反応を阻害しないように実施する．

[*3] 支持面：ここでいう「支持面」は，倒れないで支えてくれる重心範囲とする．

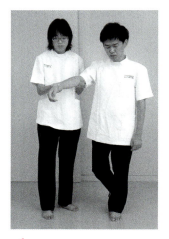

写真6 上肢から片足の支持面を知る

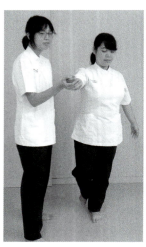
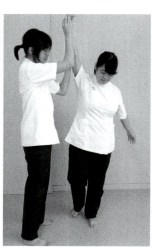
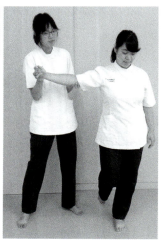

写真7 閉眼片脚立位で上肢のROM

＜ワンポイントアドバイス＞
　すべての練習のコツを総動員してやってみよう．世間話やよそ見をしながらできるようになれば，食事や書字などの課題への介入時に応用できる．

4 応用動作分析―活動への介入技術

模擬頸髄損傷者の上肢の ROM 練習（バルーン上）

1. 実施項目

①実施する動作の規定は，被験者は足がつかない状況でバルーンに座し，模擬脊損者[*1]とする．

②セラピスト役の人は被験者の肘と手背を持ち，設定位置肩屈曲 90°位から屈曲 180°，また肩屈曲 90°位に戻し，肩水平伸展 180°にした後，設定位置肩屈曲 90°位に戻す．ROM を実施する．

③安全に配慮するため，4 人一組で実施する．必ず前後方に待機し，後方転倒に対して配慮する．前方側方に関しては，被験者やセラピスト役の人が配慮する．安全性に気をつけて実施する．

[*1] 模擬脊損者：下半身の運動・感覚障害を持つ脊髄損傷者を実感するために，ある程度の高さに置かれたバルーン上に座り，支持面の知覚しにくさと恐怖心を体験する．

2. 評価

①目的は ROM であるため，できるだけ緊張せずに力が抜けた状況で実施すべきである．そのため評点は，苦痛，もしくは座れなかったら（不快）を 0 とし，力が抜けて気持ちよく全可動域が実施できた場合を 10 とする visual analog scale（VAS）主観評価とし，ここだと思うところに縦線を引く（図 1）．その際，被験者はセラピストに告げず記入する．

②練習を行う前に実施してみて，最初の評価を行う．練習を 1 時間実施後，時間があれば 5～10 分休憩後，初回と同様の設定にて評価を実施する．

3. 練習内容

1）自分の身体を知る

＜自分の重心位置を知る＞2 人組み

端座位にて自分の坐骨を感じる．坐骨を感じるときに実施した自分の身体の振る舞いを知る（写真 8）．

①左右の坐骨に展開して真ん中を提示する→重心位置を自覚する．

②坐骨の前後を感じて真ん中を提示する→重心位置を自覚する．

相手に実施するときの指標となるため，セラピスト役はその行為をきちんと観察する．

2）安定した支持面上で基礎定位を誘導する

＜相手の重心位置を知る＞2 人組み

①端座位にて相手の肩や体幹に手をあて，坐骨を感じる練習（写真 9）．

（1）左右の坐骨に展開して真ん中を提示する→重心位置を提示する．

（2）坐骨の前後を感じて真ん中を提示する→重心位置を提示する．

②端座位にて相手の上肢に手を添え（肘と手背部），坐骨を感じる練習（写真 10）．

（1）左右の坐骨に展開して真ん中を提示する→相手の重心位置を感じる．

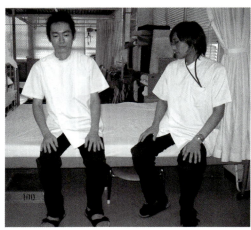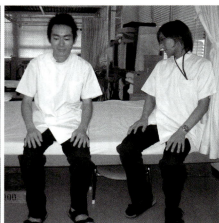

写真8 ｜ 自分の支持面を知る

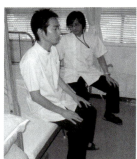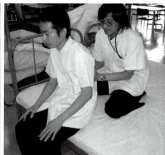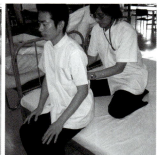

写真9 ｜ 他者の支持面を知る

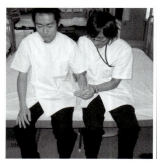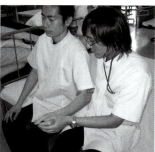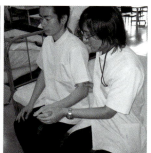

写真10 ｜ 手から他者の支持面を知る

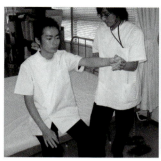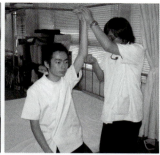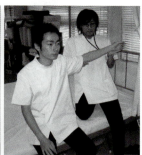

写真 11 ｜ 安定して上肢を動かす

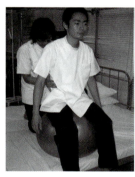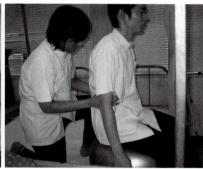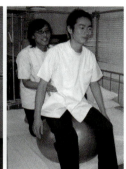

写真 12 ｜ バルーン上の支持面を知る

（2）坐骨の前後を感じて真ん中を提示する→相手の重心位置を感じる．

3）安定した座位場面で上肢のROM訓練

2）の①②で感じた重心を，操作手側の坐骨の上にのせて実施してみる（**写真 11**）．

ここから少し危ない練習になるので，4人組みで実施する．被験者は足がつかない状況で（例：台の上など）バルーンにのる．はじめは椅子や台を利用して足がつくようにして座り，セラピスト役の人が手を添えたところで合図とともに台をはずす．

残った2人は，危険防止のため前後にいて，倒れたときの介助要員として気をつけておくことと，2人の状況を客観的に観察する．

4）不安定なバルーン上で基礎定位を誘導する

①バルーン上の座位にて相手の肩や体幹に手をあて，支持面を感じる練習（**写真 12**）．

　（ここでいう支持面は倒れないで支えてくれる重心範囲とする）4人組み

（1）左右の支持面に展開して真ん中を提示する→相手の重心位置を感じて提示する．

（2）支持面の前後を感じて真ん中を提示する→相手の重心位置を感じて提示する．

②バルーン上の座位にて相手の上肢に手を添え，支持面を感じる練習．

（1）左右の支持面に展開して真ん中を提示する→相手の重心位置を感じて提示する．

（2）支持面の前後を感じて真ん中を提示する→相手の重心位置を感じて提示する．

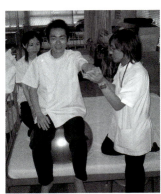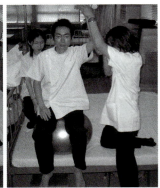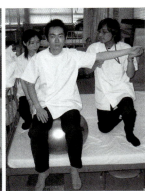

写真 13 バルーン上で上肢の ROM

＜ワンポイントアドバイス＞
　すべての練習のコツを総動員してやってみよう．世間話やよそ見をしながらできるようになれば，食事や書字などの課題への介入時に応用できる．

5）不安定なバルーン座位で上肢の ROM 訓練
　バルーン上の座位にて相手の上肢に手を添え，手の ROM 訓練を実施する（**写真 13**）．

第Ⅲ章

実践例

疾患別
事例別
アプローチ

第Ⅲ章　実践例　疾患別 事例別アプローチ

1 典型的な運動機能障害の片麻痺患者への知覚循環に基づいたアプローチ

浜松市リハビリテーション病院リハビリテーション部　PT　**森下　一幸**

1．事例の特徴

1-1　症例紹介

　30歳代，女性．発症時，左片麻痺・感覚障害が出現し救急搬送．CTにて右側頭-頭頂葉の脳動静脈奇形（arteriovenous malformation，以下 AVM）からの脳出血．同日，血腫除去術施行．1カ月後 AVM塞栓術施行（図1）．発症後，40病日にて当院へ転院．3カ月間，回復期病棟でのリハビリテーション（以下，リハ）後自宅退院．以降，週1～2回の外来リハ継続中．

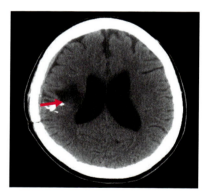

図1　術後CT画像
CT所見では，右放線冠から大脳皮質にかけ虚血巣残存．1次運動野，1次感覚野にも達している．

1-2　臨床像

　意識清明で言語能力に問題はないが，作動記憶・注意集中力に若干の低下あり．Brunnstrom recovery stage（以下，BRS）は上肢Ⅲ，下肢Ⅳ，手指Ⅱ．感覚重度鈍麻で上下肢とも末梢部に強い痙性がみられる．基本動作は一通り自立し，電車・バスでの通院が可能なレベル．プラスチック短下肢装具（shoe horn brace，SHB）を使用し歩行自立．歩行時の特徴は過度の骨盤前傾位と麻痺側立脚時の back knee，および麻痺側遊脚時の麻痺

側骨盤引き上げと下肢伸展パターンによる内反尖足出現である．非麻痺側重心による非対称姿勢あり．

2. 事例の理解

症例のhopeは復職（事務職）と自動車運転，および歩容の改善であった．体幹の安定に欠け腰背部の持続的収縮により肩甲骨，骨盤可動性が低下し，座位・立位の姿勢調整に対し頸部-胸郭-肩甲骨の分節的な動きがみられない．支持基底面内の重心移動は最小で身体末梢部が大きく動くカウンターウエイト（counter weight，以下CW）の活性化による姿勢制御になっており，支持面上での知覚循環が限定的となっている（図2）．これにより支持面を含む，周囲環境への感受性が低下し身体内部の変化の少なさが情動の惹起低下につながっている．意欲や欲求など感情として意識に上りにくくなり，注意，集中力，記憶といった高次脳機能の低下にもつながり得る．

座位，立位の抗重力姿勢において腰背部は持続的に活動し，相反的に体幹前面筋の活動機会は縮小している．頸部屈筋，腹斜筋，腹直筋の弱化もあり，背臥位からの頸部屈曲も努力を要する状態にある（図3）．肩甲骨は挙上・外転し，上肢内転・内旋位であり両側肩甲帯は前方屈曲位で，座位・立位において上部体幹は屈曲姿勢にある．前方への回転モーメントに対し広背筋が作動し，肩甲骨・上肢の自由度を制限するとともに，広背筋の遠心性コントロールを阻害している．肩甲骨，股関節周囲は低筋緊張でclosed kinetic

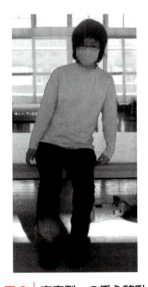

図2　麻痺側への重心移動
頭部が支持基底面外に偏位しCWの活性化による姿勢制御が優位．

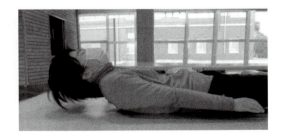

図3　背臥位からの頸部屈曲
末梢部からの運動の拡がりがみられず頸部伸展位で胸郭が持ち上がる．

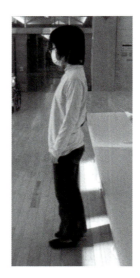

図4 矢状面立位姿勢

頸部前方突出し胸郭屈曲位，腰椎過伸展し骨盤前傾位．股関節伸展位での姿勢保持が困難で，前後バランスをCWの活性化により身体各部位でつり合いを合わせた姿勢となっている．

chain（以下，CKC）での反応性も低下しており，深部筋の活動性低下がうかがえた．この時点で抗重力姿勢における身体軸形成はなされておらず，ダイナミックスタビライゼーション（dynamic stabilization，以下DS）の状態を築けていない．支持面を含む環境とのかかわりへの準備状態になく，自身の身体内部で整合性を合わせ回転モーメントに対する姿勢制御が主体となっている（図4）．

非麻痺側バランスは比較的よく，非麻痺側での片脚立位や麻痺側からの起き上がり，横座りなど非麻痺側でのCWの活性化が強く作動するものの姿勢保持は可能であるが，姿勢変換の連続性やスムーズさに欠けている．

3. 具体的治療方針とアプローチ

3-1 治療方針

支持面上での基本動作を通し，視覚と体性感覚のマッチングを図る．CKCの状態から支持面に対し重力・従重力方向の変化を作り，体幹・中枢関節周囲の深部筋の活性化と広背筋を中心に表在筋の遠心性コントロールを促す．床上座位〜横座りへの姿勢変換動作を通し身体軸を作り，支持面の連続的な変化の中で支持面の上に身体を積み重ねるイメージでDSの状態に近づける．

3-2 具体的アプローチ

腹臥位姿勢で腹式呼吸を行い，横隔膜を含む体幹深部筋の活性化と腰背部表在筋の筋活動を緩和する．症例のタイミングで呼吸し，努力性呼吸にならないようにお腹を膨らませて吸気する．呼気は口をすぼめて，ゆっくり，少し強く長めにお腹をへこましながら行

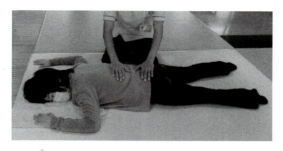

図5 腹臥位姿勢での腹式呼吸

吸気時には骨盤後方傾斜を，呼気時には骨盤前方傾斜を誘導する．骨盤の動きより支持面上を骨盤が転がりながら上下に移動するよう誘導し，呼吸のタイミングに合わせて徐々に動きを大きくしていく．

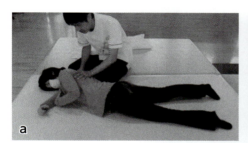
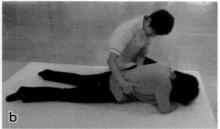
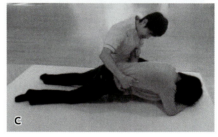

図6 パピーポジションによる誘導

a：パピーポジションから支持面への適応
b：パピーポジションからブリッジ動作．頭部方向より脊椎一つひとつを連続的に挙上するよう誘導．
c：ブリッジよりパピーポジションへ．大腿部より徐々に支持面に接するよう，分節的に連続的に誘導．

う．自身の胸郭の重さも利用し支持面への適応を促していく．さらに，仙腸関節から腸骨付近に手を添え呼吸に合わせて骨盤の前後傾を誘導する（図5）．

パピーポジションでは上肢-肩甲帯のCKCを利用し肩甲骨周囲深部筋の活性化を図る．左右に寝返っていく動作により，支持面への連続的な展開を通し，視覚情報と体性感覚のマッチングを図るとともに，広背筋の遠心性コントロールを経験する（図6-a）．さらに，パピーポジションから体幹を持ち上げるブリッジ動作により，横隔膜を含む腹部前面筋の活性化と腰背部筋の遠心性コントロールを誘導する（図6-b）．この際，腹部を持ち上げ

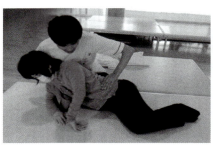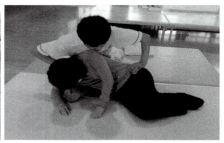

図7 Side bridge における支持面上での動きを誘導
努力的な動きとならないよう，対象と接触面を増やし一緒に動くよう意識する．

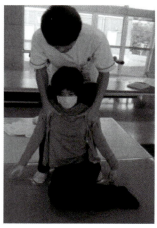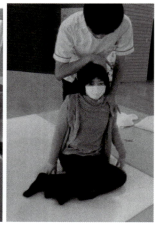

図8 横座り姿勢での誘導
支持面の上で頭部からの身体軸を作るよう細かく動く．

ることを目的とするのではなく，胸郭を肩甲骨の下制-外転運動から重力方向に挙上し，脊柱を頭部方向から連続的かつ分節的に挙上するよう誘導する．下部胸椎が最高点に達した後，腰椎伸展-骨盤前傾まで動きを誘導する．最終域まで達した時点から，骨盤後傾-腰椎屈曲の順にもとの開始肢位まで同様に連続的かつ分節的に誘導する（図6-c）．

　Side bridge の姿勢から接している支持面上を動き，上肢・下肢のCKC コントロールを誘導する．体幹筋の求心性コントロールになると動き自体が目的となり知覚循環が限定的となるため，身体全体で支持面上を動くよう誘導する．下になった股関節周囲の動きでは，骨盤-脊椎の分節的な動きを協調できるよう促す（図7）．

　床上座位より横座り位への姿勢変換動作の中で，支持面との接点に頭部-体幹-骨盤の身体軸を保ちながら支持面の連続的な移動（DS）を誘導する．横座り位において大転子周囲を小さく細かく移動することで，股関節周囲および体幹の深部筋の活性化と分節的な姿勢調節を期待する（図8）．抗重力伸展活動に際し，体幹筋の遠心性制御を引き出すことで，

運動の拡がりに対し移動に拮抗する筋の活動で姿勢を制御するカウンターアクティビティ（counter activity，以下 CA）を促す．

4. 結果と考察

4-1 結　果

　身体全体でシステムとして支持面を知覚し，支持面上に積み上がる状態（DS）に近づくことで，身体軸が形成できる．体幹深部筋が活性化され，表在筋の連結ではなく細かな姿勢調節が可能となる．支持面上で動くことで生じる変化に対し感受性が高まり，座位での重心移動に対する反応として CW の活性化での姿勢制御のみならず，CA の要素も加わることで座位バランスのバリエーションが拡がった（図 9-a）．立位姿勢においても，持続収縮していた腰背部の表在筋が緩和し，骨盤後傾-胸郭伸展位の抗重力姿勢をとれるようになり改善した（図 9-b）．

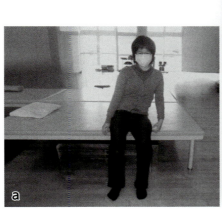
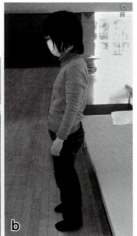

図 9　治療後
a：治療後座位．CA の要素が加わり上部胸郭の分節性が改善している．
b：治療後立位．支持面の上に積み上がる効率的な姿勢（DS）に改善．

4-2 考　察

　表在筋によって，過剰に連結された姿勢では支持面の変化を知覚することが難しい．支持面にしっかり接して細かく動くことにより，支持面との間に変化を起こし姿勢調節筋として深部筋が活性化される．基本動作のかかわりの中で自己の身体と環境との相互関係を知覚できるように誘導することが重要である[1]．体幹が不安定になると「より安全に安定

して」という姿勢変化の自由度が凍結しバランス戦略が固定化し，DSがとれなくなる．横隔膜など深層安定筋を活性化し，表在筋を姿勢維持のための活動から解放し，バランス戦略の選択の自由度を改善させる必要がある[2]．また体幹にねじれや曲がり，伸びが増強し胸郭と骨盤帯の横軸・長軸の配列に問題が生じると，腰部骨盤帯のローカルシステムが破綻する．機能維持には，胸郭と骨盤帯を正しく配列させることが必要である．胸椎伸展性を高め，肋骨の配列が水平面に近くなるような姿勢改善が横隔膜の動きの再建につながり，下位胸郭の運動性を高めるための1つの戦略となる[3]．

　体幹深部筋の活性化により，変化に対し感受性の高い状態を作り，基本動作を通してDSの状態に近づけるかかわりにより，姿勢調節の傾向性の変化を作ることが可能となる．

〈文　献〉
1）森下一幸，他：脳卒中片麻痺患者の胸郭の機能障害と理学療法．理学療法　**32**：605-613，2015
2）冨田昌夫：運動療法，その基本を考える．理学療法学　**37**：343-346，2010
3）柿崎藤泰：胸郭の病態運動学と理学療法．理学療法　**26**：431-440，2009

第Ⅲ章　実践例　疾患別 事例別アプローチ

2 Pusher syndrome を呈した左片麻痺患者の治療介入 —知覚循環に基づいた運動機能障害へのアプローチ

JA 静岡厚生連リハビリテーション中伊豆温泉病院理学療法科　PT　**藤原　潤**

1. はじめに

　中枢神経疾患に伴うさまざまな身体機能の障害は，起き上がりや立ち上がり，歩行といった基本的動作能力を低下させる．そして，われわれセラピストはそれぞれの障害に対して治療を行い，基本動作の再獲得を目指している．しかし，中枢神経疾患患者の持つ障害は複雑で，種々の機能障害が複雑に絡み合い，症候群という形で立ちあらわれていることが少なくない．今回，例として挙げる「押す人症候群（pusher syndrome，以下 pusher 症候群）」は中枢神経疾患患者に多くみられる症候群である．今回，知覚循環という観点で，筆者が関わった事例への治療介入について紹介したい．

　Pusher 症候群は中枢神経疾患患者がいわゆる非麻痺側肢で支持面を押しこみ，正中軸を越えて麻痺側方向へ倒れる現象である．Davies[1]は pusher 症候群の典型的な症状について，麻痺側から入ってくる刺激を認知する働きは，どの種類の知覚でも低下していると述べている．Pusher 症候群を呈した患者は，麻痺側の視覚情報や支持面情報も知覚しにくいため，体軸が傾き，歪んだ特異的な姿勢をとってしまう．また，臨床的には姿勢保持だけではなく，起き上がりや立ち上がりといった動作においても，pusher 現象を確認されることも多い．

2. 事例紹介

　70 歳代，男性．平成 X 年 9 月に出血性脳梗塞を発症，急性期病院での 30 日の入院を経て，リハビリテーション目的で当院入院となった．CT 所見では，右前頭葉から側頭葉を中心とする中大脳動脈支配領域に低吸収域を認めた．重度の左片麻痺を呈し，弛緩性の麻痺と重度の感覚障害を認める．訓練中の覚醒は維持されており，自発的に動くことは可能である．頭部や非麻痺側の上下肢は，空間に持ち上げるなどの粗大な動きが多く確認される．半側空間無視は机上検査上認められないものの，視線は常に右側を向いており，視覚の右側優位性が確認される．左側の身体は認識が乏しく，注意を向けることが困難な状

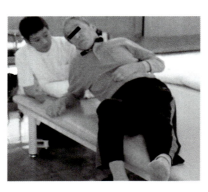

図1 起き上がり動作時にみられる pusher 現象

態である．

　背臥位姿勢では，非麻痺側である右側の肩甲帯周囲，下部胸郭から腰部，股関節周囲で支持面に接触する面が狭く，麻痺側方向への押しこみが確認できる．

　起き上がりは全介助である．頭部屈曲が出ない状態で，頸部屈曲で頭部を持ち上げ運動を開始し中枢側へ運動を拡げるが，支持面として知覚しづらい胸部より尾側方向へ運動を拡げることができない．介助下で on elbow へ移行するが，on hand への移行時に後方へのモーメントを自制できず，起き上がることができない（図1）．立ち上がりは全介助である．殿部離床後すぐに非麻痺側下肢で麻痺側方向へ押しこみ，麻痺側後方へ傾いてしまう．介助により，重心を正中方向へ戻そうとするも，非麻痺側下肢での押しこみで拮抗してしまう．麻痺側下肢は接地しているものの抗重力伸展活動は得られない．自己身体の傾きに関して本人にうかがうと，「右側（非麻痺側）に傾いて倒れそう」という訴えが聞かれる．

3. 事例の理解

　Pusher 症候群は前述のとおり，非麻痺側肢で支持面を押しこみ，正中軸を越えて麻痺側方向へ倒れる現象である．われわれが重力との関係で定位する際，視覚情報，体性感覚情報，前庭系による重力との位置関係といった知覚情報を統合し定位している．しかし本症例は，視覚情報を優位に取りこみ，外部環境に働きかけていることで麻痺側からの情報は知覚されず，結果として，pusher 症候群にみられる特異的な構えを呈してしまう．こうした構えは固着した姿勢を生み出し，固定的で自由度が乏しく，定位困難な状況を作り上げているものと考える．

　また，pusher 症候群の患者にみられる，過剰な筋緊張や，多動・多弁といった症状などは，交感神経が過剰に働いた状態である．治療ではとにかく床上で動いてもらい，これまで動きのなかった部分が伸びたり縮んだりする，いわゆる不動の状態から解放させることで，より安全に快適に，楽に動けるという快感を得てもらい，副交感神経系の働きを高めることから介入することが重要と考える．

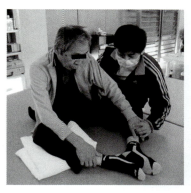

図2 座位におけるアプローチ
視覚情報と体性感覚情報を協調しながら，重力や垂直方向を知覚する．

4. 具体的治療方針と治療介入

　上記解釈をもとに，本症例への治療介入方法を以下にまとめる．まずは副交感神経の機能を高めた中で，各知覚情報を協調させながら重力，垂直方向への気づきを促す．そこから外部環境に働きかけ，柔軟で安定した運動の獲得を目指す．

4-1 固着性からの解放

　背臥位と腹臥位の姿勢変換動作や各姿勢で四肢を動かすなど，床面とのかかわりの中で変化が乏しかった身体を積極的に動かし，動ける身体を，床面情報を通じて知覚する．

4-2 重力・垂直方向の気づき

　視覚情報と体性感覚情報を同時に取りこみながら，それらを協調させることで重力や垂直方向への気づきを促す．胡座位で両下肢をさする，端座位で正中に立てたポールをさするなど，視覚情報，体性感覚情報をもとにして正中を定位しながら，外部環境に働きかける（図2）．

4-3 視覚と体性感覚，前庭系の協調

　立位での治療では，物体操作や移動を伴う動作など積極的に外部環境へ働きかける．物体の操作では，視覚情報は垂直を知覚する情報より操作する物体の情報が必要となる．その動作では体性感覚や前庭系を頼りにバランスをとり，動作を遂行する．動ける身体をもとに，視覚優位ではなく，各知覚情報を協調させながら外部環境に働きかけることで動作に変化を与える（知覚循環）．知覚循環による動作の傾向性の変化には，動かない身体から解放させ，動く身体をもとに積極的に働きかけることが治療の中で重要である（図3）．

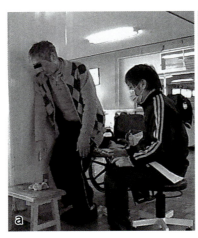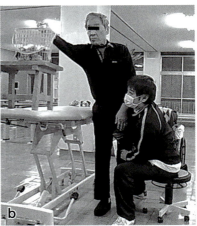

図3 立位におけるアプローチ
a：右側の壁の接触を手がかりにして下方にある対象物へリーチ．垂直方向を知覚しながら，従重力方向への運動．
b：右殿部を接触しながら，前上方へのリーチ，物体操作．右下肢のステップもするため，体性感覚情報を頼りに定位しながら動作を遂行する．

5．結果・考察

　前記の治療を継続して施行し，62日経過時，麻痺側下肢の荷重応答が得られ，なんとか自力で立位保持が可能となる．しかし，上肢を動かそうとすると再び pusher 現象が出現してしまい，立位姿勢を定位することができない．76日経過時では不安定ながらも，上肢を挙上しても立位を保つことが可能となった．視覚情報優位に動作を遂行する傾向のある本事例に対して，その後も引き続き，能動的に環境に働きかける中で，視覚と体性感覚，前庭系のそれぞれの協調を図った（図4）．退院間近となった118日経過時では，手すりや壁にもたれながらではあるが，下衣の上げ下ろしや下肢の接地位置の移動を含めた

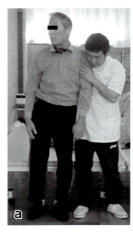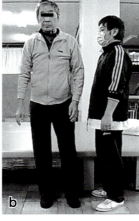

図4 立位姿勢の変化
a：入院14日経過時．左方向へ傾き介助で正中に戻そうとすると，左側へ押してきてしまう．
b：入院76日経過時．監視下で立ち上がり，立位保持が可能．上肢を挙上しても pusher 現象は出現せず．

排泄動作が，自力で可能となり，122日経過時に退院の運びとなった．

6. まとめ

　　Pusher症候群を呈した患者に対して今回，各知覚情報の統合と知覚循環という観点で考え，治療を進めてきた．われわれの運動が重力下の世界で行われていることを考慮すると，麻痺を呈したことによる筋出力異常や姿勢筋緊張の異常という視点だけではなく，自己の身体を通じて何を知覚し，どのような情報を手がかりに運動が創発されているかを捉えることも重要である．われわれが行う動作は知覚した情報に基づいて創発され，創発された運動に基づいて，新たな知覚情報が得られることを考慮し，患者の身体や運動を捉える必要があると考える．

〈文　献〉

1）デービスPM（著），冨田昌夫（監訳）：ステップス・トゥ・フォロー　改訂第2版．シュプリンガーフェアラーク東京，p342，2005

第Ⅲ章　実践例　疾患別 事例別アプローチ

❸脳卒中片麻痺—知覚循環に着目した立位姿勢へのアプローチによる歩行改善

北村山公立病院リハビリテーション室　PT　**大原　隆洋**

1. はじめに

　　脳血管障害発症後の動作は身体機能の変化や転倒などへの不安・恐怖心などから，無自覚に非麻痺側中心の努力的で画一的な戦略を呈しやすくなる．この無自覚な動作の戦略が麻痺側の持ち得る潜在的な機能を阻害してしまうことをしばしば経験する．

　　われわれは，治療において対象者の知覚循環を背景とした動作の戦略を理解・共有し，セラピストも一緒に探索し対象者に新たな気づきを与えていくことが重要であると考えている．ここでは脳血管障害発症後，歩行が困難となった症例に対し立位姿勢に対する知覚循環の再構築を行った結果，歩行動作に改善が得られた過程について私見を交えて紹介していきたい．

2. 事例紹介

　　症例は脳出血右片麻痺を発症した40歳代，男性．重度の運動麻痺（Brunnstrom stage；Stage Ⅰ～Ⅱ）と重度感覚鈍麻を有していた．歩行速度は極めて遅く（10 m歩行速度：約8.7 m/min），前傾姿勢で非対称性を強める努力的な歩容であり，常に視覚で床面と足の関係性を確認しようとする様子がうかがえた．下肢をうまく振り出せないことにいら立ち，動作はさらに努力的となり，転倒への不安や動けないことによる困惑の表情をみせていた．この歩行動作は立位姿勢における視覚優位の知覚循環を背景とした運動戦略が強く関連していると考え，われわれが臨床で実践している「6つのみる」を用いながら評価した．

3. 立位姿勢の評価

3-1 ①みてみる・②聞いてみる

　　前額面を観察すると身体は非麻痺側に偏位していた．麻痺側下肢は床面に接地しているが，上肢と同じように非麻痺側にぶら下がっているようにみえ，ひどく重そうな印象を受

ける．矢状面では前傾姿勢で重心を下げ過剰に安定を保とうとする努力的な姿勢であった（図1）．視線は常に下方にあり，表情は不安げで，姿勢保持だけで精一杯という雰囲気であった．症例に自身の身体感覚を質問すると，「麻痺側が重い」や「麻痺側の足が床についている感じがわからない」「動けない」と非常に不安や恐怖心を感じている様子がうかがえた．

3-2 ③まねてみる

姿勢（図1）をまねてみると，いかに努力的な状態であるかを体感できるだろう．麻痺側における床面の支持感覚がなくなれば，非麻痺側を中心とした姿勢保持が強いられる．麻痺側となる下肢を常に視覚で確認しようとすれば前傾姿勢が出現する．麻痺側となる上下肢の力を抜けばひどく重く，反対側でつり合い（カウンターウエイト）をとらざるを得ない．この努力的で窮屈な姿勢から歩き出すとなれば，症例同様に動作の困難さを感じることができる．

3-3 ④触れて（動かして）みる

麻痺側は重く誘導への追従は困難であり，非麻痺側の努力が強まるのを確認できた．非麻痺側は誘導に対し抵抗感を感じ，運動範囲は狭く立位の不安定性が出現した．

3-4 ⑤一緒に動いてみる・⑥変えてみる

立位で前後・左右へと一緒に動いてみた．すると，非麻痺側前方以外には抵抗を感じ重心の移動範囲は極端に狭かった．麻痺側下肢に荷重しようと試みたが支持感覚は得られ

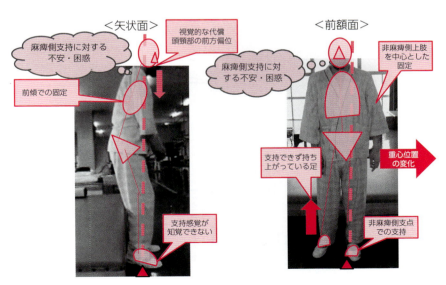

図1 介入前の立位の特徴

ず，不安感を訴え非麻痺側を中心とした努力が生じ，視覚での確認が強まり前傾姿勢が助長される結果となった．

　胸郭を伸展位に誘導し姿勢を変えてみると，非麻痺側の努力が軽減し麻痺側下肢の支持感覚を共有できた．

4. 評価のまとめ

　本症例は麻痺側下肢で支持感覚を知覚できない不安から，視覚優位で無自覚に過剰な安定を得ようとする知覚循環を呈し，図1のような立位の戦略となっていたと考える．結果，歩行ではさらに動くことへの不安や努力が強まる悪循環となり，動作を困難にしていたと推測した．

5. 治　療

　治療目標を「安心して動いて，自らの身体を再認識する」とした．そのためには，麻痺側下肢の支持感覚を能動的に探索できるようになる必要があった．まず，身体体節の中で安定に寄与する胸郭の伸展位を誘導し姿勢を変化させた．視覚での確認がなくても安心していれることを確認し，セラピストと一緒に頭頸部，そして非麻痺側上肢を無理のない範囲で楽に動いてもらえるよう誘導した．視覚での確認や非麻痺側の過剰努力に対して注意を払いながら，セラピストと一緒に麻痺側下肢の支持感覚を能動的に探索していった．安

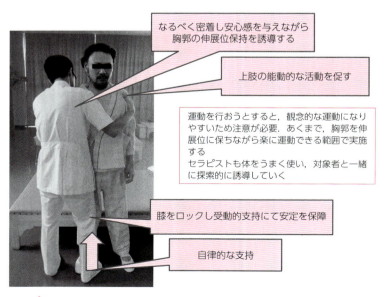

図2　介入時の注意点

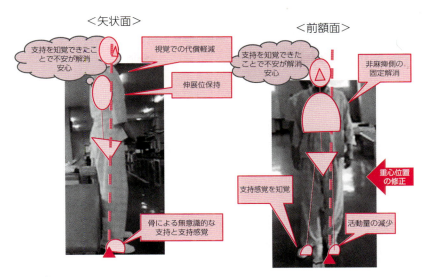

図3 介入後の立位姿勢

心して動けることが共有できたら，徐々に誘導を減らし，症例自身の自律的な運動へと切り替えていった（図2）．すると，症例からは「わかる」などの知覚の変化と，姿勢や表情の変化も確認できるようになった（図3）．

6. 結　果

　努力的な姿勢は改善し視線は前を向き，やわらいだ表情となった（図3）．一緒に動いてみると重心移動範囲は拡大し，麻痺側の支持感覚も共有することができた．歩行速度も劇的に改善（10 m 歩行速度：約28.6 m/min）を認め，歩容は軽やかで振り出しも容易になった．歩行中は「右足がわかる，歩きやすい」といった発言がみられた．また，意識的に身体を動かし支持感覚を探索する姿が見受けられた．効果は翌日以降も継続し，歩行自立で無事自宅退院を果たした．

7. まとめ

　症例は不安などから無自覚に画一的な運動戦略を呈することが多く，能動的な探索による変化が困難となりやすい．能動的で探索的な知覚循環は，新たな気づきを促し，再び自信を持って動けるようになるための出発点である．今回はセラピストの探索過程を「6つのみる」からの評価と治療的誘導を通じて紹介した．われわれセラピストも常に能動的に探索し，動くための知覚情報を対象者と共有することが治療の成功につながると考える．

第Ⅲ章　実践例　疾患別 事例別アプローチ

4 外傷性脳損傷—主観性を視野に入れた臨床動作分析

神奈川県総合リハビリテーションセンター　PT　**波多野　直**

1. はじめに

　臨床動作分析において重要なことは，評価と治療の一体感である．しかしながら，高次脳機能障害を併発する外傷性脳損傷者の場合は，それを踏まえつつも本人の主観を加味した対応が求められる．本稿では失調症状を主とした維持期の外傷性脳損傷（traumatic brain injury：TBI）者の対応例を通して，主観を包括した臨床動作分析を紹介する．

2. 事例の特徴

　症　例：受傷後1年半を経過したびまん性脳損傷（両側性）者
　画像所見：両側前頭葉，左側頭葉，右側頭葉外側，左側頭葉内側，左大脳脚，右小脳半球に小出血瘢痕がびまん性に散在．両側後頭葉から前頭葉，両側小脳半球で血流低下．
　運動機能障害：四肢・体幹失調症状・固縮
　高次脳機能障害：感情コントロール障害（不安）あり．記憶障害あり．
　理学的所見の概要：筋力；問題なし，感覚障害；左足部位置覚軽度鈍麻，筋緊張；左下肢亢進，協調性；指-鼻試験左にて陽性，視覚障害；複視（+），半側空間無視；なし，ADL；FIMスコア76/126・減点項目；移動（車いす使用），認知（問題解決・判断力・記憶）
　介入開始時の所見（図1）

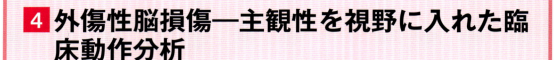

　コミュニケーションは可能であるも発話は少なく，不安をしきりに訴えた．主訴として歩行への恐怖感があった．四肢の筋が硬直し，抗重力活動では重心右側偏位，端座位では円背が顕著であった．移乗では失調症状が顕著になり，立ち座りでは急激に着坐する様相を呈した．歩行は屋内平地介助レベルで寄りかかるような形態となっていた．
　介入のストロングポイント：症例の固定的かつ唐突な動作と不安感への介入の主題として，屋内移動手段の改善を挙げた．運動機能面からは活動時の筋硬直の改善，高次脳機能障害面からは不安に対する対応とした．またこれらを包括的に取り組む際のストロングポイントを知覚循環への直接的介入とした．

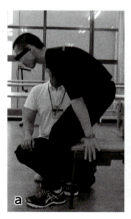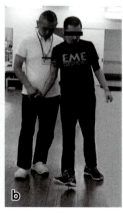

図1｜介入開始時の所見
症例は体幹失調と不安感が連結し，筋が硬直した状態が慢性化していた．
a：立ち上がりでの重心の後方偏位．
b：歩行の様子．左重心移動が困難になり，寄りかかるような形態となっている．

3. 具体的治療方針とアプローチと結果

硬直への対応（図2）

　まず症例の不安に対して介入する手がかりとして臥位姿勢の不適応に着目した．症例は休息時右下の側臥位をとる習慣があり，この際「左側がなんとなく怖くて嫌な感じがする」と訴えていた．そこで左側に全身を包むほどのクッションを置き，その面になじませてから他動運動によるリラクセーションを実施した．介入の結果，緊張が緩和するとともに左側への主観的な不安感が軽減した．この後，徐々に背臥位姿勢をとることができるようになった．

　次に起居動作を利用した支持基底面の知覚と筋の過剰連結の解除を検討した．介入は寝返り動作とし，寝返り側の環境をさまざまな状況に変えながら誘導を実施した．ここでは自動介助的な設定を多くして，症例が支持面を能動的に知覚できるように配慮した．

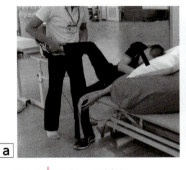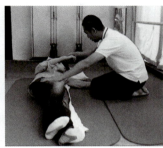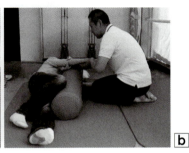

図2｜硬直への対応
a：左側に置いたクッションになじませ，徐々に知覚を入れてリラクセーションを図る．
b：環境を変化させながら，寝返り動作での能動的な知覚体験を行う．
不安を併発する臥位不適応に対して介入を行い，動作に伴う硬直の改善に取り組んだ．

4. 結　果

4-1 活動様式の改善とADLへの般化（図3）

　症例の失調症状がADLに及ぼす主問題は重心の後方偏位であった．介入は立ち上がりの場面とし，円滑な重心移動を行うタイミングを意識した誘導を行った．この際の重要な活動は初動時の下肢の支持機能だったが，支持なしの空間では不安が先行するため良好な反応は得られなかった．そこで介入は前方に接触による安定を保証して不安が高まらない環境を作り，さらにセラピストが後側方から自動介助的に重心移動を促すようにして実施した．結果，体幹の筋活動が活性化され円背が改善した．さらにその構えを初動とすることで，下肢の支持機能が良好に誘発された．またこの場面は遠心性収縮のコントロールとタイミングの学習を行う際にも活用し，主に立位姿勢から座位に戻る立ち座りの場面に取り入れた．この際重要だったことは筋収縮だけでなく，タイミングや動作の転換部分を丁寧に示していくことであった．結果，歩行練習後に車いすに着座するときの動作が注意深い仕草に変化した．

　日々の介入では下肢の動的安定性を誘発することを目的として，手つなぎ歩行を実施した．介入では症例とセラピストの重心移動を同期させ，タイミングや支持性を即時的に体感してもらえるように意識した．この場面は練習としての歩行の要素だけでなく，ADL練習にも使用した（トイレへの移動など）．

　また症例の歩行は，硬直による左踵接地困難が出現する傾向があった．そのため手つな

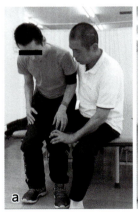 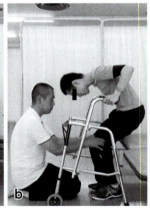 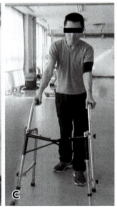

図3 活動様式の改善とADLへの般化―症例の抗重力活動に介入
a：立ち上がりへの介入．殿部と左膝の接触と誘導により前方移動の保障を作る．
b：立ち座りへの介入．遠心性収縮のタイミングとコントロールを学習する．前方に支物を置き，かつセラピストが介入し不安を軽減させる．
c：ADLに般化した歩行形態（退院時所見）．初期の寄りかかり歩行と比べ，重心が中心に位置している．

ぎ歩行では動作全体を緩徐にして，本人と踵接地を確認しながら行うようにした．結果，注意が持続している間は踵接地ができるようになり，意識がはなれて再び踵が離れていても促しで，ある程度コントロールができるようになった．

取り組んできた内容がADLにおける本人の達成感につながるように，看護師と連携し歩行器での歩行を日中の移動手段に取り入れた．最初は疲労感を訴えていたが次第に動作が円滑になり，屋内平地は近位見守りで移動することが可能になった．

4-2 転　帰

3カ月の入院を経過し，症例は自宅退院となった．移動形態は，屋内歩行器歩行と車いすの併用である．入院時は車いす主体で，転倒リスクを伴う家屋内つたい歩きの状況であったが，退院時は歩行器歩行を生活に再び取り入れる方向性が検討されるようになった．また動作全体が安定したものとなり，当初の不安感が軽減し表情も穏やかになった．

5. 考　察（図4）

外傷性脳損傷による後遺症は多岐にわたるものであるが，総じて状況としては身体機能障害と高次脳機能障害が併発する．その程度は相対的なものであり，臨床ではこれらの相互関係を視野に置いて，患者が安定して動けるようにする工夫が求められる．また生態心理学的観点においては，ヒトの行動は知覚と行為との循環関係にあり，それは基礎的定位のシステムを根底したいくつかの知覚の関連性として説明される．そして，その流れは環境要因と密接に関連したものであるため，臨床動作分析では環境を包括した視点がきわめて重要になる．

臨床でみられる脳外傷者の拙劣な行動様式の根底には，大別して末梢の過剰連結と中枢部の低緊張症状がある．中枢神経系のアプローチでは，このような現象について中枢部の低緊張を起点とした機能不全の連鎖を想定するが，脳外傷の場合はこれに加え，本人の主観に対する洞察を行うことが求められる．なぜなら，本症状は高次脳機能障害による情報処理能力の低下が，結果的に運動を拙劣にさせるからである．この意味で脳外傷者に対するアプローチでは，運動学的解釈は包括的要素の一要因として機能させることでかかわりが円滑に進むことが多い．

本症例においても，この関係性は重要であった．症例は固定的かつ唐突な活動とともに慢性化した不安感を持っていた．また記憶障害があるために，状況を改善していくための経験の蓄積が困難でもあった．症例はこれらの要素の負の連係を余儀なくされ，結果的にADL低下を引き起こしていたと考えられる．また医学的診断上は失調症状だったが，症例はそれ以上の総合的な障害を呈していた．身体が常時硬直し，行き場のない不安感で包まれ，立位活動がADLから乖離していること，そのような状況自体が本症例の主問題であると考えられた．

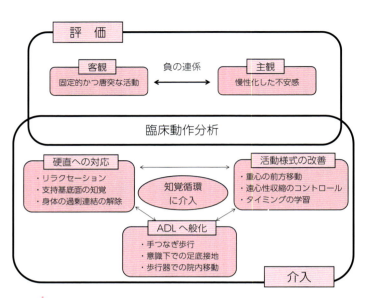

図4 本症例の考察

　介入ではこのような負の連係を断ち，不安感を伴わず生活を行うコンディションを構築することが重要であった．そのため介入ストロングポイントとして，方針を①硬直への対応，②活動様式の改善，③ADLへの般化の3要素に分類し，これらを循環的に組み立てるように工夫した．この循環は知覚循環を包括的に取り入れるための配慮でもあり，それを成立・持続させるためには即時的な評価に基づく介入が不可欠だったと思われる．

　本症例で着眼点となった運動面での現象は，身体を左側へ委ねられないこと・重心の前方移動が上手にできないこと・遠心性のコントロールが困難になっていることだった．この状況を理解するうえで臨床動作分析が重要であったが，同時に本人の主観を包括しながら改善の方向性を模索していくことも重要であった．それは，その介入が相手の安心感や達成感を提供できているかという課題でもあった．臨床動作分析を実行するうえで求められることは，そのような包括的な治療者としての心構えであることを本症例の経験を通して認識した．

第Ⅲ章　実践例　疾患別 事例別アプローチ

5 高次脳機能障害—脳外傷による発動性低下を伴った四肢麻痺者へのアプローチ

神奈川県総合リハビリテーションセンター　OT　對間　泰雄

1．事例の特徴

　症例は30代後半の男性，脳外傷により6年間の遅延性意識障害を伴った四肢麻痺の外来患者である．開眼するも無表情でほぼ自発的に動くことはなく，車いす上座位は四肢共に内転，屈曲した状態であった（図1-a）．長年の意識障害による廃用により全身の関節に拘縮が目立ち，随意運動は部分的に可能であったが，各関節の他動運動時は筋の過緊張を認めた．ベッドへの移乗に伴う立位誘導では声かけや徒手誘導に参加できるが，全体的に同時収縮的な過緊張で運動方向への拡がりに欠け，足底の支持面へ重心を移行することが難しく，下肢の関節拘縮により完全立位はとれなかった（図1-b）．端座位も後方重心で四肢・体幹共に筋緊張を強めた屈曲固定により，各身体体節の連結を強めた姿勢であっ

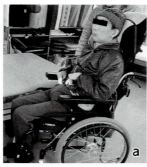
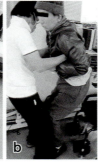
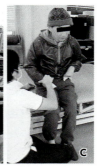
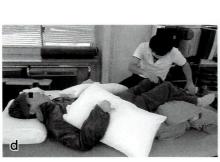
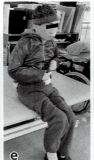
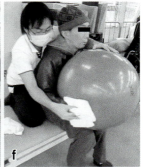

図1　事例の特徴

た（図1-c）.

　まずは過剰な筋連結の緩和を目的に，パーキングファンクションにより各身体体節の独立重心を試みた．徒手的に骨盤や四肢を揺らすことで身体体節のつながりを感じてもらいながら，枕やタオルで支持面と身体の隙間を埋めていったが，セラピストの手からは各身体体節の連結に変化を感じず（図1-d），臥位での静的なアプローチに限界を感じた．姿勢変換後の端座位も変化がなかった（図1-e）.

　そこで屈筋優位に連結を高めた上肢に対して物品操作課題を導入し，探索的で自発的な運動を通して，課題に見合った筋活動の実現を試みた．課題はバルーンを体幹前面においてタオルでワイピングすることであり，バルーンの球状の面が持続的に症例に手がかりを与え，上肢の運動範囲を拡げていくことを目的とした．症例の変形の強い手をセラピストがタオル形状に沿わせて徒手誘導し，言語指示も併用しながら行った．しかし，ワイピング時はタオルを見ることはせず，セラピストと共感し合うような姿勢はみられなかった（図1-f）.

2. 事例の理解

　症例のウィークポイントとして，意識障害による発動性の低下を主症状とし，外部環境への働きかけがみられず，端座位や背臥位でも各身体体節の連結を強めた姿勢制御により，筋の過緊張が持続的に起こっていた．その背景には支持面への定位が難しく，その不安定さから各身体体節を強く連結した状況を作り出し，支持面の知覚をさらに困難にするといった悪循環を引き起こしていた．その結果，廃用による関節拘縮や筋力低下といった二次的な障害を生じていた.

　ストロングポイントは，受け身的ではあるが，声かけや徒手誘導には参加への反応があり，治療に対する拒否的な言動はなかった．また二次障害による運動障害は強いが，部分的な四肢の運動は可能であった．治療課題はパーキングファンクションの結果から，受け身的でなく，より能動性を引き出して運動性を拡大していくことであり，症例の主症状である発動性へ働きかけるようなかかわりが必要であると考えた.

3. 具体的な治療方針とアプローチ

3-1 バルーンを用いたワイピング課題の発展

　ワイピング課題の活動目的を明確にすることで注意を促し，少しでも能動性を引き出すことを期待して，クレヨンでバルーンに点をつけてタオルで拭く課題へ変更した（図2-a）．お互いに拭きとった箇所を確認したり，セラピストの徒手誘導を強めにして拭きとる抵抗感を感じてもらうなど，みるシステムと触わるシステムから課題への方向づけを促し

5 高次脳機能障害—脳外傷による発動性低下を伴った四肢麻痺者へのアプローチ

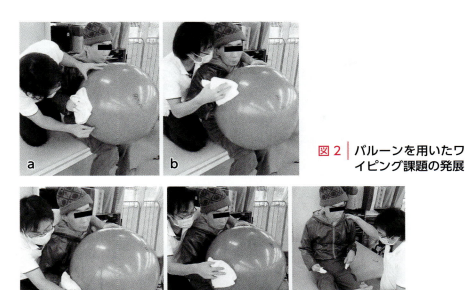

図2 バルーンを用いたワイピング課題の発展

た（図2-b）．徐々に症例の自発的な動きが拡大し，上肢全体の筋緊張が緩和してバルーン上での運動範囲が拡がっていった．セラピストがクレヨンで直線やジグザグに描くことで，上肢の運動範囲のコントロールを図った（図2-c）．また股関節内転筋の過緊張へも，ワイピングに伴う骨盤の動きをセラピストが後方から誘導し，上肢の運動に伴う下肢の支持性（counter activity，以下CA）を促した（図2-d）．徐々に過剰な下肢の筋連結が改善し，端座位姿勢も四肢を固める傾向が軽減した（図2-e）．

3-2 輪入れを用いた課題

ある程度の能動性がみられたので，よりポテンシャルモビリティーの高い端座位の獲得へ向け，輪入れ課題でリーチ動作に伴う四肢の運動の拡がりを期待した．棒や輪の位置で空間に対するリーチの段階づけをしながら，徒手的に上肢の誘導を行った．また，その支援活動である下肢のCAや後方へのリーチに伴うカウンターウエイト（counter weight，以下CW）の活性化なども，徒手的に大腿へ手がかりを与えた（図3-a，b）．体幹・下肢の支援活動の拡大とともに上肢のリーチ範囲が拡がり，端座位姿勢も下肢の過剰な連結がいっそう軽減した（図3-c）．

3-3 枕を利用した両手動作へ

次に屈曲固定の強い体幹の運動性を引き出すために両手動作を試みた．課題は左右に枕を積み上げる動作である．枕はカバーが症例の変形した手でもつまみやすく軽いため，持続的に持つことが可能である．また枕の幅も肩関節が内転・内旋固定することを抑制でき

347

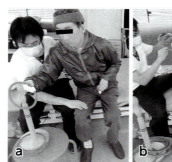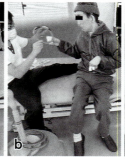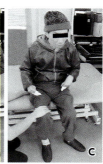

図3 輪入れを用いた課題

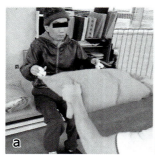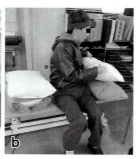

図4 枕を利用した両手動作

ると考えた．セラピストは前方で枕を提示し，声かけすることで注意を促し，両手のリーチに伴う骨盤や体幹の伸展活動を促した（図4-a）．また側方へ枕を移動させることで，下肢・骨盤の支援活動の切り替わりや体幹の回旋に伴う胸郭の安定を期待して，できるだけ徒手的な誘導をなくして，症例自身で働きかける機会を提供した（図4-b）．両手で枕に働きかけることは，姿勢が崩れずにどう関節拘縮の強い上肢で課題を遂行するかといった二重の課題をアフォードするため，慎重で探索的な姿勢制御の要求につながった．

4. 結果と考察

　端座位，車いす座位共に治療前の四肢，体幹の内部固定を強めた姿勢が改善した（図5-a）．エコノミカルな座位姿勢に近づいたことで，立ち上がりも開始時に比べスムーズになり立位姿勢に誘導しやすくなった（図5-b）．
　ここで症例へのかかわりを考察する．生態における重力環境下での行為は各知覚システムが働く前提に基礎定位システムがあり，基本的な接触である大地との関係が重要としている[1]．そこで，クラインフォーゲルバッハの概念である背臥位のパーキングファンクションにて，大地である支持面との関係を促し，リラックスした最小限の筋活動を促すことを試みた．しかし，隙間を埋めたり，徒手的な揺すりの誘導になじむような反応はなかった．そこで，症例が能動的に環境へ向かうような課題に変更し，視覚的な手がかりを

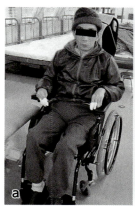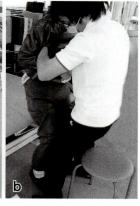

図5 | 結果

用いて徒手誘導による触運動覚的なやりとりを行いながら，現実場面での変化を共有した．症例の運動性が拡がる中で，認知活動に見合った身体的にも意図した反応を期待できる課題を創造し，動きを途絶えさせないように系列的な治療展開を図った．また，課題への持続的な注意を促すうえで徒手的な介入のみでなく，言語や視覚的な情報も含ませながら，環境へ能動的に働きかけるような方向づけをした．一緒に動きながら環境へ働きかける中で，体を固めた姿勢のまま動くようなCWを活性化させた動きでなく，次の活動へつながるような支持面の拡がりを必要とするCAの戦略へ誘導していき，環境を能動的に探索する潜在性の高い（ポテンシャルモビリティー）身体を築いていった．結果として，必要以上に身体を固めるような状況が改善した．

脳損傷は身体面のみならず認知においてもさまざまな症状を呈しており，特に覚醒が不安定な状況では，注意や記憶といった要素的な認知の問題よりも，全体像を観察したうえでのアプローチが必要になる．高次脳機能を捉えるうえでは階層性の理解が重要であり，呼吸・循環・姿勢など低次脳機能，いわば安定した身体状況を土台に高次脳機能が発揮される．

臨床動作分析アプローチは，セラピストが対象者の置かれている状況を「みる」「聞く」「触れる」ことで全体像を理解することであり，対象者の行為を外部環境へ表出されている高次脳機能の結果として捉えることである．したがって，高次脳機能障害により環境への働きが滞っている患者に対しては，セラピストが一緒に動きながら触運動覚を通した「変化させる」試みの中で，現実世界へ能動的に働きかける機会を提供し，自身の置かれている状況に対して，無自覚な気づきの変化を与えることが重要である．

〈文　献〉
1) エドワード S リード（著），佐々木正人（監訳）：アフォーダンスの心理学—生態心理学への道．新曜社，2000

第Ⅲ章　実践例　疾患別 事例別アプローチ

⑥ 頸髄損傷—C4 頸髄損傷者に対するアプローチ再考

神奈川県総合リハビリテーションセンター　OT　**松本　琢麿**

1. 事例の特徴

　　近年，われわれの"頸髄損傷に対する作業療法"は大きく変化しており，従来の代償的リハビリテーション（以下，リハ）から変革して中枢神経疾患に対するアプローチを実践している．そのためわれわれは頸髄の完全損傷と診断されても，体幹や下肢に少しでも運動や感覚がよみがえる不全麻痺を目指したり，残存レベルを拡げるチャレンジをしている．しかしながら，高位の C4 頸髄損傷者に対しては，残存部位の筋力強化や関節可動域の維持，頭や口を利用した代償動作の獲得というような従来のアプローチしか考えてこなかった．そのため多くの C4 頸髄損傷者に，板状の体幹や挙上した肩，突っ張った上肢がみられる（図 1）．C4 頸髄損傷者の多くは，患者が感じる不安定な重力環境では支持面を押しつける傾向があり，全身の運動性や可能性を低下させてしまう．そのため起き上がり介助では身体の抵抗感が強く，寝かせていく際も体幹は直線的で重く，全身に伸展痙性が発生しやすい．このような二次的な筋緊張亢進によって日常の活動性を低下させ，無動・不動の状態となり，起立性低血圧や褥瘡発生などの悪循環に陥っている．

　　症例は，スキー中の転倒で受傷した C4 頸髄損傷者（完全麻痺，30 歳代後半，男性）である．C3/4 後方固定術を行い，受傷 1 カ月後に当院入院となる．8 年前にもスノーボードで転倒して，頸髄損傷による不全麻痺となり C4-6 前方固定術を行い，退院時には独歩や書字が可能となり単身生活や就労もできていた（図 2）．今回の入院時は C4 支配領域以下の広範囲の運動麻痺（MMT：肩甲骨の挙上 5，内転 4，下制と内転 3，以下の末梢部位 0）と感覚麻痺（C3 正常，C4 鈍磨，C5-T2 鈍磨，T3 以下脱失）に加えて，起立性低血圧のために座位耐久性が低く，ベッドやリクライニング車いすを中心とした生活であった（図 3，図 4）．

2. 事例の理解

　　本症例は「自分は絶対に顎操作ではなく，手で操作する電動車いすか，できれば手動車いすで移動したい」と強く希望した．症例の有利な点は，1）受傷後 1 カ月で著明な身体

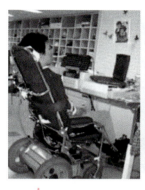
図1 従来のC4頸髄損傷者

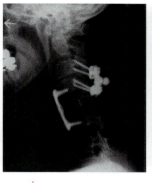
図2 頸部X線写真

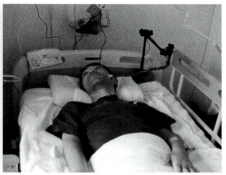
図3 初期の臥位姿勢

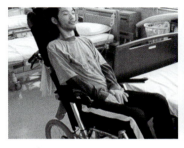
図4 初期の車いす座位姿勢

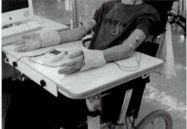
図5 電気刺激

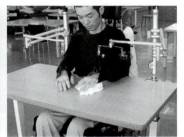
図6 上肢牽引装置による運動

の固さがない，2）再受傷でC4頸髄損傷を理解しており明確な生活目標がある，3）年齢が若く，恐怖心が少なく，治療に積極的であるなどがあった．そして不利な点としては，1）広範囲の運動感覚麻痺がある，2）残存部位が少なく全身動作の獲得が容易ではない，3）できる生活動作が少なく臥床しがちなため二次障害を発生する恐れがある，などが挙げられた．

3. 具体的方針とアプローチ

上肢による車いす操作のための治療方針1）～5）と具体的なアプローチ例を提示する．

1）上肢を車いすタイヤに触れたり擦ったりする体幹補助動作を獲得すること
　　アプローチ：(図5～図8)，他．
2）上肢や体幹運動を保証する骨盤下肢の安定性を促すこと
　　アプローチ：(図9)，(図10)，他．
3）筋緊張亢進や痙性出現に伴う可動性低下を予防すること
　　アプローチ：(図11～図14)，他．
4）安心して動きやすい「車いす環境」を準備すること

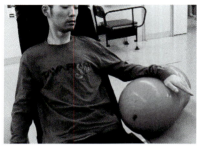
図7 上肢帯でのボール転がし

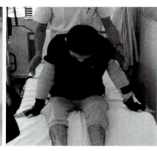
図8 長座位での両上肢支持と腕振り

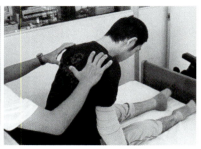
図9 あぐらや長座位での腰揺らし

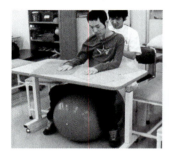
図10 ピーナッツバルーンのまたぎ座位

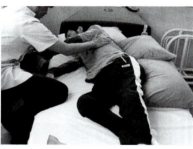
図11 側臥位での骨盤振り

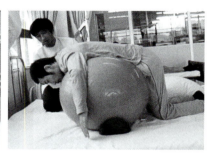
図12 ピーナッツバルーンの四つ這い運動

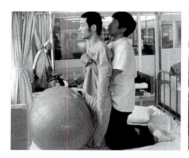
図13 膝立ちへの姿勢誘導

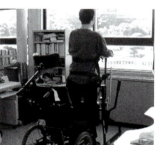
図14 スタンディングフレームでの立位保持

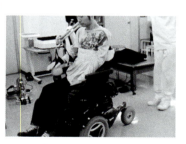
図15 電動車いすジョイスティック操作

　　アプローチ：（図15），（図16），他．
5）頸部・肩甲帯の過使用による疲労を解消すること
　　アプローチ：（図17），他．
　これらの機能的アプローチと並行して，余暇活動の自立（図18）や在宅生活の環境調整など，入院6カ月間実施した．

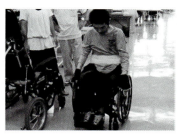
図16 ６輪車いす駆動

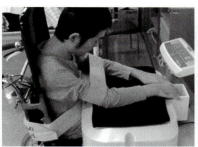
図17 上肢振動マシン

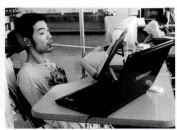
図18 パソコンでの余暇活動

4. 結果と考察

1) 症例の希望に対するアプローチ結果

　電動車いす操作には，前輪駆動で滑らかな走行性能を持つ電動車いす（Permobil 社製）を試用した．右前方のコントローラ部分に空気を抜いた半球状のビニールボールを設置した．この操作部分に右肩下垂位で肘屈曲位の開排した手掌を接地して操作を行った（図15）．初期はポータブル・スプリングバランサーを前腕部に取りつけていたが，半年後には必要がなくなった．

　手動車いす駆動には，駆動輪の中央配置により弱い操作力でも移動できる６輪車いす（日進医療器社製）を試用した．症例は駆動用手袋と胸ベルトを装着して，両肩・肘関節を軽度屈曲位で駆動輪最上部に接地してから，頭部体幹を前傾しながら駆動輪を前方へ回す．そして頭部体幹を後方に戻すことで，再び両上肢を駆動輪最上部に接地でき，これを繰り返すことで移動できる（図16）．その結果，上肢牽引装置（PSB）操作での電動車いす操作ではOT-PT訓練室間の往復200 mやOT室内の移動も可能となり，６輪車いすの上肢駆動は片道100 mを40分で可能となった．しかし車いす移動のスピード，安全性，疲労度など，在宅生活では現実的ではなかったので，介助用車いすと顎コントロールのリクライニング式電動車いすを準備した．症例から「そのうちできそうだと希望を持つことができ，チャレンジしてよかった」と感想が聞かれた．

2) C4頸髄損傷者が車いす移動が可能となった理由

　車いす移動は静的で安定した状態ではなく，常に変化する環境の中でダイナミックに身体を適応させなければならず，症例の活動性や意欲を高める可能性を期待した．体幹を安定したアライメントで座らせるために，骨盤をわずかに後傾させて脊柱の胸腰移行部で支えるようにすれば，ほんの少しの胸部伸展活動があれば姿勢保持は可能となる．選定した両車いすは症例自身との重心線が近いため，揺れが同期しやすく，最小限の体幹機能を生かしてバランスがとりやすい．特に６輪車いすでは，駆動輪の車軸の上に重心線と肩峰がきわめて近づくので，肩の上下運動が上肢や手に伝わること（閉鎖性運動連鎖）で駆動が

第Ⅲ章　実践例　疾患別 事例別アプローチ

可能となる．また上肢や手からの情報は，頸部肩甲帯そして体幹に伝えられて知覚できる（遠隔地触覚リモートタッチ）．そして頸部の筋活動によって引き上げられた胸郭は，横隔膜の活動で引き下げられ，僧帽筋と協調して姿勢（テンセグリティー構造）を維持している．

このように症例が骨盤支持，胸ベルト，バックレストで，わずかな体幹の動きを発揮できるように設定すれば，体幹の前後運動と肩の上下運動で車いすを駆動できる．駆動することで体幹のバランス活動はますます活性化され，横隔膜の活動も促進される．体幹の活動性を高めれば，上肢の残存機能も発揮しやすくなる．これらが入れ子になって静的な治療活動では予想もできないほどの能力を引き出すことができる．

今回，C4 頸髄損傷者に OT アプローチを再考して実施したところ，座位バランスや上肢の運動性が良好になるなど，運動発達と動作獲得の可能性をおおいに示した．また全身的な運動は，体幹・上下肢の柔軟性や可動性を維持して介助を容易にするばかりでなく，血液循環を良好にして起立性低血圧を改善したり，麻痺部位に動きを与えて褥瘡などの二次障害を予防することにつながった．加えて，症例自身がニーズに挑戦していく経験を積むことは，障害を理解して今後の自立生活や社会参加に役立つものと思われる．

ほかの C4 頸髄損傷者においても受傷後数年をかけて，上肢による車いす駆動や食事，TV ゲーム操作も可能となり，残存レベルが改善するケースが存在する．われわれのアプローチによって中枢神経系の可塑性および損傷した脊髄神経の回復を実感している．今後，脊髄の再生医療が始まったとしても，術後の高度専門的なリハアプローチの重要性を研究者らは認識しており，その期待に応えられるよう準備を進めていきたい．

〈参考文献〉
1) 松本琢麿：頸髄損傷の急性期と回復期の ADL 支援．OT ジャーナル　**37**：531-537，2003
2) 松本琢麿，他：臨床動作分析とその適応 身体障害領域での実際．OT ジャーナル　**38**：977-984，2004
3) 松本琢麿：C4 頸髄損傷者に対する OT アプローチ再考—上肢による手動車いす駆動と電動車いす操作を目指して．第 46 回日本作業療法学会抄録集，p133，2012
4) 松本琢麿，他：C4 頸髄損傷者の身体機能を有効に利用するための考察．第 47 回日本作業療法学会抄録集，p77，2013
5) 松本琢麿：頸髄損傷など脊椎疾患に対する在宅分野における療法士の必要性．訪問リハビリテーション　**26**：59-64，2015

第Ⅲ章　実践例　疾患別 事例別アプローチ

7 頸髄損傷─知覚循環に基づいた運動機能障害へのアプローチ

国立障害者リハビリテーションセンター自立支援局第二自立訓練部肢体機能訓練課　PT　**石原　理江**

1. 事例の特徴

　　頸髄損傷者は感覚障害があるために骨盤や下肢部分からは支持面を感じることができない．しかし，頸髄損傷者の身体は，感覚検査で「脱失」とされる麻痺部と感覚の残っている残存部で分断されているのでなく，皮膚・骨・関節・筋・軟部組織で連結している．そのため，頸髄損傷者は残存部で麻痺部を動かすことにより，ダイナミックタッチの原理で自身の身体や支持面などを知覚し，多くの情報を入手することができる．そして，入手した情報に合わせて自身の身体を変化させることで動くことができる．つまり，局所で全身がわかり，動くことで動きが全身に伝わるのである．

2. 事例の理解

　　頸髄損傷者がダイナミックタッチの原理で自身の身体や支持面などを知覚し動作を行うには，残存部だけでは成り立たない．また残存機能レベルによって身体の状態が大きく左右され，損傷部位が高位レベルほど残存部は少なく，筋力も弱い．そのため高位レベルであるほど残存部は有効な力の発揮の仕方など，いかに動きを効率よく伝えることができるか，また麻痺部は適度な柔軟性を有することで，残存部の力を効率よく伝え，動作に参加することができるかが重要である．その中で最も重要な役割を果たすのが，残存部と麻痺部をつなぐ体幹部分である．

　　頸髄損傷者は，体幹を随意的には動かすことができない．しかし，体幹の中にある横隔膜は，神経支配レベルから人工呼吸器を装着しないレベルまでの多くは随意的に動かすことができる．さらに横隔膜は体幹の安定性を司る腹横筋，多裂筋，骨盤底筋群など腹部深層筋と連結しているため，横隔膜の機能を高めることで腹部深層筋を活性化し，寝返りやプッシュアップなどの動作において体幹をコントロールすることが可能となる．したがって，頸髄損傷者が動作を獲得するためには，体幹を含めた身体図式を再構築させることが必要となる．

　　体幹を含めた身体図式を再構築させるうえで一番の問題となるのは，急性期に多くみら

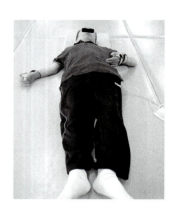

図1 全身を過剰に固定した非対称性の姿勢

れる全身を過剰に固定している姿勢である（図1）．これは受傷により急激に運動や感覚機能が失われたうえ，急性期はカラーなどで頭頸部を固定されるなど体性感覚情報が激減しており，その中で限られた体性感覚で自身の状況を把握しようとするため，感覚の残っている頭部や肘部などをベッドの面に押しつけることにより，情報を入手し環境に適応しようとした結果生じる．また上肢・肩甲骨・体幹・下肢の筋連結が不十分であるために，少しでも臥位姿勢を安定させようとしたりする反応が無自覚にあらわれることで，このような姿勢を助長させている．このとき，頸部・肩甲帯周囲筋は過剰な筋活動によって過緊張状態となり，力源となる肩甲骨の動きが阻害され可動性の制限が生じる．加えて肋間筋や腹筋群の麻痺も加わり，呼吸機能は低下し，胸郭が挙上し，吸気位で固定されるため，努力性の呼吸となり，頸部・肩甲帯周囲筋は活動を高め，筋緊張をさらに亢進させてしまう．その結果，バランスを保つために残存部はさらに過緊張をせざるを得ない状況が作り出される．過緊張の状態では，自身の身体や環境から情報を入手することは難しい．情報を受けとることができないことで，ますます残存部は過緊張な状況となり，固定的な姿勢を作るという悪循環となり，動けない身体となってしまう．

3. 具体的治療方針とアプローチ

3-1 体幹も含めた身体図式の獲得

❶ 筋緊張を整える

　文献や教科書で述べられていること以上のADLが達成できている頸髄損傷者は，姿勢制御がすぐれている．姿勢制御のためには，自身の動きによって支持面からの情報を知覚する必要があるが，そのためには自身が能動的に探索し情報を入手できるように，過剰に全身を固定した状態から解放するきっかけを作る必要がある．過剰な筋活動を取り除くために，タオルなどを入れることで支持面を提供する．そして知覚情報が入手できるように，その環境で動き，支持面や受傷後の新たな身体の知覚を促す．

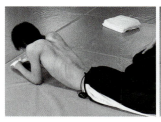
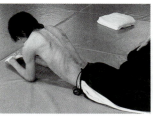

図2 | パピーポジションでの肩甲骨の動き
頭頸部屈曲と肩甲骨外転・上方回旋運動に伴う脊柱の屈曲を促す．

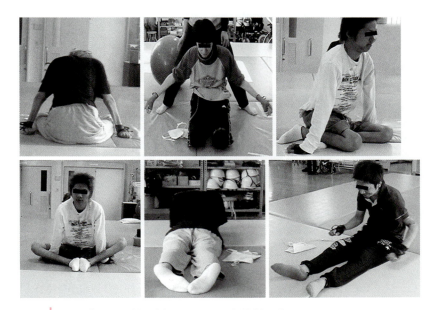

図3 | さまざまな姿勢で揺れることで身体軸を作る

さらに，頸髄損傷者にとっては肩甲骨の動きの範囲が，姿勢制御や動作の質を左右するため，パピーポジションなどでの頸部・肩甲帯や上肢へのアプローチは重要となる（図2）．

また肩甲骨の動きを確保するためには，「長く吐く」といった呼吸をとり入れる．横隔膜を使うことにより，頸部・肩甲帯周囲筋を呼吸補助の役割から解放し，頸部・肩甲帯を動作の力源やバランス戦略で使うことができるようにする．

❷ 身体内部を動かすことで，身体軸を作る（図3）．

筋緊張を整えた身体で動くことで身体軸は形成される．さまざまな姿勢で揺れることで身体内部を動かし，常に自身の身体状況を知覚し身体軸を形成することができる．

3-2 床上動作

頸髄損傷者が動作場面でバランスがとれているのは，自身の身体軸と支持面との関係がとれているからである．この関係を作るには，支持面の変化に合わせて自身の身体を変化させることができなくてはならない．つまり過剰に固定された姿勢制御方法から，動きの

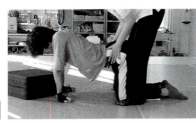
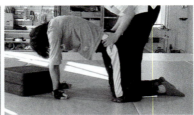
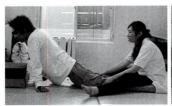
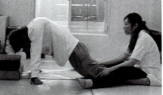
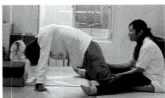
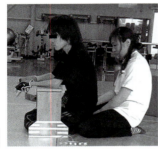
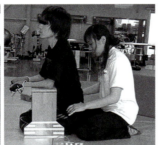

図4 支持面・重力と身体の関係性を作るアプローチ
a：四つ這い位での肩甲帯・脊柱と骨盤の動き．
b：ロック位でのお尻上げ．頸部・肩甲帯の屈曲の動きが脊柱を介し殿部を持ち上げる．腹部深層筋の活性化と自己知覚，麻痺部のコントロールを図る．
c：正座支持面の中で頸部脊柱を積み重ねることと脊柱の動きを促す．

中で安定する姿勢制御方法に変える必要がある．それゆえ，支持面の変化を感じ，自身の身体を能動的に動かすことができる身体を作る必要性がある．そのために，四つ這い位や肘ロック位から体幹を持ち上げる動作などで，横隔膜や腹部深層筋の活性化と腰背部の遠心性の収縮を図りながら（図4-a, b），姿勢変換などの床上動作で動くことで知覚循環を促し，自己知覚や支持面・重力と身体の関係性を作る（図4-c）．このとき，横隔膜をタイミングよく動作遂行のために使うことができるようにする．

4. 結果と考察

　　C4・C5などの高位損傷レベルの頸髄損傷者であっても，自分の身体を知覚し動くことができれば，レベル以上の動作獲得の可能性もある（図5, 図6）．また，将来的に痙性の増強，痛み，拘縮などを起こさない身体の使い方や動作方法を獲得する必要がある．そのためには，「動かない・動けない環境」から「動く・動ける環境」をどのように提供していくのかということが，セラピストには求められる．

（アプローチ前）

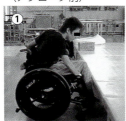 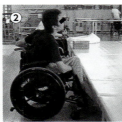 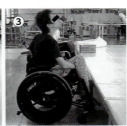 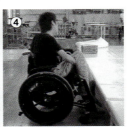

（アプローチ後）

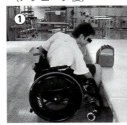 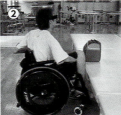 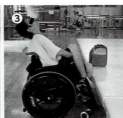 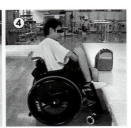

図5　プラットホームへの移乗時の足上げ動作（Zancolli分類　C5B）

①体幹をどの程度前方に倒すことができるのかということを知覚しながら膝窩部に上肢を差しこむ．
　アプローチ前：体幹を前方に倒し左回旋する角度が不十分なために，手関節のみしか膝下に差しこめない．
　アプローチ後：体幹を十分に前方に倒し左回旋することができるために，前腕部まで膝下に差しこめる．
②前方に倒れこまないようにバランスをとり，足部をフットプレートから持ち上げる．
　アプローチ前：下肢の重さによって，体幹が前方に倒れこんでいる．
　アプローチ後：体幹が前方に倒れこむことなく，バランスをとりながら下肢を上げている．
③④上肢で下肢を持ち上げながら，頸部伸展と体幹伸展動作で足部をプラットホームの高さに上げる．
　アプローチ前：頸部の伸展とその動きに伴う体幹の伸展ができないため，後方に錘の提供ができずに下肢が上がらない．
　アプローチ後：下肢の重さに対して頸部や体幹を伸展させて，後方に錘を提供しながら下肢を上げている．
　ダイナミックタッチにて自身の下肢の長さ，マットの高さや距離を知覚しているため，スムーズに足先をマットに乗せることができる．

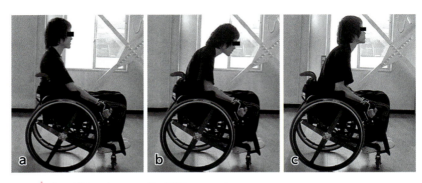

図6 除圧動作（Zancolli分類　C5B）
a, b：肘と手部をアームレストやフレームにあて固定し，除圧動作を行う．
c：背もたれから背部が離れた瞬間に頸部・脊柱の伸展の動きで動作を行う．

〈参考文献〉
1) 玉垣　努：高齢不全頸髄損傷者に対するアプローチ．OT ジャーナル　**43**：1092-1096，2009
2) 松本琢磨，他：臨床動作分析とその適応．OT ジャーナル　**38**：977-984，2004
3) 玉垣　努，他：頸髄損傷者へのアプローチ—環境との関連性を考慮して．ボバースジャーナル　**22**：1-5，1999
4) 冨田昌夫：行為の遂行—力から知覚循環へ．NPO 法人日本せきずい基金，pp131-134，2006
5) 冨田昌夫：起居移動動作障害に対する運動療法の基礎．PT ジャーナル　**38**：741-748，2004
6) 柏木正好：環境適応—中枢神経系障害への治療的アプローチ　第1版．青海社，2004
7) 冨田昌夫，他：生態心理学的な概念を応用した運動療法．丸山仁司（編）：糸統理学療法学　神経障害系理学療法学．医歯薬出版，pp257-278，2005

第Ⅲ章　実践例　疾患別 事例別アプローチ

8 在宅 C4 頸髄損傷者の姿勢調整方法の検討

神奈川県総合リハビリテーションセンター　PT　**平田　学**

1. はじめに

　みかけ上，よいと思われる姿勢に整えても，本人にとって心地よい姿勢を実現できていないことがある．在宅生活 20 年の頸髄損傷完全四肢麻痺者に行ってきた姿勢調整方法を変更するにあたり，心地よい麻痺域の状態を実現しつつ，介助者にとって負担の少ない方法について，本人，ヘルパーと共に模索した過程を紹介する．

2. 事例紹介

　40 歳代，男性，頸髄損傷 C4 完全四肢麻痺（ASIA impairment scale A）．身長 178 cm，体重 77 kg，BMI 24.3 と比較的大柄な体格であった．1 週間の生活リズムを表 1 に示す．平日の日中は電動車いす上で在宅就労をしている．早朝の体位変換，午前の起床，深夜の就寝時にヘルパーによる身体介護を受けている．

2-1 身体評価

　背臥位では脊柱の前彎が強く胸椎部から腰部，大腿から膝窩にかけては接触がなく，頭部，肩甲骨と骨盤のごく限られた部分がベッド面に張りつくように接触していた（図 1）．頸部の筋力は保たれているが緊張が強く，下後頭隆起から頸部にかけて常に疼痛を有していた．股関節を屈曲した後，徐々に下肢をおろしていく過程で腰背部と下肢の伸展痙縮が出現しやすかった．肩甲帯を支えて長座位に引き起こす過程では脊柱の屈曲が起こらず，分厚い鉄板を立てているような負担感を感じた．麻痺域の表在覚は脱失していたが，麻痺域の肢位の違いについて心地よいか，よくないかを表現することができていた．

2-2 現状のヘルパーの介助方法

　ヘルパー 1 人で行う身体介護の継続が困難となってきており，負担が少ない介助法についての助言を求められた．ヘルパーにとって負担感の大きい早朝の寝返り，ベッド上移動，身体のねじれ修正の様子を動画で確認した．側臥位から背臥位へ寝返りの介助の後，

表1 週間スケジュール

	月	火	水	木	金	土	日
6:00	ヘルパー	ヘルパー	ヘルパー	ヘルパー	ヘルパー	ヘルパー	ヘルパー
7:00							
8:00							
9:00							
10:00	ヘルパー	ヘルパー	ヘルパー	ヘルパー	ヘルパー	ヘルパー	ヘルパー
11:00	通院(月1回)	訪問看護		訪問看護	通院(月1回)	訪問看護	
12:00							
13:00							
14:00				訪問PT			
15:00	通院PT		勤務時間				
16:00							
17:00							
18:00		勤務時間		勤務時間	勤務時間		
19:00							
20:00	勤務時間						
21:00							
22:00							
23:00							
0:00	ヘルパー	ヘルパー	ヘルパー	ヘルパー	ヘルパー	ヘルパー	ヘルパー

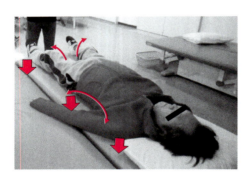

図1 背臥位姿勢

背部の緊張は高く,腰椎前彎,下肢軽度屈曲位で接触面は頭部,肩甲骨,仙骨,踵であった.引き起こそうとするが脊柱の屈曲が起きにくく,分厚い鉄板を持ち上げているような重さであった.

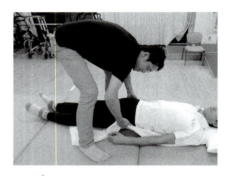

図2 骨盤の修正(筆者による再現)

バスタオルをわしづかみにして腕の力で持ち上げている.

ヘルパーはベッド上で本人をまたぎ,バスタオルを両側から持ち,頭部と胸部,骨盤部,下肢と分節的にベッド端から中央へ水平移動していた.身体のねじれはバスタオルを持ち骨盤部を浮かせること(図2),体幹を引き起こすことで解消していた.ヘルパーの中には,握る力が入らないなどの症状が出現していた.

3. 支援の実際

週1回通院時に介助方法の検討,助言した.在宅で実践してもらい,検証と修正を繰り返した.方針として,本人の身体の特徴についてヘルパーが理解を深めること,その過程を通じてヘルパーの身体の使い方を変更することで負担軽減を目指した.

3-1 スライディングシートを使用したベッド上の水平移動

本症例は股関節伸展位では下肢と骨盤が一体化した状態であり,分節的に移動をすることは負担が大きかった.また,部分的に移動すると体軸のずれを生じ,腰部のねじれの要因の1つになっていると考えた.褥瘡のリスクとなる剪断力を最小限に抑え,持ち上げない移動方法としてスライディングシートを使用する方法を提案した(図3).ヘルパーはバスタオルを前腕回外位(手掌を上に向けた状態)で引き上げ,主に腕の力を使っていたため前腕回内位(手掌を下に向けた状態)でバスタオルを把持し,肘を伸展することとした.これにより移動の力源が,上肢からヘルパー自身の重さと下肢へと変更され,ヘルパーの負担軽減につながった.この方法について本人も賛成し,スライディングシートの購入に至った.しかし,腰部のねじれ感は残存し,骨盤を持ち上げる姿勢調整が必要であった.

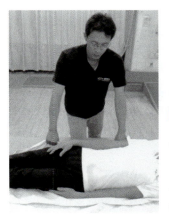

図3 スライディングシートを使用した移動(筆者による再現)

背臥位となった後,スライディングシート側に荷重を移し手前に引き寄せる.その際に肘伸展位,前腕回内位とすることで上肢の負担を減らし,介助者の体重移動を使いやすくする.

3-2 腰部のねじれの解消

腰部のねじれについて筆者が評価を行ったところ,左腰部の筋緊張が高く短縮傾向にあった.この緊張は他動運動によりゆるみ,腰椎の回旋,側屈の可動性が拡がると同時に,本人は「気持ちよい」と話していた.これをもとにヘルパーが腰部の緊張の左右差を感じとり,ゆるめることができる方法を検討した.はじめに両下肢を持ち末梢方向にリズミカルに牽引し,揺する方法でねじれの解消を試みた.しかし,ヘルパーがこの方法で腰部のねじれの変化を感じることは難しく,本人の心地よさは得られなかった.次に下腿部

をヘルパーの大腿部にのせることで，手で持ち上げることなく骨盤を浮かせて左右に振り，側屈することで腰部の伸張を行った（図4-a）．この方法を在宅で実践したところ，腰部の緊張の左右差は解消されるものの，腰椎の前彎は残存していた．また，ヘルパーからはベッド上に足を着くものの，マットの沈みこみが強く十分に骨盤を浮かすことができないことも指摘された．そこで，ヘルパーがベッドサイドで下肢を抱え上げ，十分に股関節を屈曲させて下肢の重さを腰椎部に預けるように促した（図4-b）．ヘルパーは下肢の重さを持ち上げ続ける負担から解放され，腰部の緊張の変化を感じとることができていた．そのうえで，下肢を左右に倒すことで腰部のねじれ感の解消が実現できた．本人からは，従来の方法よりも，むしろこちらのほうがよいとの感想が聞かれた．

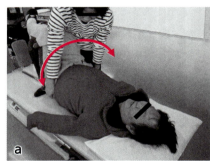 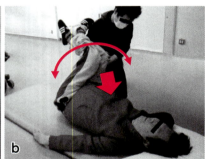

下肢の重さを大腿部で受け，動かす方法　　　　下肢を抱え上げる方法

図4 腰部へのねじれへのアプローチ
a：下肢の重さを介助者の大腿部で受けることで，上肢の負担は減るものの腰椎の前彎が残存し，自宅ベッド上ではマットの沈みこみのため十分に骨盤を浮かすことができなかった．
b：股関節を十分に屈曲し，腰椎部に下肢の重さを預けるようにすることで介助者の上肢の負担が減り，腰部の緊張の変化を感じることができた．

4．おわりに

症例のように，頸髄損傷で麻痺域の身体のわずかな変化について「何か違う」という曖昧な表現ながらも，感じとる方は多い．特に，車いす上の座位姿勢を決める場面では，わずかな殿部の位置のずれや回旋など，見た目でわかりにくい違いを教えてくれる．本人に臥位での腰部の状態について，何を手がかりにわかるのか質問したところ，何が手がかりなのかわからないと回答していた．麻痺部で支持面と接している部分の表在覚や位置覚は脱失しているものの，残存部位の知覚システムを動員して無自覚に感じとっているものと思われる．

支援の過程で筆者は，症例本人から貴重なコメントを受けとった．「ヘルパーに対してセラピストがこの方法がよいという伝え方をしてもらっては困る．セラピストは提案の1つとして伝えていたとしても，ヘルパーにとっては唯一無二のこととして受けとられてし

まう．結果として，本人にとって望ましい状態になっていない場合であっても方法の変更が難しい場合がある」

　われわれは見て，触って，変えて，一緒に動くことで対象者の身体状況を捉えつつ，適切な介助法を選択している．介助者や家族に介助法について助言を求められたときには，この過程を伝えることなく，解答としての介助法を伝えることとなりやすい．今回の症例から，型としての介助法を伝達することは本人にとって不利益になる場合があることを学んだ．これら評価の過程も含めて伝えることが，当事者の身体に起こっていることを家族や介助者に翻訳することとなり，介助者の共感や相互理解を深め，症例本人が危惧している「形だけまねをする方法」ではなく，心地よさに応えられる支援につながるのではないだろうか．

第Ⅲ章　実践例　疾患別 事例別アプローチ

9 四肢切断─ADL アプローチと二次障害の予防

神奈川県総合リハビリテーションセンター　OT　**松本　琢麿**

1．事例の特徴

　手や足は「道具を使うこと」や「移動すること」の運動器官のほか，姿勢を維持したり変化させる非常に重要な役割がある．例えば，起き上がるために上下肢の筋肉を緊張させたり，転ばないように上下肢を拡げてバランスのつり合いを保つなどである．四肢切断である本症例は，口や四肢断端および体幹を使って「道具を使うこと」や「移動すること」を自分なりに工夫して，われわれの予想以上の能力を発揮していた．

　症例はバージャー病の四肢切断者（50 歳代，男性）である．末梢血行障害によって四肢の極短断端（右上腕長 6 cm，左上腕長 10 cm，右大腿長 2 cm，左大腿長 3 cm）の状況である（図 1）．10 歳代後半で発症したあと，徐々に四肢末梢から疼痛や壊疽が起こり，数回にわたり手術が行われ，発症後 15 年を経て現在の身体状況となった．義手や義足も検討したが，ソケットが接触する断端の皮膚軟部組織の阻血状態が続き試用を中止した．

　自宅は 1 階建て家屋に高齢の母親との 2 人暮らしである．車いす乗車による外出や入浴の際に，近所の親戚に電話で介助を依頼していた．日中はベッド上の臥位とベッドサイドボードに背をもたれた床座位での生活を送り，事例の口が届くところにさまざまな物品を置いた．ベッドサイドテーブルにはストローと飲み物，マッチと煙草と灰皿，菜箸と TV

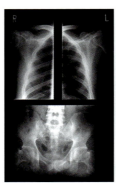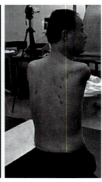

図 1 ｜ X 線画像と全身像

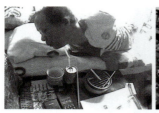 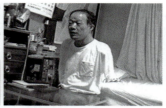

図2 在宅での生活環境

リモコンなどを置いて必要に応じて使うほか，ベッド上では口にくわえた菜箸で電話操作をしたり，ボールペンでメモをとるなど家業の手伝いをしていた（図2）．

2. 事例の理解

　本症例は，電動車いすでの外出とADL拡大の可能性を検討するために当センター自立支援施設に1年間入所した．

　症例の有利な点として，①ベッドでは，背臥位で左右の半身に交互に体重を移しながら背這いで床上移動することができる，②背臥位で頭部と殿部で床面を押すことで，腹部を持ち上げてから側方に倒れて腹臥位に寝返り，また戻ることの姿勢変換ができる，③ベッド上臥位姿勢や背もたれ座位では口にくわえた道具で身の回り動作ができるなどがあった．そして不利な点としては，①背臥位から起き上がるために骨盤下肢の錘の提供ができない，②残された上肢長が短いため操作できるものに限りがあり，頭部や口による操作が中心となる，③座位ではわずかに残った大腿の支持機能を利用するため，常に骨盤を前傾して倒れないように座っているなどが挙げられた．

　治療のための課題として，臥位では脊柱を反らせた姿勢動作が多くなっており，座位でも腰部が前彎した特有の姿勢が強要され，頭部でもバランスを保持している．そのため頸部と腰背部はいつも筋緊張が亢進している状態となっているので，以前から強度な肩こりによる痛みや体幹筋のスティフネスというような機能障害に悩んでいた．電動車いすでの外出とADL拡大の可能性を検討すると同時に，この二次障害に対してもアプローチする必要性を感じた．

3. 具体的方針とアプローチ結果

3-1 外出手段と排尿手段の獲得

　症例の外出は，人手があるときに介助用車いすで行っていたが，殿部坐骨に痛みが生じたため，1時間程度の乗車制限があった．そのため，自由に屋外を動き回るために，電動

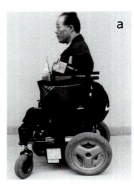 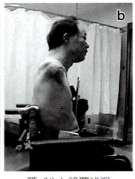 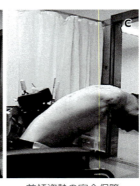 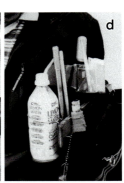

　　　　車いす全景　　　　　腰ベルト設置状況　　　前傾姿勢の安全保障　　　日常品の配置

図3 電動車いす全体像および付属品

　車いすの操作方法の獲得と，座位の安定性や耐久性を保証する必要があった．検討した結果，左上腕断端によるジョイスティック操作で長い直進移動や狭小路・悪路の移動も可能であったので，左脇付近に操作レバーを設置した（図3-a）．車いす走行時に安定した座位姿勢を維持するために，体幹を前屈させても体が抜けない腰の位置に自動車のシートベルト（以下，腰ベルト；図3-b）を装着した．また下肢の重みがないので，歩道の段差や上り坂で前輪が浮くことを防ぐために，車いす前方に物入れ兼用の重りを装備した．そして，座位の耐久性を保証するために，分圧効果が高く，安定性が高いゲル状の車いすクッションを選定した．その結果，施設内のみならず長距離の屋外移動のほか，電車やバスを利用した長時間の単独外出も可能となった．外出時には，ペニス装着型の集尿器を使用して，排出管を車いすの下に設置し排水溝に排尿している．

3-2 電動車いすでの身の回り動作の拡大

　電動車いすの腰ベルトは走行中の安全性の確保だけでなく，重量のある車いすにゆるく結合して安定性を確保することで，体幹はどの方向へでも自由に動くことができた（図3-c）．そのため車いす上での運動範囲が拡大して，身の回り動作の獲得に有利な状況となった．車いす前方のベッドサイドテーブルに，歯ブラシをL字フックにぶら下げてもらうことで，手で歯ブラシを保持しなくても頭頸部を中心とした動きによる歯磨き行為は達成できた（図4-a）．この歯磨き用の木片タワーのほかに，くしと電気シェーバーを1つのテーブルに固定して設置したことで，自分の身なりを整えることができるようになった（図4-b，c）．

　また日常品を電動車いすに配置することで，身の回り動作の自立に役立っている．電動車いすの操作レバーを設置した金属板には木製の板を取りつけ，そこにマウススティックとそれを差しておくパイプ，カバン，煙草の入ったケースとライター，カップホルダーを設置した（図3-a，d）．車いすの肘かけに携帯電話を取りつけたことで，いつでもマウス

9 四肢切断—ADL アプローチと二次障害の予防

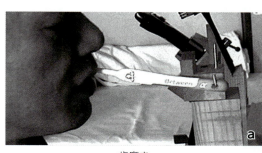
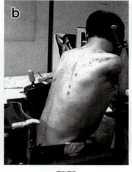
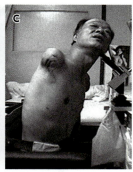

歯磨き　　　　　　　　　整髪　　　　　　　　　髭剃り

図4 ベッドサイドテーブルに設置した固定具

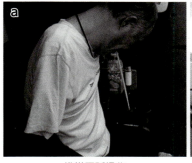
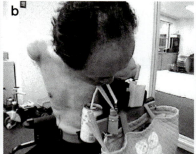
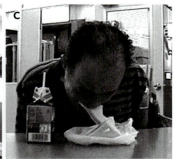

携帯電話操作　　　　　　煙草の着火　　　　　　食事

図5 車いす座位での活動状況

スティックで通話やメールなどの連絡も可能となった（図 5-a）．単独外出しても，タバコケースに入った棒を使ってタバコを吸ったり（図 5-b），お腹が減ったらコンビニエンスストアの閉鎖しているレジカウンターでサンドイッチや飲み物を開封してもらい，簡単な食事も済ますことができた（図 5-c）．

3-3 ベッドでの床上移動と移乗動作

電動車いすの腰ベルトを外してもらえば，背中をもたれた正面座位姿勢から後ろ向きに回転を行い，背中からベッドに倒れこむことで臥位姿勢となり，背這いや寝返りなどで床上移動を行い移乗動作は可能となった（図 6-a）．ベッドと車いすとの高低差を利用して，ベッドから車いすへ降りれば臥位から座位姿勢に戻ることができる（図 6-b）など，ベッドや車いす，柵などの環境をうまく利用しながら自分の能力を発揮して，移乗動作での介助量を減らすことができた．ズボンや上衣の着替えの介助が必要であったが，残存部位を動かして積極的に更衣介助に協力した．

369

第Ⅲ章　実践例　疾患別 事例別アプローチ

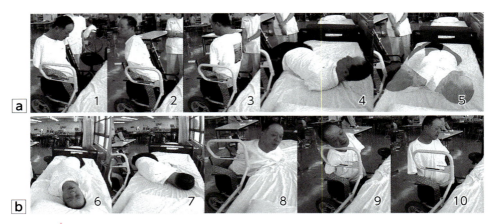

図6　ベッド移乗と床上移動
a：車いす座位からベッド上臥位へ.
b：ベッド上背臥位から車いす移乗.

3-4 二次障害に対する健康管理

　症例の臥位動作は，体幹と床の支持面を減らして重心を高くすることで，不安定性を作り出して移動していく．そのため背臥位や腹臥位でも，頭部と殿部を背筋で縮めて脊柱を反らせる動作ばかりである．座位動作では，わずかに残った大腿支持と骨盤を前傾した固定姿勢で座っているため，腰部が前彎した特有の姿勢が強要された中，いつも頭部でバランスを保持するために頸部と腰部は緊張してしまう．そして，車いす座位での身の回り動作の多くは前方で行われるので，ますますこの傾向が強まってしまう．このような姿勢動作の特徴があったため，症例は頑固な肩こりと腰痛に悩んでいて，このまま見過ごしてしまえば事例の機能障害が重度化してしまい，日常生活もできない状況になると予測した．そのため機能的アプローチでは，「重力下で必然的に一定の姿勢動作の特徴を強めてきたため，重力下では頸部や体幹の可動性を回復しづらい」という仮説を立て，重力の影響が少ない水中運動療法を実施した（図7-a, b）．その結果，肩こりや腰痛は改善して良好な結果が得られ，現在は水中のさまざまな動きを覚えて，浮くことも泳ぐこともできるようになった．デイサービスの入浴でも浮かしてもらえるようになり，外来リハビリテーション訓練以外でもリラックスする機会ができたり，ますます「体を動かす楽しみを発見してもらいたい」とスポーツへと発展させて，フィンスイムにも挑戦した（図7-c）．いまでは25mプールを何往復もできるようになり，新たにスクーバダイビングに挑戦している（図7-d）．

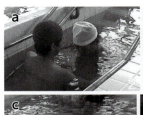
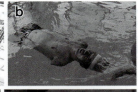
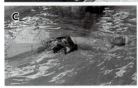
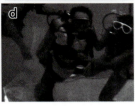

図7 水中運動療法からの発展
a：浅瀬での水慣れ．
b：力を抜いて浮く．
c：腰をくねらせてフィンで泳ぐ．
d：スクーバダイビングに挑戦．

4．考　察

　いずれの四肢にも短い切断端を持つ症例にとって，「移動すること」や「道具を使うこと」「バランスをとること」は非常に大変なことである．しかし，自分を取り巻くすべての環境や道具に残存した身体部位をうまく適応させてADLを拡大することができた．病状の進行によって徐々に切断してきたことは，変化する身体状況に適応して動きを再獲得することに有利であったと思われる．今回，われわれは症例に対してADLの拡大を目指す一方，固有の姿勢動作から発生した機能障害へのアプローチも実施した．「できればよい」というADLアプローチだけでなく，動作の質を検討しながら身体活動の維持や改善などをフォローしていくことが重要と考える．

〈参考文献〉
1）松本琢麿，他：四肢切断者へのADLおよび機能的アプローチ—電動車いすによるADL拡大と水中運動療法からの発展．作業療法　**22**：165-173，2003
2）冨田昌夫，他：四肢切断者のリハビリテーション．発達　**87**：30-36，2001
3）松本琢麿：四肢極短断端切断者の日常生活動作．作業療法　**20**（suppl）：287，2001
4）松本琢麿，他：四肢切断者への水中運動療法の経験と二次的効果—スポーツへの発展と日常生活への影響．作業療法　**21**：176，2002

第Ⅲ章　実践例　疾患別 事例別アプローチ

10 骨折—自分なりの運動を自己組織化するためのアプローチ

富士市立中央病院リハビリテーション科　PT　**深澤　史朗**

1. 事例の特徴

症例は40代後半の男性，バイク乗車時に受傷．左脛骨内外側顆骨折，腓骨頭剝離骨折，外側側副靱帯損傷し，当院受診．後日，観血的整復固定術実施した（図1）．受傷時腓骨神経損傷のため長母趾伸筋麻痺（MMT 2）．術後5病日より足上げ車いす乗車（ギプスシーネにて膝伸展位），7病日より左膝ROM開始した．14病日より左膝自動運動開始（動作時；内側側副靱帯用膝装具使用．夜間；ギプスシーネを使用）．20病日より歩行1/3部分荷重開始し，1週間ごとに荷重を増加し，40病日で全荷重を開始した．

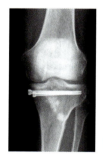

図1　術後画像

2. 事例の理解

ROM開始時は左膝屈曲70°伸展−10°であった．他動ROM時に術創部痛（左腸脛靱帯〜大腿筋膜張筋の侵襲部分，左外側側副靱帯付近）あり．MMTは左股関節周囲筋4，足関節周囲筋2＋（14病日）であった．姿勢評価は背臥位時，右肩甲骨周囲筋の過活動（挙上），左腰背部伸展・側屈筋過活動，右股関節外転位．座位は右肩甲骨挙上・外転・上方回旋，体幹左側屈，左腰背部筋過活動．右股関節外転外旋位保持，右殿部優位の重心位置にて座位バランス保持．身体内に筋緊張の左右差が存在．座位と臥位姿勢の傾向性はほぼ一致．基本動作（寝返りや起き上がり）は，術直後より，左下肢シーネ固定によるレバーアームの長くなった下肢移動のため，左股関節周囲表在筋の過活動や左大腿筋膜張筋〜外

372

側ハムストリングス～前脛骨筋における下肢筋の過活動も強く出現.

　動作支援として左腰背部伸筋の活動も高く, 腰背部の過剰なブリッジ動作が認められた. そのため姿勢筋緊張の左右差をさらに助長. 全体的に表在筋の過活動による傾きのある姿勢や動作が強調され, 身体の分節的な円滑な動きが困難になっている. 特に右側優位なワンパターン動作は, 動きのバリエーションを減らしていた. 部分荷重開始時（20 病日）は外側側副靭帯用の膝装具使用. 角度制限は設けていないが装具固定による補助のため5°程度屈曲位. 左立脚時に膝屈曲位のまま距骨下関節回外位. 立脚期全体を通じて膝屈曲, 足関節内反位が目立ち, つま先離地時に母趾 MP への体重移動ができず, 左右差のある歩容が目立っていた. また, シーネ固定時に活発に表在筋過活動を利用していた傾向性が歩容にも影響していた.

2-1 hope

以前のように歩きたい.

2-2 ストロングポイント

下肢単関節筋の筋力回復や ROM は順調に改善, 動作理解も可能.

2-3 ウィークポイント

　右に傾いた姿勢のまま, バランスの崩れや動作軌道のずれを強い表在筋活動で努力的に修正. 深部筋の活動低下. 身体の筋緊張に左右差が生じる背臥位姿勢は, 座位や立位や歩行に影響. 急性期を過ぎて疼痛が消失してもその姿勢のまま動作が行われてしまうため, 傾向性は残存しやすい.

2-4 治療のための課題

　早期より疼痛を軽減. 本人と一緒に動く. シーネ, 装具による制限や麻痺が存在しても能動的に動き, 知覚循環に基づいた基本動作を通じてプラットホームやベッドなどの環境に働きかけながら, 自己組織化を進めるための状況の提供が必要.

3. 具体的治療方針とアプローチ

　背臥位姿勢においてセラピストはダイナミックタッチを利用して, 他動的に患者の身体を通じて筋緊張の左右差を整える. 右肩甲骨周囲筋（挙上）と左腰背部伸展・側屈筋過活動な部分は小さく細かく動き患者の身体を通じて支持面上を探索する. 可能ならば同時に患者も一緒に能動的に動くことで, 身体は必要な活動性を保持して余分な力を抜くことが可能になる（パーキングファンクション）. また, 寝返りや起き上がりなどの基本動作を行い, 分節的な動きが困難になっている部分を支持面に接触させ能動的に探索活動を行

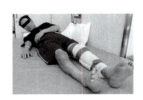
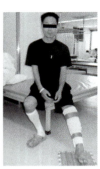
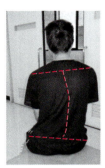
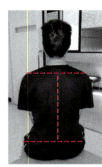
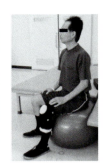

図2 知覚循環
基本動作を通じてさまざまな感覚を統合しながら分節的な動きを促す．

図3 座位バランス訓練：ダイナミックスタビライゼーション
動的な安定を発揮できる状態へ促す．

図4 傾いた姿勢
CWの活性化：身体の重りを利用してつりあわせている固定的な反応．

図5 ダイナミックスタビライゼーション
動的な安定を発揮できる状態が可能．

図6 身体図式の更新
様々な環境に働きかけながら，現在の自分の身体で身体の図面を書き換える．

う．能動的に処理された体性感覚情報と空間的な情報は統合され，大きく傾いた姿勢のまま動くことが当たり前になっている身体図式を更新させて新たな動作を学習する（図2）．習熟した基本動作は自主トレとしても有用である．座位は免荷時期でも，骨盤より上部は中間位保持が可能（図3）．右側優位の位置から左の坐骨や殿部を通じて動き，脊柱の分節的な動きも同時に促す．患者が動作方向の分かりにくいときは，セラピストが患者に接触して一緒に動き，座面・床面に働きかけながら探索活動を行う．結果として動的な安定を発揮できる状態が可能（ダイナミックスタビライゼーション）になる（図4，図5）．その後，不安定なボールの上で動き，新たな環境で自己組織化する（図6）．歩行訓練時（全荷重），歩容改善を目的に踵接地時の膝伸展～立脚中期の股関節／膝／足部動作を組織的に連動させるため，平行支持台に左股関節大転子を接触させながら感覚情報を増やし，下肢の屈曲・伸展を促す．また，鏡による視覚的な情報により知覚循環を促す．筋力訓練やROM訓練は評価時必要に応じて適宜介入．自主トレとしても習慣化する．左腓骨神経麻痺は低周波治療を実施し順調に回復．装具使用終了後，歩容完全修正可能．手術5カ月には小走り可能になるまで回復した．

4．結果と考察

多くの整形疾患患者は術後受傷部が順調に回復しても，疼痛や動作困難な場面の経験によって左右差のある傾いた姿勢のまま運動や動作を遂行している患者が多い．また，多くの患者は不安や恐怖が残った状況で動作を行っている．そのような人たちが受傷後健常とは違う身体で，臥位から基本動作を通じて能動的に動きさまざまな環境に働きかけながら探索（体性感覚情報の処理：意識にのぼる感覚＝大脳3・1・2野での処理／意識にのぼら

ない感覚＝小脳など）することで，現在の自分の身体に見合った身体図式に更新（頭頂連合野における体性・視覚・前庭迷路感覚情報の統合）が可能になる．その情報によって前頭連合野・前運動野・補足運動野や辺縁系・基底核・小脳などを含めた中枢神経系を組織的に使用したネットワークを駆使してわれわれは運動や動作を制御する．つまり，自分なりの運動や動作を自己組織化することである．そして，制御されながら運動や動作は学習される．経験した動作や運動の"できた"という成功体験は脳の比較的深部にある報酬系を活性化させ同時に記憶される．その結果，できることはさらに続けたくなるという正のループが完成し，患者は不安や恐怖から解放され，さまざまな行為が可能になり環境適応する．

　このようなアプローチは，従来整形疾患のリハにおいて最重要視されてきた ROM・筋力訓練と同等に必要であり，中枢・身体・環境がそれぞれ複雑に絡みあいながら，環境の変動に安定で柔軟な運動を自己組織的に生成するためには重要と考える．

第Ⅲ章　実践例　疾患別 事例別アプローチ

11 変形性股関節症—人工股関節全置換術後患者に対する治療的誘導について

JCHO 湯河原病院リハビリテーション科　PT　村山　淳

1. 事例の特徴

　　人工股関節全置換術（total hip arthroplasty，以下 THA）後の患者は，荷重痛が改善し歩行可能となるが，術前の疼痛や関節可動域制限により無自覚に学習された動作パターンを患者自身で変えることは困難であることが多い．その要因として患者の股関節に対する不安感や筋緊張のアンバランスからくる不安定感による身体の過剰な固定が挙げられる．

　　このような患者の治療では ①股関節を中心とした身体体節の過剰固定から，パーキングファンクションに変化させること，②下肢の支持感覚をセラピストと共に動いて知覚させること，③体幹の構えの変化と動作の変化を結びつけること，そして①〜③に対して治療的誘導で関わることが重要となる．治療的誘導は患者とセラピストの身体間コミュニケーションのもと，セラピストは患者 1 人では遂行困難な課題の難易度を調整しながら行い，患者は課題をセラピストと一緒に遂行することで，患者自身が能動的に探索して課題が可能となっていくことである．

　　今回は THA 術後患者に対して床上での靴下着脱，歩行の治療的誘導を通じた治療場面を紹介する．

2. 症例紹介

　　60 歳代，女性．既往歴として 1 年前に右 THA．今回，左 THA が施行された．当院の THA は後方アプローチのため，脱臼肢位は股関節屈曲・内転・内旋位となり，荷重スケジュールは術後 1 週で 1/2 荷重，術後 2 週で全荷重となる．

　　靴下着脱に関しては侵襲部位が安定し，脱臼の危険性が低くなる時期であること，歩行に関しては術後 14 日から開始し，術前の歩行感覚で安定して可能となった時期で新たな荷重を受け入れてくれる余裕ができたと判断したことから，術後 24 日目の治療場面を紹介する．術前筋力は保たれていたが股関節外旋 20°と制限があり，外旋位での靴下着脱の経験がなかった．左立脚期デュシャンヌ歩行で歩行していた．治療前の動作を図 1 に示す．

　　これらの動作パターンは，術前から続く股関節を固定して動く構えの影響と考え，この

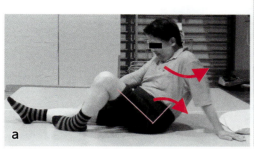
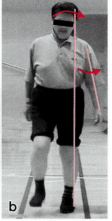

図1 治療前の動作

a：靴下着脱では，下肢を屈曲すると骨盤後傾し股関節屈曲・外旋が不十分である．胸郭を後方に倒し，肩甲骨が後退するパターンとなるため上肢での支持が必要である．
b：歩行時，左立脚期では股関節屈曲・外転・内旋位で骨盤は後退している．体幹は左側屈，肩甲骨が後退し足部外側荷重のデュシャンヌ歩行となる．

構えを動作に見合った状態に変化させる目的で姿勢筋緊張を整え，股関節の運動を患者自身に確認させながら，動作遂行の経験を促す治療的誘導を行った．以下に，各姿勢・動作の治療的誘導について紹介する．

3. 治療方針とアプローチ

3-1 靴下着脱における治療的誘導

患者は靴下の着脱時，股関節の可動域を有するにもかかわらず骨盤と大腿骨を一塊にして努力的に下肢を屈曲し，胸郭を後方に引きながら，体幹を右側屈，右回旋する動作パターンとなった（図2-a）．

靴下の着用は通常靴下から受ける触圧感覚に対し，足部が無自覚に挿入方向を探索して行われる．セラピストは靴下を患者の足部に履かせていくが，患者が靴下のズレや抵抗感を知覚し挿入方向を探索する運動を促すことにより，股関節の運動が自律的に出現し，下肢全体のプレーシングが可能となるように誘導した（図2-b）．

はじめは下肢が重く，靴下着脱時の足部は人形のように固定され，挿入への抵抗感が強い．患者が靴下の移動を知覚し，足趾・足部の能動的な活動が得られると徐々に抵抗感が軽くなっていく．その結果，股関節の運動が分離して可能となり，胸郭を後方に下げなくても下肢が動かせるようになる．

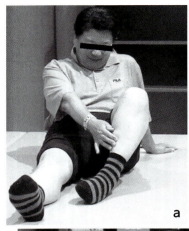
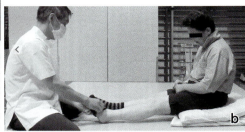
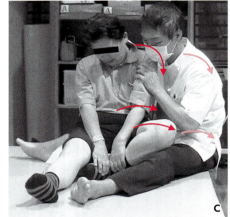
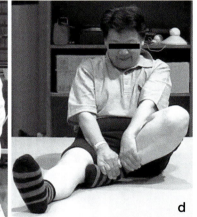

図2 | 靴下着脱動作

a：靴下の着脱時，股関節の可動域を有するにもかかわらず骨盤と大腿骨を一塊にして努力的に下肢を屈曲し，胸郭を後方に引きながら，体幹を右側屈，右回旋する動作パターンとなった．
b：患者の足部の自律的な探索活動を促した．
c：セラピストは患者に左肩甲骨前方突出と胸郭の側屈の動きを誘導し，この動きで股関節外旋し左坐骨支持を促した．
d：患者は靴下着脱が容易になった．

　次に左坐骨支持で体幹の反応を変化させる目的で，セラピストが患者の左に座り股関節を外旋して左への重心移動を誘導した（図2-c）．患者に動作を指示すると，体幹右側屈・肩甲骨内転の構えを作り，セラピストを押すような反応となった．患者には左に押さないように指示したうえで，セラピストは肩甲骨外転と胸郭の側屈の動きを誘導し，この動きで股関節を外旋し左への重心移動が起こることを患者に感じさせた．
　患者が左下肢を屈曲するときの体幹右側屈・回旋の固定的パターンから胸腰椎のダイナミックスタビライゼーションへの変化を促すことにより，股関節の自由度を得ることで靴下着脱が容易となった（図2-d）．

3-2 歩行における治療的誘導

　患者は左立脚期では，両側肩甲骨を内転し頭部・胸郭を固定した状態で左側屈し，右下肢を振り出す（カウンターウエイト；CWの活性化，デュシャンヌ歩行）（図1-b）．患者の実感としては，術前から腰が曲がる感覚があり，背中を伸ばす（腰椎伸展，両側肩甲骨を後退させる）ことが良い姿勢だと思っていたとのことだった．

　左下肢前のステップポジションから（図3-a），セラピストは患者の肩甲帯外転・頸部右側屈・回旋の動きを引き出しながら左股関節を外旋させ，左足部に骨盤・胸郭・頭部をのせるように誘導した．セラピストは患者との接触面を増やし，患者に安心感を与えると同時に患者の反応を察知しながら，この動作を実現していく必要がある．

　下肢支持機能が高まり，肩甲骨・頭部の動きが確認できたら，セラピストは左肩甲帯外転の動きを引き出し，右下肢のステップに合わせ，左足底は外側荷重から内側荷重への移行を促した（図3-b, c）．これは患者が経験したことのない協調運動のため，はじめは左足の上に骨盤をのせる誘導に対し抵抗してくる反応が強かった．セラピストは患者の動ける範囲で，患者の動きに合わせて無理せず繰り返し誘導した．

　この治療で全身の協調運動が変化し，下肢の支持機能が高まり不安感が少なくなると，左下肢支持時のCWの活性化によるバランス反応が減少した．歩行時左立脚後期には左上肢が前に振り出せるようになった（図4）．

　治療後は一生懸命腰部を反らさなくてもよいことがわかり，かえって頑張らないほうが脚を動かしやすいと訴えていた．

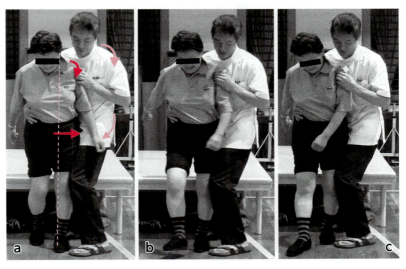

図3　治療的アプローチ
左下肢の支持機能の補助とアライメントを修正しながら右下肢をステップさせた．セラピストの膝で患者の膝をコントロールしながら行った．

第Ⅲ章 実践例 疾患別 事例別アプローチ

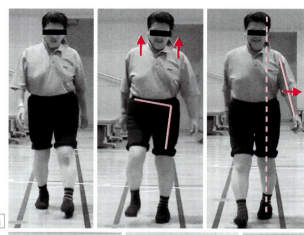
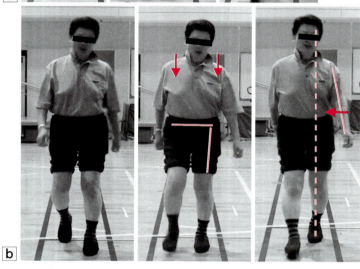

図4 治療的誘導前後の歩容の変化
a：治療的誘導前の左立脚期はデュシャンヌ歩行で肩甲帯挙上，左上肢の外転反応がみられた．
b：治療的誘導後の左立脚期はデュシャンヌ歩行が軽減し，左上肢が前に振れるようになった．

4. まとめ

　THA術後患者に対して，靴下着脱と歩行での治療的誘導を紹介した．セラピストは患者が無自覚に獲得してきた動作パターン・構えを捉え，患者と一緒に安心感を与えて動くことで，患者の潜在能力を引き出しながら新たな協調運動を能動的に獲得していく過程に関わり，動作パターン・構えを変化させた．樋口[1]は脳の中の経験によって得られた運動行動モデルに対して，実際の経験を通して，モデルを修正するプロセスが運動学習であるとしている．今回の治療刺激でも患者自身の靴下着脱動作・歩行の感覚変化が，動作パター

ンの変化を生む運動学習と考える．運動学習をより進めるためには，実現すべき運動感覚をセラピストと共有する中で患者自身が自ら探り出せることが重要である．そのためには，患者の変化に応じて即時にセラピスト自身が患者の動作の自立を促すように誘導を変化できる必要がある．

治療での新たな患者の経験は，日々の機能改善に重要であると考える．

〈文　献〉

1）樋口貴広，他：身体運動学─知覚・認知からのメッセージ．三輪書店，p196，2008

第Ⅲ章　実践例　疾患別 事例別アプローチ

12 膝前十字靱帯損傷—床上動作を通じた下肢と体幹の協調活動の促通

いわてリハビリテーションセンター機能回復療法部　PT　**関　公輔**

1. 症例を通じて運動の拡がりとテンタクル活動を評価する

　左前十字靱帯断裂術後症例（自家膝蓋腱移植による再建術施行），術後6週．荷重制限はないが，荷重時は膝装具を装着している状況である．関節可動域は，左膝関節屈曲130度，伸展−10度，膝の痛みは前面（術創部）にあり，屈曲伸展時の最終域（end feel）にて出現する．歩行時や基本動作時は違和感を訴えている．MMTは左下肢4だが疼痛に対する恐怖感があり，積極的に力が出せない状態である．

　理学療法士の誘導にて右下肢は空間上どの位置に動かしても保持可能であり，骨盤−体幹の崩れは出現しない（図1-a）．左下肢は正中位により外側へ下肢を移動させるととたんに左下肢の空間保持ができず，股関節の外旋と骨盤の左偏位を伴い，誘導に追従できない．膝関節単独の障害にもかかわらず，逃避活動や代償運動によって体幹および下肢の滞空保持機能の破綻が確認された（図1-b）．

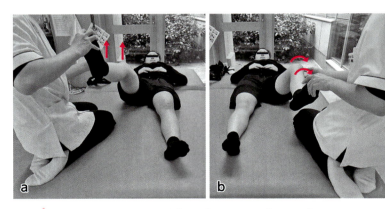

図1　両下肢のテンタクル活動をプレイシングにて評価

1-1 起居動作における下肢の重みの利用の仕方

治療前（図2-a）は左側から起き上がる際，右下肢前面のテンタクル活動によって重みを利用し，右下肢を挙上しながら起き上がる方略であるが，右側からの起き上がりでは，左体幹前面筋から左下肢の前面筋のテンタクル活動を回避するように股関節を内旋し，大腿外側面をテンタクル活動面として利用している．したがって，重みとして十分に利用できないため，右下肢のテンタクル活動と右肘への支持を増やす形で起き上がる戦略をとっている．

また右側からの起き上がりでは，左下肢の重みをうまく利用できないため，頭部・胸郭の屈曲運動を行いにくいことから，右下肢を挙上し屈曲運動のカウンターウエイト（以下，CW）としている．

運動戦略として，右側からの起き上がりは，右肘でのブリッジ活動と，右下肢でのCWを利用し，頭部・胸郭が右殿部へ移動できるよう，つり合わせたテンタクル活動が観察される．

以上のことから，膝関節単独の障害でも全身的な運動様式に影響し，無自覚に患部に対する逃避的な運動を構成していることが理解できる．これは筋力テストのような瞬発的な随意運動で力は出せても，無意識の行為では，情動反応として患部にストレスをかけない運動を選択してしまう結果，受傷時から術後の中で培ってきた無意識的な姿勢制御が運動経験とともに汎化された反応とも言い換えられる．図2-bに治療後の様子を示す．

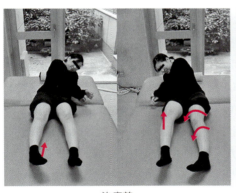
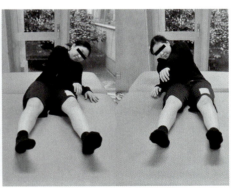

治療前 / 治療後

図2 | 起き上がり動作時の下肢のカウンターウエイトの利用と動作戦略の違い

1-2 治療戦略―背臥位から側臥位までの寝返り動作を通じてテンタクル活動を促通する

受傷部位単独の問題として捉えず，全身的な運動方略の問題として捉えた場合，本来の筋活動や姿勢調整機構として期待したい反応を基本動作の中で確認しながらアプローチを行った．

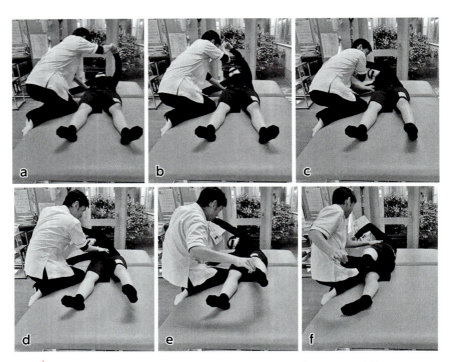

図3 寝返り動作を通じて無意識に行っている運動パターンを改善する

　図3-a〜fは，頭部−上肢からの寝返り動作を通じて，左患側の前面のテンタクル活動を促通している．

　図3-a，bの場面では，頭部と上肢の挙上に際し，右上部胸郭支持基底面に支持点がくるよう本人に知覚を促す．また左上肢を通じて運動の拡がる方向を誘導している．このとき両下肢をやや外転位としているのは，右下肢においては頭部や左上肢を挙上する際，より遠位の対極にある右下肢の重みをCWとして利用することで，第1のてことして運動をしやすくするためである．また左下肢は股関節の内旋運動により大腿筋膜張筋を主動作筋としてテンタクル活動に利用していたため，左上肢の挙上に伴った前鋸筋，外腹斜筋，大腿四頭筋，前脛骨筋による左前面筋がテンタクル活動として活動しやすくするため，あえて移動方向とは反対側に位置させている．

　図3-dでは体幹の胸郭と骨盤の身体体節の連結が運動の拡がりにて要求される局面であるため，支持点がより胸郭下部に移動しながら，体幹前面筋が働くように腹部に手を置き気づきを与えている．また図3-eでは，骨盤と左下肢の連結が要求され，右側への移動のための空間保持が求められるため，左上肢の先行した運動につながる形でテンタクル活動を要求する局面である．図3-fでは体幹前面筋から左側面筋へテンタクル活動面が変更される場面であり，頭部の空間保持のための，左頸部側面筋群，胸郭と骨盤を連結する側腹筋群，骨盤と大腿および下腿を連結させるための股関節外転筋群，下腿と足関節を連結させるための背屈・外反筋群が活動面として要求される場面である．図3-a〜fを達成さ

せるための背景として，支持活動としての支持面と接している右側身体の支持活動を見逃してはならない．特に支持側の肩関節や股関節では，体節以上の重みを崩れないように骨を支点にしながらアライメントを保持する支持機能を確認することは大切である．

1-3 非対称的な起き上がり動作を通じてテンタクル活動を促通する

寝返り動作と同様に体幹-下肢の前面筋の筋活動を促通する目的で行っている．運動の拡がりは，on-elbow までは右頭側方向に移動し続け床反力を利用し，on-hand からは右骨盤・大転子に変更する．支持面の変化として，図 4-a, b では，右肩甲帯内側から胸郭下部へ移動し続けると同時に肘と前腕，手関節も支持機能として参加する．図 4-c では下

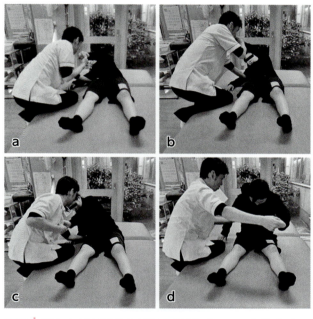

図 4 │ 起き上がり動作を通じて運動パターンを改善する

MEMO

on-elbow の代償運動の見分け方

図 2-a, b において肘の位置を後退させる反応は体幹の支持点を作らず，肘を支点としたブリッジ活動に変更するサインのため，見逃さないように注意する．また体幹機能が弱化している場合，肘関節や手掌への体重移動量が多くなり，体幹のテンタクル活動を回避するサインも徴候として観察されるため留意する．

部胸郭から右殿部に支持面が移動するため，屈曲方向の運動の回転が止まらないように腰部–骨盤帯に支持点を変更し続けられるよう誘導する．運動が最終的に長座位にて終了する方向へ右上肢を誘導し，両側殿部に支持面が移ったところで運動が終了する．

1-4 バルーンを利用したブリッジ・テンタクル活動

1）体幹前面筋と下肢前面筋の促通を意識したテンタクル活動である（図 5-a）．末梢から運動が起き足部と下腿が筋活動として連結し，テンタクル活動面である前面筋が促通されやすい肢位を意識する．また屈曲運動時に腰部が浮かないよう，また腹部が適切な筋活動を有しているか確認しながらテンタクル活動を滑らかに行う．

2）体幹後面筋と下肢後面筋の促通を意識したブリッジ活動である（図 5-b）．両側下肢でブリッジ活動を行い左右差や体幹の偏位を確認する．またボールの位置を骨盤の近くから開始することで主動作筋となる後面筋の負荷量が調整できる．運動の質として，殿部の挙上は骨盤の後傾から開始するように誘導し，腰背部の伸筋が優位にならないよう運動の拡がりを作り出す．術式や術後期間にあわせ，ハムストリングスの活動量と膝前十字靱帯への負荷量を調節するため，ボールの殿部からの位置を適切に選択し，前方引き出しへの配慮を十分に行う．通常代償しやすい脊柱起立筋が主に働く

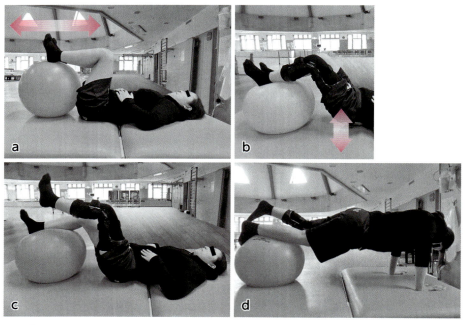

図 5 バルーンを利用したテンタクル活動
a：体幹前面筋と下肢前面筋を意識したテンタクル活動（両手で腹部を触診）．
b：体幹後面筋と下肢後面筋を意識したブリッジ活動．
c：背臥位でのブリッジテンタクル活動．
d：腹側面を下にしたブリッジテンタクル活動．

ことがないよう，各身体体節の動きや触診を用いて運動の方略に注意する．

3）背臥位でのブリッジ・テンタクル活動（図5-c）．ブリッジによる支持機能が安定してきたところから，一側の支持と反対側の空間保持を交互に行う．この際，回旋方向のトルクが出現するため骨盤が動揺しないように注意する．運動の初動で骨盤の偏位や支持脚の動揺がみられる場合には，それ以前の動作の構えが不十分である．このような場合は，両側下腿後面支持から一側下肢を挙上するとき，支持脚の股関節がやや内転位で体幹中央の位置となるようにボールを小さく左右へ移動する必要がある．このボールの移動を誘導しつつ，挙上する下肢が浮かせる位置を患者に探索させながら，支持脚でのボールの引きこみや腰背部の活動が高まらない範囲でブリッジ活動とテンタクル活動が協調できる位置を見つけることがポイントとなる．

4）腹側面を下にしたブリッジテンタクル活動により運動様式を逆転させる（図5-d）．ブリッジ側が腹側となることで運動作用や支持機能が逆転する．運動がスムーズにコントロールできてくる状態に合わせて支持面とテンタクル活動面を変えるようにすることで，さまざまな面で支持と滞空保持が可能な活動様式の実現を目指す．

2．まとめ

・左前十字靱帯断裂術後症例を通じ，クラインフォーゲルバッハのコンセプトに基づき評価・治療を行った．

・局所の運動機能障害として診るだけではなく，全身的な運動制御に影響をすることを評価・治療する必要がある．

・無意識に行っている動作を治療的介入によって，望ましい運動へ変化修正していく方法を具体的に提示した．

〈参考文献〉

1）日本整形外科学会，他（監），日本整形外科学会診療ガイドライン委員会，他（編）：前十字靱帯（ACL）損傷診療ガイドライン2012 改訂第2版．南江堂，2012

2）長妻香織，他：膝前十字靱帯（ACL）損傷理学療法診療ガイドライン．理学療法学 **42**：604-613，2015

第Ⅲ章　実践例　疾患別 事例別アプローチ

13 変形性股関節症—運動の拡がりを捉える

海老名総合病院医療技術部リハビリテーション科　PT　**金　誠熙**

1. はじめに

　変形性股関節症の場合，股関節だけに変化を求めても効果が得られないことがある．下肢の荷重連鎖や身体体節である股関節−骨盤−胸郭の機能的な連結という観点から捉えると，運動が滞っている部位や運動の拡がりを捉えることができ，問題解決のヒントにつながる．

2. 事例紹介

　50歳代，女性．左人工股関節全置換術，術後3週
　既往歴：今回手術の7カ月前に腰椎すべり症で第4・5腰椎固定術施行
　ROM：屈曲95°，伸展5°，外転25°，内転10°，外旋15°，内旋45°
　MMT：屈曲5，伸展3，外転3＋，内転5，外旋3，内旋4
　脚長差：左下肢が5 mm長い
　主　訴：歩くときに腰が痛い

3. 事例の理解

　症例の歩行（片ロフストランド杖歩行）の特徴（図1）は術側立脚期でのデュシャンヌ・トレンデレンブルグ歩行である．これを股関節−骨盤−胸郭の機能的な連結で捉えると，股関節は内旋位，骨盤前傾，胸郭は胸椎伸展位が観察される．胸腰椎の伸展が著明で，腰椎伸展を強めて股関節内旋位で骨盤を側方に回旋（殿部を横に振って）して歩行しており，前方に推進するために効率的な股関節屈曲伸展の動きに乏しい．立脚中期から後期にかけては股関節伸展が作られず，胸腰椎伸展が著明となる．左上肢は外転位でバランスをとりながら歩行する．

　股関節−骨盤−胸郭の機能的な連結を評価する1例として，座位での骨盤前後傾の自動運動を観察する．

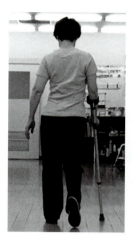

図1 症例の歩行（後方から観察）

術側左立脚中期でデュシャンヌ・トレンデレンブルグ歩行，胸腰椎移行部での過度な伸展がみられる．

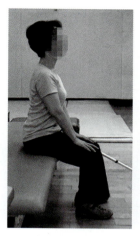

図2 骨盤前後傾の自動運動

運動がどの部位から始まるかを観察する．股関節屈曲運動に伴う骨盤前後傾運動が乏しく，胸腰椎移行部の伸展運動が著明である．

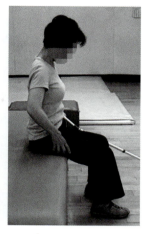

図3 骨盤前後傾運動

股関節に触れてもらい，股関節の動きを意識しながら骨盤前後傾運動を行ったところ，股関節−骨盤−胸郭の機能的な連結がみられた．セラピストが誘導して運動を起こすことも治療のポイントになる．

4．治療的アプローチ

4-1 座位，立位での練習

　症例の骨盤前後傾自動運動（図2）では股関節から運動が始まるのではなく，胸腰椎移行部の伸展を強めて，股関節−骨盤の機能的な連結が乏しいことがわかった．股関節屈曲から始まる運動を起こすために症例自身に股関節に触れてもらい，その上に骨盤，胸郭の身体体節が積み重なるように，運動を感じてもらいながら行ったところ，機能的な連結が生じるようになった（図3）．そのため，この運動を治療として取り入れ，運動が生じにくい場合はセラピストが誘導していくこととした．

　立位での治療では，自身の不良姿勢に気づき，自己修正できるのであれば治療を続けるが，難しい場合は治療環境を工夫する．立位の治療で左右対称な抗重力的立位姿勢を保持することが困難な場合，前方にベッドの高さを調整して寄りかからない程度に軽く触れることで，抗重力伸展保持を行う手がかりとなる．本症例では胸腰椎の伸展固定が生じやすく，腹部前面に軽く触れることで良好なアライメントを保持することが可能であった（図4）．

　股関節症例の中には，「股関節で支える感じがよくわからない」と訴える人も少なくない．立位練習では体重移動に伴う殿筋群の活動を促していく．最初の段階では股関節に意識を集中させて行うことが必要である．良好な活動が促せるようになったら，次の段階で

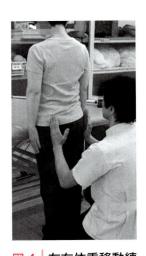 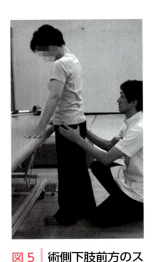

図 4 | 左右体重移動練習
体重移動に伴い殿筋群の収縮-弛緩が生じることを確認する.

図 5 | 術側下肢前方のステップ肢位での体重移動
セラピストは殿筋群の活動が生じてほしいタイミングを考えつつ誘導する.

は意識しなくても活動を行えるように治療戦略を変更していく. セラピストは股関節に触れて運動を誘導する. 足部の踵骨の垂直ライン上に股関節の位置が乗るように歩隔を調整すると下肢荷重ラインを感じやすく, 殿筋群の活動を促しやすいことが多い. 左右体重移動練習（図 4）で股関節の位置を感じてもらい, 胸腰椎移行部での伸展固定が生じないよう誘導し, 股関節-骨盤-胸郭の機能的連結を促し身体の抗重力伸展を促していく.

4-2 ステップ肢位での体重移動練習

　立位での機能的連結を促すことができたら, ステップ肢位での体重移動練習へと進める. 本症例の場合, 両上肢をベッドに軽く支えることで体幹の抗重力伸展活動を促すための手がかりになる. 体幹前面筋の活動を伴った伸展活動を促しやすく, 胸腰椎移行部の伸展固定をはずすことが容易になると考えられる. ステップ肢位で前方にある術側下肢への体重移動練習で股関節-骨盤-胸郭の機能的連結を維持しながら行うことが可能であった（図 5）.

　本症例の歩行では, 術側立脚中期から後期にかけて胸腰椎移行部の伸展が著明であり, 術側股関節が伸展位になる相での問題と考えられた. そのため, 術側下肢後方のステップ肢位で, 股関節-骨盤-胸郭の機能的連結を高め, 胸腰椎移行部の伸展固定が生じないように体重移動練習を行った（図 6）. 術側股関節に触れて下肢のアライメント, 筋活動を確認しながら, 同時に胸腰椎移行部で伸展固定が生じないよう, 胸郭に触れて症例に身体体節の位置関係を感じてもらう. さらに上半身重心を高い位置に保ち, 姿勢が崩れないよう動的安定性を促していく. 後方への重心移動の場合には下肢の床反力情報に伴う重心移動を行うのではなく, 胸郭を後方に大きく動かすことにより重心移動を行うことがある. 術

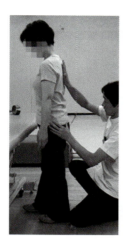

図6 術側後方のステップ肢位での体重移動

術側股関節の伸展角度に合わせて歩幅を決める．歩幅が広いと股関節伸展の代償として過剰な腰椎伸展が生じる．

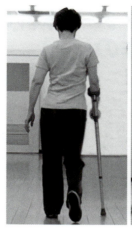 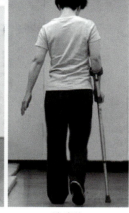

治療前　　　　　治療後

図7 治療前後

比較すると，前額面での跛行が改善し，抗重力伸展活動が良好になっているのがわかる．

側下肢の踵の上に体重が移動したことを感じたら，その上に胸郭が移動するように誘導し体重移動練習を行う．

5. 結果と考察

図7に治療前後の比較を示した．治療後の歩行は，術側立脚期でデュシャンヌ・トレンデレンブルグ歩行の改善がみられた．股関節−骨盤−胸郭の機能的な連結がみられ，胸腰椎移行部での伸展固定が改善し，股関節内旋位での支持も改善傾向である．立脚後期での股関節伸展がみられるようになり，骨盤を回旋（殿部を横に振って）する歩行ではなく，前方への推進力を得て歩行できるようになった．左上肢は外転位でバランスをとりながら歩いているようにみえるが，肘関節は伸展し後方にも効率よく振れるようになっている．本症例の主訴であった腰痛の訴えは消失した．

1回の治療結果を示した．跛行の原因としては殿筋群の筋力低下が考えられ，筋力強化を行うこともプログラムの1つと考えられる．しかし，本症例のように歩行を分析し，アライメントを評価し，評価−治療の過程で見て触れて適切な筋活動を促すことで，筋力に変化がなくても歩容が改善することがある．なぜそのような状況に陥っているかを評価することが大切である．

第Ⅲ章　実践例　疾患別 事例別アプローチ

14 関節リウマチ—体幹の動的安定性を基盤とする動作の獲得

JCHO 湯河原病院リハビリテーション科　PT　**寺見　彰洋**

1．はじめに

　　関節リウマチ患者は，病変に由来する全身の関節の構造的な不安定性や疼痛を呈した状態で目的動作を遂行するために，体幹を固定したうえで，末梢（上下肢，頭頸部）の運動を行う戦略をとることが多い．このことが二次的に努力的で固定的な活動や疼痛を生む可能性が考えられる．今回，関節リウマチ患者の体幹機能に着目した介入の結果，リーチ動作や歩行において，体幹の動的な安定性を基盤とする動作の獲得を試みたので報告する．

2．事例紹介

　　症例は，20歳のときに関節リウマチと診断された51歳の女性．右人工肩関節全置換術，両側人工膝関節全置換術の既往があり，入院時Steinbrocker stageⅢ〜Ⅳ，class 3，多部位の関節に構造的な不安定性が生じているが，入院直前までバス通勤をしていた．ムチランスタイプの関節変形を認め，両側肘関節は完全に脱臼，足部では強直，全身的に関節破壊は重度に進行しているが身体機能障害度およびリウマチの疾患活動性は低い状態であった．足関節固定術およびリウマチの投薬コントロール，リハビリテーション目的に入院となった．左肘関節は不安定性著しく，空間での上肢の制御が困難な状態であり，両側の肩関節挙上，リーチ動作での肩関節の疼痛を主訴とし職場復帰をホープとしていた．

3．評　価

　　体幹の機能を中心とした評価を端座位姿勢から開始した（図1-a）．矢状面では身体体節頭部，胸部，骨盤の合成重心線を中心に骨盤より上部の身体体節を前後に振り分けたカウンターウエイト（以下，CW）優位な姿勢バランスをとり，中でも上部頸椎伸展，肩甲骨挙上・内転，肩関節内旋の筋の緊張は顕著に高い状態であった．

　　端座位で骨盤の前後傾をセラピストが誘導してみると，患者の運動は誘導よりも速く過大な運動となる傾向が認められた．骨盤からの誘導では胸腰椎移行部の運動が大きく，頭

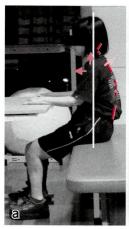
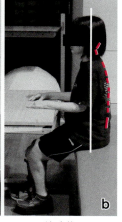

図1 治療前と治療後の端座位
a：カウンターウエイト（CW）の活性化優位.
b：パーキングファンクションの状態.

部・上肢と胸郭の関係は維持されていた．そこで胸郭から骨盤の前傾・後傾を誘導すると骨盤から誘導した際に比べセラピストは重さを感じ，特に後傾方向への誘導では胸腰椎移行部に不安定性が感じられた．前方へのリーチ動作では肩甲上腕関節を内旋位に固定し，肩甲骨の挙上内転，胸腰椎移行部の過剰な伸展活動で動作を遂行し肩甲上腕関節内側部に疼痛を生じていた（図2-a）．歩行時は左右どちらの立脚でも立脚側に体幹が傾くデュシャ

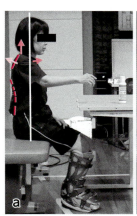
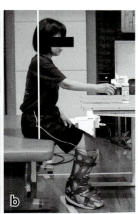

図2 治療前と治療後のリーチ動作
a：肩甲上腕関節を固定し，胸腰椎移行部の過剰伸展を伴う肩甲骨の挙上で動作を遂行し身体がリーチ方向に向かっていない．
b：胸腰椎移行部の過剰な伸展活動が減少し，身体が動作の方向に向かっている．

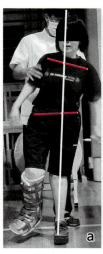
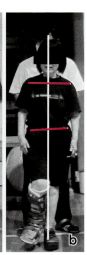

図3 治療前と治療後の歩行
a：デュシャンヌ様のCWの活性化優位なバランス活動が認められる．
b：デュシャンヌ様の傾向は残存しているが，リラックスして動作が大きくなった印象を受けた．

第Ⅲ章　実践例　疾患別 事例別アプローチ

ンヌ様の歩容を呈していた（図 3-a）．

　これらのことから，本症例の体幹では特に胸腰椎移行部の不安定性に対し，頭部・上肢と胸郭の CW を優位としたバランス関係を維持した状態で抗重力な場面での動作が行われており，リーチ動作では肩甲骨と上腕骨の運動自由度が阻害され，上肢挙上時の疼痛の一因となっていると考えた．

4．治療方針

1）仰臥位で不安定性を有する胸腰椎移行部の筋活動による運動制御と，高い筋緊張により連結された体幹と上肢肩甲骨，下肢の間の運動性を獲得する．
2）端座位で CW 優位な上肢と体幹の関係を変化させ，体幹のダイナミックスタビライゼーションの獲得を図る．
3）上下肢と体幹の協調的な活動を促通し，リーチ動作などにおけるバランス活動の改善を図る．

5．治　療

4-1 背臥位

　全身的なパーキングファンクションを得ることおよび身体体節間の運動を促通し，支持面の知覚を促すことで基礎的定位を図ることを目的とした．このためには，単関節を制御する深層の筋活動による関節運動が望ましいと考えた．大きな力を要する骨の長軸方向の運動よりも，より小さな力で運動制御が可能な回旋方向の運動制御を課題として，介入を開始した．

課題動作

　両上肢を胸郭または腹部上で組み，股関節軽度外転位・内外旋中間位で両膝を立てた肢位を開始肢位とし，支持面上で身体体節を転がすことを課題動作として行った．

　身体体節胸郭を転がす（図 4）→身体体節骨盤を転がす（図 5）→身体体節胸郭，骨盤を同時に逆方向に転がす（図 6）→身体体節骨盤の回旋と身体体節下肢の挙上の協調（図 7）の順に徐々に運動範囲の拡大を図った．どの運動も患者が運動を知覚できる程度の小さな範囲の他動的な運動から開始し，一定の速さで反復する自動運動を経て，リズミカルな反復運動に移行した．

　頸部伸展筋，肩甲骨挙上内転筋，肩甲上腕関節内旋筋，腰椎伸展筋などの過剰筋緊張の

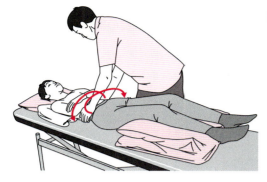

図4 | 背臥位でのポジショニングと身体体節胸郭を転がす運動

肩甲骨，下肢に支持面を提供するポジショニングで身体体節間の姿勢筋緊張の調整を図った．はじめは肩甲骨からの誘導を開始した．しかし，上肢の運動は得られるが運動が胸郭に拡がらなかったため，胸郭からの直接的な誘導に変更した．運動範囲は胸椎棘突起を支持面とした中間位から胸椎棘突起の側面と棘突起側部の傍脊柱の背面筋が支持面となる程度の小さな範囲とした．他動的な運動から開始し，求めている運動が患者に知覚できていることを確認した．

次に，同じ運動範囲をゆっくりとした同じ速度で反復して動かすように指示し，徐々に自動運動の要素を増した．運動が患者主動でできることを確認し，身体体節上肢からの誘導に変更した．身体体節胸郭の運動に先行してほかの身体体節に活動が起きても，胸郭の運動を患者が自動的に行えることを優先し，徐々にほかの身体体節の運動を伴わない状態で，胸郭の運動が行えるように誘導した．

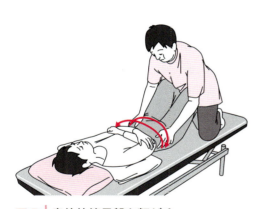

図5 | 身体体節骨盤を転がす

身体体節骨盤と下肢の協調的な活動を図るため両膝を立て，股関節内外旋中間位を開始肢位とした．身体体節胸郭，骨盤，下肢間に不安定性に伴う過剰筋緊張が生じないようセラピストが自身の体幹で，両側下肢の中間位支持を介助した．骨盤の両側上前腸骨棘からの誘導を開始した．仙骨中央を支持面とした中間位から仙腸関節を支持面とした肢位までの運動範囲とした．他動的な運動から開始し，自動運動の要素を増大していった．セラピストは身体体節骨盤が連続して支持面を移動することと，この運動に伴う身体体節下肢の過剰な活動が減少していくことを感じながら誘導した．患者主体に下肢が中間位に保持でき，身体体節骨盤の運動が行えるように，徐々にセラピストの体幹を下肢から離していった．

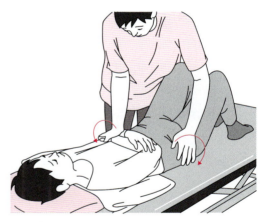

図6 | 身体体節胸郭と骨盤を同時に逆方向に転がす誘導

セラピストは患者が身体体節胸郭と骨盤の一方を固定して，他方の運動を起こさずに同時に両方の運動を行うように誘導した．全身的な身体体節間を固定的でなく，協調的な運動で連結することを実現した．

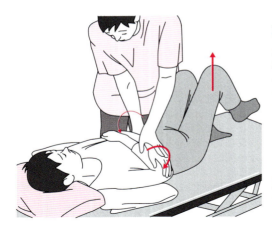

図7 体幹と下肢の協調運動の誘導

患者には身体体節胸郭と骨盤が同時に逆方向に転がす動作（図6）の延長で，身体体節骨盤の一側が床面に接地したタイミングで反対側の下肢を挙上するように指示した．また，下肢を挙上しても骨盤が下肢の重さで引き戻されることがないように指示した．身体体節胸郭と腹部前面筋の活動を伴って連結した身体体節骨盤を支持面として，一側下肢を挙上した．
この運動を左右交互に反復して行うことで，下肢の空間での安定した運動を提供できる体幹のダイナミックスタビライゼーションを要求した．

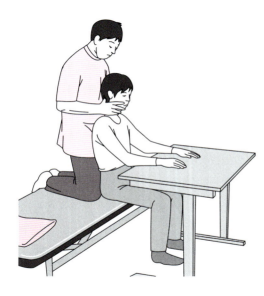

図8 骨盤の前後傾を伴う体幹矢状面方向の運動の誘導

身体体節頭部はセラピストが支え，上肢は机上に置くことで，末梢の重さが体幹にかからない設定で開始した．セラピストは両膝を患者の骨盤に，大腿を体幹に密着させ下肢で体幹の安定性を提供すると同時に骨盤からの誘導を行った．セラピストは，患者の頭部を胸郭上で保ち両手で下顎と後頭部を把持し，頭部の重さの負担を軽減した．疼痛や頸部肩甲帯に感じる重さなど，患者の感じていることと肩甲骨の運動性を確認しながら頭部支持の程度と位置を調整した．この状態で時折，胸椎棘突起に触れるなどして運動の乏しかった胸椎部位に患者の注意を向け屈曲伸展方向の自動運動を行い，胸椎の運動性の改善を図った．徐々に骨盤の前傾運動を下肢の支持が必要な範囲まで拡大した．身体体節頭部と胸郭の関係が維持され，上部頸椎の伸展，肩甲骨の内転挙上筋の緊張が高まらずに行える範囲で誘導を行った．背臥位同様にセラピストはゆっくりとした一定の速度で筋活動による運動制御ができていることを，頭部の重さや密着した身体部位から感じる重さで確認しながら骨盤前傾方向に運動範囲を拡大していった．

軽減，股関節外旋伸展筋群に認められた低筋緊張の改善を確認し，端座位場面に移行した．

4-2 端座位

抗重力な環境下での末梢のテンタクルな活動を提供する体幹のダイナミックスタビライゼーションと，それに協調した下肢の支持機能の獲得を目的とした．

課題動作

前方の机上に上肢を置き，下肢の支持機能を得るために，股関節は内・外旋，内・外転中間位を開始肢位とした．骨盤前後傾を伴う体幹矢状面方向の運動による身体体節間運動性の改善（図8）→前額面方向の運動に伴う体幹と上下肢との協調的活動の促通（図9）の順に実施した．

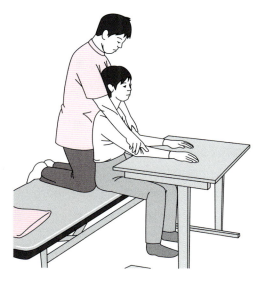

図9 上下肢と体幹の協調的な運動の誘導

左右中間位で端座位でのパーキングファンクションがとれた状態を開始肢位とした．一側上肢を机上で前方に滑らせるリーチ動作と同側下肢の支持の協調的な活動が左右交互にリズミカルに行えることを目標とした．セラピストは移動側坐骨上の身体体節胸郭や頭部のアライメントと肩甲帯の挙上によるバランス反応に注意しながらリーチ動作を提供できる体幹のダイナミックスタビライゼーションを要求した．

6．結果

　端座位においては，治療開始時に運動性の乏しかった上部胸椎や下部腰椎に動きが認められ，下肢の支持機能の改善が確認できた（図1-b）．前方へのリーチ動作においては肩の疼痛なく動作が可能となり，肩甲骨の過剰な挙上が軽減し，体幹がリーチする方向に向かいリーチ範囲が拡大した（図2-b）．歩行ではデュシャンヌ様のバランス活動は軽減し，頸部肩甲帯の過剰筋緊張が軽減，全体的に動きがリラックスして大きくなったような印象を受けた（図3-b）．

7．考察

　リウマチ患者の治療において，支持面や身体の知覚を促す治療的誘導を行う際に重要なのは，運動性を引き出すことが関節の不安定性を増大させることにつながらないようにすることである．そのためには，小さな運動範囲で，関節への負担なく支持のための筋緊張を促通する必要がある．このために，小さな範囲での反復運動をゆっくりと同じ速さで繰り返し行うことから開始し，徐々に運動速度を増し，リズミカルに行えるように誘導した．
　また，不安定性が全身的に生じていることに対して，身体体節内部の運動から隣接する身体体節間の運動，多部位の身体体節が参加する運動と，運動に参加する身体体節を徐々に拡大した．背臥位の活動では，固定的な活動を伴わない身体体節の連続的な支持面の移動をセラピストが知覚しながら誘導した．端座位では，疼痛などの異常なく，股関節中間位で下肢が支持できること，およびCW優位な筋緊張が生じないことをセラピストが確認しながら，リーチ動作の運動範囲を拡大していくことが重要であると考えた．
　徐々に進行する関節の不安定性に対応して患者自身がこれまでに獲得した動作パター

ンを変化させるためには，ポジショニングやセラピストの身体で安定性を提供し，過剰な姿勢筋緊張にとらわれないパーキングファンクションの状態から，課題動作を開始することが大切である．ここからリズミカルな反復運動を実現することで，過剰な固定を伴わずに末梢が運動できるダイナミックスタビライゼーションの良好な状態が得られると考えた．進行性の病態を呈するリウマチ患者には，自己管理としてパーキングファンクションの状態がとれるような自主的な活動の獲得が必要であると考えた．

　本症例ではリーチ動作時の疼痛軽減，歩行時のデュシャンヌ様の姿勢の崩れの軽減は得られたものの，日常生活においてこれを維持し，自分で管理制御していくには至っていない．セラピストが介入して得られた体幹のわずかな運動を，患者本人が自覚して患者自身のみで再現し，生活動作を行う準備として習慣化できるように繰り返している．

8．おわりに

　リウマチ患者は，不安定性や疼痛に対応して自分なりに発達してきた動作戦略を有している．運動性を引き出すことが，不安定性を助長し二次的な関節破壊や疼痛につながらない介入の仕方が必要とされる．このためには運動性を要求すると同時に安定性，安心感を提供し，過剰な筋活動や関節への負担が生じていないことを確認しながら介入することが必要である．

〈参考文献〉
1）桑原　茂，他：椎体にみられる RA 変化について．日関外誌　Ⅱ：283-288，1983
2）Klein–Vogelbach：Functional kinetics. Springer–Verlag, 1989
3）ギブソン JJ（著），古崎　敬，他（訳）：生態学的視覚論-ヒトの知覚世界を探る．サイエンス社，1986
4）アフォルター FD（著），冨田昌夫（監訳），額谷一夫（訳）：パーセプション—発達の根源から言語の発見まで．丸善出版，2012

第Ⅲ章　実践例　疾患別 事例別アプローチ

15 摂食嚥下障害─気づきを促す環境設定により，長期的に嚥下機能の改善がみられた症例

神奈川県総合リハビリテーションセンター　PT　**小泉　千秋**

1. はじめに

　　摂食嚥下障害は障害像が幅広く原因も多岐にわたるため，さまざまな視点からの対応が必要になる．今回，聴神経腫瘍を発症し，腫瘍摘出後に嚥下障害が出現した症例を報告し，その対応について紹介する．

2. 事例の特徴

　　症例は，迷走神経由来傍神経節腫瘍術後に嚥下障害が出現した 37 歳，女性．腫瘍摘出術後に嚥下障害と嗄声が出現した．その後，右輪状咽頭筋切断術，喉頭挙上舌骨固定術，右披裂軟骨内転術，気管切開術を受けた．術後に少量のゼリー程度の直接訓練を行ったが，経鼻経管栄養が必要であった．その後，気切部は閉鎖した．腫瘍摘出約 5 カ月後に嚥下障害のリハビリテーション目的で，当院に入院となった．

3. 事例の理解

　　主訴は，①むせ，②術創部の張り，③両肩の凝りであった．初期評価は独歩可，食事以外の ADL は自立していたが易疲労性が強かった．頸部正中から右乳様突起の術創周囲に硬化があり，熱感，腫脹，疼痛が認められた．気切部位には閉鎖した気管切開孔の瘢痕が残存し，下顎から気切部位の軟部組織の柔軟性が低下し，触診で喉頭挙上運動障害を認めた．後頸部から両肩や肩甲帯周囲には持続的な過緊張を認め，頸部から体幹にかけての分節的な運動が阻害されていた．また体幹の抗重力活動が低下し，起居動作は可能だが上肢を優位に使用するため努力的であった．呼吸機能は，随意的な咳嗽は可能だが弱く，呼気機能と胸郭の拡張性が低下していた．口腔・咽頭機能は，喉頭挙上運動障害に加え，舌の筋緊張亢進による前方突出運動の低下，右軟口蓋挙上運動の低下が認められた．日常口腔内の唾液貯留が顕著で定期的に喀出が必要であった．栄養管の間欠的自己挿入を試みたが，咽頭反射が強く断念した．

4. 具体的治療方針とアプローチ

　訓練は経口摂取に必要な身体準備のために間接訓練から開始した．頸部周囲の術創を含めた軟部組織には，痛みの出ない範囲で徒手マッサージやストレッチを行い，術創組織の伸張性を促した（図1）．頸部から肩甲帯の過剰な筋緊張には，当該部位にタオルなどを挿入して接触面を増やし，身体を軽く揺するリラクセーションや，接触面の圧の変化を感じさせながら肩や肩甲骨の自動運動を行い，筋の収縮と弛緩を繰り返すことで筋緊張を軽減させた（図1）．全身の運動として，端座位での骨盤運動や寝返りなどの起居動作を誘導し，抗重力動作を通じて頸部から骨盤の分節的な運動を促した（図2）．舌には，徒手による伸張ストレッチと前・左右・上方の動きの誘導を行った．喀出機能向上のために，体幹ストレッチなどにて胸郭の拡張を促し吸気活動を増やした．また，腹式呼吸，ハッフィング，ブローイングなどにより腹部前面の活動を促し呼気活動を高めた．

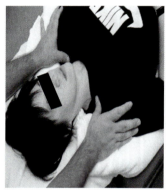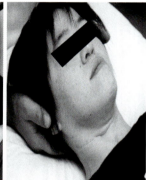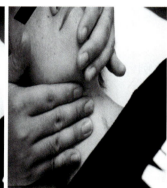

図1　頸部周囲のリラクセーションとストレッチ

タオルなどを利用し安楽な肢位に調整し，徒手にて術創部および頸部から肩甲帯のリラクセーションとストレッチを行う．また，接触面の圧変化を対象者が感じながら肩から肩甲帯の動きを行う．

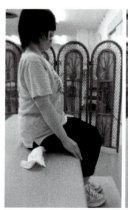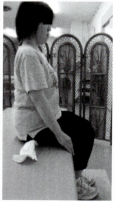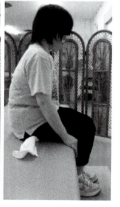

図2　端座位での骨盤運動

骨盤の動きを探索しやすくするために坐骨にタオルを敷いて骨盤の運動を行い，頸部から体幹の分節的な動きを引き出す．

5. 結　果

　間接訓練を約1カ月間実施し，術創周囲の柔軟性や軟部組織の伸張性が得られた．頸部から肩甲帯の過剰な筋緊張は軽減した．触診にて嚥下時の喉頭挙上運動の改善を認めた．

　身体準備が整ったところで，水やゼリーから直接訓練を開始した．訓練開始時は，咽頭残留やむせが顕著で嚥下は困難であった．咽頭残留を軽減させるために，座位の角度や頸部の位置を工夫し，咽頭通過しやすい姿勢を検討した．その結果，頸部右回旋位，左下側臥位にて咽頭残留が少なく嚥下が可能であった．経鼻経管栄養は中止し，上記の姿勢で病棟にて朝・昼・夜に経管栄養食の飲用を開始した（図3）．その際に，嚥下をした後に咽頭残留があれば喀出させ，次の嚥下を行うように指導した．病棟での経口摂取開始から約2週後には，端座位姿勢でもむせや咽頭残留が少なく嚥下が可能になった．

　入院約2カ月半後に自宅退院，退院時には，経管栄養食を3食，補助的に5分粥・とろみ食を経口摂取した．退院約3カ月半後には，普通食摂取が可能になり経管栄養食は2食に変更した．退院約9カ月後には3食常食摂取が可能となった．

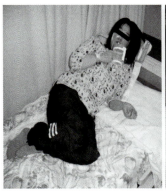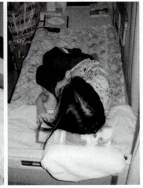

図3　病棟での嚥下開始姿勢
咽頭通過を促すために頸部右回旋，左下側臥位に調整した．

6. 考　察

6-1　全身活動の視点から摂食嚥下障害への対応

　本症例は，頸部から肩甲帯周囲にかけての筋の過緊張が嚥下に悪影響を及ぼしていた．過緊張の原因の1つは，体幹機能低下により上肢を優位に使用した努力的な動作パターンが引き起こしたものと考えられた．そもそも，頸部周囲の筋は，嚥下，姿勢保持，呼吸にかかわり，嚥下機能に問題がある場合，努力的に嚥下活動を行うことで過緊張になることが考えられる[1]．相対的に頸をすわらせるためのより原始的な口や頸部の筋は緊張を高め

第Ⅲ章　実践例　疾患別 事例別アプローチ

やすく，ここを原点とした姿勢制御に陥りやすいものと考える[2]．頸部が過剰な緊張を起こさずに摂食嚥下のために安定保持し動くためには，その活動を保証する体幹や下肢の活動が必要になる．そのため，抗重力的な座位活動や床上動作を通じて，頸部から体幹，下肢が連続的かつ協調的に働く活動を促した．その結果，頸部を支えるための体幹活動が高まり，頸部の代償的な過緊張は軽減し，嚥下への悪影響は軽減した．嚥下運動自体は，口腔から食道までの食塊を移送する局所の運動であるが，その運動を支える活動は全身が関与している[3]．そのため，摂食嚥下障害への対応は，局所だけでなく全身機能を考慮していく必要がある．

6-2 直接訓練開始時のポイント

　直接訓練開始には，さまざまな要因を総合的に分析して判断する必要がある[4]．直接訓練は窒息や誤嚥のリスクを伴うために，食形態や姿勢などを検討して慎重に行う．嚥下時のむせは本人にとって非常に苦しい経験であり，むせの繰り返しが嚥下への恐怖心を生み出し，嚥下訓練を阻害する可能性もある．本症例も前医で直接訓練開始時にむせがひどく，円滑に訓練をすすめられなかった．当院での直接訓練開始時も，むせの恐怖心と食べることに対する緊張により，飲みこむ際に努力的に食塊を止めている様子が感じられた．これが咽頭残留の一要因と考えられた．そのため，直接訓練前には飲みこむための準備として，頸部周囲のリラクセーションを促し，安楽な肢位に調整することで頸部周囲の緊張を軽減させた．

　また訓練中にむせが生じた場合には十分な休憩をとることで落ちつかせ，無理に訓練をすすめなかった．嚥下障害治療の最大のポイントは不安，恐れ，痛みなど不快な情報を少なくし，大脳辺縁系が"快"と価値判断するような環境設定することである[5]．そのため，直接訓練時は，可能なかぎり不快な経験を生み出さずに，飲めた・食べられた実感を感じさせる準備が重要と考える．

6-3 嚥下評価に基づく姿勢調整

　本症例は唾液も含めて咽頭残留が顕著であった．咽頭残留する原因はさまざまであり，口腔期では食塊を咽頭へ送り込む力の低下や送りこむタイミングの不良，咽頭期では咽頭収縮の低下，嚥下反射の遅延などが考えられる[5]．

　本症例の場合，食道咽頭透視検査などの所見より，咽頭残留する原因を咽頭部の通過障害と判断した．そのため，訓練当初は頸部周囲の過緊張を軽減させ，経口摂取するための身体準備を行った．さらに咽頭通過を促すために食塊の移送を補助する手段を考え，姿勢の工夫を行った．本症例は咽頭収縮に左右差があったので，健側の機能を利用するために頸部回旋法を選択した．頸部回旋法は，頸部を回旋し咽頭部分を狭くして反対側の梨状陥凹に食塊の流入を促す方法であり，片側の喉頭・咽頭麻痺の症例に有効[6][7]といわれている．しかし，本症例では頸部回旋だけでは健側への食塊流入が不十分であり，さらに重力

を利用するために健側下の半側臥位肢位を選択した．一見，嚥下しにくい姿勢に感じられるが，この姿勢により残留が改善した．嚥下に必要な姿勢調整は，対象者の障害部位と残存能力を評価し，それに適した姿勢を選択することが重要である．

6-4 気づきを促す運動学習

摂食嚥下の過程は，乳児の発達段階を経て成人嚥下獲得した段階では，無自覚に行っている行為が多い．しかし，摂食嚥下に障害が起きると，その無自覚な部分も機能低下を引き起こす要因に考えられる．

本症例は前医の直接訓練時，病前と同じような食べ方を行っていた．そのため，ペース配分や飲みこみの確認，残留時の喀出など，現在の機能に合わせた修正がなされず，このことが嚥下訓練のすすまなかった一要因と考えられた．われわれが行う基礎的な治療は，食べる・飲むということを強引に勧めることでなく，無自覚のうちに行っている多くの探索活動への気づきを促すことである[5]．現状の機能に気づき，調整できる食事環境の設定が必要である．

本症例は，病棟での経口摂取開始時に食事に集中できる環境に設定した．食事時に，嚥下姿勢や飲みこみのペース配分の調整，疲労時の休憩，残留物の喀出など，セラピストの指導した注意点を本人に確認させた．また，患者本人に食事の摂取状況を毎食事後に記録してもらい日々の経過を確認させた．このように本症例は高次脳機能に問題がなかったため，自分で食事状況に気づき調整することで，長期的に正しい嚥下方法を積み重ねたことが学習効果となり，嚥下機能の改善に関与したと考えられる．個々の症例の機能に合わせた気づきを促す環境設定が重要である．

7. おわりに

摂食嚥下活動は日々繰り返される活動であり，安楽かつ安全に行わなければならない．そのために，さまざまな職種がその専門性を生かして対応することが必要と考える．

〈文　献〉
1) 小泉千秋：嚥下障害の理学療法．理療　**37**：1-4，2007
2) 内山　靖（編著）：環境と理学療法．医歯薬出版，pp88-98，2004
3) 小泉千秋：間接的機能訓練が有効であった聴神経腫瘍術後嚥下障害の1症例．日気管食道会報　**55**：461-467，2004
4) 椎名英貴：直接訓練開始を判断するための臨床的基準の検討．日摂食嚥下リハ会誌　**9**：272-282，2005
5) 冨田昌夫：嚥下障害の理学療法．神奈川総合リハビリテーションセンター紀要　**28**：17-25，2001
6) 湯本英二（編）：耳鼻咽喉科診療プラクティス7　嚥下障害を治す．文光堂，pp138-142，2002
7) 三枝英人，他：喉頭挙上に左右差があることに起因する嚥下障害とその対応．日気管食道会報　**52**：1-9，2001

第Ⅲ章　実践例　疾患別 事例別アプローチ

16 めまい―基礎的定位から空間定位を促した両側前庭機能障害例

神奈川県総合リハビリテーションセンター　PT **浅沼　満**

1. はじめに

　姿勢制御は，視覚，体性感覚，前庭感覚を中心に各感覚情報が協調してなされる．前庭障害により異常な前庭入力がされると，各感覚情報間に乖離を生じて浮動感や回転感，傾斜感などのめまいが惹起される．めまいは自覚的な異常感覚の一種であり，ふらつきなどは他覚的な平衡障害とされる．前庭機能障害者の多くは姿勢制御を視覚に頼り，頭部を体幹に固定させて姿勢をまっすぐに保とうとする．この場合，固定した姿勢の情報と変動する前庭情報との乖離はいっそう拡大し，視覚なしでは姿勢の動揺が増大する．本来，重力下での静止立位には完全な静止はなく，必ず揺らぎを伴い，姿勢定位は重力慣性の方向と支持面からの床反力の方向とのズレを検知し動的に調整することといえる．ゆえに，前庭機能障害者に対する治療では固定的な姿勢を改善し，体性感覚の精度を高めて支持面を基準とした動的平衡を促すことが必要と考える．本稿では両側前庭機能障害患者の約14年の経過から，患者の姿勢と姿勢制御方略の変化を通して前庭機能障害者に対する理学療法について述べる．

2. 事例の特徴

　発症当時34歳，女性，内耳自己抗体を伴った両側進行性感音難聴と前庭機能障害．体育大学出身の水泳指導員で高い運動能力を有していた．某年，右耳鳴と右軽度感音性難聴より発症し，その後進行し両側聾となり右人工内耳を装用した．平衡障害は歩行時のふらつきと左偏倚，水泳での右偏倚とターン困難などが出現し悪化した．間欠的にめまい発作を起こし日常生活は困難となり，血清学的検査にて内耳蛋白38 kDa，42 kDa，58 kDaに陽性反応を認め，発症約7年時に変動する左耳に対し迷路破壊術が行われた[1]．

　当院初回入院は発症4年1カ月時であり，以後発症7年7カ月後までに計4回入院し，理学療法を実施した．退院後，本症例は在宅就労と余暇的にスポーツを行う生活を送っている．

3. 全入院期間を通じた所見および経過[1)2)]

　　頭部 CT と MRI 所見，神経学的所見には異常はなかった．前庭機能は，氷水 20 ml の温度眼振検査（度/秒）にて，発症後 2 年 3 カ月にて右 35，左 48 であったが徐々に低下し，発症 5 年 10 カ月時には右 10，左 32 で，めまいの自覚反応はなかった．前庭誘発筋電位検査は発症 3 年 9 カ月時に右反応なし，発症 4 年 6 カ月に両側無反応となった．

　　視覚は，患者が身体を正中位に保持した際に柱などの垂直構造物が左傾してみえると訴えた．自覚的視性垂直位（度）は，発症 4 年 9 カ月時に－45 と左傾しており，発症 7 年頃には－35，－38，－41 と推移した．左迷路破壊術直後は－66 となったが，発症 7 年 5 カ月には－14 となった．

　　運動機能は，運動麻痺，筋力低下，関節可動域制限，表在感覚に異常はなく，右外果振動覚と右下肢位置覚が低下した．患者は「常に，身体の右側を長く左側を短く感じる」と訴え，身体図式の変容が疑われた．筋緊張は両側肩甲骨周囲筋群の高緊張，左側腹部筋群の低緊張，右腰部脊柱起立筋群の高緊張を認めた．背臥位姿勢は頭部に対して体幹，下肢が右に位置した左凸姿勢をとった．これを他動的に修正すると「大幅に体が左に曲げられた感じがする」と訴え，正中位の誤認がみられた．座位や立位でも左傾姿勢となり，同様に誤認した．歩行は，左立脚期に左下肢が過剰に内転し，右下肢が内転方向へ振り出される際に左偏倚とふらつきを生じた（図 1）．

　　以上より，前庭機能の左右不均衡により視覚的な垂直位が左傾し，患者は視覚情報に合わせて姿勢を左傾させたが，前庭障害，下肢位置覚と筋緊張の異常，さらに触圧覚による代償も不十分なために，これを正中位と誤認した．患者が変容した身体図式で歩行や水泳を行うために偏倚を生じ，視覚情報を得にくい水中でのターン動作が不能であったと考えた．

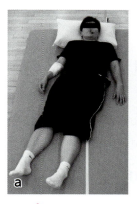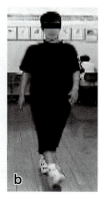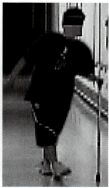

図 1　背臥位姿勢（a）と歩行（b）[2)]

a：初回入院時の背臥位にて，頭部に対し体幹・下肢が右に位置した左凸姿勢を正中位と誤認した．
b：歩行は左立脚期に左偏倚とふらつき（体幹の左傾斜）を生じた．
　　4 回目入院時歩行では杖を使用した．

4. 治療方針とアプローチ

過剰な筋緊張を減弱し触圧覚への感受性を高め，壁面などで囲まれた環境で視覚だけでなく接触による体性感覚も利用して正中位姿勢の再学習，支持接触面を基準とした姿勢制御能力を高めることを目標とした．

4-1 初回入院：発症 4 年 1 カ月時〜約 5 カ月[2]

床上動作練習や壁面と衝立との間に身体を挟んだ立位歩行練習を行った．床上動作では，胡座位にて骨盤を揺らしながら同時に肩甲骨も動かし，肩甲骨周囲筋群の過緊張を減弱した．その後，正座，蹲踞位，起立を連続的に行い，視野内の自身の身体と足底の圧変化を同時に探索させながらふらつきを修正させた．立位歩行練習では，壁面と接する身体の触圧覚や視覚的な肌理の変化を利用して姿勢の傾きを修正させた．治療後に歩行左偏倚はほぼ消失し，正中位姿勢で安定した歩行が可能となった（図2）．しかし，症例の原疾患はその後進行した．

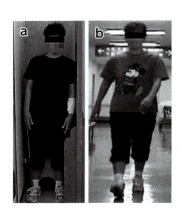

図2 壁面を利用した立位練習（a）と初回退院時歩行（b）[2]
a：壁との接触を利用して左傾姿勢を修正させた．患者はこのとき「初めてまっすぐな姿勢がわかった」と訴えた．
b：治療後，歩行時のふらつきと左偏倚はほぼ解消された．

4-2 2回目入院：発症 4 年 8 カ月〜約 5 年，および 3 回目入院：発症 5 年 2 カ月〜3 カ月

起立歩行が不能となるほどの回転性めまい発作が間欠的に出現し，理学療法は実施困難だった．患者自身によるめまいと平衡障害の状態の把握と日常生活上の行動管理を指導した．

4-3 4回目入院：発症約 7 年 1 カ月〜7 カ月

左迷路破壊術後に残存したふらつき，閉眼での立位保持困難，杖による歩行を改善するために，床上練習や壁を利用した立位歩行練習などを再実施した．体軸を固定せずに，揺れながらも左右の支持接触面内に姿勢を安定させるように促した．退院時には杖なしの歩行を獲得し，走行やバスケットボールも可能となった．

5. 結果と考察

立位の重心動揺検査結果（図3）と歩行分析結果（図4）から，安定した歩行が可能となったのは，視覚だけでなく触圧覚情報も利用した姿勢制御能力が向上したためと考えた．発症14年8カ月時の座位や立位は正中位となり，患者は「柱は左傾してみえるが，そのままにしている」と述べたことから，理学療法による一定の効果の持続を認めた．一

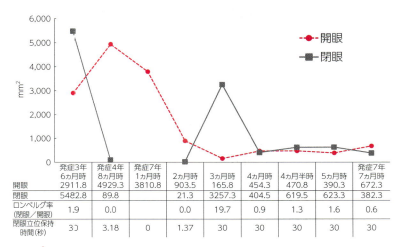

図3 両脚立位の重心動揺検査結果（開眼および閉眼の外周面積）

3次元座標計測装置と床反力計測装置を用いて各1回，30秒間計測した．
開眼および閉眼時の外周面積とロンベルグ率が減少した．

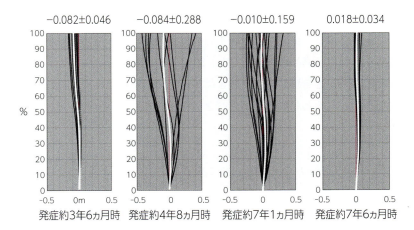

図4 歩行分析結果（1歩行周期における重心左右変動の水平面投影図）

Y軸は1歩行周期（右立脚期から次の右立脚までの時間を100%とした），X軸は重心の左右変動（単位はm．−が左方向，＋が右方向）．グラフ黒線は各施行，白線と数値はその平均値と標準偏差を示す．
重心の左右変動のばらつきと左偏倚が減少した．

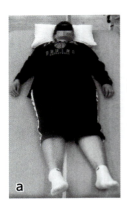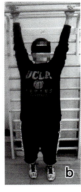

図5 発症14年8カ月時の背臥位姿勢（a）とホームエクササイズ例（b）
a：背臥位にて，頭部に対し下肢が左に位置した．
b：鉄棒にぶら下がることで，重力軸と身体軸を合わせて身体図式の較正を図る．

方，背臥位姿勢は，頭部に対して左側へ体幹下肢が位置した．これは，足底からの触圧覚情報がない状況では，筋緊張の左右差と変容した身体図式の修正が不十分となるためと考えた．症例はジョギングやスキーなどの転倒時の姿勢制御にいまだ問題が残ると訴えた．先天性の両側前庭障害者には体性感覚による自己を基準に定位し，スキーや水泳が可能となる例もある．症例が安全にスポーツを行うには，各身体体節の位置変化など触圧覚以外の体性感覚情報の精度も高める必要がある．症例は筋緊張の左右差を是正し，身体図式の較正を図るためのホームエクササイズを継続している（図5）．

6. おわりに

冨田[3]は，感覚器を運動器と結びついた知覚システムとして捉え，環境（支持面）と身体との接触を自己定位の基礎とし，能動的な探索活動により，各知覚システムの情報を協調させることにより，空間的な定位が構築されると述べている．前庭機能に不可逆的な障害を負った場合，空間定位を促す前にめまいに対し過剰な筋緊張を伴わずに，体性感覚の感受性と精度を高めた身体を作り，重力慣性と床反力の変化を全身で検知して動的な平衡を促す（揺らぎを感じて，揺らぎながら姿勢を安定させる）ことが必要であり，姿勢や運動を専門とするわれわれが担うべき役割はそこにあると考える．

〈文　献〉

1) Yukawa K, et al：Bilateral progressive hearing loss and vestibular dysfunction with inner ear antibodies. *Auris Nasus Larynx* **37**：223-228, 2010
2) 浅沼　満，他：理学療法士が体平衡訓練を行った難治性平衡障害の一症例．*Equilibrium Res* **70**：77-84, 2011
3) 冨田昌夫：生態心理学的な概念を応用した運動療法．丸山仁司（編）：系統別理学療法学 神経障害系理学療法学．医歯薬出版，pp257-278, 2005

第Ⅲ章　実践例　疾患別 事例別アプローチ

17 認知症—基本動作からのアプローチ

野洲病院リハビリテーション課　PT　**伊庭　新也**

1. はじめに

　　急速に高齢化が進む現代，日本の人口の4人に1人が65歳以上の高齢者であるという[1]．また，高齢者のうち，7人に1人は認知症といわれる[2]．さらに，団塊の世代が75歳以上になる2025年には5人に1人が認知症と推計されている[3]．

　　リハビリテーション（以下，リハ）の対象者においても，近年，回復期リハ病棟（以下，回復期病棟）患者の約3割が認知症を合併しているという[4]．そのため，今後はますます認知症を伴う患者がリハの対象になる．認知症については，多くの研究や取り組みがあり，特に予防や介護ケアについて目にする．本稿では，認知症患者へリハを実施するにあたり，介入すべき基本動作について一考する．

2. 基本動作の意味

　　認知症患者へリハを行う際，課題を言語や視覚的に伝えるが，なじみのない動作は理解しづらく，時に不穏の原因となる．しかし，認知症患者へのリハは，認知機能だけでなく，身体機能の廃用や介助量の増加の予防に重要である．そこで，誰もが生まれてから繰り返し行ってきた基本動作を取り上げ，リハとして介入する意味を考える．

　　われわれは発達過程において，生後約1年半かけてさまざまな姿勢がとれるようになる．それは，誰かに教わるわけでも，本人が意図して学習したわけでもない．重力と支持面がある環境の中で適応していくために，常に環境とのやりとりを行う．環境とのやりとりとは，身体を動かし，動いたことで環境の変化を知覚することを指す．われわれが動くことは身体が一方的に動くのではなく，環境の持つ情報，つまりアフォーダンスを利用しながら，身体と環境との双方向のやりとりを常に行う[5]．これを知覚循環という．

　　またわれわれは知覚循環に基づき，環境と身体との間に秩序を見出す[6]．秩序とは，その時々で危険を回避しながら動作を遂行するための筋緊張やバランス反応をいい，これらの反応は無自覚に調整される[5]．これを自己組織化という．発達を通してこれらの秩序を自己組織化し，すべての行動の土台となっているのが基本動作である[5]．

409

第Ⅲ章　実践例　疾患別 事例別アプローチ

　　基本動作の介入は，動作のパターン化を目的にするのではなく，知覚循環を促し，その背景である筋緊張やバランス反応を整え，環境に合わせて柔軟に動ける身体作りを目指すことである．

3. 実践紹介

3-1 事例紹介

　　70代の男性．くも膜下出血を発症し，救急搬送される．検査の結果，脳動静脈奇形（以下，AVM）が原因と判明．その後2度のAVM塞栓術と開頭AVM摘出術を施行．術後より認知機能の低下が出現．発症から2カ月半が経過した時点で，回復期病棟へ入院となる．

　　回復期病棟入院当時，長谷川式簡易知能スケール（以下，HDS-R）は9点であった．全般的な認知機能の低下を認め，主治医から脳血管性認知症と診断された．身体面において麻痺はほとんどみられなかった．動作面では，寝返りや起き上がりは柵を使用して行えた．立ち上がりや立位保持は，バランスが不安定なため介助を必要とした．危険認識の低下があり，突然立ち上がるため動作を抑制するが指示理解が乏しく，攻撃的な言動がみられた．また，動作時は常に注意散漫であった．

3-2 リハビリテーションの経過

　　リハ開始当初，指示が伝わらず，拒否が強い中，唯一行えたことが歩行器歩行であった．立ち上がりを介助し，歩行器をつかんでもらうと自ら歩き出した．注意散漫なため立ち止まることが多いが，歩行器を誘導すると歩き出した．進行方向の修正や速度調整にも介助が必要であったが家族へ介助方法を伝え，リハ以外でも歩行器歩行を行った．

　　入院から2週間が経過したとき，突然体調を崩し，一時的に意識の混濁が生じた．翌日には回復したが体調変容前と比べ注意力が低下し，HDS-Rが2点になった．動作面では，立ち上がりや立位保持の際，後方へ重心が偏り，さらに不安定となった．歩行の際，身体が側方に大きく傾くようになり，歩行器では支持しきれず，側方からの介助歩行へ変更した．また，以前より疲れやすく歩行距離が短縮した．休憩のためプラットホームへ誘導したところ，これまでは拒否が強く行えなかった背臥位の誘導が可能となった．そこで，翌日から基本動作の介入を実施した．

3-3 基本動作と呼吸への介入

　　患者は動作時，常に努力性であった．そのため，背臥位において背面筋のブリッジ活動が強く，身体体節が過度な筋緊張で連結していた（図1-a）．

　　そこで，筋緊張の緩和を目的に呼吸の誘導を行った．呼吸の誘導は，長く吐き切る呼気を通して，横隔膜や腹横筋，また骨盤底筋群や多裂筋の活動を高め，腹部の安定を図り，

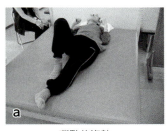 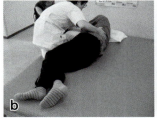 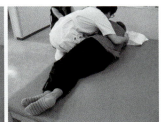

　　　　背臥位姿勢　　　　　　　　　　　　　腹臥位への誘導

図1｜誘導場面
a：頭部は伸展し，胸郭は硬く，過度な筋緊張で身体体節が連結されている．
b：身体を密着させ，セラピストが支持面の一部になりながら誘導する．

　背面筋の筋緊張の緩和を促す．患者の呼吸は，浅く，動きが小さかった．そこで，胸郭の動きを手がかりに呼吸を誘導した．しかし，患者は胸郭や腹部を触れられることに拒否がみられることがあった．
　呼吸の誘導だけではなく，日により基本動作の介入にも拒否があった．その際は，無理やり誘導することを避けた．不快な刺激は拒否を強める．一方，「楽」や「気持ちいい」などの快刺激は側坐核の機能を高め，覚醒や意識の向上に好影響をもたらす[6]．そのため，拒否のない範囲で誘導を行った．
　次に，寝返りの誘導を行った．寝返りの誘導は，側臥位になることが目的ではなく，寝返る際に変化していく身体と支持面の知覚の誘導が目的となる．患者は自力で寝返ることができた．しかし，上肢で柵をつかんでの引きこみや，下肢で支持面を蹴る動作であった．また寝返りの際，後頭部を支持面に押しつける伸展活動が生じた．そのため，まずは頭部挙上の誘導から行った．頭部挙上の際は，支持面から持ち上がる頭部の重さを保障する安定性が運動の拡がり方向に必要となる．実際には，頭部挙上に先行して胸骨を支持面方向へ押し下げ，錘を提供し安定を保障した．
　頭部挙上に続いて，頭頸部，肩甲帯，体幹と寝返り方向へ誘導した．誘導の際，支持面の知覚をより促すため，身体と支持面の隙間にタオルや手を挿入したり，支持面方向に圧を加えた．
　また寝返りの際，患者は下肢で支持面を蹴るブリッジ活動を利用した．下肢のブリッジ活動は伸展運動であり，背面筋の筋緊張を高める．そのため，ブリッジ活動が生じないように注意しながら，頭側から続く回旋運動を骨盤，下肢へ誘導した．患者は寝返りの際，閉眼していることがあり，必ず開眼を促した．開眼して動くことで視覚からの情報入力を促し，同時に身体が動いたことで生じる体性感覚との統合を図った．
　寝返りの誘導が可能になると，さらに腹臥位へと姿勢変換の範囲を拡げた（**図1-b**）．腹臥位に対して抵抗があった場合も一度に腹臥位まで誘導せず，できる範囲までとした．そして，誘導時の抵抗や追随性を感じながら徐々に腹臥位へ誘導した．

腹臥位が可能になると再び呼吸の誘導を行った．腹臥位では，支持面と接する身体部位が胸郭と腹部になる．胸郭が支持面と接し安定することで，背臥位で姿勢保持に働いていた背面筋の筋緊張の緩和が促される．また腹部が支持面と接することで腹腔前面の安定性が得られ，横隔膜の活動を促すことができる．患者は指示理解が困難なため，呼吸に合わせて骨盤の動きを誘導した．

また，腹臥位からさらにパピーポジションや四つ這いへの誘導を行い，腹筋群の活性化や姿勢変換に伴う身体図式の更新を図った．

3-4 介入後の変化

基本動作の介入後，HDS-R の改善はみられなかった．しかし，リハ場面では，寝返りの際，努力性が減少した．また，直接介入していない歩行においても，身体の傾きの減少がみられ歩行距離が延長した．生活場面ではオムツ交換時の体位変換や移乗動作において，以前より介助量が軽減したと他職種と共感できた．

▌4. おわりに

認知症患者へのリハは，重度になるほど実施しづらいのが現状である．しかし指示が伝わらないからリハができないではなく，患者にたくさん触れながらセラピストが一緒になって動くことが重要である．今後は，さらに認知症患者への基本動作の介入を，できる・できないの視点だけではなく，取り入れていくべきだと考える．

〈文　献〉
1) 厚生労働省：今後の高齢者人口の見通し．http://www.mhlw.go.jp/stf/seisakunitsuite/bunya/hukushi_kaigo/kaigo_koureisha/chiiki-houkatsu/index.html
2) 水谷忠由：認知症施策を巡る動向について．OT ジャーナル　**49**：558-563，2015
3) 厚生労働省：認知症施策推進総合戦略―認知症高齢者等にやさしい地域づくりに向けて（新オレンジプラン）について．http://www.mhlw.go.jp/stf/houdou/0000072246.html
4) 山口晴保：回復期リハビリテーション病棟における認知症の実態と対応―日本リハビリテーション病院・施設協会認知症対策検討委員会の調査．地域リハ　**9**：662-668，2014
5) 伊庭新也：高齢者に対する生態心理学概念を用いた取り組み．樋口貴広（編）：知覚に根ざしたリハビリテーション〔実践と理論〕．シービーアール，pp74-91，2017
6) 冨田昌夫：生態心理学的概念に基づいた運動療法．第 10492 回理学療法士講習会資料，2015

第IV章

壁にぶち当たったときの

体験

第Ⅳ章　壁にぶち当たったときの体験

1.「想い」─いまがあるのは冨田先生との出会いがすべて

和歌山県立医科大学附属病院リハビリテーション部　PT　**上西　啓裕**

介護老人保健施設さくらの丘リハビリテーション室　PT　**池田　吉邦**

　筆者らが冨田昌夫先生に初めてお会いしたのは，1989年2月25日，和歌山県理学療法士会が和歌山市内で開催した学術研修会に冨田先生を講師としてお招きした際である．当時，和歌山赤十字病院に勤務していた理学療法士（以下，PT）が神奈川リハビリテーション病院から転勤されてこられ，その方の企画で実現した研修会であった．

　それは，冨田先生がスイスのバート・ラガッツにあるクリニックヴァレンスでの5年間の勤務から戻られた3年目のことである．「片麻痺の患者の見方」というテーマで，クラインフォーゲルバッハの運動学や運動療法のデモンストレーションなど，2日間にわたって講義と実技を含め指導いただいた．そのときのことはいまも鮮明に覚えている．まったく新しい運動学の概念，そして2症例に対する実技，それらはPT8年目の筆者らにとって，衝撃的でカルチャーショック以外の何物でもなかった．恥ずかしい話，われわれはそれまで片麻痺患者を担当する中で理学療法を通じて機能の改善はするものの，それが1回の理学療法で実現させられるという概念や経験を持ち合わせてはいなかった．以降は，臨床で片麻痺患者を担当するたびに「あの人ならどのような思考でどのような技術で理学療法を展開していくのだろう」，その想いがつもる悶々とした日々であった．そして，福岡の誠愛リハビリテーション病院で，冨田先生の「動作分析コース」が開催されており，和歌山からそれに参加した方から情報を得，知り合いの方を通じて申し込み，1993年10月9日から3日間「正常動作分析」，1994年3月19日から3日間「異常動作分析」の講習会に参加することができた．和歌山から中尾和夫先生も参加しており，いまなお親交のある友人たちとも出会えた貴重な6日間となった．終了後，講習会のビデオを購入し何度も何度も見返し，実際に臨床でも取り入れ試行錯誤しながら理学療法を行った．

　そして翌年，神奈川リハビリテーション病院で「臨床動作分析」の講習会が開催されるのを知り，応募期間をすでに過ぎていたにもかかわらず，冨田先生に直接電話でお願いし，申込書に想いをしたためた手紙を添え応募し，2名で参加させていただいた．初めてみる神奈川リハビリテーション病院のスケールの大きさに圧倒されながら，七沢の寒さが身に染む1995年1月25日からの3日間であった．当時は講習会の受講生も隣接する七沢寮で宿泊させていただき，夜通し講師の先生方にもお付き合いいただきながら，寺子屋のような状態で課題の検討や発表内容の作成を行った．新しい概念や技術に触れることができる本当に楽しい時間であった．いまに至る，理学療法の楽しさに出会うことができた貴重な機会となった．

　この講習会の講師は冨田先生，北村啓先生，佐藤房郎先生，星昌博先生が担当され，クリニカルリーズニングの過程と動作分析の位置づけ，クラインフォーゲルバッハコンセプトによる動作の力学的分析，臨床応用例の紹介，症例を通じての臨床動作分析，基本動作の力学的分析，アフォルターコンセプトによる治療的誘導の紹介などを指導いただいた．初めて知る概念も多く，自身の不甲斐なさと消化不良の多さに意気消沈の帰路ともなった．翌年1996年2月28日から3日間でアドバンスドコースが開催され，前回同様の先生方に，運動力学的動作分析とその解釈，スタビリティー，クリニカルリーズニングプロセスの動作分析への応用，症例を通しての臨床動作分析などを指導いただいた．第3回目が1997年3月5日から3日間で開催され，星先生に代わって竹中弘行先生が加わり，講習生個々の姿勢・動作の観察と誘導から動作分析の基本的なコンセプトの理解，クラインフォーゲルバッハの運動学，スタビリティーとインスタビリティー，各姿勢の特徴とそこからの動作，クリニカルリーズニングなどを指導いただいた．第4回目は1997年12月17日から3日間で開催され，ケース・スタディ，評価の確認と治療，動作の特徴の確認，仮説の設定，治療効果の確認と再評価・治療，佐々木正人先生（生態心理学）の著書『からだ：認識の原点』，『アフォーダ

第Ⅳ章　壁にぶち当たったときの体験

ンス―新しい認知の理論』などを指導いただいた．特に，生態心理学という概念との出会いは，衝撃であった．

　そして，思いをつのらせた末，1998年3月，佐々木正人先生に連絡をとり，5月28日冨田先生とともに東京大学の教室を訪ねた．それを機にその後，毎月，佐々木先生が神奈川リハビリテーション病院で症例観察などを行うことになった．11月15日和歌山で開催した第38回近畿理学療法学会では，特別講演として「アフォーダンスと運動について」と題し，佐々木先生と冨田先生に講演いただいた．

　さらに，1999年1月27日かう3日間で開催された第5回臨床動作分析講習会応用編では講師に佐々木先生が加わり，動作分析の考え方の変遷，生態心理学的な考え方について学び，臨床応用について考え，患者の評価・治療を通して，接し方，誘導の仕方について考え，自分自身の姿勢・動作の特徴について，その意味を理解し，変化の可能性の要素について考察するなどを指導いただいた．このとき和歌山からPT7名が講習会に参加させていただき，それらは現在の和歌山での活動の基盤となっている．

　われわれの原点はこの時期に経験させていただいた知識や技術，概念であり，それらを自律的により発展させていくため，冨田先生と相談させていただきご指導いただきながら，2002年3月9日から2日間，日本理学療法士協会の現職者講習会として「生態心理学的概念に基づいた運動療法」というテーマで，冨田先生と佐々木先生に講師をお願いし開催するに至った．以降，毎年開催してるが，2007年開催の第7回からは佐々木先生に代わり，古山宣洋先生（現　早稲田大学人間科学学術院　教授）に講師をお願いすることになった．また，2008年からは開催地を和歌山県新宮市に移し，さらに木村晃久先生（現　和歌山県立医科大学生理学第一教室　准教授）に講師に加わっていただき，聴覚における基礎研究を素地として知覚システムについて，生理学者の視点で新たな知見をご教授いただける機会を得，現在に至っている．

　疾患や原因にとらわれず，人間が重力という環境下で動くときの力学的メカニズムをまず理解することが，姿勢や動作を分析し誘導を行ううえで，臨床においてわれわれセラピストが解決しなければならない運動学的課題ではないかと思っている．それが可能になってはじめて，疾患の特異性や障害学的な部分を考慮した評価や治療が可能になってくる．

　冨田先生はクラインフォーゲンバッハの概念をもとに，目指すものを明確にし，それを達成するために非常に柔軟に，さまざまな概念を吸収し発展させる．そして常に患者をみるという日々の臨床を大切にされている．そして，臨床場面での一つひとつの現象について，その仮説検証作業を行う延長線上にある研究の裏づけが，冨田先生の言葉を説得力のあるものにしているのだと感じている．われわれが人をみていく，人の動きをみていくうえでまずできるようにならなければいけないことは何なのか，その答えがそこにあるように思っている．初めてお会いしたときと何1つ変わらない，患者に対する姿勢・態度，そしてその情熱が冨田先生のセラピストとして人としての魅力であり，尊敬してやまないところである．そのような部分だけでも，少しでも近づければと思っている．「焦ってみようと努力するのではなく，長く続けて自然にみえてくる，つまりわかるようになるまで耐えることが重要であり，その答えは常に患者に求めていけばいいんだよ」と教えてくださった先生の言葉を忘れずに，患者に接していきたいと思っている．

第Ⅳ章　壁にぶち当たったときの体験

2.「している動作」に向けて

九頭竜ワークショップ　PT　北坂　佳寛

1.　生態心理学との出会い

　これから迎える地域ケア推進の時代において「できるADL，しているADL問題」は大きな壁になると考えている．いわゆる，訓練ではできるが生活場面ではしていない，という問題である．しかし，生活場面でしていなければ，廃用性に生活機能は低下していく．この現実に対して，セラピストは目に見える成果を示せているだろうか？

　筆者は生活期の施設に勤務しており，まさにこの壁に悩み，これまでも運動学習や神経筋促通法などさまざまな学問に取り組んできた．そんな中，ベルンシュタインの動作の階層性などの生態心理学（以下，エコ）の概念と出会い，知覚循環を促すことで，動作の傾向性が変化するという経験ができた．この無自覚に対するアプローチが「しているADL」へとつながる解決策になると考え，いまも勉強に取り組んでいる．

2.　エコを勉強していくうえでの壁

　エコに基づく治療では，相手の知覚循環を促すために，セラピストには相手の変化を知覚し，誘導するという身体間コミュニケーションが求められる．実際，概念を知識的に理解できても，実践できなければ効果は出てこないため，やりきらぬ間に挫折するセラピストも多いように感じる．

　人の行為・動作の治療は，奥が深い．筆者は10年近くエコを勉強してきたが，いまでも難渋するケースは多い．今後もさまざまな壁にぶつかるだろうが，最後はやりきるということに尽きると思う．

3.　大切なのは守・破・離と原点回帰

新宮市立医療センターリハビリテーション科　PT　安井　常正

　生態心理学的概念に基づく運動療法の講習会に関わらせていただくようになって十数年になるが，当初は，講習会で学んだことを日々の臨床で繰り返し実践し，それを1年間かけてまとめて学会に発表し，また翌年の講習会に挑むということを何年も続けていた．何年か過ぎた頃，脳動静脈瘤奇形からの出血により遷延性意識障害になった10代の女の子を担当する機会があった．過去にも同様の症例を何例も担当し，そのときも特に難しい症例には感じられなかった．しかし，日を追うごとにその症例は，音，触れられること，振動など，すべての刺激に対して過敏に反応し，全身の筋緊張を高めていき，明らかに過去の症例と違っていた．

　毎年の講習会を通して学んだこと，日々の臨床で経験したことなど，さまざまな自分ができることを試みたが，一向に筋緊張をゆるめることができず，思うようにリハをすすめることができなかった．

　そうした中，いつしか技術的なことだけで対処しようとしていた自分に気がついた．そこで，自分が生態心理学的概念にのめりこむきっかけとなった「定位」に戻り，自分の身体で相手を感じ，筋緊張を高めずにいられる環境を整えていくことで，ようやく落ちついた生活を送れるようになった．

　守・破・離という言葉がある．指導者の教えを守って，それを繰り返して基本を習得し，そこから，自分なりの工夫をして徐々に基本を破り，最後には独自のものを作り出すことである．大切なことは基本である．基本の習得なくして破や離はあり得ない．少し学んだだけでこの手技は自分には合っていないとか，わかった気になるのではなく，まずは地道に日々研鑽（修行）していくことが大切と感じる．そして，いき詰ったら原点に戻り，もう一度考えることが大切である．そうすれば，きっと問題解決の糸口がみえてくるはずだ．

第Ⅳ章　壁にぶち当たったときの体験

4．諦めず続ける!!

稲田病院リハビリテーション科　PT　浦　　正行

　壁にぶち当たったときの体験，正確にはいまも壁にぶち当たり続けているというのが正直なところである．
　筆者の勤務する病院は維持期や終末期の患者が多く，認知症や寝たきり状態，肺炎を繰り返している人が数多く入院している．寝たきりの人の多くは四肢を屈曲し体幹を丸め，全身の筋緊張を高め，目は閉じて険しい顔で臥床している．
　認知症が重度で ADL は全介助，コミュニケーションもとれない状態の患者を前にして，当時もなんとかしたいと思っていたが，拘縮の増悪の予防として ROM を実施，褥瘡の予防にクッションを挟んでポジショニングする程度しか治療できず，終末期だからと諦めている自分がいた．筆者と同じような壁にぶち当たっているセラピストが少なからずいるのではないだろうか．
　筆者は，そんなときに生態心理学と出会った．知覚の重要性を知り，人と環境との関係は途絶えることがないことを知った．結果が出ないことで，すぐに諦めることは治療者自らその関係性を断ち切ることになる．考えてみると，患者は身体が不安定にならないように丸くなり，重心を 1 カ所に集め，視覚を遮り，力を振り絞ってベッドに定位しようとしていたのかもしれない．
　そんな患者に対して安定した支持面を提供し，少しずつ動ける環境を提供し，知覚できるようにすすめたところ，穏やかな顔で目を開けてくれるようになった．それからは，患者が受け入れてくれる心地よい環境を提供すること，治療の中で患者の身体が変化することを感じとろうとすることを特に注意して，日々の治療を続けている．うまくいかないことも多々あるが，地道にいまも壁にぶち当たり続けている．

5．仲間と継続は力なり

森ノ宮医療大学保健医療学部理学療法学科　PT　中根　征也

　理学療法士免許を取得したすぐの夏のこと．80 歳代で「上腕骨外科頸骨折」の方の担当となった．手術も術後の経過も順調で，上肢の筋力や関節可動域は受傷前まで回復し，退院の日を迎えた．しかし，笑顔で家族とタクシーに乗り，「ありがとう！」と言って退院されたその約 1 時間後，自宅の玄関までの飛び石で転倒し，救急車で搬送され，病院に戻ってきてしまったのである〈筆者の完全な治療方針の誤りといえる〉．筋力や関節可動域ばかりが気になり，その方と環境とのやりとりを考えず，理学療法を実施した．
　その後，悩みに悩んで出会ったのが「アフォーダンス」という言葉と「Klein–Vogelbach の運動学」であった．しかし，まだ悩みは尽きず，本を読んでも言葉の意味が理解できなかったり，講習会に参加してもそれをどう臨床につなげればいいのか悩んだりする日々が続き，ある先生にその思いを打ち明けたところ，「一緒に勉強できる仲間を作んなきゃだめだよ．仲間と一緒に，とりあえず 10 年間，一生懸命取り組んでごらん．」とアドバイスをいただいた．それを素直に受けとり，実践しようと考えた筆者は，日々の臨床の悩みを共有し，一緒に解決策を模索できる仲間が集える「研究会」を創設した．10 年目を迎えようとしている現在では定期勉強会は 92 回を数え，臨床や研究，私生活のことも相談できる仲間に成長したと自負している．
　最終的には，何事も 1 人で成しとげる力が必要である．しかし，壁にぶち当たったときには，それを支えてくれる仲間と勉強会を継続することで得られる理解と自信が，「自分の力」となるのではないだろうか．冨田先生のアドバイスがなければ，筆者もこの壁を乗り越えられていないはずである．感謝！

第Ⅳ章　壁にぶち当たったときの体験

6. もう1つの視点で診てみること

相生山病院リハビリテーション科　PT　**三次　園子**

　PTになって2年目の頃から勤めた病院では，座れない，動けないといった起居動作困難な患者が多く，それまでの臨床経験で培われてきたものとは違う臨床技術が必要であった．生活期の脳卒中患者も多く，安静時の筋緊張を整えても動作時に筋緊張が亢進してしまい，なかなか動作の獲得に至らない患者や，高齢で複数の疾患を併せ持ち，ほとんど寝たきり状態の患者を担当し，十分な治療効果が出せずに悩むことが多くあった．その頃，筆者は出身校の卒後研修会で行われた臨床動作分析講習会を知り受講した．

　同講習会では，今まで学んできた評価とは違った視点で患者の姿勢や動作を評価することを学び，患者自身の反応を引き出す方法を知った．周りの環境によって患者の動作が変わることや，患者自身が動くことによって入力される多くの知覚情報が新たな反応を引き出し，動作を再獲得していくという見方は，これまでの自分にはない考え方であった．さっそく，実際の臨床において，その視点から患者を評価し治療を試みた．はじめは患者の変化を感じることができず試行錯誤したが，少しずつ患者の動作に変化が起こり，治療効果がみられたときに，患者の置かれた環境が動作に影響を与えることを実感することができた．今までの評価に加えて，環境とのかかわりの中で患者はどのように重力に適応しているのか，何を知覚して身体は反応しているのかなどの視点で患者の動作をみることで，患者の動作分析がしやすくなり，治療の幅が拡がった．

　うまくいかない，よくわからないというときは，もう1歩前に進むチャンスでもある．あきらめないで疑問を追究し続けることが自分を成長させ，よりよい臨床につながると思う．

7. 病棟との連携―褥瘡予防の観点から

神奈川県総合リハビリテーションセンター　OT　**佐々木　貴**

　当院では，脊髄損傷や神経難病など褥瘡のリスクが高い患者が多い．従来，エアーマットレスは外国製の分厚いフワフワしたものを使用し，患者は「風船の上にのってるみたい」と表現していた．また，ポジショニングクッションも硬い素材が主流（浮かすという発想）であったため，身体を点で受けやすく拡い支持面になりにくいものであった．そのため，フワフワした支持面と点で受けやすいクッションの影響は筋緊張を高める要因となっていた．

　OTとしては褥瘡を考慮した中で，より支持面が拡く安定し，かつ動きやすいマットレスを目指している．しかし，ベッドサイドにポジショニングの写真を貼るなどしても，「真の病棟との連携」にはならないのではないかと感じていた．

　なんとか現状を打破しなければと思い，マットレスやポジショニングクッションによる影響などをわかりやすく伝えたいと考えた．伝えたいことは「支持面」の大切さと「パーキングファンクション」の概念であった．そこで，まずは院内の発表会や研修の場を借りて，看護師と話す機会を得ていった．その中で，褥瘡管理に熱心な看護師のサポートや院内での褥瘡対策委員会の発足などの後押しが重なり，院内のマットレスやポジショニングクッションの変更が可能となった．また当院での褥瘡委員会を通して，毎年，新人看護師の研修で「支持面」や「パーキングファンクション」の概念を伝えられる機会を得た．

　作業療法では，入院時から，より適したマットレス選定が行える環境になった．そのため，病棟との一貫した取り組みが行いやすくなった．

第Ⅳ章　壁にぶち当たったときの体験

8.「6つのみる」による変化

神奈川県総合リハビリテーションセンター　OT　**一木　愛子**

　仕事を始めた頃，評価といえば教科書にのっている検査項目を用いて，対象者の理解に努めていた．しかし断片的で，評価や治療をしていても今ひとつ自分の中での理解につながらず，先輩のまねをしても形や方法のまねに留まり，対象者との共感は筆者にはなかった．そのとき，「みてみる」「聞いてみる」「触れてみる」「一緒に動いてみる」「まねてみる」「変えてみる」という「6つのみる」という視点を学んだ．

　まずは「みてみる」では，クラインフォーゲルバッハの運動学の考え方である5つのボディーセグメントをもとに，頭部から支持面に対して重心線を引き，各セグメントがどのような位置関係になっているのか，またどのように姿勢を保持しているのか，印象を捉えることを行った．次に「聞いてみる」では，どのように感じているのか，つらいところはあるかについて対象者の印象と自分の捉えた印象とを照らし合わせ，「触れてみる」では，みて捉えた印象と本人の感じている印象をもとに検証作業を行った．四肢を持ち上げて重さの違い，体幹の振る舞いの違い，四肢のバランス反応，揺らしてみてセグメントのつながり，振る舞いの際の体幹や下肢の筋肉の収縮などを評価していくことで，徐々に対象者の状況がわかってきた．さらに，「一緒に動いてみる」や「まねてみる」では，自分の身体を通じていっそう理解することができた．そして「変えてみる」では，評価と治療の意味合いを持つことを知り，評価と治療を切り離して考えていた筆者には非常に衝撃的であった．

　このクラインフォーゲルバッハの運動学の動作を視覚的に捉える視点を持ち，「6つのみる」を行うことで，断片的であった評価も徐々に自分なりに対象者と共感できる評価となり，治療の突破口もみえ始めた．筆者は臨床において，常に評価と治療は一体であり，みる力，感じとる力を養うことが必要であると感じている．

9.　機器操作スイッチのフィッティング ―神経難病の事例から

神奈川県総合リハビリテーションセンター　OT　**中川　翔次**

　在宅生活をされている筋萎縮性側索硬化症（以下，ALS）者とその支援者から，コミュニケーション機器の選定相談をいただいた．

　その方は圧電式入力装置（以下，PPS）を頬に貼り，口角を上げる動作でゆっくり意思伝達装置を操作していたが，どこか浮かない顔をされていた．文字盤での聞きとりを行うと，膨大な量の訴えを持たれている方であることがわかり，その一つに「本当は手（指）でスイッチを操作したい．」というニーズがあった．しかし，手指は完全に運動を失っているため適合するスイッチはなく，文献においても上肢による操作が困難な場合，ほかの身体部位か比較的長期にわたり運動が残存する顔面でのスイッチ操作が紹介されている．つまり，現段階で本人のニーズを実現する手段はなく，支援の方向性を作り出すのが困難な状態であった．

　そこで丁寧に四肢の残存能力評価を行った．本人は呼吸筋も弱くその苦しさから頸部～肩甲帯は過緊張にあり，本来あるべき肩の運動を発揮できずにいる可能性もあると考え，頸部～肩甲帯に対し，パーキングファンクションを実施した．そして徒手的に過緊張部位の筋緊張を調整していく過程で，わずかながら残存している左肩関節内転運動に気づくことにつながり，その運動でPPSのエアバックセンサーを通し機器を操作することが可能となった．「これならいい」と，機器を操作する本人の表情は以前より少し明るくなったようにみえ，その後も一定期間ではあるが同じ入力方法で機器を操作し，コミュニケーションをとることができた．今回の支援においては，対象者の想いに共感し可能な限り取り組んだという過程と，臨床動作分析の「みて，聞いて，触れて，まねて，一緒に動いて，変えてみる」といった6つの評価方法が，本人の可能性を評価することに生きたと思われる．

第Ⅳ章　壁にぶち当たったときの体験

10. 自分が変わり，相手が変わる

JCHO 湯河原病院リハビリテーション科　PT　**佐々木孝修**

　若手の頃，治療にいき詰まった筆者は，先輩セラピストの勧めで自分の治療のビデオ撮影を始めた．その先輩セラピストは，「撮影してみたら」とアドバイスはしてくれたものの，それをどのように活用するかまではアドバイスはなかった．そのため，当時の筆者は撮影した映像を何度も見返し，患者の動作を視覚的に捉えようとした．そのような作業を行っていくと，たしかにさまざまな動作を自分なりに説明できるようにはなったが，自分の治療によって患者があまり変化していないことにもより気がつくようになった．

　その作業を続けていった筆者は，あるときふと映像の中に映る自分に注意を向けてみた．すると，座っている患者に対して「左右均等，骨盤を起こして…」と言いながら，骨盤を後傾させ，右側に崩れるように座る自分が映っていた．また立位では，「右に体重を移動して」と言いながら，患者の右側に大きな壁となって立ちはだかる自分がいた．そんな自分の姿をみて，これまで治療がいき詰まっている原因を患者にだけ求め，相手にばかり変化を求めていたことに気がついた．それからというもの，筆者は映像を確認するときに患者よりも，まず自分がどうなっているのかを確認するようにした．治療中も常に自分自身にも意識を向け，できるだけ患者と同じ姿勢になり，とにかく邪魔をせず一緒に動くことを意識した．そのように患者と一緒に動いていくと，多くの患者が動くことに対して恐怖心や不安感を感じ，筋緊張を高めてできるだけ動かないようにしていることがわかった．それからは，筆者は患者が不安なく動ける環境で，患者と一緒に動きながら動作分析を行い，治療をすすめるようにした．そして，相手よりもまず自分が変わることをいまも大切にしている．

第Ⅴ章

まとめ

第V章　まとめ

本書のまとめ

神奈川県立保健福祉大学保健福祉学部リハビリテーション学科　OT　**玉垣　努**

　いままで医学は心身二原論の原則で発展を遂げてきた．しかし，われわれは，人は心と身体が合わさってひとりの人であり，心と体は互いに影響し，強い関連性があるという立場にたった心身一原論の立場に立っている．麻痺や欠損により，できないとかつらいとかは意識することができる．「なんとなく体が軽くなった」「動けるような気がする」「何かやりたくなった」というような身体との関係性がわかりにくいポジティブな反応が重要なのである．その意味で，われわれの大きなテーマである無自覚へのアプローチを行い，動作を通して情動を支援することはますます重要になってきている．

　人として，最悪な問題は動かなく（動けなく）なることであり，セラピストとして一番重要なことは，動きたくなるように支援することである．

　第Ⅰ章において「実践的評価・治療の理論と解釈」ということで，なぜこのような考えに至ったか，具体的には，運動学的な視点から脳生理や心理学などの多様な側面より，どのような理論がありどのように説明できるのか，クリニカルリーズニングの重要性なども含めて解説している．外型から見る動作分析も重要であるが，対象者と一緒に動いて行う分析や評価，そして連続する治療的誘導が専門職として重要となる．本人が怖くないと言っていても，麻痺側に重心をかけられず，非麻痺側の背部筋が過緊張していたら，ブレーキ動作になっていたら，無自覚的に身体は怖がっているのである．この主観と反応や動作の乖離が評価であり，支援するところなのである．実際のやり方なども記されているので，本書を読みながら実践するのも新しい見方であろう．

　第Ⅱ章においては，「実践的な評価・治療」という項目で記述した．基本動作・移動動作・上肢活動という切り口で，第Ⅰ章で書かれている理論を背景に臨床的なアプローチとして表現している．

　具体的なアプローチとしては知覚循環による動作の自己組織化，そのためには身体の内部に動かない，動かせない部分があってはダメなのである．"動くためには知覚しなければならないし，知覚するためにも動かなければならない"ことが基本なのである．その意味で知覚できる身体作りとして，パーキングファンクションやプレーシングが重要なことは言うまでもない．

　ジェームズランゲ説より，感情に上る前に身体運動が始まる，つまり自分がどのように行動するか，活動の方向性は意図して行動を開始するときにはすでに決まっているということを重要と考えている．まさしく「治療して変化を求めるのは"行為のその前"にいかに踏みこめるか」と強く感じている．具体的なアプローチを導く手段として階層性，戦略・戦術という概念を導入している．

動作では基本動作と日常動作に分け階層性を設けた．基本動作を利用して日常動作が成り立つので階層的に基本動作が古く，行為をしようと思うと基本動作が系列的に立ち上がり，自律的に遂行できてしまうのである．基本動作が立ち上がるときにはその準備過程の構えが情動的に，好き・嫌いあるいは快・不快，危険・安全のレベルで立ち上がり行動の方向づけをしてしまう．行為のその前にこのようなことが階層的に起こっており，その本質は快・不快のような身体反応で決められてしまうのである．このようにして構えが作られるとき重要なのがバランスである．安全・安定を重視したバランス戦略が自律的に立ち上がってしまうと，動作や行為のレベルでそれを修正することはできないのである．したがって，患者に接するときには不安がらずに，不快を感じずに，やる気を出して行動を開始できるように導くことがきわめて重要になる．

第III章において実践例として疾患別の事例別アプローチを記述した．本書で伝えたいことは，人間の分析・理解であり，アプローチである．そのため，誤解を恐れずに言うならば，この本を基礎とするならば，もちろん疾患特性はあるものの，中枢神経疾患や整形疾患というような分類は意味がなく，障害を選ばない．いろいろな障害を持ち，困っている人たち，つまり健常者といわれても，腰痛や肩こりなどを持つ人も然りである．認知症や精神疾患に関しても同様に考えてもよい．さまざまな障害に対して，運動や動作や行為からアプローチできるということである．

第IV章では壁にぶち当たったときの体験という項目にした．結局，一つの方法論や未熟な経験知ではきちんとした対応ができるものではない．多くのセラピストが，限界を感じ，未熟さを嘆き，なんとかしたいという気持ちになるものである．外見はクールにみえるが，内面はいつも必死なのである．多くの体験を通した応援になるとよいと考えている．

あとがき

　企画・構想し編集会議開催から早3年が経過してしまいました．その間，2017年秋に桐生祥秀選手が，日本人で初めて10秒の壁を越える快挙を達成し，2018年の平昌パラリンピックでは，初めてチェアスキーを始めた子どもの頃に関わっていた村岡桃佳選手が，障害の壁を乗り越えて金銀銅のメダルを獲得しました．壁を乗り越えるためには，個人の才能や真摯な努力はもちろんですが，多くの人々の支えや多くの時間が費やされているのは想像に難くありません．実は，初めは本の題名を『壁を破る』にしようかと考えていました．現実的に何の本かわからなくなるため断念しましたが，われわれセラピストは，壁を乗り越える人の多くの支援者の一人と考えています．セラピストは運動や動作や行為に介入するという手段で，最終的には情動を支援するという仕事なのです．十数年前，冨田昌夫先生より「セラピストは患者さんの情動に関わり支援していくんだ」という言葉をいただき，セラピストとしてなんとなく受けとっていました．臨床に身を置きながら，徐々に深く自分のアプローチに浸透していき，3〜4年後に突然気づき（悟り）を得ることができました．さまざまな手段やアプローチをやっていても，最終ゴールは患者さんが安心して，楽しく生活できるようになることに尽きるなと．

　そんなことが本で伝えられるであろうか？　講習会でやっていた技術や感覚的な対応法を文字で伝えられるか？　大きな疑問でした．しかし，冨田先生や仲間たちと信じてきたアプローチを，本としてまとめたいという個人的な欲望の実現を切に願っていました．でき上がりを見てみて，重複する部分があったり，介入技術に関する表現が難し過ぎたり，多くの人に書いてもらったため，まとまりがつかなかったりというように，まだまだ不満と不安に満ちています．

　本書の内容は，構想からも徐々に進化と深化をしています．そのため，まとまらなかったり書き直したり，結果として，こんなに時間がかかってしまいました．

　最後に，筆が遅くまとまりがつかない執筆者を叱咤激励し，わかりにくい文章や図表を客観的な立場で編集していただいた三輪書店編集者の小林美智氏，初心者よりはある程度研鑽を重ねたセラピストを対象にしたいなどと，もうからないことを平気で言うわれわれ編者のわがままを聞き，難しくなることを承知で出版のゴーサインを出していただいた三輪書店代表取締役の青山智氏に，心から深謝し大きな感謝を捧げます．

　2018年3月吉日

　　　　　　　　　　　　　　　　　　　　　　　　　　編者を代表して　玉垣　努

索　引

【欧文】

A10 神経群　5
back knee　324
Barac-Cikoja D　127
binding problem　24
blindsight　20
Br. stage　42, 324
closed kinetic chain（CKC）　84, 173, 325
Edward S. Reed　115
Elenoar J Gibson　108
James J. Gibson　11, 106
Lederman SJ　303
Newell KM　111
Nicholai A. Bernstein　38, 144
on elbow　332
on hand　332
open kinetic chain（OKC）　84
Ramachandran VS　287
saccadic suppression　28
U 字型の発達　264
visual analog scale　315

【あ】

アーチ構造　69
アウトリガー　131
アクション・スリップ　306
アクティブタッチ　107, 120, 192
胡座位　333
足踏み運動　72
圧縮素材　162
圧電式入力装置　419
アフォーダンス　106
アフォルターコンセプト　414
アライメント　50, 203
安定筋　69, 70, 161, 164

【い】

イオンチャンネル　22
医学モデル　109
異種感覚刺激　26
意図　12

易疲労性　399
入れ子　24
インスタビリティー　160
咽頭残留　401

【う】

ウエイトシフト　183
運動学習　132
運動出力　11
運動スキル　38
運動の凍結　67
運動の拡がりの支援活動　52
運動の誘導　103
運動パターン修正に関与する知覚　95
運動発達　92
運動リズム　95
運動連鎖　58
運動連鎖障害　265

【え】

エコノミカル　348
エコ・メトリクス　114
壊疽　366
エビデンス　294
エフェクティビティ　107
遠心性コピー　28
遠心性コントロール　326
遠心性収縮　244, 256
　　——のコントロール　342
円背　182, 230, 286

【お】

押す動作　229
押す人症候群　331
オノマトペ　150
オプティカルフロー　117, 157

【か】

外骨格型　162
外在性　127

介助　126
階層性　v
　　——の理解　349
階層的情報処理　26
階層的な構造　137
回転モーメント　300, 326
カウンターアクティビティ　52, 93
カウンターウエイト　52, 93
カウンタームーブメント　52, 93
顎操作　350
カクテルパーティー効果　29
確率共振現象　5
荷重スケジュール　376
荷重痛　376
荷重部位の知覚　275
荷重連鎖　68, 268
過剰連結　343
課題指向的な介入　277
課題遂行　95, 308
課題特定的　112
課題の認知　95
片側坐骨支持期　240
硬く短縮しやすい筋群　265
感覚運動システム　265
感覚入力　11
環境　110
環境制約　95
環境の傾向性　107
間欠的自己挿入　399
観血的整復固定術　372
感じるための手　192
慣性テンソル　122
関節リウマチ　392
完全損傷　350

【き】

記憶障害　343
気管切開術　399
基礎的定位　8, 55, 155
基本動作　144
肌理　116
逆の動作パターン　261
胸式呼吸　162
協調構造　112

共同運動や協調　39
起立性低血圧　350
起立台　178
緊張性システム　265
筋肉の緊張　39
筋連結活動　223

【く】

空間的定位　8, 155
屈曲相　249
屈曲優位パターン　249
クラインフォーゲルバッハ　iii, 281, 414
クリニカルリーズニング　iii, 101, 414
グローバルマッスル　265
クロスシンドローム　265

【け】

経頭蓋磁気刺激　34
顕在認知　138
原始的形態　184
　　——の意思決定　143
懸垂装置　263

【こ】

コアの安定と衝撃緩衝　267
コアマッスルスタビリティー　70, 217
更衣動作　110
行為の文脈　191
交差性伸展反射　73
高次神経機能活動　28
高次脳機能　42
高次脳機能障害　343
抗重力活動　49, 220
抗重力姿勢　92
抗重力伸展活動　44
抗重力伸展保持　389
恒常性維持機能　v
構造学的要素　92
拘束条件　264
喉頭挙上運動障害　399
喉頭挙上舌骨固定術　399
興奮性入力　32
コードパターン　5
固定的方略　288

こわばり　130

【さ】

作業記憶　4
坐骨と大転子支持期　240
坐骨幅　182
サスペンション・アームスリング　302
サブリミナル　143, 155

【し】

シークエンス　96
シータ波　7
ジェネラルムーブメント　152, 281
支援活動　50, 92
視覚情報優位　65
自覚的視性垂直位　405
自己組織化　8
自己報酬系　iii
支持安定性　202
支持基底面　95, 211
支持機能　208
支持性　183
支持点　93
ジストニア　30
姿勢維持筋　184
姿勢矯正　183
姿勢筋緊張　42, 50
姿勢制御　13
姿勢定位　76
実践知　151
自動介助的　342
自動的プロセス　263
シナジーのレベル　92
自発運動　92
邪魔せず・離れず・遅れず　259
重心移動　208
集尿器　368
周波数地図　13
周波数分析　295
ジョイスティック操作　368
上位歩行システム　263
情動　12
情動記憶　137, 138
衝動性眼球運動　28
情動的プロセス　263
情動脳　151

情動発現　20
情動・報酬系へのアプローチ　iii, 138
触圧感覚　377
食事動作　110
褥瘡　350
食物連鎖　119
自律的　82
神経細胞集団　30
神経修飾物質　3
人工肩関節全置換術　392
人工股関節全置換術　376
人工膝関節全置換術　392
心身二元論　146
身体感覚　287
身体間コミュニケーション　376
身体図式　113, 374
身体体節　67, 374
　　——の連結状態　102
身体知覚（ボディイメージ）の再構築　121
身体の恒常性　142
伸展位　286
伸展痙性　350
伸展相　249
伸展優位パターン　249

【す】

随意的プロセス　263
推進筋群　70
随伴性検出　166
スウェイバック姿勢　254
スクワット　268
スティフネス　367
ステレオタイプ　188
スパイク　170
スライディングシート　363

【せ】

生態学的環境　152
生態学的測定法　113
生態心理学　iv, 106
正中線越え　290
正中面　197
整容動作　110
摂食嚥下障害　402
前傾運動　244
先行性随伴性姿勢調節　95, 274

先行的な構え　104
先行レベルの重要性　38
潜在化　136
潜在的な可動性　57
潜在認知　ｖ，138
全身協調運動（シナジー）　212
前庭機能障害者　404
セントラルパターンジェネレータ　172

【そ】

相互依存的　147
相互に引きこみ　263
操作する手　192
相動性システム　265
側坐核　411
即座性　42
足底荷重感と安定点　257
足底面荷重　246
足部のプッシュオフ　271
蹲踞　199

【た】

体幹深部筋の活性化　326
体幹前傾　246
代償的リハビリテーション　350
代償パターン　100
対症療法　290
大転子支持期　240
ダイナミックスタビライゼーション　51，164
ダイナミックタッチ　121，122，157，355
大脳皮質感覚野　16
体部地図　13，30
巧みな動作　40
タスク・ダイナミクス　111
タスクのゴール　111
タッチ　196
他動運動　209
多面的アプローチ　303
垂木　259
探索活動　92，123，188，374
タンデム　170

【ち】

チェアスキー　131

遅延性意識障害　345
知覚システム　106，279
知覚循環　115，138，144，188
知覚探索　44
知性脳　151
中枢パターン生成器　263
躊躇　306
聴神経腫瘍　399
張力素材　162
直接知覚　108
治療的誘導　104，189，294，376

【て】

定位反応　143
低緊張症状　343
抵抗感　161
適応行為　290
デュシャンヌ歩行　376
デルタ波　8
テレビゲーム　285
テンセグリティー構造　162，165，354
テンタクル活動　52，70，89，281，387

【と】

動機　12
統合問題　24
動作　143
　──の階層性　142
　──の構え　50
　──の力源　357
動作音　191
動作構築のレベル　39
動的安定性　242
動的平衡　55，92
特定的　123
床屋マーク状　152
トップダウン　109
トレッドミルトレーニング　263
トレンデレンブルグ徴候　98

【な】

内骨格型　162
内反尖足　325
ナローベース　177
軟部組織　213

【に】

2カ月革命　152
尿路感染症　165
認知機能　42

【ね】

粘弾性　305

【の】

脳血管性認知症　410
脳動静脈奇形　324
能動的感覚　11
能動的探索活動　76，124，338
能動的な知覚探索　75
能動的揺すり運動　168

【は】

パーキングファンクション　51
パーキンソン病　30
バージャー病　366
ハイガード　98，273
背景収縮　56
排泄動作　110
長谷川式簡易知能スケール　410
バックレスト　175
発生・発達学的　137，146
ハッフィング　400
パピーポジション　175，327
バランス戦略　357
半随意的活動　263
半側空間無視　331
ハンドリング　196

【ひ】

ヒールコンタクト　277
引きこみ現象　7
非言語的コミュニケーション　279
引く動作　229
左凸姿勢　405
左前十字靭帯断裂術後　382
ピボットターン　273
びまん性脳損傷　340

【ふ】

ファンクショナルリーチ　101
不安定座位　298
フィールドワーク　109
フーリエ変換　168
腹臥位　165
腹部安定筋　240
腹部深層筋　355
不全麻痺　350
フットクリアランス　271
不動の状態から解放　332
船底型　211
プラスチック短下肢装具　324
振り子状　277
ブリッジ活動　52, 89, 91, 387
　　——による伸展パターン　220
プレーシング　70, 91, 202
プレシェイピング　312
ブローイング　400
プロトラクション　203
フロントレスト　176
分化発達　152

【へ】

平衡感覚　13
平衡機能　93
平衡障害　404
閉鎖性運動連鎖　86, 173
壁がん　115
ベッドの硬さ　178
変形性股関節症　98
片側坐骨支持期　240
扁桃体　4
便秘　165

【ほ】

包囲光　116
ポータブル・スプリングバランサー
　301, 353
ホームエクササイズ　408
歩行補助用具　178
歩行モデル　263
歩行様運動　215
歩行リズム　263

ポテンシャルモビリティー　347,
349
ポリモーダル　2

【ま】

マイクロスリップ　113, 147, 306
マッスルインバランス　75, 265

【み】

右披裂軟骨内転術　399
右輪状咽頭筋切断術　399

【む】

無意識的な姿勢制御　383
無意識のうちに行為を決定　290
向かうアクション　155
無自覚　136, 155
　　——な動作　336
　　——な防衛的反応　196
　　——に行っている動作の再構築
　137
ムチランスタイプ　392

【め】

迷路破壊術　404

【も】

網膜地図　13
モーメント　227
模擬片麻痺　295
模擬頸髄損傷　292
模擬脊髄損傷　295
元の運動　50
　　——と運動の拡がり　52

【ゆ】

優位なシナジー　75
誘導　126
床反力　253
　　——の能動的な制御　275
床反力作用点　161

【よ】

腰背部表在筋の筋活動を緩和　326
予期的　109
翼状肩甲　74
抑制された筋群　265
抑制性入力　32
抑制投射　17

【り】

リーチ　170
リーチ誘導　240
リズム　150
リズム生成器　8
リトラクション　204
リファレンスポイント　71, 273,
275
リモートタッチ　121, 126, 354
両眼視野狭窄眼鏡　307
両坐骨支持期　240
臨床推論　iii

【る】

ループ活動　2

【れ】

レイミステ反応　73

【ろ】

ローガード　104, 273
ローカルマッスル　265
ロッカー機構　268
ロバスト性　121
ロフストランド杖　388

【わ】

ワイドベース　178
ワイピング課題　346
ワンパターン動作　373

臨床動作分析
PT・OT の実践に役立つ理論と技術

発　行	2018年5月20日　第1版第1刷Ⓒ
編　集	冨田昌夫　竹中弘行　玉垣　努
発行者	青山　智
発行所	株式会社 三輪書店
	〒113-0033　東京都文京区本郷6-17-9　本郷綱ビル
	☎ 03-3816-7796　FAX 03-3816-7756
	http://www.miwapubl.com/
装　丁	株式会社 イオック
印刷所	三報社印刷 株式会社

本書の内容の無断複写・複製・転載は，著作権・出版権の侵害となることがありますのでご注意ください．
ISBN978-4-89590-626-5 C3047

JCOPY 〈(社)出版者著作権管理機構 委託出版物〉
本書の無断複製は著作権法上での例外を除き禁じられています．複製される場合は，
そのつど事前に，(社)出版者著作権管理機構（電話 03-3513-6969，FAX 03-3513-6979，
e-mail:info@jcopy.or.jp）の許諾を得てください．

■ 患者の身体と心の「本当」を知るための架け橋となる

脳卒中患者だった理学療法士が伝えたい、本当のこと

好評

著　小林 純也（旭神経内科リハビリテーション病院）

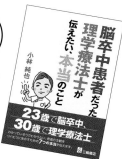

　23歳で脳卒中を発症し、その後、理学療法士となった経験をもとに語る脳卒中者の主観と身体感覚。私たちが想像する以上にもどかしくつらい運動麻痺や感覚麻痺を脳卒中経験者はどのように感じているのか？ 障害を疑似体験できる方法を交えながら、経験しなくてはわからない「患者の本当」についてお伝えします。医療職をめざす学生から経験豊富なベテランまで一度は読んでほしい、おすすめの1冊。

■ 主な内容 ■

ご挨拶　─脳卒中経験者の主観を理解することで、みえる世界

part 1　患者となった僕が伝えたい、本当のこと
prologue ― 挫折を経験した、すべての人へ

chapter 1　入院中の本当
- 世界が変わった日
- 沈む身体と、消えた音
- 天に向かってゲロを吐く
- ちょっとブレイク　脳卒中治療は時間との戦い
- 暗闇のICU
- 主治医は内科医
- 動かぬ身体と、少ない身体所有感
- 喪失体験と自殺願望
- リハ開始と病識欠如
- 病院の窓からみえた景色
- 動き始めた手、震え始めた手
- 痺れ出現！ 二度目の脳梗塞
- 募る不安と支えとなった言葉
- 利き手交換のコツ
- 物足りぬリハと、やり過ぎた自主練習
- 初めての坊主と決意
- 装具と杖、拒否する空意地
- ちょっとブレイク　支えてくれた人たち（番外編）
- ようやくわかった原因
- 眠れぬ夜
- 葛藤と身体
- 親友と他人
- 検査結果
- 退院日と、知らされぬ今後
- 退院前の、階段デート
- 迎えた退院日
- ちょっとブレイク　回復期リハビリテーション病院に転院しなかった理由

chapter 2　退院後の本当
- いざ退院、ギャップとの遭遇
- 自主練習の限界
- 復職とボクシングと「回復限度」
- 「回復限度なんてないよ」
- 週6日の猛特訓
- 回復の実感とボクシング
- ついにボクシング再開！理想の自分と動けぬ自分
- 諦めきれぬ夢
- 直談判と結果発表
- つらい挫折と新たな目標　「理学療法士」― 障がいから強みへ
- ちょっとブレイク　体調と症状の関係
- 能動的な脳卒中経験者との出会い
- すべての脳卒中経験者の皆さんへ

part 2　理学療法士となった私が伝えたい、本当のこと
prologue ― さまざまな障がいを体験して

chapter 1　運動麻痺の本当
- 運動麻痺とは
- 「片麻痺」って本当？
- Brunnstrom recovery stage Ⅵは「正常」？
- 利き手交換の方法
- 痙性麻痺と筋力増強練習
- 脳卒中経験者の歩行を体感しよう
- ちびまる子ちゃんとロッカーファンクション
- 自動歩行と随意歩行
- 階段昇降の主観
- 患者さんの主観を治療に活かす
- 大事な「そもそも」
- 勧める前にやってみよう
- ちょっとブレイク　運動麻痺者の疲労のサイン
- まとめ

chapter 2　感覚障害の本当
- 感覚とは
- 視床＝感覚？
- 感覚脱失……本当？
- 大事な身体所有感とリハ効果の持続性
- 声がけと波紋
- 「自分の身体」と筋紡錘
- 感覚障害を体験する
- ちょっとブレイク　筋緊張を感覚入力で軽減する
- まとめ

chapter 3　運動失調の本当
- 運動失調とは
- 自分勝手に震える手―企図振戦
- 震え増強のスイッチ
- 頑張った結果の「代償固定」
- 運動学習と落とし穴
- 不安定さの輪郭をみつける
- 運動失調と運動学習を体感する
- ちょっとブレイク　固定をケアするストレッチング
- 不安定さを支える医療デバイス
- まとめ

chapter 4　高次脳機能障害の本当
- 高次脳機能障害とは
- 「失行」とは
- 「失語」とは
- 失行と失語は似ている？
- 失語症を体感しよう
- 嫌なことを忘れない理由
- ちょっとブレイク　頭に鉄棒が刺さった男
- まとめ

chapter 5　患者の心の中の本当
- いつもやさしいあの人と氷山
- 障害受容とは
- 患者の気持ちとオススメの書籍
- どん底と支えてくれたもの
- 病院と生活、ギャップに耐えるために
- ちょっとブレイク　家屋調査のちょっとしたポイント
- ギャップを乗り越えるための○○
- ちょっとブレイク　大事な「はじめまして」
- 奪われた「能動性」
- 能動性を引き出すたったひとつのこと
- 押し売りに注意
- ちょっとブレイク　障がい者とは？
- 私が思う医療・介護職に必要なこと
- 一線を越えない
- ちょっとブレイク　依存の対義語は？
- 能動性は正義ではない
- 私が思うリハとは

epilogue　最後のお願い
- あとがき

● 定価（本体 2,500円+税）　四六　300頁　2017年　ISBN 978-4-89590-606-7

お求めの三輪書店の出版物が小売書店にない場合は、その書店にご注文ください。お急ぎの場合は直接小社に。

三輪書店　〒113-0033 東京都文京区本郷6-17-9 本郷綱ビル
編集 ☎03-3816-7796　FAX 03-3816-7756　販売 ☎03-6801-8357　FAX 03-6801-8352
ホームページ https://www.miwapubl.com

■ 間違った手指訓練で、患者の手の機能回復を妨げないために、
知っておくべき手の臨床的知識

手の運動を学ぶ
手の役割と手の機能解剖との関係から運動を紐解き、臨床に活かす

著　矢﨑　潔（目白大学保健医療学部作業療法学科）
　　小森 健司（社会医療法人蘇西厚生会松波総合病院）
　　田口 真哉（社会医療法人抱生会丸の内病院上肢外科センター）

好評

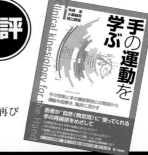

患者が"自然(無意識)"に使ってくれる手の再構築を目指して
◎ 日常生活における手の役割とはなんだろう？
◎ 手の役割を支える手の機能解剖にどうなっているんだろう？
◎ 整形外科疾患や脳血管疾患により、手がその役割を果たすのが難しくなった時、再び手の役割を再構築するための機能的治療訓練とはどのようなものだろうか？
これらの疑問に、数多くの文献と臨床知から深く答える1冊

■ 主な内容 ■

第Ⅰ章 手ってなんだろう！
はじめに
1.1 人類学的な痕跡を追って
1.2 手の機能：指の機能的役割区分と5つの手の機能
1.2.1 指の機能的役割区分
　① 橈側動的区分
　② 中央静的区分
　③ 尺側動的区分
1.2.2 5つの手の機能
　① 道具としての手（造る手）
　② 道具を操る手（操作・操縦する手）
　③ 探す手（みる手）・治す手
　④ 伝える手（意志・表現・伝達する手）
　⑤ 支える手（支持する手）
1.2.3 5つの手の機能を支える"対立運動"

第Ⅱ章 この本を理解するための基礎知識
はじめに
2.1 運動
2.2 動き
2.3 動きの要素
　① すべり
　② ころがり
　③ ひねり
　④ ひらき（開離）
2.4 関節運動の効率化
2.4.1 機能的な関節運動の効率化：生理的共同運動
2.4.2 構造的な関節運動の効率化：靭帯性腱鞘（滑車）・支帯
2.5 共同筋と協同筋
2.5.1 共同筋
2.5.2 協同筋
2.6 凹凸の法則
2.7 閉鎖肢位と開放肢位
2.7.1 閉鎖肢位
2.7.2 開放肢位

第Ⅲ章 手関節を知る！
はじめに
3.1 手関節の骨構成
3.1.1 手関節の関節構成とその構造
　① 遠位橈尺関節
　② 橈骨手根関節
　③ 手根中央関節
3.2 手関節の靭帯構成
3.2.1 遠位橈尺関節を支える靭帯

3.2.2 手関節の靭帯
　① 橈骨手根骨間および尺骨手根骨間の靭帯：外在靭帯
　② 三角線維軟骨複合体
　③ 手根骨間の靭帯：内在靭帯
　④ 屈筋支帯（横手根靭帯）と伸筋支帯
3.3 手関節の運動とその特徴
3.4 手関節の力源：作用する筋群
3.4.1 背屈（伸展）運動と作用する筋
3.4.2 掌屈（屈曲）運動と作用する筋
3.4.3 橈屈運動と作用する筋
3.4.4 尺屈運動と作用する筋
3.5 臨床のチェックポイント
3.5.1 生理的共同運動の再構築
3.5.2 分廻し運動
3.6 日常生活と手関節

第Ⅳ章 手部を知る！
はじめに
4.1 手部の骨構成
4.2 把握動作と非把握動作（圧排動作）
4.2.1 把握動作
　1 つまみ動作
　　① 指尖つまみ
　　② 指腹つまみ
　　③ 鍵つまみ
　　④ 側つまみ
　2 にぎり動作
　　① ボールにぎり（ボールグリップ）
　　② ハンマーにぎり
　　③ フックにぎり（フックグリップ）
　3 複合動作
4.3 非把握動作（圧排動作）
4.4 手のアーチ
4.4.1 横アーチ（近位横アーチと遠位横アーチ）
4.4.2 縦アーチ
4.4.3 対立アーチ
4.5 尺側動的区分と第4・5 CM関節
4.6 手部における臨床でのチェックポイント

第Ⅴ章 母指を知る！
はじめに
5.1 母指の安静肢位と前腕の肢位
5.1.1 前腕中間位での母指
5.1.2 前腕回外位での母指
5.1.3 前腕回内位での母指
5.2 母指の骨構成
5.3 母指を構成する関節
5.3.1 大菱形中手関節

5.3.2 大菱形中手関節を支える靭帯
　① 中手間靭帯
　② 前斜靭帯
　③ 後斜靭帯
　④ 橈側側副靭帯
5.3.3 TMC関節の運動
　① 直線的な運動
　② 回旋運動
5.3.4 TMC関節の運動における筋
5.3.5 母指の中手指節関節
　（母指のMCP関節．骨構成を含む）
　① 母指のMCP関節の靭帯構成
　② 母指のMCP関節運動
　③ 母指のMCP関節の運動と作用する筋
5.3.6 母指の指節間関節
　（母指のIP関節．骨構成を含む）
　① 母指のIP関節を支える靭帯
　② 母指のIP関節の運動と作用する筋
5.3.7 母指の総合運動を考える
　① にぎり動作と母指
　② 対立運動と母指（3点つまみ）

第Ⅵ章 手指を知る！
はじめに
6.1 手指の骨構成と関節
6.1.1 遠位指節間関節：その構造と動き
　① DIP関節の骨構成
　② DIP関節の靭帯構造
　③ DIP関節に作用する筋
6.1.2 近位指節間関節：その構造と動き
　① PIP関節の靭帯構造
　② PIP関節の筋
6.1.3 中手指節関節（MCP関節）：その構造と動き
　① MCP関節の構造
　② MCP関節の靭帯構成
　③ MCP関節の運動と筋
6.1.4 手指の総合運動：全伸展から全屈曲
　① 手指の屈曲運動
　② 手指の伸展運動
　③ これは指伸筋の回復？

付録
資料1 関節可動域表示ならびに測定法
資料2 上肢の筋
資料3 橈骨神経が支配する筋
資料4 正中神経が支配する筋
資料5 尺骨神経が支配する筋

● 定価（本体 3,800円＋税）　A4　130頁　2017年　ISBN 978-4-89590-603-6

お求めの三輪書店の出版物が小売書店にない場合は、その書店にご注文ください．お急ぎの場合は直接小社に．

 三輪書店　〒113-0033 東京都文京区本郷6-17-9 本郷綱ビル
編集 ☎03-3816-7796　FAX 03-3816-7756　販売 ☎03-6801-8357　FAX 03-6801-8352
ホームページ：https://www.miwapubl.com

■ 臨床が変わる！歩行のリハビリテーション決定版！

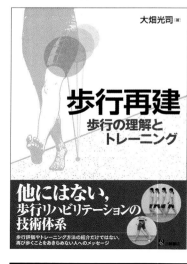

歩行再建
歩行の理解とトレーニング

著　大畑 光司（京都大学大学院 医学研究科 人間健康科学系専攻）

・力学的背景・制御の考えに基づいた歩行メカニズム
・疾患別の歩行特徴と介入方法
・ロボットアシスト歩行トレーニング

豊富なビジュアルを用いて詳細に解説！

さらに巻末資料として、臨床・研究に有効な7つの評価表を掲載。

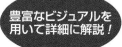

■ 主な内容 ■

第Ⅰ部　歩行の基礎知識
第1章　歩行の基本的理解
　1. 歩行の基本用語 ／ 2. 歩行の力学的モデル ／ 3. 歩行の神経学的基盤
第2章　歩行の運動学
　1. 運動の基礎的理解 ／ 2. locomotor unit, passenger unit
第3章　歩行相の運動学
　1. 倒立振子に関わる運動 ／ 2. 遊脚振子に関わる運動

第Ⅱ部　歩行の評価
第4章　歩行障害とその様態
　1. 歩行障害の観点 ／ 2. 歩行パターンの代表的特徴 ／ 3. 疾患別歩行の特徴
第5章　歩行障害の評価
　1. 歩行パフォーマンスと歩行パターンの評価 ／ 2. 歩行パターンの定量測定
　3. 歩行障害の関連因子の評価

第Ⅲ部　歩行の再建
第6章　歩行再建における臨床的意思決定
　1. 臨床的歩行観察のポイント
　2.「問題の認識」と「原因の分析」のための歩行観察
第7章　歩行再建のための基礎理論
　1. 歩行再建に向けたトレーニング方策
　2. 疾患別にみた歩行トレーニングのエビデンス
第8章　歩行再建の戦略論
　1. 歩行トレーニングの目標と計画 ／ 2. 歩行トレーニング戦略
第9章　歩行再建の戦術論
　1. 歩行トレーニング戦術 ／ 2. 歩行再建におけるトレーニングの実際
第10章　歩行再建のためのリハビリテーションロボット
　1. 歩行補助具による歩行再建 ／ 2. ロボットアシスト歩行トレーニング
第11章　HONDA 歩行アシストによる歩行再建
　1. HONDA 歩行アシストの概要
　2. HONDA 歩行アシストの使用方法

巻末資料
巻末資料1　functional gait assessment (FGA)
巻末資料2　Emory functional ambulation profile (E—FAP)
巻末資料3　gait assessment and intervention tool (G.A.I.T.)
巻末資料4　Wisconsin gait scale (WGS)
巻末資料5　Berg balance scale (BBS)
巻末資料6　activities —specific balance confidence scale (ABC)
巻末資料7　life space assessment (UAB—LSA)

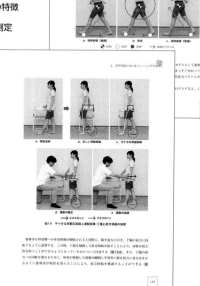

● 定価（本体 4,000 円+税）　B5　270頁　2017年　ISBN 978-4-89590-599-2

お求めの三輪書店の出版物が小売書店にない場合は，その書店にご注文ください．お急ぎの場合は直接小社に．

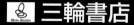

三輪書店
〒113-0033 東京都文京区本郷6-17-9 本郷綱ビル
編集 ☎03-3816-7796　FAX03-3816-7756　　販売 ☎03-6801-8357　FAX03-6801-8352
ホームページ：https://www.miwapubl.com